AF522991

Zum Buch:

Seit seiner Kindheit leidet Johann Hari unter Angstzuständen, Gefühlen von Traurigkeit und unendlicher Leere. Mit achtzehn bekommt er die Diagnose: Depression. Es folgt die langjährige Behandlung mit Antidepressiva. Doch trotz Anpassung der Dosis und Phasen der Besserung hat Hari nur das Gefühl: Die Depression hat mich im Griff. Er beginnt, die ärztliche Strategie zu hinterfragen: Sind Depressionen zwangsläufig auf ein biochemisches Ungleichgewicht im Gehirn zurückzuführen? Können Medikamente langfristig die Lösung sein? Und welche Rolle spielt die Pharmaindustrie dabei?
Was er entdeckt, stellt seine Einstellung radikal auf den Kopf. Einsamkeit, Fremdbestimmung, mangelnde Wertschätzung, fehlende Sinnhaftigkeit – die wahren Ursachen von Depression liegen ganz woanders, und wir können etwas gegen sie tun. In seiner bestechenden und persönlichen Analyse wagt Johann Hari einen unverstellten Blick auf die Volkskrankheit Nummer eins und stellt einen Lösungsansatz vor: Wir können lernen, die Verbindung zu unseren Bedürfnissen, unserer Arbeit, unseren Mitmenschen, zu uns selbst und der Welt wieder aufzunehmen.

»Wenn Sie sich jemals niedergeschlagen oder verloren gefühlt haben, wird dieses Buch Ihr Leben ändern.«

Elton John

Zum Autor:

Johann Hari ist ein britischer Autor und Journalist. Seine Artikel erschienen u. a. in *The Guardian* und der *New York Times*. Für seine journalistische Arbeit wurde er mit dem Martha Gellhorn Prize for Journalism ausgezeichnet und zweifach zum Journalisten des Jahres ernannt. Sein Enthüllungsbuch »Drogen. Die Geschichte eines langen Krieges« wurde in elf Sprachen übersetzt und hat eine dringend notwendige Debatte über die politische Tragweite des Drogenhandels ausgelöst.

Johann Hari

Der Welt nicht mehr verbunden

Die wahren Ursachen von Depressionen – und unerwartete Lösungen

Aus dem Englischen von
Sonja Schuhmacher, Barbara Steckhan
und Gabriele Gockel

HarperCollins

Die Originalausgabe erschien 2018 unter dem Titel
»Lost Connections: Uncovering the Real Causes for Depression – and the Unexpected Solutions« bei Bloomsbury, London.

3. Auflage 2024

Ungekürzte Ausgabe im HarperCollins Taschenbuch

Umschlaggestaltung von Birgit Tonn/HarperCollins
Artwork von bürosüd, München
Umschlaggabbildung von www.buerosued.de
Gesetzt aus der Stempel Garamond und der Helvetica
von GGP Media GmbH, Pößneck
Druck und Bindung von CPI books GmbH, Leck
Printed in Germany
ISBN 978-3-7499-0117-3
www.harpercollins.de

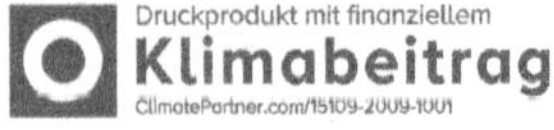

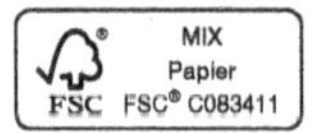

Für Barbara Bateman, John Bateman
und Dennis Hardman

Inhalt

Teil III: Wiederverbundensein – eine andere Art von Antidepressiva

Vorwort

Der Apfel

An einem Frühlingsabend im Jahr 2014 ging ich im Zentrum von Hanoi eine schmale Gasse entlang, als ich an einem Stand am Straßenrand einen Apfel bemerkte. Er war unglaublich groß und rot und sah einfach zum Anbeißen aus. Feilschen fällt mir schwer, also zahlte ich drei Dollar für diesen einen Apfel und nahm ihn mit auf mein Zimmer im Very Charming Hanoi Hotel. Wie jeder brave Ausländer, der die Warnhinweise gelesen hat, wusch ich den Apfel sorgfältig mit Trinkwasser aus der Flasche, aber als ich hineinbiss, schmeckte er bitter und chemisch. Es war das Aroma, das alle Speisen nach einem Atomkrieg haben würden – so in etwa hatte ich mir das als Kind jedenfalls vorgestellt. Mir war klar, dass ich es lassen sollte, aber ich war zu müde, um noch einmal rauszugehen und mir etwas anderes zu essen zu besorgen, also aß ich die Hälfte und legte den Rest angewidert weg.

Zwei Stunden später begannen die Magenschmerzen. Zwei Tage lang hockte ich in meinem Zimmer, das sich mit zunehmender Geschwindigkeit drehte, war aber nicht weiter besorgt. Lebensmittelvergiftungen hatte ich schon öfter durchgemacht. Ich wusste, wie es abläuft. Man musste einfach Wasser trinken und es durch sich hindurchfließen lassen.

Am dritten Tag ging mir auf, dass mir im Schleier der Krankheit meine Zeit in Vietnam entglitt. Ich war hier, um für ein anderes Buchprojekt mit Menschen zu sprechen, die den Krieg überlebt hatten, also rief ich Dang Hoang Linh an, meinen Übersetzer, und sagte ihm, wir könnten jetzt unsere geplante Fahrt tief in die ländlichen Gebiete südlich der Stadt antreten. Auf unserer Reise – da ein zerstörter Weiler, dort ein Agent-Orange-Opfer – wurde ich allmählich stabiler. Am folgenden Morgen führte mich Dang in die Hütte einer siebenundachtzigjährigen Frau. Ihre Lippen leuchteten rot von den Kräutern, die sie kaute, und sie rutschte auf einem Holzbrett, das jemand mit Rädern versehen hatte, auf mich zu. In den neun Jahren des Krieges, erklärte sie mir, war sie stets auf der Flucht vor den Bomben gewesen und hatte versucht, ihre Kinder zu retten. Sie waren die einzigen Überlebenden aus ihrem Dorf.

Während sie mit mir sprach, erlebte ich etwas Seltsames. Ihre Stimme schien von sehr weit her zu kommen, und der Raum drehte sich, ohne dass ich etwas dagegen tun konnte. Dann – völlig unerwartet – explodierte ich wie eine Bombe, Erbrochenes und Fäkalien verteilten sich über ihre Hütte. Als ich – einige Zeit später – wieder zu Bewusstsein kam, sah mich die alte Frau mit traurigen Augen an. »Dieser Junge gehört ins Krankenhaus«, sagte sie. »Er ist sehr krank.«

Nein, nein, widersprach ich. In Ostlondon habe ich mich jahrelang hauptsächlich von Brathähnchen ernährt, ich hatte also nicht zum ersten Mal mit Kolibakterien zu tun. Ich bat Dang, mich zurück nach Hanoi zu fahren, damit ich mich in meinem Hotelzimmer beim Anschauen von CNN und meinem eigenen Mageninhalt noch ein paar Tage erholen konnte.

»Nein«, entgegnete die alte Frau resolut. »Ab ins Krankenhaus.«

»Pass auf, Johann«, sagte Dang, »sie ist die Einzige aus ihrem Dorf, die mit ihren Kindern neun Jahre amerikanischen Bombenkrieg überlebt hat. Ich traue ihr, was medizinische Ratschläge betrifft, mehr zu als dir.« Er schleppte mich zu seinem Auto und fuhr mich, während ich unter Krämpfen würgte, zu einem schlichten Gebäude, das, wie ich später erfuhr, vor Jahrzehnten von den Sowjets erbaut worden war. Ich war der erste Ausländer, der jemals dort behandelt wurde. Einige Schwestern kamen heraus, eilten – halb aufgeregt, halb verdutzt – auf mich zu und trugen mich zu einem Tisch, wo sie sofort anfingen zu schreien. Dang schrie zurück, und nun kreischten sie in einer Sprache, von der ich kein einziges Wort verstand. Ich bemerkte, dass sie etwas eng um meinen Arm gezurrt hatten.

Mir fiel auch auf, dass in einer Ecke ganz allein ein kleines Mädchen mit einem Pflaster auf der Nase lag. Sie sah mich an. Ich sah sie an. Wir waren die einzigen Patienten im Raum.

Sobald sie meinen Blutdruck gemessen hatten – gefährlich niedrig, wie die Schwester mir, von Dang übersetzt, mitteilte –, fingen sie an, mich mit Nadeln zu piksen. Dang erzählte mir später, er habe behauptet, ich sei ein Prominenter aus dem Westen, und wenn ich hier stürbe, wäre das eine Schande für das vietnamesische Volk. Jedenfalls ging das zehn Minuten lang so weiter, während mein Arm mit all den Kanülen und Einstichen immer schwerer wurde. Dann fingen sie an, laut schreiend Fragen über meine Symptome zu stellen, die Dang für mich übersetzte. Eine scheinbar endlose Liste über den Charakter meiner Beschwerden.

Während sich all das abspielte, fühlte ich mich seltsam gespalten. Einerseits hatte mich die Übelkeit fest im Griff – alles drehte sich so schnell, und ich dachte immerzu: Es soll aufhören, es soll aufhören. Aber andererseits führte ich – daneben, unterhalb oder jenseits davon – ein ganz vernünftiges kleines Selbstgespräch. Oh, du bist dem Tode nahe. Niedergestreckt von einem vergifteten Apfel. So wie Eva oder Schneewittchen oder Alan Turing.

Dann dachte ich: Soll dein letzter Gedanke wirklich so anmaßend sein?

Dann dachte ich: Wenn dich ein halber Apfel so fertigmachen kann, was richten diese Chemikalien dann mit den Bauern an, die auf den Feldern Tag für Tag, Jahr für Jahr damit zu tun haben? Das wäre eine gute Story, irgendwann einmal.

Dann dachte ich: So etwas solltest du an der Schwelle zum Tod nicht denken. Denk lieber an innige Augenblicke in deinem Leben. Du solltest Flashbacks haben. Wann warst du wirklich glücklich? Ich erinnerte mich, wie ich als kleiner Junge in unserem alten Haus mit meiner Großmutter auf dem Bett lag, mich an sie kuschelte und die britische Serie *Coronation Street* sah. Ich erinnerte mich, wie ich Jahre später auf meinen kleinen Neffen aufpasste und er mich morgens um sieben aufweckte, sich zu mir ins Bett legte und mir ausführliche und ernste Fragen über das Leben stellte. Ich erinnerte mich, wie ich mit siebzehn Jahren auf einem anderen Bett lag, und zwar mit dem ersten Menschen, in den ich mich jemals verliebt hatte. Es ging dabei nicht um Sex – einfach daliegen und festgehalten werden.

Moment mal, dachte ich. Warst du immer nur glücklich, wenn du im Bett lagst? Was sagt das über dich aus? Dann wurde dieser innere Monolog durch einen Würgreflex unterbrochen. Ich bat die Ärzte, mir etwas zu geben, was diese extreme Übelkeit wegmachen würde. Dang unterhielt sich angeregt mit den Medizinern. Schließlich erklärte er mir: »Der Arzt sagt, du brauchst deine Übelkeit. Sie ist eine Botschaft, und wir müssen auf die Botschaft hören. Sie wird uns sagen, was dir fehlt.« Und dann begann ich wieder zu kotzen.

Viele Stunden später erschien ein Arzt – ein Mann um die vierzig – in meinem Gesichtsfeld und sagte: »Wir haben festgestellt, dass Ihre Nieren versagt haben. Sie sind extrem dehydriert. Wegen des Erbrechens und des Durchfalls hat Ihr Körper sehr lange Zeit kein Wasser aufgenommen, Sie sind also wie ein Mensch, der tagelang durch die Wüste gewandert ist.«[1] Und dann fügte Dang noch hinzu: »Er sagt, wenn ich dich zurück nach Hanoi gefahren hätte, wärst du unterwegs gestorben.«

Der Arzt bat mich, alles aufzuzählen, was ich in den letzten drei Tagen gegessen hatte. Die Liste fiel kurz aus. Einen Apfel. Er sah mich komisch an. »War es ein sauberer Apfel?« Ja, erwiderte ich, ich habe ihn mit Trinkwasser gewaschen. Alle brachen in Gelächter aus, als hätte ich den Witz des Jahres erzählt. Wie sich herausstellte, genügt es in Vietnam nicht, Äpfel zu waschen. Sie sind mit Pestiziden getränkt, damit sie Monate überdauern, ohne zu verfaulen. Man muss sie sorgfältig abschälen – oder es kann einem ergehen wie mir.

Obwohl ich es nicht recht verstand, ging mir bei der Arbeit an diesem Buch etwas immer wieder durch den Kopf, das dieser Arzt an jenem Tag in der wenig glamourösen Stunde meiner Vergiftungserscheinungen zu mir gesagt hatte.

Sie brauchen Ihre Übelkeit. Sie ist eine Botschaft. Sie wird uns sagen, was Ihnen fehlt.

Richtig verstanden habe ich es erst an einem ganz anderen Ort, Tausende Kilometer entfernt, am Ende meiner Reise zu den wahren Ursachen von Depressionen und Ängsten, auf der ich lernte, wie wir wieder nach Hause finden.

Einführung

Ein Rätsel

Ich war achtzehn Jahre alt, als ich zum ersten Mal Antidepressiva schluckte. Ich stand im matten englischen Sonnenlicht vor einer Apotheke in einem Londoner Einkaufszentrum. Die Tablette war klein und weiß, und als ich sie einnahm, fühlte es sich an wie ein chemischer Kuss.

Am Vormittag hatte ich meinen Arzt aufgesucht. Es falle mir schwer, erklärte ich ihm, mich an einen Tag zu erinnern, an dem ich nicht geheult hätte wie ein Schlosshund. Seit ich ein kleines Kind war – in der Schule, im Studium, zu Hause, bei Freunden –, musste ich mich oft zurückziehen, mich irgendwo einschließen und weinen. Das waren nicht nur ein paar Tränen. Es war ein regelrechtes Schluchzen. Und auch wenn die Tränen ausblieben, lief in meinen Gedanken ein unaufhörlicher angstvoller Monolog ab. Dann schalt ich mich selbst: Das ist alles nur in deinem Kopf. Reiß dich zusammen. Sei nicht so schwach.

Damals war es mir peinlich, es auszusprechen; heute ist es mir peinlich, es aufzuschreiben.

In jedem Buch über Depressionen oder schwere Ängste, verfasst von Betroffenen, gibt es einen ausführlichen Schmerzporno, in dem der Autor oder die Autorin eloquent die Abgründe der Verzweiflung schildern, in die sie gefallen sind. Das war nötig, als die anderen noch nicht wussten, wie man sich fühlt, wenn man unter Depressionen oder schweren Angstzuständen leidet. Dank der Menschen, die dieses Tabu seit Jahrzehnten brechen, muss ich meine Leidensgeschichte in diesem Buch nicht darstellen. Das ist hier nicht mein Thema. Aber glauben sie mir: Es tut weh.

Einen Monat bevor ich diese Arztpraxis betrat, lag ich in Barcelona am Strand und weinte, während mich die Wellen umspülten, als mir ganz plötzlich dämmerte, warum mir das passierte und wie ich da wieder herausfinden könnte. Damals, in jenem Sommer, bevor ich als erstes Mitglied meiner Familie das Studium an einer Spitzenuniversität aufnahm, reiste ich mit einer Freundin durch Europa. Wir hatten uns ein günstiges Interrail-Ticket gekauft, mit dem wir einen Monat lang jeden Zug in der EU kostenlos nutzen konnten, und übernachteten unterwegs in Jugendherbergen. Ich sah gelbe Sandstrände und Hochkultur vor mir – den Louvre, ein paar Joints, temperamentvolle italienische Jungs. Aber kurz bevor wir fuhren, hatte ich eine Abfuhr von dem ersten Menschen bekommen, in den ich richtig verliebt war. Und ich hatte das Gefühl, dass die Emotionen wie ein peinlicher Geruch aus mir herausströmten.

Die Reise lief nicht wie geplant. Auf einer Gondel in Venedig brach ich in Tränen aus. Ich heulte auf dem Matterhorn. In Kafkas Haus in Prag fing ich an zu schluchzen.

Für mich war das ungewöhnlich, aber so ungewöhnlich auch wieder nicht. Ich hatte schon solche Phasen erlebt, in denen der Schmerz nicht mehr zu ertragen war und ich mich von der Welt verabschieden wollte. Aber damals in Barcelona, als ich nicht aufhören konnte zu weinen, sagte meine Freundin zu mir: »Dir ist schon klar, dass die meisten Menschen das nicht machen, oder?«

Und dann hatte ich eine der wenigen Erleuchtungen in meinem Leben. Ich schaute sie an und sagte: »Ich bin depressiv! Es ist nicht nur in meinem Kopf! Ich bin nicht unglücklich, ich bin nicht schwach – ich bin depressiv!«

Es mag merkwürdig klingen, aber was ich in diesem Augenblick erlebte, war ein unverhoffter Glücksfall – als würde man plötzlich in der Sofaritze ein dickes Geldbündel finden. Es gibt einen Begriff für dieses Gefühl! Es ist eine Krankheit, so wie Diabetes oder Reizdarm! Natürlich hörte ich seit Jahren die Botschaft, die in unserem Kulturkreis immer wieder auftauchte, aber jetzt fiel endlich der Groschen bei mir: Die meinten mich! Und es gibt, ging mir in dem Moment plötzlich auf, ein Mittel gegen Depression: Antidepressiva. Die brauche ich! Sobald ich heimkomme, probiere ich diese Tabletten aus, und dann werde ich normal, und alle Teile von mir, die nicht deprimiert sind, werden befreit. Schon immer hatten mich Dinge gereizt, die nichts mit Depressionen zu tun hatten – Menschen treffen, lernen, die Welt verstehen. All das werde ich machen können, sagte ich mir, und zwar bald.

Am nächsten Tag besuchten wir den Park Güell im Zentrum von Barcelona. Dieser merkwürdige Park wurde von dem Architekten Antoni Gaudí entworfen – alles ist dort unsymmetrisch, als würde man in einen Zerrspiegel blicken. Man geht durch einen Tunnel, der ganz und gar schief ist und in dem die Wände sich zu kräuseln scheinen, als würde er von einer Welle erfasst. An einer anderen Stelle erheben sich Drachen, die den Eindruck machen, als würden sie sich bewegen. Nichts sieht so aus, wie die Welt aussehen sollte. Als ich durch den Park stolperte, dachte ich mir: So sieht es in meinem Kopf aus – alles ist unförmig, falsch. Und bald wird es in Ordnung gebracht.

Wie alle Erleuchtungen schien sie jäh auf, aber in Wirklichkeit hatte sie sich schon lange angebahnt. Ich wusste, was Depressionen sind. Sie kamen in Fernsehserien vor, und ich hatte Bücher darüber gelesen. Meine eigene Mutter hatte ich von Depressionen und Ängsten reden hören und beobachtet, wie sie Pillen dagegen schluckte. Auch über die Heilverfahren wusste ich Bescheid, weil sie vor wenigen Jahren weltweit durch die Medien gegangen waren. Meine Teenagerzeit fiel in die Prozac-Ära (in Deutschland unter dem Namen Fluoxetin beziehungsweise Fluctin vermarktet) – es war das Zeitalter der neuen Medikamente angebrochen, die erstmals Heilung von Depressionen ohne lähmende Nebenwirkungen versprachen. Ein damals erschienener Bestseller erklärte, dank dieser

Medikamente gehe es einem »besser als gut«[2] – sie machten einen stärker und gesünder als normale Menschen.

All das nahm ich auf, ohne mir wirklich Gedanken darüber zu machen. Ende der Neunzigerjahre wurde viel über das Thema geredet, es war allgegenwärtig. Und jetzt sah ich – endlich –, dass es mich selbst betraf.

Als ich an jenem Vormittag meinen Arzt aufsuchte, wurde mir rasch klar, dass er mit alldem ebenfalls vertraut war. In seinem kleinen Sprechzimmer erklärte er mir geduldig, warum ich mich so fühlte. Es gebe Menschen, in deren Gehirn von Natur aus ein Mangel an einer Chemikalie namens Serotonin herrsche, sagte er, und dadurch würden Depressionen verursacht – diese seltsame, hartnäckige Fehlzündung, die man Unglück nennt und die nicht weichen will. Glücklicherweise gab es, gerade rechtzeitig für meinen Start ins Erwachsenenleben, eine neue Generation von Medikamenten – Selektive Serotonin-Wiederaufnahmehemmer (SSRIs, selective Serotonin Reuptake Inhibitors) –, die den Serotoninspiegel auf das Niveau eines normalen Menschen heben. Eine Depression ist eine Krankheit des Gehirns, sagte er, und das ist die Kur. Er holte die Abbildung eines Gehirns hervor und sprach mit mir darüber.

Er führte aus, dass die Depression tatsächlich nur in meinem Kopf angesiedelt sei – aber anders, als man sich das vorstellt. Sie ist nicht eingebildet. Sie ist durchaus real, und sie ist eine Fehlfunktion des Gehirns.

Groß drängen musste er mich nicht. Ich war sofort begeistert.[3] Zehn Minuten später verließ ich die Praxis mit meinem Rezept für Paroxetin, das auch unter den Bezeichnungen Paxil, Seroxat und etlichen anderen verkauft wird.

Erst Jahre später – als ich bereits an diesem Buch schrieb – hat mich jemand auf all die Fragen aufmerksam gemacht, die mein Arzt an jenem Tag nicht gestellt hatte. Zum Beispiel: Gibt es einen Grund, warum Sie so verzweifelt sind? Was geht in

Ihrem Leben vor sich? Gibt es etwas, das Ihnen wehtut und das wir ändern könnten? Auch wenn er sie gestellt hätte, ich hätte ihm wahrscheinlich keine Antwort darauf geben können. Vermutlich hätte ich ihn verdutzt angeschaut. Mein Leben, hätte ich gesagt, verlaufe gut. Sicher, Probleme gebe es schon, aber ich hätte keinen Grund, unglücklich zu sein – jedenfalls nicht *so* unglücklich.

Ohnehin fragte er nicht, und mich wunderte das auch nicht. In den nächsten dreizehn Jahren stellten mir Ärzte immer wieder Rezepte für dieses Medikament aus, und auch sie fragten nicht. Wenn sie es getan hätten, wäre ich wohl empört gewesen und hätte entgegnet: Wenn man ein kaputtes Hirn hat, das nicht die richtigen Glück produzierenden Chemikalien erzeugen kann, welchen Sinn haben dann solche Fragen? Ist das nicht grausam? Sie fragen Demenzpatienten ja auch nicht, warum sie nicht mehr wissen, wo sie ihre Schlüssel gelassen haben. Wie können Sie mir so dumme Fragen stellen? Haben Sie nicht Medizin studiert?

Der Arzt hatte mir erklärt, es würde zwei Wochen dauern, bis sich die Wirkung des Medikaments einstellte, aber am Abend des Tages, an dem ich das Rezept eingelöst hatte, spürte ich, wie mich Wärme durchflutete – es war wie ein leichtes Beben, das bestimmt daher rührte, dass die Synapsen in meinem Gehirn stöhnend und ächzend in die richtige Konstellation fanden. Ich lag auf meinem Bett, hörte ein ausgeleiertes Mixtape und war mir sicher, dass ich lange Zeit nicht mehr weinen würde.

Ein paar Wochen später ging ich an die Uni. Mit meiner neuen chemischen Rüstung hatte ich keine Angst. Dort wurde ich zum Wanderprediger für Antidepressiva. Wenn Freunde traurig waren, bot ich ihnen an, eine meiner Pillen auszuprobieren, und riet ihnen, sich beim Arzt welche zu besorgen. Ich gelangte zu der Überzeugung, dass ich nicht nur meine Depression abgelegt, sondern in einen noch besseren Zustand aufgestiegen war – ich nannte das »Antidepression«. Ich war, so sagte ich mir, ungewöhnlich belastbar und energiegeladen. Zwar machten sich einige körperliche Nebenwirkungen des Medikaments bemerkbar – ich nahm stark zu und bekam unverhofft Schweißausbrüche –, aber das war ein geringer Preis dafür, dass ich die Menschen in meiner Umgebung nicht mehr mit Traurigkeit überschwemmte. Und – siehe da! – ich konnte jetzt alles schaffen.

Nach ein paar Monaten bemerkte ich, dass es Augenblicke gab, in denen ganz unerwartet die Traurigkeit wieder aufwallte. Das war mir unerklärlich und erschien mir offenkundig irrational. Wieder suchte ich meinen Arzt auf, und wir waren uns einig, dass ich eine höhere Dosis brauchte. Also wurden meine zwanzig Milligramm pro Tag auf dreißig Milligramm aufgestockt; aus meinen weißen Pillen wurden blaue Pillen.

Und so ging es weiter bis zu meinem zwanzigsten und dann bis zu meinem dreißigsten Geburtstag. Ich predigte die Vorteile dieser Medikamente; nach einer Weile kehrte die Traurigkeit zurück; also erhielt ich eine höhere Dosis; aus dreißig Milligramm wurden vierzig, aus vierzig wurden fünfzig, bis ich schlussendlich jeden Tag zwei große blaue Pillen schluckte, das heißt sechzig Milligramm. Jedes Mal wurde ich dicker; jedes Mal schwitzte ich heftiger; jedes Mal wusste ich, es lohnt sich, diesen Preis zu zahlen.

Jedem, der es wissen wollte, sagte ich, Depressionen seien eine Krankheit des Gehirns und SSRIs könnten sie heilen. Als ich Journalist wurde, schrieb ich Artikel für Zeitungen, in denen ich diesen Sachverhalt geduldig der Öffentlichkeit erklärte. Die wiederkehrende Traurigkeit, die ich erlebte, schilderte ich als medizinischen Vorgang – offensichtlich gingen bestimmte Chemikalien in meinem Hirn zur Neige, was ich weder kontrollieren noch verstehen konnte. Gott sei Dank seien diese Medikamente erstaunlich wirksam, erklärte ich, und sie funktionierten. Schaut mich an. Ich bin der Beweis. Hin und wieder meldeten sich in meinem Kopf Zweifel an, die ich aber schnell zum Verstummen brachte, indem ich an diesem Tag ein, zwei Pillen zusätzlich schluckte.

Ich hatte meine Geschichte. Heute sehe ich, dass sie aus zwei Teilen bestand. Der erste handelt von den Ursachen der Depression: Sie ist eine Fehlfunktion im Gehirn, ausgelöst durch Serotoninmangel oder einen anderen Defekt in der mentalen Hardware. Im zweiten Teil geht es um die Auflösung der Depression: Medikamente, welche die Hirnchemie korrigieren.

Die Geschichte gefiel mir. Sie leuchtete mir ein. Sie gab mir Orientierung im Leben.

***

Mir war nur eine andere mögliche Erklärung für meine Gefühlslage bekannt. Sie stammte nicht von meinem Arzt, aber ich hatte Bücher darüber gelesen, und auch im Fernsehen wurde sie diskutiert. Sie besagte, Depressionen und Ängste seien genetisch bedingt. Ich wusste, dass meine Mutter vor meiner Geburt (und auch danach) unter Depressionen und starken Ängsten gelitten hatte und diese Probleme noch weiter in meiner Familie zurückreichten. Ich hatte den Eindruck, dass Parallelen zwischen beiden Geschichten existierten. Beide besagten: Es ist etwas Angeborenes, es sitzt quasi im Fleisch.

***

Mit der Arbeit an diesem Buch begann ich vor drei Jahren, weil mir verschiedene Fragen Rätsel aufgaben – seltsame Dinge, die sich mit den Geschichten, die ich so lange gepredigt hatte, nicht erklären ließen, und ich wollte Antworten finden.

Hier ist das erste Rätsel. Eines Tages, als ich diese Medikamente schon seit Jahren schluckte, saß ich in der Praxis meines Therapeuten und sprach darüber, wie dankbar ich sei, dass Antidepressiva existierten und dafür sorgten, dass es mir besser ging. »Das ist seltsam«, erwiderte er. »Weil ich das Gefühl habe, dass Sie immer noch ziemlich depressiv sind.« Ich war perplex. Wovon redete er? »Tja«, sagte er. »Sie sind sehr oft betrübt. Und für mich hört sich das nicht viel anders an als Ihre Beschreibung der Zeit, bevor Sie die Medikamente genommen haben.«[4]

Ich erklärte ihm geduldig, er verstehe das nicht: Depressionen würden durch einen niedrigen Serotoninspiegel verursacht, und mein Serotoninspiegel werde in die Höhe getrieben. Welche Ausbildung kriegen diese Therapeuten eigentlich, fragte ich mich.

Im Lauf der Jahre wies er immer wieder freundlich auf seine Beobachtung hin. Er machte mich darauf aufmerksam, mein Glaube, eine höhere Dosis des Medikaments löse mein Problem, stehe im Widerspruch zu den Tatsachen, weil ich immer noch sehr oft niedergeschlagen, depressiv und ängstlich sei. Halb ärgerlich, halb getrieben von kleinlicher Überheblichkeit schreckte ich zurück.

Es dauerte lange, bis ich endlich verstand, was er sagte. Mit Anfang dreißig erlebte ich eine Art negative Erleuchtung – das Gegenteil der Offenbarung viele Jahre zuvor am Strand von Barcelona. Ganz gleich, wie hoch ich die Dosis meiner Antidepressiva schraubte, die Traurigkeit behielt immer die Oberhand. Erst einmal stellte sich eine scheinbar chemisch bedingte Linderung ein, und dann kehrte dieses kribbelnde Gefühl des Unglücks zurück. Und wieder wurde ich von den ewig gleichen Gedanken geplagt, die besagten: Das Leben ist sinnlos. Alles, was du tust, ist sinnlos. Das alles ist eine verdammte Zeitverschwendung. Es war das monotone Hintergrundgeräusch nicht enden wollender Angst.

Das erste Rätsel, vor dem ich stand, war also: Wie konnte es sein, dass ich immer noch depressiv war, obwohl ich Antidepressiva nahm? Ich machte alles richtig, und doch lief etwas falsch. Warum?

***

In den letzten Jahrzehnten ist mit meiner Familie etwas Merkwürdiges passiert. Schon als kleines Kind bemerkte ich Fläschchen mit Pillen auf dem Küchentisch, versehen mit unentzifferbaren weißen Etiketten. Über die Medikamentensucht in meiner Familie habe ich früher schon geschrieben und auch von einer sehr frühen Kindheitserinnerung: dem vergeblichen Versuch, einen Familienangehörigen aufzuwecken. Aber damals war ich noch ganz klein, und es waren keine verbotenen Substanzen, die eine so wichtige Rolle in unserem Leben spielten – sie waren von Ärzten verschrieben worden: Antidepressiva und Beruhigungsmittel im alten Stil, wie Valium, chemische Optimierungen und Modifizierungen, die uns durch den Tag halfen.

Das war aber nicht das Merkwürdige, das uns passierte. Das Merkwürdige war, dass, als ich erwachsen wurde, die westliche Zivilisation mit meiner Familie gleichzog. Wenn ich als Kind bei Freunden zu Besuch war, fiel mir auf, dass in ihrer Familie niemand zum Frühstück, Mittag- oder Abendessen Pillen schluckte. Niemand war sediert oder aufgeputscht oder aufgehellt. Meine Familie war, das ging mir auf, ungewöhnlich.

Und dann bemerkte ich, während die Jahre ins Land zogen, dass die Pillen im Leben von immer mehr Menschen auftauchten, dass sie verschrieben, befürwortet, empfohlen wurden. Heute sind sie allgegenwärtig. Ungefähr einer von fünf erwachsenen Amerikanern nimmt wegen psychiatrischer Störungen mindestens ein Medikament;[5] annähernd eine von vier Amerikanerinnen in mittleren Jahren schluckt Antidepressiva;[6] gut jeder zehnte Junge an amerikanischen

Highschools erhält ein starkes Aufputschmittel, damit er sich konzentrieren kann;[7] und die Medikamenten- und Drogenabhängigkeit nimmt inzwischen solche Ausmaße an, dass die Lebenserwartung weißer Männer zum ersten Mal in der gesamten Geschichte der Vereinigten Staaten während Friedenszeiten sinkt. Diese Erscheinungen greifen in der ganzen westlichen Welt um sich: Zum Beispiel nimmt derzeit einer von drei Franzosen legale Psychopharmaka, darunter Antidepressiva,[8] und Großbritannien belegt europaweit, was den Gebrauch von Psychopharmaka betrifft, einen Spitzenplatz.[9] Man entkommt ihnen nicht: Wenn Wissenschaftler das Trinkwasser westlicher Länder testen, finden sie stets Rückstände von Antidepressiva, weil so viele Menschen sie einnehmen und wieder ausscheiden, dass sie aus dem Wasser, das wir täglich trinken, nicht mehr herausgefiltert werden können.[10] Wir werden buchstäblich mit diesen Medikamenten überschwemmt.

Was einst alarmierend schien, ist normal geworden. Ohne groß darüber zu sprechen, haben wir akzeptiert, dass sehr viele verzweifelte Menschen in unserem Umfeld glauben, sie würden täglich eine hochwirksame chemische Substanz benötigen, um nicht zusammenzubrechen.

Das zweite Rätsel, das mich beschäftigte, war demnach: Warum gibt es heute so viel mehr Menschen, die unter Depressionen und schweren Ängsten leiden? Was hat sich verändert?

***

Gerade in Deutschland, wo meine Eltern viele Jahre gelebt haben, wo mein Bruder zur Welt kam und ich bei den Recherchen für dieses Buch viel Zeit verbracht habe, nimmt die Krise ungezügelt ihren Lauf. In der Organisation für wirtschaftliche Zusammenarbeit und Entwicklung (OECD) belegt Deutschland nach dem kleinen Island den zweiten Platz in der Liste der Länder mit den meisten Fällen von Depression. 58,9 Prozent der Deutschen geben an, entweder sie selbst oder ein naher Verwandter oder Freund leide an Depressionen. Jeder dritte Notruf erfolgt wegen einer psychischen Krise, und Depression wird inzwischen als häufigster Grund für den vorzeitigen Ruhestand genannt. Zu jedem Zeitpunkt sind sechs Prozent der Männer und zehn Prozent der Frauen in Deutschland von Depressionen betroffen. Noch besorgniserregender ist, dass sich die Rate schwerer Depressionen in der Kindheit in nur acht Jahren verdreifacht hat.

Professor Dr. Tom Bschor von der Schlosspark-Klinik Berlin erklärt, dass Antidepressiva zu verschreiben »extrem verbreitet [ist] und weiter zunimmt. Seit Mitte der Neunzigerjahre haben sich die Verschreibungen verfünffacht. Das ist eine wirklich steile Steigerungsrate … Inzwischen werden pro Jahr rund 1,4 Milliarden Tagesdosen an Antidepressiva verschrieben. Teilt man das durch achtzig Millionen Deutsche, vom Neugeborenen bis zum Hochbetagten, dann bekommt jeder Deutsche pro Jahr einen halben Monat lang Antidepressiva verschrieben.« Bezogen auf die Gesamtbevölkerung »kann jeder Deutsche einen halben Monat lang eine volle Dosis Antidepressiva einnehmen.« Und selbst diese Zahlen, ergänzt er, seien zu niedrig angesetzt, weil sie weder die zehn Prozent der Privatversicherten noch die stationären Patienten berücksichtigen, die diese Medikamente erhalten.

Ich fragte Dr. Bschor, ob Depressive in Deutschland dieselbe Botschaft zu hören bekommen wie ich – ihr Leid sei nur auf einen chemischen Mangel im Gehirn des Patienten zurückzuführen. »Ich muss sagen: Ja, es ist absolut dasselbe. Natürlich kommt es auf den Arzt an, aber wir haben immer noch viele Patienten, die glauben: ›Ach, ich habe ein Serotonin-Defizit.‹« Das ist die meistverbreitete Erklärung, die den Deutschen für ihren tiefen Seelenschmerz angeboten wird.

Es handelt sich bereits um eine schwere Krise – allein der Produktivitätsverlust aufgrund von Depressionen und Ängsten beläuft sich auf fünfzehn bis einundzwanzig Milliarden Euro pro Jahr, knapp ein Prozent des Bruttoinlandsprodukts. Aber die Trends besagen, es wird noch schlimmer kommen. Vieles deute darauf hin, dass es in Zukunft noch deutlich mehr psychisch kranke junge Menschen geben werde, sagt Barmer-Chef Professor Dr. Christoph Straub. »Gerade bei den angehenden Akademikern steigen Zeit- und Leistungsdruck kontinuierlich, hinzu kommen finanzielle Sorgen und Zukunftsängste.«

In Deutschland fand ich also überzeugende Beweise für die Krise, die in der westlichen Welt um sich greift – aber, wie Sie sehen werden, entdeckte ich mitten in Deutschland auch einen sich abzeichnenden Ausweg aus dieser Krise.

***

Mit einunddreißig Jahren fühlte ich mich erstmals seit meiner Teenagerzeit chemisch nackt.[11] Fast ein Jahrzehnt lang hatte ich die freundlichen Hinweise meines Therapeuten ignoriert, ich sei trotz meiner Medikamente immer noch depressiv. Erst nach einer Lebenskrise – als ich mich eindeutig elend fühlte und sich dieses Gefühl nicht abschütteln ließ – beschloss ich, auf ihn zu hören. Mein langer Selbstversuch war, wie es schien, gescheitert. Und als ich meine letzten Packungen Paroxetin wegwarf, stellte ich fest, dass diese Rätsel auf mich warteten wie Kinder auf dem Bahnsteig, die abgeholt werden wollen und nach mir Ausschau halten. Warum war ich immer noch depressiv? Warum ging es so vielen Leuten wie mir?

Da ging mir auf, dass noch ein drittes Rätsel über allem schwebte. Konnte es sein, dass etwas anderes – und nicht die Chemie in meinem Hirn – Depressionen und Ängste bei mir und so vielen anderen Menschen auslöste? Und wenn ja, was konnte es sein?

Doch ich schob es weiterhin auf, mich damit zu beschäftigen. Sobald man sich eine Geschichte über den eigenen Schmerz zurechtgelegt hat, zieht man sie nur ungern in Zweifel. Sie war wie eine Leine, die ich meiner Verzweiflung angelegt hatte, um sie unter Kontrolle zu halten. Ich fürchtete, wenn ich an der Geschichte herumpfuschte, mit der ich nun schon so lange lebte, würde der Schmerz wie ein von der Kette gelassenes Tier über mich herfallen.

In den nächsten Jahren kristallisierte sich ein Muster heraus. Ich fing an zu recherchieren[12] – ich las Abhandlungen und sprach mit einigen der Wissenschaftler, die sie geschrieben hatten –, aber dann machte ich einen Rückzieher, weil mir das, was sie sagten, die Orientierung nahm und noch mehr Ängste auslöste, als mich vorher schon geplagt hatten. Also konzentrierte ich mich stattdessen auf die Arbeit an einem anderen Buch – *Drogen: Die Geschichte eines langen Krieges.* Es klingt absurd, aber es fiel mir leichter, Auftragskiller des mexikanischen Drogenkartells zu interviewen, als mich mit den Ursachen von Depressionen und Ängsten zu beschäftigen, aber an der Geschichte über meine Emotionen herumzubasteln – *was* ich empfand und *warum* ich es empfand – schien mir gefährlicher als das.

Letztlich kam ich zu dem Schluss, dass ich das Rätsel nicht länger ignorieren konnte, und machte mich auf die Reise. In den nächsten drei Jahren legte ich über sechzigtausend Kilometer zurück und führte in aller Welt mehr als zweihundert Interviews, mit einigen weltweit führenden Sozialwissenschaftlern, mit Menschen, die Abgründe der Depression und Angst durchlebt hatten, und mit Menschen, die wieder gesund geworden waren. Ich gelangte an Orte, auf die ich beim Start der Reise nie gekommen wäre – ein Amischendorf in Indiana, ein Wohnprojekt in Berlin, das eine Rebellion anzettelte, eine brasilianische Stadt, die Werbung verboten hatte, ein Labor in Baltimore, das Menschen auf völlig unerwartete Weise ihre

Traumata noch einmal durchleben ließ. Was ich dabei lernte, zwang mich, meine Geschichte gründlich umzuschreiben – über mich und über die Verzweiflung, die sich wie Pech über unsere Kultur ausbreitet.

***

Auch möchte ich gleich zu Beginn auf zwei Dinge aufmerksam machen, die sich auf meinen Sprachgebrauch in diesem Buch auswirken. Beide waren überraschend für mich.

Mein Arzt hatte mir erklärt, ich litte sowohl unter Depressionen als auch unter akuter Angst. Ich hatte geglaubt, das seien zwei eigenständige Probleme, und so wurden sie auch in den dreizehn Jahren erörtert, in denen ich mich deshalb in medizinischer Behandlung befand. Aber bei meinen Recherchen fiel mir etwas Merkwürdiges auf. Alles, was Depressionen fördert, fördert auch Ängste, und umgekehrt. Sie nehmen gemeinsam zu und ab.

Das kam mir seltsam vor, und ich verstand es erst, als ich in Kanada mit dem Psychologie-Professor Robert Kohlenberg sprach. Auch er hatte einst angenommen, Depressionen und Ängste seien klar unterscheidbar. Aber in seiner mittlerweile zwanzigjährigen Forschungsarbeit entdeckte er: »Die Daten deuten darauf hin, dass sie nicht zu unterscheiden sind.« In der Praxis »überschneiden sich die Diagnosen, insbesondere für Depressionen und Ängste«. Manchmal ist das eine ausgeprägter als das andere – in einem Monat leidet man unter Panikattacken und im nächsten weint man sehr viel. Aber die Vorstellung, beides sei unterscheidbar, so wie sich zum Beispiel eine Lungenentzündung von einem gebrochenen Bein unterscheidet, lässt sich nicht belegen. Kohlenberg hat bewiesen, dass beides »durcheinander« geht.

Robert Kohlenbergs Standpunkt in der Frage hat sich in der wissenschaftlichen Debatte durchgesetzt. In den letzten

Jahren haben die National Institutes of Health – die wichtigste Einrichtung, die medizinische Forschung in den Vereinigten Staaten finanziert – keine Studien mehr gefördert, die Depressionen und Ängste als zwei verschiedene Diagnosen auffassen.[13] »Sie wollen etwas Realistischeres, etwas, das dem entspricht, wie Menschen in der klinischen Praxis tatsächlich sind«, erklärt er.

Für mich sind Depressionen und Ängste inzwischen wie Cover-Versionen desselben Songs durch verschiedene Bands. Die Depression ist die Version einer pessimistischen Emo-Band und Angst die Version einer kreischenden Heavy-Metal-Gruppe, aber die zugrunde liegende Partitur ist dieselbe. Sie sind nicht identisch, aber Zwillinge.[14]

***

Die zweite Geschichte geht auf etwas zurück, was ich ebenfalls lernte, als ich die neun Ursachen für Depressionen und Ängste studierte. Immer wenn ich in der Vergangenheit über Depressionen und Ängste schrieb, erklärte ich zunächst Folgendes: Ich spreche hier *nicht* über Unglücklichsein. Unglücklichsein und Depressionen sind zwei grundverschiedene Dinge. Nichts ist für depressive Menschen so ärgerlich, wie wenn man versucht, sie aufzuheitern, oder ihnen lustige kleine Lösungen anbietet, als hätten sie einfach eine schlechte Woche. Da fühlt man sich, als würde einem jemand erzählen, dass Tanzen die Stimmung hebt, obwohl man zwei gebrochene Beine hat.

Aber als ich mich mit dem Stand der Forschung beschäftigte, bemerkte ich etwas, das sich nicht ignorieren ließ.

Die Kräfte, die bei einigen von uns Depressionen und schwere Ängste auslösen, machen zugleich sogar noch mehr Menschen unglücklich. Es stellt sich heraus, dass der Übergang zwischen Unglücklichsein und Depression fließend ist. Beide Zustände unterscheiden sich zwar erheblich – so wie es etwas anderes ist, ob man bei einem Autounfall einen Finger oder einen Arm verliert oder ob man auf der Straße oder von einer Klippe stürzt. Aber sie haben miteinander zu tun. Depressionen und Ängste, so sollte ich erfahren, sind nur die schärfsten unter all den Speeren, die auf fast alle Menschen in unserer Kultur geschleudert werden. Deshalb werden auch Menschen, die weder an Depressionen noch an schweren Ängsten leiden, vieles wiedererkennen, was ich beschreibe.

***

Wenn Sie dieses Buch lesen, bitte schlagen Sie die wissenschaftlichen Studien nach, auf die ich in den Endnoten verweise, und versuchen Sie, diese Abhandlungen mit derselben Skepsis zu lesen, wie ich es getan habe. Prüfen Sie die Befunde auf Herz und Nieren und sehen Sie, ob sie standhalten. Für uns alle steht zu viel auf dem Spiel, um hier etwas falsch zu verstehen. Denn ich bin inzwischen zu einer Einschätzung gelangt, die mich am Anfang meiner Reise schockiert hätte.

Wir werden über das Wesen von Depressionen und Ängsten systematisch falsch informiert.

Ich hatte den beiden Geschichten über die Depression in meinem Leben Glauben geschenkt. In den ersten achtzehn Jahren meines Lebens hatte ich gedacht, alles sei »in meinem Kopf«, das heißt, es sei nicht real, eingebildet, eine Täuschung, zu große Nachgiebigkeit mir selbst gegenüber, eine Peinlichkeit, eine Schwäche. In den folgenden dreizehn Jahren glaubte ich immer noch, alles sei »in meinem Kopf«, nur anders – es sei auf eine Fehlfunktion des Gehirns zurückzuführen.

Aber ich sollte herausfinden, dass keine der beiden Geschichten zutraf. Die Hauptursache für die Zunahme von Depressionen und Ängsten liegt nicht in unserem Kopf. Sie liegt, wie ich festgestellt habe, weitgehend in der Welt und in unserer Lebensweise begründet. Es gibt mindestens neun erwiesene Ursachen für Depressionen und Ängste (obwohl sie noch niemand in dieser Form zusammengestellt hat), und viele von ihnen verbreiten sich immer weiter – was dazu führt, dass wir uns noch sehr viel schlechter fühlen.

Für mich war das keine leichte Reise. Wie Sie sehen werden, habe ich mich lange an meine alte Geschichte von der Depression, die durch mein kaputtes Gehirn verursacht wird, geklammert. Ich habe um sie gekämpft und mich lange Zeit geweigert, die Gegenbeweise zur Kenntnis zu nehmen, die mir vorgelegt wurden. Das war kein behagliches Hinübergleiten in ein anderes Denken. Es war ein Kampf.[15]

Wenn wir aber an den Fehlern festhalten, die wir so lange begangen haben, werden wir in diesen Zuständen gefangen bleiben, und sie werden weiter um sich greifen. Ich weiß, anfangs kann es beängstigend wirken, Abhandlungen über die Wurzeln von Depressionen und Ängsten zu lesen, weil sie so tief in unsere Kultur hineinreichen. Für mich war es jedenfalls einschüchternd. Aber während meiner Reise wurde mir klar, was mich auf der anderen Seite erwartete: echte Lösungen und Auswege.

Als ich endlich verstand, was passierte – mit mir und so vielen Menschen wie mir –, erfuhr ich, dass es echte Antidepressiva gibt, die auf uns warten. Sie haben keine Ähnlichkeit mit den chemischen Substanzen, die vielen von uns schlechte Dienste geleistet haben. Man kann sie nicht kaufen oder schlucken. Aber sie könnten am Anfang eines Weges stehen, der uns wirklich von unserem Schmerz befreit.

Teil I

Der Bruch in der alten Geschichte

Kapitel 1

Der Zauberstab

Dr. John Haygarth war ratlos. In der englischen Stadt Bath – und an diversen Orten in der ganzen westlichen Welt – geschah etwas Außerordentliches: Menschen, die jahrelang der Schmerz gelähmt hatte, erhoben sich von ihrem Krankenbett und konnten wieder laufen. Ob sie nun an Rheumatismus oder den Folgen harter Arbeit litten – es hieß, sie dürften wieder Hoffnung schöpfen. Hoffnung auf Besserung. So etwas war noch nie da gewesen.

Haygarth wusste, dass eine Gesellschaft, gegründet von dem Amerikaner Elisha Perkins aus Connecticut, vor Jahren angekündigt hatte, man habe ein Heilmittel für Schmerzen aller Art gefunden – und es gab nur eine Möglichkeit, es zu erlangen: Man musste für den Einsatz eines massiven Metallstabs bezahlen, den die Gesellschaft hatte patentieren lassen und als »Tractor« bezeichnete. Er habe besondere Eigenschaften, die die Firma leider nicht preisgeben könne, weil sonst Konkurrenten den Tractor kopieren und sie um den Gewinn bringen würden. Wer jedoch die Heilkräfte des Tractors brauche, würde von einer dafür geschulten Person zu Hause oder im Krankenhaus besucht, worauf man dem Kranken feierlich erklärte, der Tractor würde – so wie ein Blitzableiter die Blitze – die Krankheit aus dem Körper ziehen und sie in die Luft austreiben. Anschließend fuhr die geschulte Person mit dem Tractor über den Körper des Patienten, ohne ihn auch nur zu berühren.

Sie werden ein Hitzegefühl verspüren, vielleicht sogar ein Brennen, hieß es. Und dabei wird der Schmerz kontinuierlich abgezogen. Können Sie es nicht fühlen?

Sobald diese Prozedur durchgeführt war, zeigte sich der Erfolg. Viele zuvor von Schmerz gepeinigte Menschen standen tatsächlich auf. Ihr Leiden ließ wirklich nach. Zahlreiche scheinbar hoffnungslose Fälle wurden wieder mobil – erst einmal.

Dr. John Haygarth konnte sich nicht erklären, wie das möglich war. Nach allem, was er in seiner medizinischen Ausbildung gelernt hatte, war die Behauptung, Schmerz sei eine körperlose Energie, die einfach in die Luft ausgetrieben werden könne, blanker Unsinn. Aber hier gab es Patienten, die ihm versicherten, dass es funktionierte. Nur ein Narr, so schien es, konnte die Wirksamkeit des Tractors noch anzweifeln.

Also beschloss John Haygarth, ein Experiment durchzuführen. Im General Hospital der Stadt Bath nahm er einen Holzstab und umkleidete ihn mit einem alten Stück Metall. So bastelte er sich einen »Fake-Tractor«, dem die geheimen Eigenschaften der offiziellen Version fehlten. Er ging damit zu fünf Patienten in seiner Abteilung, die durch chronische Schmerzen, darunter Rheumatismus, stark beeinträchtigt waren, und erklärte ihnen, er habe einen der inzwischen berühmten Perkins-Zauberstäbe dabei und könne ihnen damit helfen. Am 7. Januar 1799 behandelte er im Beisein von fünf angesehenen Ärzten, die als Zeugen fungierten, die Leidenden mit dem vermeintlichen Zauberstab. Von den fünfen, wie er wenig später notierte, »glaubten vier der Patienten, eine sofortige und drei eine erhebliche Linderung durch den falschen Tractor zu verspüren«. Ein Mann, der unter unerträglichen Schmerzen im Knie gelitten hatte, begann ohne Hilfe zu gehen – und demonstrierte dies den Ärzten voller Freude.

Haygarth schrieb einem Freund, einem anerkannten Arzt in Bristol, und bat ihn, dieses Experiment ebenfalls durchzuführen. Kurze Zeit später meldete sein Freund, erstaunlicherweise habe sein unechter Tractor – ebenfalls ein mit Metall umkleideter Stock – dieselben bemerkenswerten Ergebnisse hervorgebracht. Zum Beispiel gab es einen dreiundvierzigjährigen Patienten namens Robert Thomas, der so starke rheumatische Schmerzen in der Schulter hatte, dass er seine Hand seit Jahren nur noch auf dem Knie ruhen lassen konnte – als sei sie dort festgenagelt. Aber nur vier Minuten nach der Behandlung mit dem Zauberstab hob er die Hand um gut zehn Zentimeter an. Da an den nächsten Tagen immer wieder der Stab über ihm geschwungen wurde, dauerte es nicht lange und er konnte bereits den Kaminsims erreichen. Nach acht Tagen der Behandlung konnte er ein Holzbrett berühren, das sich dreißig Zentimeter oberhalb des Kaminsimses befand.

So geschah es mit einem Patienten nach dem anderen. Und die Ärzte fragten sich: Konnte es sein, dass einem Stock Kräfte innewohnten, von denen man zuvor nichts gewusst hatte? Um dies herauszufinden, variierten sie das Experiment, indem sie einen alten Knochen in Metall hüllten. Dieser funktionierte ebenso gut. Auch eine alte Tabakpfeife wurde mit Metall umkleidet. »Mit demselben Erfolg«, notierte Haygarth trocken. »Niemals war ich Zeuge einer kurioseren Farce; wir wagten kaum, einander in die Augen zu sehen«, schrieb ihm ein anderer Arzt, der das Experiment wiederholt hatte. Die Patienten hingegen schauten die Ärzte an und sagten mit Inbrunst: »Gott segne Sie, Sir.«

Rätselhaft war allerdings, dass bei einigen Patienten der Effekt nicht anhielt. Nach dem anfänglichen Wunder stellte sich die Lähmung wieder ein.

Was ging da nur vor sich?[1]

***

Als ich mit den Recherchen für dieses Buch begann, beschäftigte ich mich ausgiebig mit der wissenschaftlichen Debatte über Antidepressiva, die seit mehr als zwei Jahrzehnten in den medizinischen Fachzeitschriften geführt wird. Überrascht stellte ich fest, dass offenbar niemand ganz genau weiß, was diese Medikamente mit uns machen und warum – einschließlich der Wissenschaftler, die sich lautstark für sie einsetzen. Es herrscht große Uneinigkeit unter den Experten und keineswegs Konsens. Aber ein Mann wurde, wie ich sah, in dieser Debatte häufiger zitiert als jeder andere – und als ich mich über seine Erkenntnisse informierte, seine Fachaufsätze und sein Buch *The Emperor's New Drugs* las, stellten sich bei mir zweierlei Reaktionen ein.

Zuerst spöttelte ich; seine Behauptungen schienen absurd und widersprachen meiner eigenen unmittelbaren Erfahrung in vielerlei Hinsicht. Und dann wurde ich wütend. Er schien die Säulen umzustoßen, auf denen meine Version der Geschichte stand. Er bedrohte, was ich über mich und meine Depression wusste. Sein Name war Professor Irving Kirsch, und als ich ihn in Massachusetts aufsuchte, war er stellvertretender Direktor eines maßgeblichen Programms an der Harvard Medical School.

***

In den Neunzigerjahren hatte Kirsch in seinem mit Bücherregalen gefüllten Büro gesessen und seinen Patienten erklärt, sie sollten Antidepressiva nehmen.[2] Er ist ein großer, grauhaariger Mann mit einer sanften Stimme, und ich kann mir vorstellen, mit welcher Erleichterung sie diese Empfehlung aufnahmen. Manchmal, so fiel ihm auf, wirkten die Medikamente und dann wieder nicht, aber er zweifelte nicht an der Erklärung für ihre Erfolge: Depressionen wurden durch einen niedrigen Serotoninspiegel ausgelöst, und diese Medikamente hoben ihn an. Also schrieb er Bücher, in denen er die neuen Antidepressiva als gute, wirksame Behandlung darstellte, die durch Psychotherapie ergänzt werden sollte, um zugleich bestehende psychologische Probleme zu behandeln. Kirsch glaubte den Forschern, die ihre umfangreichen Ergebnisse publiziert hatten, und er sah mit eigenen Augen die positiven Auswirkungen, wenn es seinen Patienten nach einiger Zeit besser ging.

Aber Kirsch war zugleich ein weltweit hoch angesehener Experte auf einem Gebiet, das in Bath begründet wurde, als John Haygarth erstmals seinen falschen Zauberstab schwang. Damals hatte der englische Arzt erkannt, dass ein Patient bei einer Behandlung mit Medikamenten eigentlich zweierlei bekommt. Zum einen erhält er eine Arznei, die in der Regel irgendeine chemische Wirkung auf den Körper zeigt. Zum anderen bekommt er eine Geschichte, die schildert, wie sich die Behandlung auf ihn auswirken wird.

So erstaunlich es scheinen mochte, Haygarth erkannte, dass die Geschichte, die man dem Patienten präsentiert, oft genauso wichtig ist wie das Medikament selbst. Woher wissen wir das? Weil die Patienten, die nichts außer einer Geschichte erhalten – zum Beispiel, dass dieser alte, mit Metall ummantelte Knochen ihre Schmerzen heilen wird –, außerordentlich häufig beschwerdefrei werden.

Dieses Phänomen wurde als Placeboeffekt bekannt, und in den letzten zweihundert Jahren hat man seine Existenz mit umfangreichen wissenschaftlichen Belegen bewiesen. Mediziner wie Irving Kirsch haben bemerkenswerte Auswirkungen von Placebos beobachtet. Sie beeinflussen nicht nur, wie wir uns fühlen – unter Umständen haben sie sogar körperliche Auswirkungen. So kann ein Placebo dafür sorgen, dass eine Entzündung im Kiefer abheilt. Oder ein Magengeschwür kurieren.[3] Wenigstens ansatzweise und bis zu einem gewissen Grad kann es die meisten medizinischen Leiden mildern. Wenn wir damit rechnen, dass es wirkt, dann wird es vielen von uns helfen.

Wissenschaftler stoßen seit Jahren immer wieder auf den Placeboeffekt. Dabei geraten sie oft ins Staunen. Ein Beispiel:

Als die Alliierten im Zweiten Weltkrieg gegen die Nazis kämpften, gab es so viele Verwundete mit schwersten Verletzungen, dass den Sanitätern häufig die opiathaltigen Schmerzmittel ausgingen. Henry Beecher, ein amerikanischer Anästhesist, der an der Front stationiert war, befürchtete, dass die Soldaten an Herzversagen sterben würden, wenn er sie ohne Betäubung operierte. Weil er sich keinen Rat mehr wusste, führte er ein Experiment durch. Er versicherte den Männern, sie erhielten Morphium, obwohl er ihnen in Wirklichkeit nur eine Salzwasserinfusion verabreichte. Sie schrien nicht, sie heulten nicht, und sie erlitten auch keinen Schock.[4] Es funktionierte.

Mitte der Neunzigerjahre war Irving Kirsch der weltweit führende Experte auf diesem Gebiet, und er war im Begriff, in Harvard eine leitende Stellung in einem Forschungsprogramm zum Placeboeffekt anzutreten. Allerdings glaubte er, dass die neuen Antidepressiva tatsächlich *besser* waren als Placebos – dass sie eine echte chemische Wirkung zeigten, und dies aus einem einfachen Grund. Wenn man ein Medikament in den Handel bringen will, muss man ein strenges Verfahren durchlaufen. Das Medikament wird an zwei Gruppen getestet: Die eine bekommt den echten Wirkstoff, die andere eine Zuckerpille (oder ein anderes Placebo). Dann vergleichen die Wissenschaftler die beiden Gruppen. Das Medikament erhält erst dann eine Zulassung, wenn es deutlich besser abschneidet als das Placebo.

Als nun einer seiner Doktoranden – ein junger Israeli namens Guy Sapirstein – mit einem Vorschlag auf ihn zukam, war Kirsch zwar interessiert, aber nicht in heller Aufregung. Sapirstein erklärte, ihn treibe die Neugier um. Wenn man ein Medikament nimmt, gibt es neben der chemischen Wirkung immer auch einen gewissen Placeboeffekt. Aber in welchem Maße ist er an der Wirkung beteiligt? Bei starken Medikamenten geht man in der Regel davon aus, er sei nur geringfügig. Sapirstein meinte, die neuen Antidepressiva eigneten sich sehr gut dazu, die genauen Verhältnisse zu erforschen – und zu sehen, inwieweit die Wirksamkeit eines Medikaments auf unseren Glauben zurückzuführen ist. Sie gingen davon aus, bei ihren Studien festzustellen, dass der Großteil der Wirkung chemisch bedingt sei, fanden es jedoch auch interessant, den geringfügigeren Placeboeffekt zu untersuchen.

Daraufhin entwickelten sie ein recht einfaches Konzept. Will man wissen, welcher Anteil der Wirkung eines Medikaments, das man einnimmt, durch die darin enthaltenen Chemikalien und welcher Anteil durch den Glauben an seine Wirkung erzeugt wird, lässt sich dies ziemlich leicht feststellen. Die Forscher müssen dazu eine spezielle wissenschaftliche Studie durchführen. Die Teilnehmer werden in drei Gruppen aufgeteilt. Den Patienten der ersten Gruppe sagt man, sie erhielten ein chemisches Antidepressivum – aber in Wirklichkeit bekommen sie ein Placebo: eine Zuckerpille, so wirksam wie John Haygarths Zauberstab. Die Teilnehmer der zweiten Gruppe erfahren, dass sie ein chemisches Antidepressivum erhalten – und erhalten es tatsächlich. Und die dritte Gruppe bekommt gar nichts – kein Medikament und keine Zuckerpille, das Befinden der Teilnehmer wird lediglich über einen längeren Zeitraum hinweg beobachtet.[5]

Die dritte Gruppe, so Kirsch, ist wirklich wichtig – obwohl sie bei fast allen Studien weggelassen wird. »Stellen Sie sich vor«, erklärt er, »dass Sie ein neues Mittel gegen Erkältung erforschen.« Dabei erhalten die Leute entweder ein Placebo oder ein Medikament. Im Lauf der Zeit erholen sich alle. Die Erfolgsrate ist erstaunlich. Aber dann erinnert man sich, dass eine Erkältung bei vielen Menschen ohnehin nach ein paar Tagen abklingt. Wenn man das nicht berücksichtigt, erhält man einen völlig irreführenden Eindruck über die Wirksamkeit des Mittels, denn es scheint, als seien Patienten durch das Medikament geheilt worden, während sie einfach von selbst wieder gesund wurden. Man braucht die dritte Gruppe, um den Anteil jener Menschen herauszufinden, die sich ohne Hilfe von außen erholen.

Also verglichen Kirsch und Sapirstein die Ergebnisse aller bisher veröffentlichten Studien zu Antidepressiva für diese drei Gruppen. Um die chemische Wirkung eines Medikaments zu ermitteln, sollte man zweierlei tun. Erstens muss man alle Menschen abziehen, die sich ohnehin erholt hätten. Dann zieht man all jene ab, deren Befinden sich nach Einnahme des Placebos besserte. Was übrig bleibt, verrät die tatsächliche Wirksamkeit des Medikaments.

Als die beiden Forscher anschließend die Zahlen aus allen öffentlich zugänglichen wissenschaftlichen Studien zusammenzählten, erhielten sie ein verblüffendes Ergebnis.

Es zeigte sich, dass fünfundzwanzig Prozent der Wirkung von Antidepressiva auf natürliche Selbstheilung zurückzuführen waren, fünfzig Prozent wurden durch die Geschichte bewirkt, die man zu hören bekam, und nur fünfundzwanzig Prozent gingen auf die chemischen Inhaltsstoffe zurück.[6] »Das hat mich verdammt überrascht«, erklärte mir Kirsch im Wohnzimmer seines Hauses in Cambridge. Sie nahmen an, es sei ihnen ein Fehler unterlaufen oder sie hätten sich verrechnet. Wie Sapirstein mir später berichtete, war er sicher, dass »mit den Daten etwas nicht stimmte«. Deshalb gingen sie die Zahlen monatelang immer wieder durch. »Ich war es so leid, diese Daten und Tabellenkalkulationen anzusehen und sie auf jede erdenkliche Weise zu prüfen«, sagte er. Aber irgendwo musste der Fehler ja stecken. Doch da Sapirstein und Kirsch keine Mängel fanden, veröffentlichten sie ihre Daten und warteten ab, was andere Wissenschaftler davon hielten.

Die Folge war, dass Kirsch eines Tages eine E-Mail erhielt, aus der er schloss, dass sie möglicherweise nur an der Oberfläche eines viel tiefer greifenden Skandals gekratzt hatten. Das war, denke ich, der Augenblick, in dem Kirsch zum Sherlock Holmes der Antidepressiva wurde.

***

In der E-Mail erklärte ein Wissenschaftler namens Thomas J. Moore, Kirschs Ergebnisse hätten ihn aufgerüttelt und er glaube, es gebe eine Möglichkeit, die Forschung weiter voranzutreiben – und den tatsächlichen Vorgängen auf den Grund zu gehen. Fast alle von Kirsch bisher herangezogenen wissenschaftlichen Studien hatten einen Haken. Die große Mehrzahl der Studien über die Wirksamkeit von Medikamenten wird von den großen Pharmaunternehmen finanziert, und sie beschäftigen sich aus einem bestimmten Grund damit: Sie wollen die betreffenden Mittel vermarkten, um Gewinne zu erzielen. Deshalb führen die Medikamentenhersteller ihre Studien heimlich durch und veröffentlichen anschließend nur jene Ergebnisse, die ihr Medikament gut oder das Produkt ihrer Konkurrenten schlecht aussehen lassen. Das tun sie aus demselben Grund, warum die Betreiber eines Hähnchengrills Informationen zurückhalten würden, die besagen, dass Brathähnchen Ihrer Gesundheit schaden.

Das bezeichnet man als »Publikationsverzerrung«.[7] Von allen Studien, die Pharmafirmen durchführen, werden vierzig Prozent niemals veröffentlicht, und viele weitere erscheinen nur in gekürzter Form, wobei negative Ergebnisse der Schere des Zensors zum Opfer fallen.

Die E-Mail seines Kollegen machte Kirsch darauf aufmerksam, dass er bisher nur jene Teile der wissenschaftlichen Studien betrachtet hatte, die für unsere Augen bestimmt sind. Aber Thomas J. Moore meinte, es gebe eine Möglichkeit, Zugang zu all den Daten zu bekommen, die uns die Pharmafirmen vorenthalten. Und das geht so: Wer auf dem US-Markt ein Medikament verkaufen möchte, muss bei der Food and Drug

Administration (FDA), der zuständigen Behörde für Lebens- und Arzneimittel, einen Antrag stellen. Dabei sind alle Tests, die das Unternehmen durchgeführt hat, vollständig vorzulegen – ob sie nun umsatzfördernd sind oder nicht. Das ist, als würden Sie Selfies machen und von den zwanzig Aufnahmen neunzehn aussortieren, die Sie mit Doppelkinn oder triefäugig zeigen. Auf Facebook oder Instagram posten Sie nur das eine Foto, auf dem Sie großartig aussehen (oder, in meinem Fall, weniger scheußlich). Aber die Pharmafirmen sind – per Gesetz – verpflichtet, der FDA quasi alle Selfies zu schicken, auch die, auf denen sie alt aussehen.

Wenn man aber über den Freedom of Information Act (das Gesetz zur Informationsfreiheit) einen Antrag stellt, so hieß es in der E-Mail, dürfe man Einsicht in die kompletten Unterlagen nehmen. Dann ließe sich herausfinden, was wirklich los ist.

Gemeinsam mit Moore forderte Kirsch daraufhin die Unterlagen an, die Pharmafirmen für die sechs in den Vereinigten Staaten meistverwendeten Antidepressiva eingereicht hatten: Fluctin (Fluoxetin), Paroxetin (das Medikament, das ich genommen hatte), Zoloft (Sertralin), Trevilor retard (Venlafaxin), Dutonin (Nefazodon) und Citalopram.[8] Mehrere Monate später erhielten sie die Daten, und Kirsch nahm sie gründlich unter die Lupe.

Gleich zu Anfang sah er, dass die Pharmafirmen bereits seit Jahren nur eine Auswahl ihrer Forschungsergebnisse publiziert hatten, dies allerdings in weit größerem Umfang als von ihm erwartet. So hatten bei einem Test beispielsweise zweihundertfünfundvierzig Probanden Prozac (Fluctin) bekommen, doch nur für siebenundzwanzig von ihnen waren von dem Unternehmen die Ergebnisse veröffentlicht worden.[9] Diese siebenundzwanzig Patienten waren jene, für die das Medikament zu wirken schien. Das war ein Teil des Musters.

Kirsch und Sapirstein erkannten, dass sie mithilfe dieser realen Zahlen berechnen konnten, um wie viel besser es Menschen mit Antidepressiva ging als jenen, die Zuckerpillen schluckten. Forscher ermitteln die Schwere einer Depression anhand der Hamilton-Skala, entworfen 1959 von dem Psychiater Max Hamilton. Die Hamilton-Skala reicht von null (man hüpft fröhlich herum) bis einundfünfzig (man ist im Begriff, sich vor den Zug zu werfen). Ein Anhaltspunkt: Sie verbessern Ihren Hamilton-Wert um sechs Punkte, wenn Ihre Schlafstörungen nachlassen.

Anhand der realen Daten, die nicht durch den PR-Filter gegangen waren, stellte Kirsch fest, dass Antidepressiva tatsächlich die Position auf der Hamilton-Skala verbessern – sie erreichen, dass Depressive aufleben. Das Plus liegt bei 1,8 Punkten.

Kirsch staunte. Das war nur ein Drittel der Punktzahl, die man durch besseren Schlaf erzielt. Das war erschreckend. Wenn es stimmte, dann hieß es, dass die Medikamente eine überraschend geringe Wirkung zeigten, jedenfalls für den Durchschnittskonsumenten, der sich so wie John Haygarths Patienten damals in Bath dank der Geschichte für eine Weile besser fühlte, dann aber einen Rückfall erlitt, weil sich das zugrunde liegende Problem wieder bemerkbar machte.

Aber die Daten zeigten noch etwas anderes. Die Nebenwirkungen der Medikamente waren durchaus real. Bei vielen Patienten führten sie zu Gewichtszunahme, sexuellen Funktionsstörungen oder Schweißausbrüchen. Schließlich handelt es sich um echte Medikamente mit realen Wirkstoffen. Betrachtet man hingegen ihre vermeintlichen Auswirkungen auf Depressionen und Ängste, bieten sie für die meisten Menschen höchstwahrscheinlich keine Lösung ihres Problems.

Kirsch wollte das nicht wahrhaben. Es widersprach den Arbeiten, die er selbst veröffentlicht hatte, aber er erklärte mir: »Ich bin stolz darauf, dass ich die Daten prüfe und mir erlaube, meine Meinung zu ändern, wenn sie anders aussehen als erwartet.« Er hatte diese Medikamente Patienten empfohlen, als er nur auf die handverlesenen Studien der Pharmafirmen zurückgreifen konnte. Jetzt lagen ihm ungeschönte Ergebnisse vor, und ihm wurde klar, dass er so nicht weitermachen konnte.

***

Als Irving Kirsch seine Zahlen in einer Fachzeitschrift veröffentlichte, rechnete er mit großem Widerstand vonseiten der Forscher, die an all diesen Studien beteiligt gewesen waren. Tatsächlich aber stellte er in den folgenden Monaten fest, dass sich viele von ihnen – wenn sie denn überhaupt reagierten – beschämt und erleichtert zeigten. Eine Forschergruppe schrieb, auf ihrem Gebiet sei es lange Zeit ein »schmutziges kleines Geheimnis« gewesen, dass die Wirksamkeit dieser Medikamente bei Depressionen in Wirklichkeit sehr gering sei.[10] Bevor sein Aufsatz erschien, dachte Irving Kirsch, er habe mit der Aufdeckung erschreckender und bisher unbekannter Fakten einen Knüller gelandet. Doch im Grunde hatte er nur aufgedeckt, was viele Fachleute insgeheim bereits wussten.

***

In Deutschland machten Ärzte dieselbe Entdeckung. Dr. Tom Bschor erklärte mir, er habe – nachdem er jahrelang Antidepressiva verschrieben hatte – mit der Lektüre dieser Studien begonnen. »Je mehr ich mich in die Studien über Antidepressiva – oder die Daten zu Antidepressiva – vertiefte, desto größer wurden meine Zweifel … Die Studien, die Wirksamkeit nachweisen, sind nicht wirklich überzeugend und umfassen zahlreiche Patienten, die nicht reagieren.« Der Unterschied zwischen Placebo und Antidepressiva ist nicht gleich null, aber Bschor stellte fest, dass er »ziemlich gering ist«.

Mit der Folge, so Bschor, dass die »Psychiater in Deutschland geteilter Meinung sind. Es gibt eine wachsende Minderheit mit einer kritischen Haltung zu Antidepressiva«. Nur wenige Ärzte glauben, die Medikamente hätten gar keinen Einfluss oder sie würden niemandem helfen – aber immer mehr meinen, ihr Nutzen und die Versprechungen, sie würden für die meisten Menschen das Problem lösen, seien gewaltig übertrieben gewesen.

***

Einige Zeit nachdem die Presse ausgiebig über die Enthüllungen berichtet hatte, besuchte Guy Sapirstein, der Doktorand, der quasi als Dr. Watson die Detektivarbeit seines Professors unterstützt hatte, eine Familienfeier. Dort sprach ihn eine Verwandte an, die seit Jahren Antidepressiva einnahm. Unter Tränen erklärte sie ihm, sie habe den Eindruck, er würde alles, was sie unter dem Einfluss von Antidepressiva erlebt habe – ihre tiefsten Gefühle –, als unecht abtun.

»Das will ich keineswegs«, erwiderte er. »Die Tatsache, dass der größte Teil [der Wirkung] auf einem Placeboeffekt beruht, heißt nur, dass dein Gehirn der allerunglaublichste Teil deines Wesens ist – und einen großartigen Beitrag dafür leistet, dass du dich besser fühlst.« Irreal ist nicht, wie du dich fühlst, erklärte er. Deine Gefühle haben nur nicht die Ursache, die man dir geschildert hat.

Sie war nicht überzeugt. Jahrelang sprach sie kein Wort mehr mit ihm.

***

Kurze Zeit später wurde Irving Kirsch unter der Hand eine nicht veröffentlichte Studie zugespielt. Als ich sie las, traf es mich besonders schwer, weil sie eine Situation betraf, die ich aus eigener Erfahrung kannte.

Kurz bevor ich mit der Einnahme von Paxil begann (in

Deutschland unter verschiedenen Bezeichnungen wie Paroxalon, Paroxat oder Seroxat auf dem Markt), hatte dessen Hersteller, der Pharmariese GlaxoSmithKline, heimlich drei klinische Versuche zu der Frage durchgeführt, ob der zugrunde liegende Wirkstoff Paroxetin Teenagern wie mir verabreicht werden sollte. Eine Studie ergab, das Placebo wirke *besser*, eine andere stellte keinen Unterschied zwischen Medikament und Placebo fest, und eine dritte zog eine gemischte Bilanz. Keine konnte einen Erfolg nachweisen. In einer Teilveröffentlichung der Ergebnisse wurde jedoch verkündet: »Paroxetin kann zur Behandlung schwerer Depressionen bei Jugendlichen erfolgreich eingesetzt werden.«

Die interne Diskussion, die damals innerhalb der Firma stattfand, gelangte später auch an die Öffentlichkeit. Ein Mitarbeiter hatte gewarnt: »Es wäre wirtschaftlich nicht hinnehmbar, wenn wir die Aussage aufnehmen, dass keine Wirksamkeit nachgewiesen wurde, weil dies das Profil von Paroxetin aufweichen würde.« Mit anderen Worten: Wir dürfen nicht sagen, dass es nicht wirkt, weil wir sonst weniger Geld verdienen. Also verschwiegen sie es.

Letztlich wurde das Unternehmen im Staat New York von einem Gericht für diese Lüge zu einer Strafe von 2,5 Millionen Dollar verurteilt, nachdem der dortige Generalstaatsanwalt Eliot Spitzer Anklage erhoben hatte.[11] Mir war dieses Medikament als Teenager verschrieben worden, und ich hatte es anschließend zehn Jahre lang eingenommen. Später führte *The Lancet,* eine weltweit führende Fachzeitschrift, eine detaillierte Studie mit vierzehn Antidepressiva durch, die auch Jugendlichen verschrieben werden. Die Beweise – abgeleitet aus den ungefilterten, realen Resultaten – enthüllten, dass sie keinerlei Wirkung hatten – bis auf eine einzige Ausnahme, die sehr geringe Erfolge zeigte. Die Zeitschrift kam zu dem Schluss, dass diese Mittel Teenagern nicht mehr verschrieben werden sollten.[12]

Dieser Artikel markierte für mich einen Wendepunkt. Da war das Medikament, das ich seit meiner Jugend eingenommen hatte, und da war die Firma, die es herstellte und mit eigenen Worten erklärte, dass es bei Menschen wie mir nicht wirkte. Aber trotzdem machte sie weiter dafür Werbung.[13]

Als ich das las, wurde mir klar, dass ich die Aussagen von Irving Kirsch nicht mehr ohne Weiteres abtun konnte. Aber das war nur die erste seiner Enthüllungen. Eine weit erschreckendere wartete noch auf mich.

Kapitel 2

Das Ungleichgewicht

Ein Jahr nachdem ich zum ersten Mal ein Antidepressivum eingenommen hatte, sprach Tipper Gore – die Frau des ehemaligen US-Vizepräsidenten Al Gore – mit der Zeitschrift *USA Today* über ihre kürzlich aufgetretene Depression.[1] »Es war mit Sicherheit eine klinische Depression, die ich ohne Hilfe nicht überwinden konnte«, sagte sie. »Man hat mir erklärt, dass unser Gehirn eine bestimmte Menge an Serotonin braucht, und wenn wir davon zu wenig haben, ist das wie bei einem Auto ohne Benzin.« Das Gleiche erzählte man Abermillionen von Menschen, darunter auch mir.

Als Irving Kirsch herausfand, dass die serotoninstimulierenden Medikamente nicht die Wirkung hatten, die ihnen in der Öffentlichkeit zugeschrieben wurde, begann er – zu seiner eigenen Überraschung –, sich für eine weitergehende Frage zu interessieren: Womit ist überhaupt bewiesen, dass Depressionen durch einen Serotoninmangel oder durch das Ungleichgewicht eines anderen chemischen Stoffes im Gehirn hervorgerufen werden?[2] Woher stammt diese Behauptung?

***

Die Geschichte des Serotonins begann, wie Kirsch herausfand, eher durch Zufall in dem feuchtkalten Sommer des Jahres 1952 in einer Tuberkulosestation in New York, als einige Patienten plötzlich ohne ersichtlichen Grund zu tanzen begannen.[3] Die Ärzte hatten ein neues Medikament namens Marsilid entdeckt, von dem sie sich für ihre Tuberkulosepatienten Linderung versprachen. Auswirkungen auf die TB hatte es kaum –

doch es zeigte sich etwas vollkommen anderes, was sich nicht ignorieren ließ: Es versetzte die Kranken in eine vergnügte, fröhliche, euphorische Stimmung – einige begannen sogar ungehemmt zu tanzen.

Daher dauerte es nicht lange, bis jemand den logischen Schluss zog, das Medikament versuchsweise auch depressiven Menschen zu geben. Scheinbar hatte es bei ihnen kurzfristig die gleiche Wirkung. Wenig später kamen – unter dem Namen Iproniazid und Imipramine – weitere Medikamente auf den Markt, die (ebenfalls vorübergehend) eine ähnliche Wirkung zeigten.[4] Was, so fragte man sich, hatten sie gemeinsam? Enthielten diese wie auch immer gearteten Stoffe den Schlüssel für die Heilung von Depressionen?

Da man jedoch rätselte, wo man zur Lösung dieser Frage ansetzen sollte, blieb sie zur Qual der Forscher ein ganzes Jahrzehnt offen. 1965 jedoch trat ein britischer Arzt namens Alec Coppen mit einer Theorie an die Öffentlichkeit: Könnte es nicht sein, mutmaßte er, dass alle diese Medikamente den Serotoninspiegel im Gehirn anhoben? Wenn dem so wäre, müsste man davon ausgehen, dass Depressionen womöglich durch einen Serotoninmangel ausgelöst wurden. »Es war ungeheuerlich, in welchem Maße sich diese Wissenschaftler damit aus dem Fenster lehnten«, stellt Dr. Gary Greenberg fest, der die Ereignisse dieser Periode in einem Buch zusammengefasst hat.[5] Fairerweise betont er allerdings auch, dass es zunächst als Idee – oder als Anregung – vorgetragen wurde. So meinte einer der Wissenschaftler, es sei »bestenfalls eine reduktionistische Vereinfachung«, die sich »auf der Grundlage des gegenwärtig vorhandenen Datenmaterials« nicht verifizieren lasse.[6]

Einige Zeit später, in den Siebzigerjahren, war es schließlich möglich, diese Theorie zu testen. Man hatte entdeckt, dass man mithilfe eines chemischen Cocktails den Serotoninspiegel bei Menschen senken konnte. Wenn die Theorie richtig war und ein Serotoninmangel Depressionen hervorrief, konnte nur eins die Folge sein: Es war zu erwarten, dass sich als Auswirkung des Cocktails Depressionen einstellten. Also begann man mit einem Versuch. Man gab Probanden den Cocktail zur Senkung des Serotoninspiegels und beobachtete die Folgen. Doch sofern die Versuchspersonen nicht bereits in der Vergangenheit starke Medikamente eingenommen hatten, stellten sich bei ihnen keine Depressionen ein.[7] Bei der großen Mehrheit der Teilnehmer zeigte er sogar überhaupt keine Auswirkungen auf die Stimmung.

Ich besuchte Professor David Healy, einen der ersten Wissenschaftler, der diese neuen Antidepressiva erforscht hatte, in seinem Krankenhaus in der nordwalisischen Stadt Bangor. Er ist Autor der umfassendsten Geschichte der Antidepressiva, die uns vorliegt. Als wir auf das Konzept zu sprechen kamen, Depressionen seien durch einen Serotoninmangel hervorgerufen, sagte er: »Dafür gab es niemals einen Anhaltspunkt. Das war einfach nur eine Marketingstrategie. Damals, zu Beginn der Neunzigerjahre, als die Medikamente herauskamen, gab es keinen ernsthaften Experten, der sich aufs Podium gestellt und gesagt hätte: ›Menschen, die an Depressionen leiden, haben einen niedrigeren Serotoninspiegel‹ … Das konnte niemals nachgewiesen werden.«[8] Die Theorie wurde zu keinem Zeitpunkt widerlegt, weil »sie nie ›offiziell anerkannt‹ worden war. Wieso auch, wenn in jenen Tagen die Hälfte der Fachleute ohnehin daran glaubte? In der umfangreichsten Studie zu den Auswirkungen von Serotonin auf Menschen konnte kein direkter Zusammenhang zu Depressionen hergestellt werden.«[9] Der Princeton-Professor Andrew Skull hatte erklärt, Depressionen auf einen Serotoninmangel zurückzuführen sei »höchst irreführend und unwissenschaftlich«.[10]

Nur in einer Hinsicht war die Theorie von Nutzen gewesen. Als es den Pharmaunternehmen darum ging, Menschen wie Tipper Gore und mir Antidepressiva zu verkaufen, bot sie eine großartige Analogie: leicht zu verstehen, verbunden mit der Illusion, Antidepressiva seien in der Lage, einen natürlichen Zustand wiederherzustellen – jenes Gleichgewicht, dessen sich alle anderen Menschen erfreuten.

***

Nicht lange nach diesen Entdeckungen begannen führende Experten, ihre Patienten darüber zu informieren. Dr. Tom Bschor sagt dazu: »Nach wie vor gibt es viele Patienten, die glauben: ›Ach, ich habe einen Serotoninmangel im Gehirn. Könnten Sie den bitte ausgleichen?‹ Dabei wissen wir inzwischen, dass diese Darstellung falsch ist. Es gibt keinen Serotoninmangel. Niemand hat so was je bei einem Menschen gemessen.« Deshalb erklärt er seinen Patienten heute: »Ein Serotonindefizit [bei Depressiven] wurde bislang niemals nachgewiesen, und wir haben keine Möglichkeit festzustellen, wie viel Serotonin sich in Ihrem Gehirn befindet. Das können wir nicht. Wir könnten es in Ihrem Blut messen, aber das ist dann noch keine Aussage über den Zustand in Ihrem Gehirn.« Wie Kirsch weist er noch einmal darauf hin, dass Antidepressiva, die den Serotoninspiegel *senken*, die gleiche Wirkung zeigen wie Antidepressiva, die den Serotoninspiegel *heben*.

Dann spricht er jedoch von der außerordentlichen Macht der Pharmakonzerne in Deutschland. »Sie tragen die Hauptschuld daran, dass sich die biologische Erklärung für Depressionen in diesem Maße durchsetzen konnte. Das war ihr Anliegen, und das haben sie erfolgreich umgesetzt. Depressionen sind für einige Pharmafirmen deshalb so interessant, weil sie ein Massenphänomen sind und die Menschen die Tabletten anders als bei Antibiotika, die man nur eine Woche lang einnimmt, über lange Zeit hinweg brauchen. Sie hatten einen gewissen Einfluss auf die breite Bevölkerung und auf die Medien, aber am wirksamsten ist ihre Einflussnahme auf die sogenannten wissenschaftlichen und medizinischen Wortführer – indem man sie beeinflusst, sie subventioniert und für ihre Forschung bezahlt. Natürlich hat man ganz eindeutig ein Interesse an dem Glauben [bezüglich des Serotonins], wenn man Pillen herstellt und sie verkauft.«

***

Sobald die Theorie vom Serotoninmangel als Ursache für Depressionen und Angstzustände von den Wissenschaftlern (nicht aber von den Werbestrategen der Pharmakonzerne) aufgegeben worden war, änderte sich in der Forschung die Ausrichtung, fand Irving Kirsch heraus. Wenn diese Probleme nicht von einem Serotoninmangel hervorgerufen werden, so überlegte man, muss der Mangel eines anderen Stoffes dafür verantwortlich sein.[11] Denn nach wie vor ging man von einem chemischen Ungleichgewicht im Gehirn aus, das durch die Gabe von Antidepressiva ausgeglichen werden könne. Wenn also nicht der eine Stoff diese lähmende Wirkung auf die Psyche hatte, sollte man sich auf die Suche nach dem nächsten machen.[12]

Kirsch aber befasste sich mit einer heiklen Frage. Wenn Depressionen und Ängste durch ein chemisches Ungleichgewicht entstehen und Antidepressiva dieses Ungleichgewicht beheben können, erklärte dies noch nicht ein seltsames Phänomen, auf das er immer wieder stieß: Medikamente, die den Serotoninspiegel im Gehirn anhoben, zeigten in klinischen Tests die gleichen moderaten Auswirkungen wie Medikamente, die den Serotoninspiegel im Gehirn senkten. Außerdem war ihre Wirkung vergleichbar mit der von Medikamenten, die den Spiegel eines anderen Stoffes anhoben, des Noradrenalins. Und Gleiches galt für einen weiteren Stoff, das Dopamin. Anders ausgedrückt: Es war völlig egal, welchen dieser Botenstoffe man beeinflusste – am Ergebnis änderte es nichts.

Deshalb versuchte Kirsch herauszufinden, was all die Menschen, die diese verschiedenen Medikamente nahmen, gemeinsam hatten. Er fand lediglich ein verbindendes Element: den Glauben an die positive Wirkung ihrer Tabletten. Letztlich beruht deren Effekt also auf dem gleichen Prinzip wie John Haygarths Zauberstab: auf dem Glauben, betreut zu werden, und der Aussicht auf eine Linderung ihres Leidens.

***

Nach zwanzig Jahren intensivster Forschung zu diesen Fragen gelangte Kirsch zu der Schlussfolgerung, dass die Idee, Depressionen würden durch ein chemisches Ungleichgewicht im Gehirn hervorgerufen, auf einem »Betriebsunfall« beruhte, entstanden durch einen Irrweg der Forscher, die die Phänomene, vor denen sie standen, falsch deuteten. Die Pharmaunternehmen legten diese Fehlschlüsse anschließend der Öffentlichkeit vor, um Kasse zu machen.

Und so, meint Kirsch, gerät das Fundament der in unserer Kultur dominierenden Erklärung für die Entstehung von Depressionen ins Wanken. Die Theorie, dass man sich wegen eines »Ungleichgewichts der Botenstoffe« schlecht fühlt, beruht auf einer Reihe von Irrtümern und Fehlschlüssen. Und über kurz oder lang werde sie nach wissenschaftlichen Maßstäben auch gänzlich widerlegt sein, zerstört am Boden liegen, wie ein zerbrochener Spielzeugclown mit einem traurigen Lächeln im Gesicht.

***

Ich war Kirschs Darlegung über weite Strecken gefolgt, an diesem Punkt aber hielt ich verdutzt inne. Konnte das sein? Ich habe Sozialwissenschaften studiert und werde deren Herangehensweise auch in meinem weiteren Text verfolgen. In dem Bereich, auf den Kirsch sich spezialisiert hat, habe ich keine Vorkenntnisse. Hatte ich ihn vielleicht falsch verstanden, oder bewegte er sich womöglich im wissenschaftlichen Grenzbereich? Ich las alles, was ich finden konnte, und bat so viele weitere Forscher um Erklärungen wie möglich.

»Es gibt keinerlei Belege für ein chemisches Ungleichgewicht« im Gehirn von Menschen, die an Depressionen oder Angstzuständen leiden, erklärte mir Professor Joanna Moncrieff – eine der führenden Expertinnen in diesem Bereich – in ihrem Büro am University College London rundheraus.[13] Ihrer Ansicht nach sei schon der Begriff an sich sinnlos, schließlich wüssten wir nicht, wie ein »Gehirn in chemischem Gleichgewicht« beschaffen sei. Zwar suggerierte man den Patienten, mit Medikamenten wie Antidepressiva in ihrem Gehirn wieder eine natürliche Ausgewogenheit herzustellen, aber das sei nicht wahr – man erzeuge damit einen künstlichen Zustand. Die Vorstellung von einem »chemischen Ungleichgewicht« als Ursache für psychische Probleme sei, wie sie letztlich festgestellt habe, »ein Märchen«, das uns von den Pharmakonzernen aufgetischt werde.

Die klinische Psychologin Dr. Lucy Johnstone formulierte es sogar noch deutlicher: »Fast alles, was man uns erzählt hat, war Mist«, sagte sie, als wir bei einem Kaffee zusammensaßen.[14] Die Serotonin-Theorie »ist eine Lüge. Meiner Meinung nach sollten wir ihr nicht noch mehr Gewicht geben und erwarten: ›Ach, vielleicht gibt es ja doch Beweise, die sie stützen.‹ Die gibt es nämlich nicht.«

***

Trotzdem erschien es mir schlichtweg unvorstellbar, dass etwas so Gewaltiges – immerhin eines der bekanntesten Medikamente der Welt, das zahlreiche Menschen in meinem Umkreis einnahmen – auf falschen Voraussetzungen basierte. Bekanntermaßen sind wir vor solchen Entwicklungen geschützt: Ein Medikament muss massive Hürden in Form wissenschaftlicher

Tests bestehen, ehe es in unserem Badezimmerschrank landen kann. Ich kam mir vor, als hätte sich nach meinem Flug von New York nach Los Angeles herausgestellt, dass die Maschine den ganzen Weg von einem Affen geflogen worden war.[15] Gab es nicht Untersuchungen, die so etwas verhindern sollten? Wie konnten diese Medikamente den gesamten Genehmigungsweg überstehen, wenn ihre Heilwirkung tatsächlich so unbedeutend war, wie die neuesten Forschungsergebnisse andeuteten?

Ich besprach diese Frage mit einem führenden Wissenschaftler auf diesem Gebiet, Professor John Ioannidis, den die Zeitschrift *Atlantic Monthly* als »einen der vielleicht einflussreichsten Wissenschaftler unserer Tage« bezeichnet hatte.[16] Er fand es keineswegs überraschend, dass die Pharmaunternehmen Hinweise ignorieren und ihr Produkt nichtsdestotrotz auf den Markt bringen konnten, denn dergleichen geschehe fortwährend. Er schilderte mir sogar, welche Schritte die Antidepressiva vom Entwicklungsstadium bis zu mir als Verbraucher genommen hatten: »Die Unternehmen führen die Tests an ihren Produkten oft selbst durch.« Das bedeutet, sie gestalten die Versuchsanordnung und entscheiden letztlich, wer die Ergebnisse zu sehen bekommt. Mit anderen Worten, »sie beurteilen ihre Produkte selbst. Dazu bedienen sie sich all der armen Forscher, die keine anderen Geldquellen haben … [und die] kaum kontrollieren können, wie [die Ergebnisse] festgehalten und präsentiert werden.« Sobald die wissenschaftlichen Nachweise zusammengetragen wurden, sind es in den meisten Fällen nicht einmal die Wissenschaftler, die die Ergebnisse aufschreiben. »Normalerweise wurden die [veröffentlichten wissenschaftlichen] Artikel von Mitarbeitern des Unternehmens formuliert.«[17]

Die Ergebnisse werden im Anschluss einer Regulierungsbehörde vorgelegt, die über die Freigabe eines Medikaments für den Markt entscheidet. Doch in den Vereinigten Staaten werden die Mitarbeitergehälter dieser Behörde zu vierzig Prozent von den Pharmaunternehmen bezahlt (in Großbritannien sogar zu hundert Prozent). Wenn die Öffentlichkeit vor der Frage steht, ob ein Medikament so sicher ist, dass es auf den Markt gebracht werden kann, treten zwei Teams gegeneinander an: der Arzneimittelkonzern, der sich dafür einsetzt, und die Aufsichtsbehörde, die die Interessen der Öffentlichkeit vertritt und eruiert, ob es auch die gewünschte Wirkung hat. Was Professor Ioannidis mir erklärte, bedeutete jedoch, dass die Behörde, die eigentlich so etwas wie ein neutraler Schiedsrichter sein sollte, von den Pharmaunternehmen bezahlt wird und deren Team das Match fast immer gewinnt.

Die von den Unternehmen ausgearbeiteten Regeln machen es ihnen ungeheuer leicht, ein neues Medikament einzuführen. Sie brauchen dazu lediglich zwei Testreihen, die jederzeit und überall auf der Welt durchgeführt werden konnten, vorzulegen, in denen das Medikament eine auch nur ansatzweise positive Wirkung hat. Die beiden Tests und eine gewisse Wirkung reichen. Und mag es auch neunhundertachtundneunzig Versuchsreihen geben, die dem Mittel keinerlei Wirkung attestieren – sobald zwei weitere auch nur den leichtesten Effekt verzeichnen, wird das Medikament in die Apotheke um die Ecke gelangen.

»Meiner Ansicht nach ist dieser Bereich wirklich marode«, sagte Professor Ioannidis in unserem Gespräch. »Das ganze System ist krank, es ist käuflich und korrupt, anders kann ich es nicht beschreiben.« Ich fragte ihn, was er empfindet, wenn er sich all dies vor Augen hält. »Es deprimiert mich«, stellte er fest. Ich fand die Antwort paradox und sagte es ihm auch. »Aber nicht so deprimierend«, fuhr er fort, »dass ich Antidepressiva nehmen würde.«

Ich hätte gern gelacht, doch das Lachen blieb mir im Halse stecken.

***

Kirsch bekam immer wieder zu hören, es spiele keine Rolle, dass die Wirkung durch den Placeboeffekt zustande käme. Immerhin gehe es den Leuten unabhängig von den Wirkstoffen nach wie vor gut. Warum sollte man ihnen das kaputt machen? Doch er erklärte mir: Die Ergebnisse klinischer Studien führen die Wirksamkeit von Antidepressiva zwar auf einen Placeboeffekt zurück, doch ein Großteil der unter Umständen schweren Nebenwirkungen werden durch das Mittel selbst hervorgerufen.

»Zum einen«, sagte Kirsch, »ist da natürlich die Gewichtszunahme.« Ich ging ganz gewaltig in die Breite, was sich fast sofort verlor, nachdem ich das Medikament abgesetzt hatte. »Wir wissen, dass gerade die SSRI [Antidepressiva einer neuen Generation] mit sexuellen Funktionsstörungen verbunden sind und die meisten der [aus] SSRI [bestehenden Mittel] eine Rate von fünfundsiebzig Prozent behandlungsbedingter sexueller Funktionsstörungen nach sich ziehen«, fuhr er fort. Es fällt mir schwer, es zuzugeben, aber dies galt auch für mich. Solange ich Paxil nahm, hatte ich den Eindruck, meine Geschlechtsorgane seien weniger empfindsam, und es dauerte wirklich lange, bis ich zur Ejakulation kam. Dadurch wurde der Sexualakt schmerzhaft, was meine Lust verringerte. Erst als ich das Medikament abgesetzt hatte, konnte ich wieder Freude an der Sexualität empfinden, und mir wurde wieder bewusst, dass regelmäßiger Sex eines der besten Antidepressiva der Welt ist.

»Bei jungen Leuten steigt [durch die SSRI] die Selbstmordgefahr.[18] Und eine neue schwedische Studie verweist auf ein gestiegenes Risiko von Gewaltdelikten«, zählte Kirsch auf. »Bei älteren Menschen erhöht sich das Sterberisiko aus verschiedenen Ursachen, und es kommt häufiger zu Schlaganfällen. Für alle besteht ein größeres Risiko, an Typ-2-Diabetes zu erkranken. Bei Schwangeren kommt es häufiger zu Fehlgeburten [und] einer größeren Zahl von Kindern mit Autismus oder körperlichen Missbildungen. Dies alles wissen wir.« Wenn man diese Nebenwirkungen erst einmal am eigenen Leib spürt, ist es allerdings oft schwer, das Medikament wieder abzusetzen – ungefähr zwanzig Prozent haben dabei mit schweren Entzugserscheinungen zu kämpfen.[19]

»Wenn Sie also etwas suchen, um den Placeboeffekt zu erzeugen, sollten Sie wenigstens ein Mittel nehmen, das ungefährlich ist«, sagte Kirsch. Wie etwa Johanniskraut, das ohne die beschriebenen Nachteile auskommt, aber alle positiven Eigenschaften des Placebos zeige. Allerdings besäßen die Pharmakonzerne darauf keine Patentrechte, und niemand würde groß daran verdienen.

Als ihm dies klar wurde, erklärte mir Kirsch leise, bekam er ein schlechtes Gewissen, diese Pillen jahrelang verschrieben zu haben. Er fühlte sich »schuldig«.

***

1802 verriet John Haygarth die Wahrheit über seine Zauberstäbe. Einige Menschen seien dadurch wirklich eine Zeit lang von ihren Schmerzen befreit worden, erklärte er, doch das habe nicht an den Kräften des Tractors gelegen, sondern an den Kräften ihres Geistes. Es sei der Placeboeffekt, der wohl nicht von Dauer sein werde, weil er keine Lösung für die zugrunde liegenden Probleme sei.

Mit dieser Aussage brachte er fast jeden gegen sich auf.[20] Während sich viele Kunden von den Händlern übervorteilt fühlten, die ihnen die Stäbe für teures Geld verkauft hatten, waren andere wütend auf Haygarth selbst und warfen ihm vor, er würde Unsinn reden. »Die Aufklärung löste eine heftige Erregung aus; hinzu kamen Drohungen und Übergriffe«, schrieb er. »Eine große Zahl höchst angesehener Personen – darunter auch einige führende Wissenschaftler unserer Zeit – unterzeichneten eine Gegendarstellung, in der es hieß, der

Stab entfalte eine Wirkung über Kräfte, die spürbar und real seien.«

Als Irving Kirsch seine ersten Ergebnisse veröffentlichte, die zur Grundlage seiner Arbeit in den folgenden Jahren wurden, erlebte er Ähnliches. Niemand bestritt, dass die der amerikanischen Gesundheitsbehörde FDA vorgelegten Daten der Pharmaunternehmen den Antidepressiva über den Placeboeffekt hinaus kaum eine Wirkung zuschrieben. Und allgemein war bekannt, dass die Herstellerfirma des mir verschriebenen Medikaments Paxil nichtöffentlich erklärt hatte, das Mittel würde bei Menschen wie mir keine Wirkung zeigen, woraufhin sie für diese Täuschung gerichtlich zu Entschädigungszahlungen verurteilt worden war.

Und dennoch gibt es eine nicht unbeträchtliche Zahl von Wissenschaftlern, die Kirschs umfassende Schlussfolgerungen infrage stellen. Ich beschloss, mir ihre Argumente sorgfältig anzuschauen, denn letztlich hoffte ich, die alte Darstellung noch – irgendwie – retten zu können. Dazu wandte ich mich an einen Mann, der weit deutlicher als alle anderen heutzutage bei einer breiten Öffentlichkeit für Antidepressiva geworben hatte, und das nur, weil er von ihrer Wirkung überzeugt war: Von den Pharmafirmen bekam er nie auch nur einen Cent.

***

In den Neunzigerjahren erlebte Dr. Peter Kramer in seiner psychiatrischen Praxis in Rhode Island, welche Wandlung seine Patienten erlebten, nachdem sie die neuen Antidepressiva verschrieben bekommen hatten.[21] Es ging ihnen nicht einfach nur besser, sondern sogar, wie er es nannte, »besser als gut«. Sie waren belastbarer und energievoller als der Durchschnitt. Das Buch *Listening to Prozac* [dt. *Glück auf Rezept*], in dem er dieses Phänomen schilderte, wurde ein Bestseller und der am meisten verkaufte Titel zum Thema Antidepressiva. Ich las es, kurz nachdem ich mit der Einnahme meines Medikaments begonnen hatte, und war überzeugt, dass jener Prozess, den Kramer so eindringlich schilderte, auch bei mir stattfinden würde. Ich schrieb darüber und stellte den Psychiater und seine Arbeit in Artikeln und Interviews vor.

Als Irving Kirsch mit seinen Nachweisen an die Öffentlichkeit trat, war Kramer – zu jener Zeit Professor an der Brown Medical School – entsetzt. Deshalb machte er sich daran, Kirschs Kritik an den Antidepressiva in Büchern und einer ganzen Reihe hitziger Podiumsdiskussionen auseinanderzunehmen.[22]

Sein erster Einwand lautet, Kirsch gebe den Antidepressiva nicht genügend Zeit. Die von ihm analysierten klinischen Studien – fast ausnahmslos jene, die auch der Regulierungsbehörde vorgelegt worden waren – erstreckten sich gewöhnlich über einen Zeitraum von vier bis acht Wochen. Doch das reiche nicht aus; Medikamente wie diese bräuchten eine längere Spanne, um eine spürbare Wirkung zu entfalten.

Das erschien mir als wichtiger Hinweis. Kirsch, der es ebenso sah, machte sich auf die Suche nach Medikamentenstudien, die eine längere Spanne umfasst hatten. Er fand lediglich zwei; in der ersten hatte das Placebo die gleiche Wirkung wie das Medikament, und in der zweiten schnitt das Placebo sogar besser ab.[23]

Kramer aber verwies auf einen weiteren vermeintlichen Fehler in Kirschs Darlegung. In den analysierten Antidepressiva-Studien waren zwei Gruppen zusammengewürfelt worden: Menschen mit leichten und Menschen mit schweren Depressionen. Vielleicht schlagen die Medikamente bei Menschen mit leichter Melancholie nicht an, räumte er ein, wohl aber bei Menschen mit schweren Depressionen. Da Kirsch in seinen Analysen aus diesen beiden Gruppen einen Mittelwert errechnete, entstand der Eindruck einer geringen Wirkung der Medikamente.[24] Dabei sei die eigentliche Wirkung verwässert worden, so wie eine Cola ihren Geschmack verliert, wenn man sie immer weiter mit Wasser mischt.

Auch dies hielt Kirsch für einen wichtigen Einwand. Weil er der Sache auf den Grund gehen wollte, sah er sich noch einmal die Versuchsberichte an, aus denen er seine Daten bezogen hatte. Es stellte sich heraus, dass ihm mit einer einzigen Ausnahme nur Studien vorgelegen hatten, die an Menschen mit schweren Depressionen durchgeführt worden waren.[25]

Dies aber führte Kramer zu seinem schlagkräftigsten Argument. Es steht im Zentrum seiner Kritik an Irving Kirsch und stützt seinen eigenen Einsatz für Antidepressiva.

***

2012 wohnte Peter Kramer als Beobachter einigen klinischen Studien bei. Sie wurden in einem medizinischen Zentrum durchgeführt, das wie ein prächtiger Glaswürfel konstruiert war und Aussicht auf eine teure Wohnsiedlung bot. Wenn ein Unternehmen wie das dort ansässige Versuche mit Antidepressiva durchführen will, steht es vor zwei Problemen. Es muss Freiwillige finden, die bereit sind, über einen längeren Zeitraum hinweg ein potenziell gefährliches Mittel einzunehmen, darf dies aber vom Gesetz her nur mit bescheidenen Summen, nämlich einem Betrag zwischen vierzig und fünfundsiebzig Dollar, entlohnen. Zugleich müssen seine Probanden unter ganz bestimmten psychischen Störungen leiden – wenn sie beispielsweise an einem Test zu Antidepressiva teilnehmen, dürfen sie ausschließlich Depressionen haben, ohne andere Faktoren, die zu Komplikationen führen könnten. Unter diesen Umständen stoßen die Unternehmen bei der Suche nach Teilnehmern an ihren Studien immer wieder auf Schwierigkeiten und greifen deshalb oft auf Menschen in schwierigen Lebensumständen zurück, zumal sie ihnen einige andere verlockende Dinge bieten können. Peter Kramer sah, wie in Bussen

Bewohner armer Viertel vom anderen Ende der Stadt hergefahren wurden, denen dann ein prächtiger Strauß von Leistungen zur Verfügung stand, die sie daheim bei sich normalerweise nie bekommen hätten: Therapie, eine ganze Ansammlung von Menschen, die sich ihre Geschichte anhörten, ein warmer Aufenthaltsraum tagsüber, Medikamente und eine Bezahlung, mit der sie ihre Sozialhilfe aufstocken konnten.

Als er dies sah, fiel Kramer etwas auf. Die Menschen, die in das Zentrum kamen, hatten einen starken Anreiz, eben jene Störung vorzuspielen, die dort zufällig gerade untersucht wurde – während gleichzeitig ein kommerziell orientiertes, auf klinische Versuche spezialisiertes Unternehmen starke Anreize hat, so zu tun, als würde es ihnen glauben. Beide Seiten machen sich also etwas vor. Wenn ein Proband gefragt wurde, auf welcher Skala er die Wirkung eines Medikaments einstufen würde, hatte Kramer oft den Eindruck, dass der Versuchsteilnehmer dem Interviewer die Antwort gab, die dieser gern hören wollte.

Dies bedeutete für Kramer, dass die Ergebnisse der klinischen Versuche mit Antidepressiva – also alle Daten, über die wir verfügen – wertlos seien. Kirschs Schlussfolgerung, dass die Medikamente (bestenfalls) nur eine geringe Wirkung haben, gründe sich also auf einen Haufen Schrott, fuhr Kramer fort. Die Tests seien eine Fälschung, und man dürfe ihren Ergebnissen nicht trauen.[26]

***

Das war niederschmetternd – doch so, wie Kramer es darlegte, recht überzeugend. Kirsch aber war irritiert, als er es hörte, und mir ging es ähnlich. Der führende Anwalt in Sachen Antidepressiva setzte sich für sie ein, indem er behauptete, die sie stützende wissenschaftliche Beweisführung sei Schrott.

In meinem Gespräch mit Kramer wies ich darauf hin, dass es kein Argument *für* die Antidepressiva sei, wenn seine Darlegung stimmt (was ich glaube), sondern *gegen* sie. Denn von Rechts wegen hätten die Mittel nie auf den Markt gebracht werden dürfen.

Als ich – in freundlichem Ton – mit meinen Fragen begann, reagierte Kramer gereizt und meinte, selbst schlechte Versuche könnten brauchbare Resultate erbringen. Kurz darauf wechselte er das Thema. Da er sich mit solchem Nachdruck auf seine Beobachtungen stützte, fragte ich ihn, was er den Menschen entgegenhalten würde, die von der Wirksamkeit von John Haygarths Tractor überzeugt waren – schließlich würden auch sie glauben, was sie mit eigenen Augen gesehen hätten. In diesem Fall, sagte er, »hatten wir es [damals] nicht mit einer derart kompetenten und zahlenmäßig starken Gruppe von Experten zu tun wie in den Fällen, von denen wir hier sprechen. Das wäre ein Skandal in einer vollkommen anderen Größenordnung, wenn es sich [in unserem Fall] um so etwas wie in Tüchern eingeschlagene Knochen handelte.«

Kurz darauf erklärte er: »Ich glaube, ich möchte dieses Gespräch jetzt beenden.«

***

Selbst Peter Kramer hielt es für nötig, zu den Antidepressiva eine Warnung auszusprechen. Die Nachweise, die er gesehen habe, würden ihren Einsatz lediglich innerhalb einer Frist von sechs bis zwanzig Wochen rechtfertigen. Alles, was darüber hinausgehe, meinte er, sei nicht mehr ausreichend dokumentiert. »Ich verwende mich nicht so sehr für ihren Gebrauch in einer Langzeittherapie. Denn kann irgendjemand wirklich sagen, wie nach vierzehn Jahren die Nutzen-Schaden-Bilanz aussieht?[27] Meiner Einschätzung nach wissen wir darüber gar nichts.« Mir wurde mulmig bei diesen Worten, denn ich hatte ihm zuvor gesagt, dass ich mein Medikament in etwa so lange einnahm.

Weil er meine Sorge offenbar spürte, fügte er hinzu: »Obwohl ich finde, dass wir durchaus Glück gehabt haben. Leute wie Sie überstehen das, ohne Einschränkungen hinnehmen zu müssen.«

***

Heute stützen nur noch wenige Wissenschaftler das Konzept des Serotoninmangels als Ursache für Depressionen, doch die Frage, ob chemische Antidepressiva – aus Gründen, die wir letztlich nicht verstehen – eine Wirkung haben oder nicht, wird weiterhin diskutiert. Es gibt dazu keinen wissenschaftlichen Konsens. Viele angesehene Experten stellen sich auf die Seite von Irving Kirsch, andere auf die von Peter Kramer. Ich wusste nicht, was ich von alldem halten sollte, bis mir Kirsch von einem weiteren Nachweis berichtete. Meiner Ansicht nach beleuchtet er die wichtigste Tatsache, die wir über chemische Antidepressiva wissen müssen.

***

Ende der Neunzigerjahre machte sich eine Gruppe von Wissenschaftlern daran, die Antidepressiva aus der SSRI-Gruppe weder unter den Bedingungen eines Instituts noch einer Klinik zu testen. Sie wollten deren Wirkung eher im Alltagsumfeld beobachten und entwickelten zu diesem Zweck die sogenannte STAR*D-Studie. Ihr Aufbau war ganz einfach. Ein normaler Patient kommt zum Arzt und berichtet von seiner Depression. Der Arzt spricht die Möglichkeiten mit ihm durch, und wenn sie sich einig sind, verschreibt er ihm ein Antidepressivum. Von diesem Zeitpunkt an wird die Entwicklung des Patienten von den Wissenschaftlern der Studie verfolgt. Wenn das Antidepressivum bei ihm nicht anschlägt, bekommt er ein anderes, und hat auch dieses keine Wirkung, bekommt er das nächste – und so weiter, bis er ein Mittel erhält, das ihm seiner Einschätzung nach hilft. So ergeht es den meisten von uns auch im wahren Leben: Die Mehrheit der Menschen, denen Antidepressiva verordnet werden, probieren mehr als ein Medikament oder mehr als eine Dosierung aus, bis die gewünschte Wirkung eintritt.

Wie sich in der Studie zeigte, erfuhren die Patienten durch die Antidepressiva eine Linderung. So wie auch ich in jenen allerersten Monaten damals fühlten sich zwei Drittel der Patienten besser.

Aber dann zeigte sich etwas anderes. Nach Ablauf eines Jahres litt die Hälfte dieser Patienten wieder unter einer regelrechten Depression. Nur einer von dreien, die die Einnahme fortsetzten, wurde dauerhaft und vollständig davon geheilt.[28] Und selbst dies bedeutete eine Verzerrung der Bilanz: Wie wir wissen, hätten viele der Betroffenen die Depression ganz natürlich und ohne Medikation überwunden.

Punkt für Punkt fühlte ich mich an meine eigene Geschichte erinnert. Nach einer anfänglichen Besserung hatte sich eine Gewöhnung eingestellt; daraufhin versuchte ich es mit einer höheren Dosis, gewöhnte mich jedoch auch daran. Als mir bewusst wurde, dass mir die Antidepressiva, ganz gleich in welcher Dosierung, nicht mehr halfen, dass mich meine Traurigkeit immer wieder überfiel, kam ich zu dem Schluss, dass mit mir etwas nicht stimmte.

Doch beim Lesen der Ergebnisse der STAR*D-Studie erkannte ich, dass ich ganz normal war.[29] Ich hatte eine Erfahrung wie aus dem Lehrbuch gemacht: Ich war nicht das schwarze Schaf, sondern hatte die typische Antidepressiva-Entwicklung erlebt.

Der beschriebene Nachweis konnte seitdem mehrfach wiederholt werden. Der Anteil der Menschen, die trotz einer Medikation auch weiterhin an Depressionen leiden, liegt zwischen fünfundsechzig und achtzig Prozent.[30]

***

Dies ist für mich die entscheidende Feststellung zum Thema Antidepressiva: Die meisten Menschen, die diese Medikamente nehmen, bleiben nach einem anfänglichen Hoch auch zukünftig depressiv oder von Ängsten geplagt. Einige angesehene Wissenschaftler sind nach wie vor überzeugt, dass diese Medikamente bei einer Minderheit all jener, die sie einnehmen, eine reale, auf chemischen Reaktionen beruhende Wirkung zeigen. Das ist möglich. Chemische Antidepressiva können für eine kleine Gruppe depressiver und angsterfüllter Menschen eine Teillösung sein – und ich möchte bestimmt niemandem etwas ausreden, was ihm hilft. Wenn Sie dadurch eine Linderung erleben und sofern der Nutzen die Nebenwirkungen erträglich erscheinen lässt, sollten Sie damit weitermachen. (Wenn Sie damit aufhören möchten, tun Sie dies nicht über Nacht, denn Sie könnten in der Folge schwere Entzugserscheinungen und massive Panikattacken bekommen. Um dies zu vermeiden, habe ich selbst meine Medikamentendosis über sechs Monate hinweg Schritt für Schritt und ganz langsam ausschleichen lassen.)

Doch die Behauptung, dass sie für die große Mehrheit der unter Depressionen und Ängsten leidenden Menschen ihren Zweck erfüllen, wäre angesichts all dieser Nachweise vermessen. Es ließ sich nicht mehr ignorieren: Wir, die breite Masse, brauchten unbedingt eine alternative Erklärung für unser Leiden und einen anderen Katalog von Lösungen.

Verstört fragte ich mich, wie diese aussehen könnten.

Kapitel 3

Der Trauer-Ausschluss

Zu erfahren, dass Depressionen und Ängste nicht durch ein chemisches Ungleichgewicht verursacht werden, löste paradoxerweise bei mir das Gefühl aus, aus dem Gleichgewicht zu geraten. Mir wurde einmal gesagt, jemandem eine Erzählung dafür an die Hand zu geben, warum er leide, gehöre zu den wirkungsvollsten Dingen, die man tun könne.[1] Jemandem diese Erzählung zu nehmen ist genauso wirkungsvoll: Ich fühlte mich wie auf einem schwankenden Schiff, auf dem die Reling entfernt wurde.

Ich begab mich auf die Suche nach einer anderen Erzählung. Erst eine ganze Weile später, als ich zum ersten Mal mit Joanne Cacciatore aus Arizona sprach, sah ich den ersten Ansatz einer anderen Denkweise, was dieses Problem betraf – und das sollte die Reise, die ich antrat, in eine andere Richtung lenken.

***

»Ach, meine Liebe«, sagte Joannes Arzt zu ihr, »Sie brauchen nur ein bisschen Aufmerksamkeit.« Sie litt seit drei Wochen unter schmerzhaften Krämpfen und glaubte, Hilfe zu benötigen. Joanne war eine sehr gewissenhafte werdende Mutter und aß nicht einmal Kaugummi, das den Süßstoff Aspartam enthielt, weil sie fürchtete, es könnte ihrem Baby schaden. Also beharrte sie darauf: »Es sind wirklich schmerzhafte Krämpfe – für mich fühlen sie sich nicht normal an.« Aber der Arzt blieb ebenfalls hart: »Das ist normal.«

Schließlich ging sie zur Geburt ins Krankenhaus. »Ich hatte schon drei Kinder zur Welt gebracht, deshalb wusste ich, wie sich ein Kreißsaal anhört«, und so spürte sie rasch, dass etwas nicht stimmte. Um sie herum herrschte das reinste Chaos, und das medizinische Team war sichtlich in Panik. Sie hatte eine Wehe, die eine Minute dauerte, dann nach dreißig Sekunden die nächste.

Als sie so heftig presste, wie ihre körperlichen Kräfte es zuließen, teilte man ihr plötzlich mit, man höre den Herzschlag des Babys nicht mehr. Sie presste noch fester, bis sie das Gefühl hatte, aus ihrem Körper herauszutreten. Sie blickte an sich hinunter. »Ich weiß noch … wie ich mich betrachtete. Meine Beine zitterten. Sie zitterten unwillkürlich. Ich konnte es nicht stoppen. Ich hatte die Augen fest geschlossen, als sie geboren wurde, weil … ich wollte sie, so schnell ich konnte, zur Welt bringen.«

Sobald das Baby da war, trafen die Ärzte eine Entscheidung – ohne Joanne zu fragen: Sie würden keinen Wiederbelebungsversuch unternehmen. Sie übergaben das Kind Joannes damaligem Ehemann, und der sagte zärtlich zu ihr: »Wir haben ein wunderschönes kleines Mädchen.«

In diesem Augenblick »setzte ich mich abrupt auf«, erzählte mir Joanne Jahre später. »In diesem Augenblick wurde ich zur Mutter für sie. Und ich streckte meine Arme aus und sagte: ›Gib sie mir.‹ Sie war vollkommen. Sie wog acht Pfund. Unter ihren Wangen hatte sie kleine Fettpölsterchen. Und mein Mann legte sie in meine Arme. Sie sah aus, als würde sie schlafen. Es war ein seltsamer Gegensatz von Geburt und Tod, die in einem einzigen Augenblick miteinander vereint waren – [und] das sollte meinen Lebensweg in eine andere Richtung lenken.«

»Wissen Sie, was?«, meinte sie zu mir. »Ich habe in meinem Leben schon viel verloren. Noch bevor ich vierzig wurde, verlor ich beide Eltern. Ich verlor meine beste Freundin.« Aber »ich hätte nie damit gerechnet, meine Tochter zu verlieren. Darauf konnte ich doch nicht vorbereitet sein. Es ist einfach unvorstellbar.« Drei Monate nach dem Tod ihrer Tochter wog Joanne nur noch vierzig Kilo. »Ich war mir nicht sicher, ob ich es schaffen würde«, sagte sie. »Ich dachte, ich würde sterben. Jeden Morgen schlug ich die Augen auf – wenn ich überhaupt geschlafen hatte – und sagte mir: Ich möchte nicht hier sein. Ich möchte nicht hier sein. Ich möchte nicht mehr dieses Gefühl haben. Ich kann nicht mehr.«

Bei der Autopsie fand man nichts. »Sie hatte keine angeborenen Schäden. Meiner Einschätzung nach ... Ich glaube, mein Körper hat versucht, Wehen zu bekommen, aber ich habe mich nicht geöffnet. Ich konnte nur noch denken, dass mein Körper sie getötet, sie buchstäblich erstickt hatte. Wie Sie sich sicher vorstellen können, hatte ich deshalb lange Zeit eine ziemlich bittere Beziehung zu meinem Körper ... Die einzige Person, der ich Vorwürfe machen konnte, war ich selbst. Mein Körper. Ich hätte nur eins tun müssen – dieses gesunde Baby zur Welt bringen; und sie war gesund, es war also nicht ihr Problem. Es war meins. Etwas in meinem Körper hatte versagt. Ich nannte meinen Körper immer Judas, weil ich fand, er hatte sie verraten und damit auch mich.«

***

Im Lauf der folgenden Jahre machte Joanne eine Ausbildung in klinischer Psychologie und wurde schließlich Professorin für Sozialarbeit an der Arizona State University. Ihr Spezialgebiet waren traumatische Verluste – der Verlust geliebter Menschen unter schlimmsten Umständen.[2]

Sie behandelte viele Menschen, die ähnliche Erfahrungen wie sie selbst gemacht hatten, und da fiel ihr etwas Eigentümliches auf. Bald nachdem sie den Tod einer geliebten Person erlebt hatten, wurde bei vielen ihrer Patienten eine klinische Depression diagnostiziert, und die Psychiater verschrieben ihnen starke Psychopharmaka, was dann im Lauf der Zeit gang und gäbe wurde. Wenn also beispielsweise ein Kind ermordet worden war, wurde den Eltern erklärt, sie seien klinisch krank und man müsse Korrekturen in ihrer Gehirnchemie vornehmen. So hatte etwa eine ihrer Patientinnen, deren Kind kurz zuvor gestorben war, ihrem Arzt gesagt, sie habe den Eindruck, ihr Kind spreche mit ihr. Das störe sie jedoch nicht, vielmehr tröste es sie ein wenig. Doch sofort wurde die Diagnose Psychose gestellt, und die Patientin erhielt Antipsychotika.

Joanne bemerkte, dass ihre Patienten nach einer solchen Diagnose »anfingen, ihre eigenen Gefühle infrage zu stellen und an sich selbst zu zweifeln – was dazu führt, dass sie sich noch mehr zurückziehen«.

Nachdem sie unzählige Fälle dieser Art erlebt hatte, forschte sie nach, wie eine Depression diagnostiziert wurde, und veröffentlichte wissenschaftliche Artikel vor allem über einen bestimmten Aspekt dabei. Die Methode, mit der Ärzte Depressionen erkennen sollen, wird in den Vereinigten Staaten im *Diagnostic and Statistical Manual of Mental Disorders (DSM)* dargelegt, einem Handbuch, das mittlerweile in der fünften überarbeiteten Auflage vorliegt und von psychiatrischen Fachgruppen verfasst wird. Auf dieses Werk berufen sich fast alle Allgemeinmediziner in den USA, und es übt auf der ganzen Welt großen Einfluss aus. Laut dieser »Bibel« wird die Diagnose Depression gestellt, wenn der Patient annähernd jeden Tag mindestens fünf von neun Symptomen zeigt: zum Beispiel depressive Stimmung, vermindertes Interesse an Vergnügungen oder Gefühle der Wertlosigkeit.

Doch schon bei der ersten Anwendung dieser Checkliste machte Joanne eine merkwürdige Entdeckung. Fast jeder, der trauert, entspricht den klinischen Kriterien für Depression. Wenn man sich einfach nur an diese Liste hält, müsste praktisch jeder, der einen Menschen verloren hat, die klare Diagnose einer psychischen Erkrankung erhalten.

Das bereitete vielen Ärzten und Psychiatern Unbehagen. So erfanden die Autoren des *DSM* ein Schlupfloch, das unter der Bezeichnung »Trauer-Ausschluss« bekannt wurde.[3]

Demnach kann jemand unter einer Bedingung, und nur unter dieser Bedingung, die Symptome einer Depression zeigen, ohne als psychisch krank betrachtet zu werden – nämlich dann, wenn er den Tod eines nahestehenden Menschen vor nicht allzu langer Zeit zu beklagen hat. Wenn jemand, sagen wir ein Baby, eine Schwester oder die Mutter verloren hat, wird ihm ein Jahr lang zugestanden, die Symptome einer Depression zu zeigen. Ist der Betroffene nach Ablauf dieser Frist immer noch zutiefst traurig, gilt er jedoch als psychisch krank. In den verschiedenen Ausgaben des *DSM* wurde diese zeitliche Grenze mehrmals verändert: Sie wurde auf drei Monate, einen Monat und schließlich auf lediglich zwei Wochen verkürzt.

»Für mich ist das die größte Kränkung«, sagte Joanne Cacciatore zu mir. »Es ist nicht nur ein Angriff auf die Trauer und die Beziehung [zu dem verstorbenen Menschen], es ist auch ein Angriff auf die Liebe. Ich meine, warum trauern wir? [Wenn] mein Nachbar [auf der anderen Straßenseite] sterben würde und ich ihn nicht kenne, würde ich wahrscheinlich sagen: ›Oh, das tut mir leid für seine Familie‹, aber ich trauere nicht. Wenn ich die Person aber liebe, trauere ich. Wir trauern, weil wir geliebt haben.« Zu sagen, eine Trauer, die über eine künstlich gesetzte Zeitgrenze hinweg anhält, sei pathologisch und es handle sich um eine Krankheit, die mit Medikamenten behandelt werden müsse, bedeutet nach Joannes Ansicht, den Kern des Menschseins zu leugnen.

Joanne hatte eine Patientin, deren Tochter im ersten College-Semester aus einem Park entführt und bei lebendigem Leibe verbrannt worden war. Wie kommen wir dazu, dieser Mutter zu sagen, sie habe eine psychische Erkrankung, fragte sie mich, nur weil sie viele Jahre später immer noch leidet? Aber genau so steht es im *DSM*.

Die Qualen der Trauer, so Joanne, seien keineswegs irrational, sondern notwendig. »Ich möchte mich nicht einmal von ihrem Tod erholen«, sagt sie über ihre Tochter Chayenne. »Mit dem Schmerz über ihren Tod verbunden zu bleiben hilft mir, meiner Arbeit aus vollem, mitfühlendem Herzen nachzugehen« und ein möglichst ausgefülltes Leben zu führen. »Ich habe die Schuldgefühle und die Scham, die ich empfand, und auch den Verrat integriert, indem ich anderen diene«, erklärte sie mir, während einige der Pferde, die von ihr gerettet wurden, hinter ihr auf der Wiese herumliefen. »In gewisser Weise ist also mein Dienst an anderen meine Art der Entschädigung – es ist meine Art, mich jeden Tag bei ihr zu entschuldigen. Es tut mir leid, dass ich dich nicht auf einem sicheren Pfad in die Welt gebracht habe, und deswegen werde ich deine Liebe in die Welt bringen.«

So gewann sie Verständnis für das Leid anderer, wie sie es vorher nicht hatte. Es »macht mich stärker«, sagt sie, »sogar dort, wo ich verwundbar bin«.

***

Die »Trauer-Ausschluss-Klausel« förderte etwas zutage, was den Autoren des *DSM* – das man auch als das Destillat der etablierten psychiatrischen Denkweise bezeichnen könnte – zutiefst peinlich war. Sie sahen sich gezwungen, in ihrem eigenen offiziellen Handbuch einzuräumen, dass es plausibel – und vielleicht sogar notwendig – ist, dass jemand unter bestimmten Umständen die Symptome einer Depression zeigt.

Doch sobald man das einmal eingestanden hat, stellt sich eine weitere auf der Hand liegende Frage. Warum ist der Tod das einzige Ereignis im Leben, bei dem eine Depression eine angemessene Reaktion ist? Warum nicht, wenn der Ehemann einen nach dreißig Jahren verlassen hat? Warum nicht, wenn man für die nächsten dreißig Jahre im Hamsterrad eines sinnlosen Jobs gefangen ist, den man hasst? Warum nicht, wenn man obdachlos ist und unter einer Brücke lebt? Wenn es unter den einen Bedingungen plausibel ist, könnte es dann nicht andere Bedingungen geben, unter denen es ebenfalls einleuchtet?[4]

Das aber sprengt ein Loch ins Ruder des Bootes, in dem die Verfasser des *DSM* schon so lange sitzen. Plötzlich dringt das Leben – in all seiner Komplexität – in die Diagnostizierung von Depressionen und Ängsten. Sie können nicht mehr nur eine Frage des chemischen Ungleichgewichts sein, wie die Checklisten der Symptome nahelegen. Sie müssten vielmehr als Reaktion auf die Umstände des Betroffenen betrachtet werden.

Als Joanne Cacciatore die »Trauer-Ausschluss-Klausel« genauer unter die Lupe nahm, gelangte sie zu der Überzeugung, dass sie einen grundlegenden Fehler unserer Kultur in Bezug auf Leid und Schmerz offenbart, und zwar weit über die Trauer hinaus. Wir versäumen es, »den Kontext zu berücksichtigen«.[5] Wir tun so, als könne man menschliches Leid allein anhand einer Checkliste beurteilen, die aus unserem Leben herausgelöst ist, und sie dann als Gehirnerkrankung etikettieren.

Als sie das sagte, erzählte ich ihr, dass mich in den dreizehn Jahren, in denen mir immer höhere Dosen verschrieben wurden, kein Arzt je gefragt hatte, ob es einen Grund dafür geben könnte, dass ich mich so niedergeschlagen fühlte. Daraufhin meinte sie, ich sei kein Einzelfall – und das sei eine Katastrophe. Die Botschaft, die ich von meinen Ärzten erhielt – dass unser Leid schlicht die Folge einer Störung im Gehirn sei –, führe dazu, dass wir »von uns selbst abgeschnitten werden, was wiederum zum Abgeschnittensein von anderen führt«.

Würden wir bei der Behandlung von Depressionen und Ängsten das reale Leben der Patienten mit in Betracht ziehen, sagte Joanne, wäre »eine vollständige Überholung des Systems« notwendig. Es gebe viele gute und gewissenhafte Psychiater, die in dieser tieferen Weise denken möchten, betonte sie, und die sehen, wie beschränkt das ist, was wir im Moment tun. Anstatt zu sagen, unser Schmerz sei eine irrationale Zuckung, die mithilfe von Medikamenten beseitigt werden muss, erkennen sie, dass wir besser hinhören und herausfinden müssen, was dieser Schmerz uns sagt.

In den meisten Fällen, so Joanne, müssten wir aufhören, von »geistiger Gesundheit« zu sprechen – was Bilder von Gehirnscans und defekten Synapsen heraufbeschwört –, und stattdessen von »emotionaler Gesundheit« reden. »Warum nennen wir es geistige Gesundheit?«, fragte sie mich. »Weil wir ein rein naturwissenschaftliches Verständnis haben. Wir möchten, dass es wissenschaftlich klingt. Aber es geht um unsere Emotionen.«

Sie begegnet ihren Patienten nicht mit einer Checkliste, sondern indem sie sagt: »Erzählen Sie mir Ihre Geschichte. Ach du meine Güte, wie schlimm. Ich würde wahrscheinlich genauso empfinden, wenn ich mich in Ihrer Situation befände. Wahrscheinlich hätte ich dieselben ›Symptome‹ ... Schauen wir uns einmal Ihre Lebensumstände an.« Manchmal kann man für jemanden nicht mehr tun, als ihn zu umarmen. Die Mutter, deren Tochter bei lebendigem Leibe verbrannt worden war, kam eines Tages vor Schmerz heulend und schreiend zu Joanne. Joanne setzte sich auf den Boden, nahm sie in die Arme und ließ den Schmerz herauskommen, und danach fühlte sich die Mutter eine Zeit lang ein wenig erleichtert, weil sie wusste, dass sie nicht allein war. Manchmal ist das alles, was wir tun können, aber es ist eine Menge.

Und wie mir später klar werden sollte, lenkt einen der Schmerz, wenn man ihm lauscht und ihn in seinem Kontext betrachtet, manchmal auf einen Pfad, der aus ihm hinausführt.

Heute, erklärte mir Joanne, gleicht unsere Methode »einem Pflaster, mit dem wir ein amputiertes Glied versehen. [Wenn] man jemanden vor sich hat, der in tiefste Verzweiflung geraten ist, [sollten wir] nicht mehr nur die Symptome behandeln. Die Symptome sind nur die Boten eines tiefer liegenden Problems.« Und dem sollten wir uns jetzt widmen.

***

Es gab also jahrzehntelang im Kern der psychiatrischen Bibel einen Widerspruch. Der Öffentlichkeit sagte man zwei miteinander unvereinbare Dinge. Erstens, dass die Symptome einer Depression schlicht und einfach die Folge eines chemischen Ungleichgewichts im Gehirn seien, das mithilfe von Medikamenten behoben werden müsse. Zweitens, dass es irgendwie zugleich auch eine einzige Situation gibt, in der alle Symptome einer Depression die Reaktion auf ein schreckliches Ereignis im Leben des Betroffenen sind. In diesem einzigen Fall sei die Ursache nicht ein chemisches Ungleichgewicht und Medikamente nicht die Lösung.

Dieser Widerspruch beunruhigte eine Reihe von Leuten. Er warf zu viele Fragen auf. Menschen wie Joanne Cacciatore gelang es, aufgrund dieser Tatsache Debatten zu erzwingen, die viele nicht zulassen wollten.

Doch die Psychiater, die die fünfte und neueste, 2015 erschienene Ausgabe des *DSM* verfassten, fanden einen Ausweg. Sie verwarfen die »Trauer-Ausschluss-Klausel«. In der neuen Version ist sie nicht mehr zu finden. Es gibt dort nur noch die Checkliste der Symptome, versehen mit einer schwammigen Fußnote.[6] Wenn also Ihr Baby stirbt und Sie am nächsten Tag zum Arzt gehen, weil Sie zutiefst verzweifelt sind, »kann er [jetzt] sofort die Diagnose stellen«, erklärte mir Joanne.

Und so bleibt das alte Modell bestehen. Depression ist etwas, das man auf einer Checkliste findet. Wenn man die Kriterien erfüllt, ist man psychisch krank. Vergessen Sie den Lebenszusammenhang. Schauen Sie sich die Symptome an. Fragen Sie nicht, was im Leben des Betroffenen geschieht.

***

Ein solches Denken, sagte Joanne, führe sie zu der Ansicht, dass »wir in einer vollkommen abgekoppelten Kultur leben, wir verstehen einfach nichts vom menschlichen Leiden«. Sie sah mich an, und ich dachte an all das, was sie durchgemacht hatte. Und an die Weisheit, die sie dabei gewonnen hatte.

Sie kniff die Augen zusammen: »Wir verstehen es einfach nicht.«

***

Lange nachdem ich mit Joanne gesprochen und noch viel mehr recherchiert hatte, hörte ich mir die Aufzeichnung des Interviews noch einmal an. Die Tatsache, dass Trauer und Depression dieselben Symptome mit sich bringen, so wurde mir allmählich klar, musste eine Bedeutung haben. Dann fragte ich mich eines Tages, nachdem ich einige depressive Personen befragt hatte: Ist die Depression vielleicht in Wirklichkeit eine Form von Trauer – darum, dass unser Leben nicht so verläuft, wie es sollte? Was, wenn sie eine Form der Trauer um die Verbindungen wäre, die wir verloren haben, die wir aber brauchen?

Doch um verständlich zu machen, wie ich auf diese Frage kam, muss ich einen Schritt zurückgehen – zu einem Zeitpunkt, als es in der wissenschaftlichen Erforschung von Depressionen und Ängsten einen entscheidenden Durchbruch gab.

Kapitel 4

Die erste Fahne auf dem Mond

In den Tagen nach dem Zweiten Weltkrieg wanderte eine junge Frau[1] – sie hatte gerade ein Kind zur Welt gebracht – durch die Ruinen von Kensal Rise, einer dicht bevölkerten Arbeitersiedlung westlich von London, die durch die Luftangriffe der Nazis teilweise zerstört worden war. Sie steuerte auf den Grand Canal zu. Dort angelangt, stürzte sie sich in das staubgetränkte Wasser.

In den Monaten und Jahren, die auf ihren Suizid folgten, sprach niemand über ihre Depression. Es herrschte Schweigen. Es war tabu zu fragen, warum Menschen in dieser Weise in tiefe Verzweiflung fielen.

In einem Haus nicht weit vom Kanal lebte ein Teenager namens George Brown. Die Verstorbene war eine Nachbarin und Freundin gewesen, und als er, in einer Welt ohne Antibiotika, an einer schweren Infektion erkrankte, hatte sie sich in dieser ärmlichen, überbelegten Siedlung monatelang um ihn gekümmert. »Sie war ein herzensguter Mensch«, erinnerte er sich lächelnd, als er mir einundsiebzig Jahre später von ihr erzählte. »Das war also eine meiner ersten Erfahrungen mit der Krankheit. Damals waren sehr starke Gefühle – Schamgefühle – mit Depression verbunden.« Später betonte er noch einmal: »Es waren heftige Schamgefühle im Spiel.«

»Es wurde praktisch totgeschwiegen«, fügte er noch hinzu.

Das gab ihm Rätsel auf, obwohl er erst wieder genauer darüber nachdachte, als er sechsunddreißig Jahre alt war und kurz vor einer erstaunlichen Entdeckung stand.[2] Anfang der Siebzigerjahre kehrte Brown in ein Londoner Arbeiterviertel zurück, ganz ähnlich wie das, aus dem er stammte, um einer

Frage auf den Grund zu gehen: Warum leiden so viele Menschen wie seine einstige Nachbarin an schweren Depressionen? Welche Ursachen stecken dahinter?

Damals lastete ein Mantel des Schweigens nicht nur auf diesem einen Opfer, sondern auf der gesamten Gesellschaft. Wenn Experten, abgeschirmt von den Blicken der Öffentlichkeit, über Depressionen diskutierten, trafen zwei gegensätzliche Sichtweisen aufeinander.[3] Bildlich vorstellen kann man sich das so: Auf der einen Seite liegt ein Patient auf der Couch vor Sigmund Freud, dem Begründer der Psychoanalyse, und auf der anderen Seite befindet sich ein seziertes Gehirn. Die Freudianer vertraten seit fast hundert Jahren die Auffassung, die Erklärung für eine derartige Verzweiflung sei ausschließlich im Leben der Depressiven zu finden – insbesondere in der frühen Kindheit. Einen Ausweg biete nur die Erforschung früher Erfahrungen in einer Einzeltherapie, um dann die Geschichte, wie sie wirklich war, zu einer vollständigeren Lebensgeschichte des Patienten oder der Patientin zusammenzustückeln.

Entgegen dieser Auffassung vertraten viele Psychiater die Meinung, Depressionen seien durch Vorgänge im Gehirn oder Körper eines Menschen – eine innere Fehlfunktion – bedingt und daher sei die Suche nach tieferen Gründen in seiner Lebensgeschichte nicht zielführend. Es sei ganz klar ein physisches Problem mit einer physischen Ursache.

Brown hatte schon immer vermutet, dass beide Sichtweisen etwas für sich hatten, aber keine allein die ganze Wahrheit darstellte. Aber irgendwie hatte er das Gefühl, dass da noch etwas anderes hinter der Frage steckte – aber was? Von Beruf war er weder Psychiater noch Arzt, sondern Ethnologe – ein Beruf, in dem man eine Kultur von außen betrachtet und herauszufinden versucht, wie sie tickt. Das hieß, so erklärte er mir, dass er in dem psychiatrischen Behandlungszentrum im Süden Londons, für das er arbeiten würde, »ohne jedes Wissen« darüber eintraf, was man etwa von Depression zu halten hätte. Heute glaubt er, dass dies »ein großer Vorteil war. Ich hatte keine vorgefassten Meinungen, also war ich gezwungen, unbefangen an die Sache heranzugehen.«

Er begann mit der Lektüre der Forschungsarbeiten, die bisher durchgeführt worden waren – und dabei fiel ihm auf, dass kaum Daten gesammelt worden waren. »Mir schien«, erinnerte er sich, »dass große Unwissenheit herrschte.« Bei der Formulierung der Theorien tastete man sich weitgehend im Dunkeln voran – sie basierten teils auf Anekdoten, teils auf abstrakten Theorien. Die bereits durchgeführten »Studien waren offenbar ziemlich unzureichend«, urteilte er.

Damals führten Experten eine zutiefst kontroverse Debatte.[4] Der Lehrmeinung zufolge gab es zwei unterschiedliche Formen von Depression. Die erste, verursacht durch spontane Dysfunktion von Hirn oder Körper, wurde als »endogene Depression« bezeichnet.[5] Aber es gebe auch einige Formen der Depression, die durch schlimme Lebensereignisse hervorgerufen würden, und da sprach man von »reaktiver Depression«. Aber niemand wusste, worauf Menschen mit »reaktiven Depressionen« eigentlich reagierten, wo die Grenzlinie zwischen diesen verschiedenen Depressionstypen verlief – oder ob diese Unterscheidung überhaupt sinnvoll war.

Um der Sache auf den Grund zu gehen, überlegte Brown, musste man etwas tun, was bisher noch nicht in nennenswertem Ausmaß stattgefunden hatte. Es sollte eine regelrechte wissenschaftliche Studie mit depressiven oder unter schweren Ängsten leidenden Menschen durchgeführt werden, und zwar mithilfe ähnlicher Techniken, wie sie üblich sind, um zum Beispiel herauszufinden, warum sich die Cholera ausbreitet oder wie man sich eine Lungenentzündung zuzieht.[6] Also begann er mit der entsprechenden Planung.

***

Unterwegs in den Straßen des Südlondoner Stadtteils Camberwell, hatte Brown das Gefühl, die belebte City sei Welten entfernt. Dass es zur Londoner Innenstadt nur drei Kilometer waren, davon zeugte lediglich der von hier aus sichtbare Turm der St. Paul's Cathedral. Brown kam an schönen, großen viktorianischen Häusern vorbei, dann wieder streifte er durch Elendsquartiere, die, veranlasst durch die Regierung, nach und nach geräumt und niedergerissen wurden. Die Reihenhäuser in den Arbeitersiedlungen, die er als Kind gekannt hatte, wichen Hochhäusern aus Beton, die fortan die Londoner Skyline prägten. Eine Frau, die er zu Hause aufsuchte, berichtete, in der vergangenen Woche habe dreimal die Feuerwehr anrücken müssen, weil Kinder in den evakuierten Straßen im Bauschutt gezündelt hatten.

In Zusammenarbeit mit dem psychiatrischen Dienst vor Ort hatte Brown ein Forschungsprojekt vorbereitet, das es so noch nicht gegeben hatte. Es sah vor, dass er und sein Team sich mit zwei Gruppen von Frauen befassen und ihr Leben verfolgen sollten. Die erste Gruppe bestand aus hundertvierzehn Frauen, bei denen ein Psychiater Depressionen diagnostiziert hatte. Mit diesen Frauen würde das Team ausführliche häusliche Interviews durchführen und wesentliche Fakten über sie erheben. Insbesondere sollte untersucht werden, was ihnen im Jahr *vor* dem Ausbruch der Depression widerfahren war. Dieser Zeitraum war aus bestimmten Gründen, die ich gleich darlegen werde, maßgeblich.

Gleichzeitig wurde eine zweite Gruppe von zufällig ausgewählten »normalen« Frauen zusammengestellt, die ebenfalls aus Camberwell stammten, über ein ähnliches Einkommen verfügten, aber *nicht* als depressiv eingestuft worden waren. Auch sie würde man immer wieder in ihrem Heim ausführlich interviewen, um zu sehen, was sie im Guten wie im Schlechten in einem typischen Jahr erlebt hatten.

Der Schlüssel zu den Ursachen der Depression, so vermutete Brown, lag im Vergleich zwischen diesen beiden Gruppen.[7]

Stellen Sie sich vor, Sie untersuchen ein reines Zufallsereignis, zum Beispiel den Einschlag eines Meteoriten. Prüft man, was den Menschen, die von dem Einschlag betroffen waren, in dem Jahr vor dem Unglück passiert ist und vergleicht dies mit einem typischen Jahr im Leben von Menschen, die keinen Meteoriteneinschlag erlebt haben, würde man keine Unterschiede feststellen. Das Ereignis hätte nichts mit anderen Faktoren in ihrem Leben zu tun: Sie sind einfach Opfer eines Felsens, der vom Himmel gefallen ist. Viele Leute dachten damals – und denken es noch heute –, dass Depression und Angst genau das sind: einfach ein chemisch bedingtes unglückseliges Ereignis, das im Kopf, nicht aber im Leben stattfindet. Bei diesem Forschungsprojekt würde man herausfinden, ob sie recht hatten. Wenn ja, dann würde Brown keine Unterschiede zwischen dem Leben der depressiven Frauen und dem der nichtdepressiven Frauen im Schlüsseljahr vor dem Ausbruch der Depression entdecken.

Aber was war, wenn es einen Unterschied gab? Wenn man herausfand, worin er bestand, hätte man, so viel wusste Brown, eine wichtige Information an der Hand. Dann hätte man Aufschluss über die Ursachen von Depressionen. Waren nur Erlebnisse in der frühen Kindheit oder im Privatleben der depressiven Frauen dafür verantwortlich, wie die Freudianer meinten? Oder war da noch etwas anderes passiert? Und wenn ja, was?

Also suchten Brown und sein Team, dem auch die junge Forscherin und Therapeutin Tirril Harris angehörte, diese Frauen auf, setzten sich mit ihnen an den Tisch und lernten sie kennen. Sie führten ausführliche Gespräche mit ihnen. Und anschließend evaluierten sie das Leben der Frauen mit großer Sorgfalt, und zwar anhand komplexer Datenerfassungs- und Statistikmethoden, auf die sie sich zu Beginn der Studie geeinigt hatten. Auf diese Weise bauten sie eine Datenbank mit einer großen Bandbreite an Variablen auf – sie erfassten alles, was möglicherweise Einfluss auf eine Depression haben könnte.[8]

Eines Tages besuchte Tirril Harris eine Frau, die im Erdgeschoss eines für diesen Stadtteil typischen Dreizimmerhäuschens lebte. Mrs. Trent war mit einem Lkw-Fahrer verheiratet, und das Ehepaar hatte drei Kinder unter sieben Jahren.[9] Als Harris mit ihr sprach, erklärte sie, sie sei völlig außerstande, sich zu konzentrieren – nicht einmal einen Artikel in der Tageszeitung könne sie lesen. Das Interesse an Essen und Sex hatte sie verloren. Die meiste Zeit weinte sie. Sie hatte das Gefühl, ihr Körper verschließe sich vor lauter Anspannung, aber sie wusste nicht, woran das lag. Seit sechs Wochen legte sie sich tagsüber einfach ins Bett, lag nur reglos da und hoffte, die Welt würde verschwinden.

Als die Forscher Mrs. Trent schon ein wenig näher kannten, erfuhren sie, dass nicht lange vor Ausbruch ihrer Depression etwas passiert war. Kurz nach der Geburt des dritten Kindes war Mr. Trent arbeitslos geworden. Seine Frau machte sich damals keine großen Sorgen, und er fand wenige Wochen später einen anderen Arbeitsplatz – dann aber wurde ihm plötzlich gekündigt, grundlos, wie es schien. Seine Frau glaubte, dass er von seinem alten Chef ein schlechtes Zeugnis erhalten hatte. Anschließend fand er keine Beschäftigung mehr. Weil es in Camberwell damals für Mütter tabu war, arbeiten zu gehen, geriet die Familie in eine prekäre Situation – wovon sollten sie leben? Die Ehe sei »am Ende«, erklärte Mrs. Trent, aber was sollte sie tun? Immer wieder packte sie ihre Sachen und verließ das Haus, aber sie kam nie weiter als bis ans Ende der Straße. Wohin sollte sie auch gehen?

»Mir ist in Erinnerung geblieben, wie ergreifend die Interviews sein konnten«, sagte mir George Brown, als ich ihn aufsuchte. »Diese Frauen waren es alles in allem nicht gewohnt, über sich zu sprechen. Aber jetzt war da jemand, der sich für sie interessierte, jemand, der ihnen ermöglichte zu reden.« Er konnte sehen, dass »es den Frauen insgesamt etwas bedeutete. Und – die Geschichten, die sie erzählten, waren plausibel … Sie wussten, dass sie litten und in Schwierigkeiten steckten.«

Vielen der Frauen, mit denen sie sprachen, ging es wie Mrs. Trent, und keines der beiden Modelle der Depression, die bis dahin existiert hatten, schien geeignet, ihr Leiden zu beschreiben. Es konnte sein, dass es ein Problem in ihrem Gehirn oder ihrem Körper gab. Aber ganz sicher gab es ein Problem in ihrem Leben. Doch George Brown hielt es für wahrscheinlich, dass ihre Depression durch etwas Größeres ausgelöst worden war. Er wusste nur nicht recht, wie er es beschreiben sollte, bis seine Ergebnisse vorlagen.

***

Zunächst wollten die Forscher herausfinden, ob diese Frauen im Jahr vor dem Auftreten ihrer Depression schwere Verluste oder schwerwiegende negative Ereignisse erlebt hatten. Die Frauen schilderten häufig eine ganze Reihe schrecklicher Ereignisse – ein Sohn war ins Gefängnis gekommen, ein Ehemann hatte die Diagnose Schizophrenie erhalten, ein Baby war mit einer schweren Behinderung geboren worden. George Brown und Tirril Harris legten bei der Datenerhebung für die Einstufung als »schwerer« Verlust strenge Maßstäbe an. Eine Frau sagte, ihr Hund sei wie ein Kind für sie gewesen, ihr Leben habe sich nur um ihn gedreht – den Tod des Haustiers werteten die Forscher jedoch nicht als schweren Verlust, also ging er nicht in die Bewertung ein.

Gleichzeitig wollten sie andere Aspekte betrachten, von denen sie vermuteten, dass sie langfristig die seelische Gesundheit beeinflussen, die aber eigentlich nicht als einmaliges Ereignis gelten. Diese unterteilten sie in zwei Kategorien.

Die erste Kategorie erhielt die Bezeichnung »Schwierigkeiten« – sie wurden definiert als chronisches, anhaltendes Problem, zum Beispiel eine unglückliche Ehe, schlechte Wohnverhältnisse oder ein erzwungener Umzug weg von der gewohnten Umgebung, den Nachbarn und Freunden.[10]

In der zweiten Kategorie ging es um die entgegengesetzten Kräfte – die »Stabilisatoren«, jene Faktoren, die, wie die Forscher vermuteten, unterstützend wirkten und vor Verzweiflung schützten. Also hielten sie sorgfältig fest, wie viele enge Freunde die Frauen hatten und wie gut ihre Beziehung zum Partner war.

Nach Jahren geduldiger empirischer Forschung und nach zahlreichen, über lange Zeiträume verteilten Gesprächen mit den Frauen begann das Team mit der Auswertung der Daten. Es dauerte Monate, bis die ersten Ergebnisse vorlagen. Während ihrer Arbeit empfanden die Forscher eine große Verantwortung. Es war das erste Mal, dass eine derartige wissenschaftliche Erhebung durchgeführt wurde.

Wenn es stimmte, was mir mein Arzt erzählte, als ich ein Teenager war – dass Depressionen ganz einfach durch einen niedrigen Serotoninspiegel im Gehirn ausgelöst werden und nicht durch Lebensereignisse –, dann hätte es keine Unterschiede zwischen den beiden Gruppen geben dürfen.

***

Harris blickte voller Staunen auf die Ergebnisse.

Unter den Frauen, die keine Depression entwickelten, hatten rund zwanzig Prozent im Vorjahr ein schwerwiegendes negatives Erlebnis gehabt. Unter jenen, die an einer Depression erkrankten, hatten hingegen achtundsechzig Prozent im Jahr vor dem Ausbruch der Depression ein schwerwiegendes negatives Erlebnis gehabt.

Der Unterschied von achtundvierzig Prozent war so groß, dass es sich nicht um eine Zufallsabweichung handeln konnte.[11]

Er zeigte vielmehr, dass wirklich belastende Erfahrungen Depressionen auslösen können.

Aber das war nur das erste Ergebnis. Es stellte sich heraus, dass depressive Frauen im Jahr vor ihrer Erkrankung mit einer *dreimal* höheren Wahrscheinlichkeit schweren, lang anhaltenden Stressfaktoren ausgesetzt waren als Frauen, die nicht depressiv wurden. Es war nicht nur ein schlimmes Ereignis, das die Depression auslösen konnte – es waren auch langwierige Stresssituationen. Und wenn die Frauen einige *positive* Stabilisatoren in ihrem Leben hatten, sank die Wahrscheinlichkeit, eine Depression zu entwickeln, ganz erheblich. Mit jeder guten Freundin, mit jeder Unterstützung und Fürsorge durch den Partner stieg die Widerstandskraft gegen Depression deutlich an.

Brown und Harris hatten also entdeckt, dass zwei Dinge erheblich zum Entstehen einer Depression beitragen: ein schwerwiegendes negatives Ereignis und lang anhaltende Stress- und Unsicherheitsfaktoren. Aber das erstaunlichste Ergebnis zeigte sich, wenn man betrachtete, was passierte, wenn diese Faktoren zusammenkamen. Die einzelnen Zahlen für die Wahrscheinlichkeit, depressiv zu werden, addierten sich nicht einfach, die Wahrscheinlichkeit nahm explosionsartig zu. Für eine Frau, die weder Freundinnen noch einen unterstützenden Partner hatte, lag zum Beispiel die Wahrscheinlichkeit, depressiv zu werden, sobald ein negatives Ereignis eintrat, bei fünfundsiebzig Prozent, und war damit extrem hoch.[12]

Es stellte sich heraus, dass sich mit jedem schlimmen Ereignis, mit jedem Stressfaktor, mit jedem Mangel an Unterstützung das Depressionsrisiko deutlich erhöhte. Es war, als würde man einen Pilz an einem dunklen, feuchten Ort ansiedeln. Er wuchs dort nicht nur besser als an einem Ort, der nur dunkel oder nur feucht war. Er wurde sehr viel größer als zwei Pilze (der eine an einem dunklen, der andere an einem feuchten Ort) zusammengenommen.

Einen so massiven Effekt hatte Brown nicht erwartet. Während sie sich mit den Ergebnissen beschäftigten, dachten die Forscher über die Frauen nach, die sie in all den Jahren kennengelernt hatten. Sie hatten bewiesen, dass Depressionen in erheblichem Maße nicht durch das Gehirn, sondern durch das Leben verursacht werden. Nachdem die Resultate veröffentlicht waren, sprach ein Professor – der die Erkenntnisse zusammenfasste – von »einem Quantensprung« in unserem Verständnis der Depression.[13]

***

In unserer Kultur sagt man uns, die Depression sei die ultimative Form der Irrationalität: So fühlt es sich von innen an, und so sieht es von außen aus. Aber Brown und Harris gelangten zu der gegenteiligen Schlussfolgerung, und sie hielten fest: »Die klinische Depression ist eine verständliche Reaktion auf Widrigkeiten.«[14] Man denke an Mrs. Trent, gefangen in einer glücklosen Ehe mit einem Mann, der keine Arbeit fand, ums Überleben kämpfend, ohne eine Chance auf ein besseres Leben – sie hatte die Garantie, dass ihr Leben ein unendlich belastender, freudloser Kampf bleiben würde. War es da nicht einleuchtender zu sagen, die »Schuld« an ihrer Depression liege »in der Umwelt und nicht in der Person«?[15]

Als ich das las, konnte ich mich dieser Logik nicht verschließen. Aber ein Einwand lag für mich auf der Hand. Ich wohnte nicht in einer heruntergekommenen Siedlung im schlimmsten Teil Londons – weder jetzt noch zu irgendeinem Zeitpunkt meiner Depression. Meine Existenz war niemals so aussichtslos wie die von Mrs. Trent. Die meisten Depressiven, die ich kannte, lebten ebenfalls nicht in Armut. Was bedeuteten die Ergebnisse für Menschen wie uns?

Als Brown und Harris über den Zahlen saßen, stellten sie fest, dass Menschen, die in Armut leben, mit einer höheren

Wahrscheinlichkeit depressiv werden – aber die Daten zeigten, dass es zu plump gewesen wäre zu behaupten, dass Armut Depressionen verursachte. Nein: Hier war etwas Subtileres im Gange. Menschen in Armut wurden eher depressiv, weil sie im Durchschnitt häufiger über längere Zeit Stressfaktoren ausgesetzt waren, weil ihnen häufiger negative Erlebnisse widerfuhren und weil es weniger stabilisierende Elemente in ihrem Leben gab. Aber die zugrunde liegenden Faktoren galten für alle, ob reich, mit mittlerem Einkommen oder arm. Wir verlieren alle ein wenig Hoffnung, wenn wir schwerem Stress ausgesetzt sind oder schreckliche Ereignisse eintreten, wenn sich aber der Stress oder die schlimmen Ereignisse über lange Zeiträume hinziehen, dann erleben wir »die Generalisierung der Hoffnungslosigkeit«, erklärte mir Harris. Sie breitet sich wie ein Ölteppich über das ganze Leben aus, und allmählich möchte man am liebsten aufgeben.[16]

Jahre später erforschten Sozialwissenschaftler mithilfe derselben Techniken wie Brown und Harris die Ursachen von Depressionen in so unterschiedlichen Regionen wie dem Baskenland und dem ländlichen Simbabwe.[17] Sie stellten fest, dass überall dieselben Faktoren Depressionen fördern – oder Menschen davor schützen. Im ländlichen Spanien kamen Depressionen äußerst selten vor – weil es wenige traumatische Erlebnisse gab und der starke Zusammenhalt der Gemeinschaft die Menschen schützte. In Simbabwe waren Depressionen hingegen extrem verbreitet – weil die Menschen häufig traumatischen Erfahrungen ausgesetzt waren: Zum Beispiel wurden Frauen, die keine Kinder bekamen, oft einfach aus ihrem Zuhause und ihrer Dorfgemeinschaft vertrieben. (Bei den Recherchen für dieses Buch habe ich das ländliche Simbabwe bereist und dies mit eigenen Augen gesehen.)

Überall auf der Welt stellten Forscher fest, dass diese Faktoren entscheidenden Einfluss darauf haben, ob Menschen depressiv werden oder nicht. Allmählich entdeckten sie die wahren Ingredienzien des Geheimrezepts für Depressionen.

Und doch wussten Brown und Harris nach all der harten Arbeit, dass in diesem Bild etwas fehlte, das sie nicht sehen konnten. Aber worum handelte es sich?

***

Als Brown und Harris ihre Ergebnisse herausbrachten, reagierten einige Psychiater umgehend. Sie behaupteten: Wir haben schon immer gesagt, dass manche Leute wegen Ereignissen in ihrem Leben depressiv werden. Das sind die Menschen mit »reaktiver Depression«. Schön, ihr habt weiterentwickelt, was wir über sie wissen. Hut ab. Aber es gibt nach wie vor die große Kategorie der Leute, die aufgrund innerer, körperlicher Ursachen depressiv sind. Das sind die Menschen mit »endogener Depression«. Was mit ihnen geschieht, hat etwas mit inneren Fehlfunktionen zu tun.

Aber Brown und Harris erklärten, dass sie von Anfang an nicht nur Frauen untersucht hatten, die von Psychiatern die Diagnose »reaktive Depression« erhalten hatten, sondern auch Patientinnen, bei denen eine »endogene Depression« festgestellt worden war. Und als sie die Befunde verglichen, stellten sie fest, dass zwischen beiden Gruppen kein Unterschied bestand. Alle hatten im selben Umfang mit Widrigkeiten in ihrem Leben zu kämpfen. Diese Unterscheidung sei, so folgerten sie, bedeutungslos.[18]

»Ich meine … heute kann man es kaum noch glauben, aber damals mussten wir die Leute erst davon überzeugen, dass Lebensereignisse überhaupt relevant [für Depressionen und Ängste] waren«, erklärte mir Tirril Harris bei einem Gespräch in der Praxis im Norden Londons, in der sie heute noch als Therapeutin tätig ist. Ich fragte sie, was sie Leuten sagen würde, die glauben, Depressionen würden ausschließlich von innen, durch das Gehirn verursacht – wie meine Generation es von den Ärzten zu hören bekam. Sie runzelte die Stirn. »Kein Organismus existiert ohne Umwelt – also kann das einfach nicht sein«, sagte sie. »Ich glaube, sie wissen einfach zu wenig, das ist alles.« Harris lächelte geduldig. »Ich denke, es gibt schrecklich viele Menschen auf der Welt, deren Meinung jeder Grundlage entbehrt – man gewöhnt sich daran.«

***

Jahre später führte Tirril Harris mit denselben Techniken eine Studie über Ängste durch – und gelangte zu ganz ähnlichen Ergebnissen.[19] Es war kein Problem, das entstand, weil im Gehirn etwas schiefging. Es entstand, weil im Leben etwas schiefging.

***

Brown und Harris vermuteten, dass sie mit ihrer Studie in den Straßen Südlondons nur an der Oberfläche gekratzt hatten. Es waren noch so viele Fragen offen. Ihnen war nur zu deutlich bewusst, dass es im Leben von depressiven und ängstlichen Menschen eine Menge Faktoren gab, die sie nicht berücksichtigt hatten. Was sollte der Gegenstand ihrer nächsten Studie sein? Sie hatten mit ihrer Untersuchung der sozialen Ursachen von Depressionen und Ängsten 1978 die erste Flagge auf dem Mond eingerammt. Bestimmt würden bald weitere Raumschiffe folgen, um weitere Proben zu nehmen. Aber dann folgte im öffentlichen Diskurs über diese neuen Grundgedanken ... nichts als Schweigen. Die anderen Raumschiffe blieben aus. Die Flagge blieb einsam im windlosen Weltraum zurück.

Die öffentliche Debatte über Depressionen verlagerte sich innerhalb weniger Jahre auf die Entdeckung der neuen Antidepressiva und wie man Depressionen drinnen im Gehirn – und nicht etwa hier draußen in der Gesellschaft – verhindern könne. Das Gespräch drehte sich nicht mehr darum herauszufinden, was uns in unserem Leben so unglücklich macht, sondern darum, wie man die Neurotransmitter im Gehirn blockieren kann, dank derer wir dieses Unglück spüren.

Aber wenigstens in einer Hinsicht hatten Brown und Harris gewonnen. Innerhalb der nächsten Jahre häuften sich die Beweise dafür, dass Umweltfaktoren bei Depressionen und Ängsten eine wesentliche Rolle spielen, bis in Wissenschaftlerkreisen kaum noch jemand diesen Sachverhalt leugnen konnte. Die Ergebnisse wurden in vielen Teilen der westlichen Welt bald wichtiger Bestandteil in der psychiatrischen Ausbildung. An den meisten Hochschulen wurde fortan gelehrt, dass psychische Leiden wie Depressionen und Ängste dreierlei Ursachen haben: biologische, psychologische und soziale.[20] Sie alle seien real. Man bezeichnet das als das »Bio-Psycho-Sozial-Modell«.[21] Es ist ganz einfach. Alle drei Gruppen von Faktoren sind relevant, und um die Depressionen und Ängste eines Menschen zu verstehen, muss man stets alle betrachten.

Aber diese tieferen Erkenntnisse wurden der Öffentlichkeit vorenthalten, der sie hätten helfen können. Sie wurden der steigenden Zahl depressiver und ängstlicher Menschen nicht erklärt und hatten keinen Einfluss auf die Behandlung, die man ihnen anbot.

***

Von der wichtigsten Folgerung dieser Studien erfuhr die Öffentlichkeit nichts. Brown und Harris waren zu dem Schluss gekommen, dass im Hinblick auf Depressionen und Ängste »auf die Lebenswelt eines Menschen zu achten sich als mindestens so effektiv erweisen könnte wie die physische Behandlung«.[22] Niemand fragte sich: Wie stellen wir das an? Welche Änderungen im Umfeld eines Menschen würden Depressionen und Ängste vermindern?

Diese Fragen erschienen zu groß, zu revolutionär, um sie zu bearbeiten. Noch heute werden sie ignoriert. Erst später beschäftigte ich mich damit, was das zu bedeuten hatte.

***

Heute ist mir klar, dass das Forschungsprojekt in Camberwell den Augenblick markiert, in dem die Theoriegeschichte der Depression eine radikal andere Richtung hätte nehmen können. Hätte die Welt auf Brown und Harris gehört, dann hätte ich, als ich achtzehn Jahre nach Erscheinen ihrer Studie zum Arzt ging, eine ganz andere Erklärung für mein Leiden bekommen – und man hätte mir einen anderen Ausweg aufgezeigt.

***

Als ich mich nach einem unserer ausführlichen Gespräche von George Brown verabschiedete, sagte er mir, er würde den Rest des Tages der Arbeit an seiner neuesten Abhandlung widmen, in der er die Ursachen für Depression genauer untersucht. Er war bei unserer ersten Begegnung schon fünfundachtzig Jahre alt, und so meinte er, es werde wohl sein letztes Forschungsprojekt sein. Aber er macht immer noch weiter. Als er ging, sah ich seine Nachbarin vor mir, die vor all den Jahren still ins Wasser gegangen war.[23] Es gibt noch so viel, hatte mir George Brown versichert, das wir noch wissen müssen. Warum sollte er jetzt aufhören?

Teil II

Abgeschnittensein – neun Ursachen für Depressionen und Ängste

Kapitel 5

Übernahme auf dem Mond

Nachdem ich all dies erfahren hatte, folgte ich dem Weg, der mich von George Browns und Tirril Harris' Forschungen rund um die Erde führen sollte. Wer, neben den beiden, hatte sonst noch die scheinbar verborgenen Dimensionen von Depressionen und Ängsten erforscht, und was bedeuteten dessen Erkenntnisse für die Linderung dieser Leiden? In den darauffolgenden Jahren stellte ich fest, dass es überall auf der Welt Sozialwissenschaftler und Psychologen gab, die Browns und Harris' zerfledderte Fahne aufgenommen hatten.[1] Die Reise zu ihnen führte mich an Orte wie San Francisco und Sydney, Berlin und Buenos Aires. Irgendwann erschienen mir diese Forscher wie ein Geheimbund, der an einer komplexeren und wahreren Erzählung über Depressionen und Ängste arbeitete.

Erst nach einer ganzen Reihe von Gesprächen mit diesen Wissenschaftlern wurde mir klar, dass die von ihnen aufgedeckten gesellschaftlichen und psychologischen Ursachen für Depressionen und Ängste allesamt etwas gemeinsam hatten. Stets handelt es sich um eine wie auch immer geartete Abkopplung, das heißt darum, dass der oder die Betroffene von etwas, das wir alle von Natur aus brauchen, abgeschnitten ist.

Im Zuge meiner inzwischen mehrjährigen Untersuchungen zu Depressionen und Ängsten habe ich neun Ursachen herausarbeiten können. Dies soll keineswegs heißen, dass es die einzigen sind. Sicher wird man noch weitere Faktoren finden, die bisher noch nicht entdeckt wurden (oder die mir im Zuge meiner Recherchen noch nicht begegnet sind). Außerdem wird nicht jeder unter Depressionen und Ängsten Leidende alle diese Ursachen in seinem Leben ausmachen können. Ich selbst kenne aus eigener Erfahrung einige, aber nicht alle.

Doch indem ich diesem Weg folgte, sollte sich meine Haltung zu einigen meiner tiefsten Gefühle grundlegend ändern.

Kapitel 6

Ursache eins: Abgeschnitten von sinnvoller Arbeit

Joe Phillips[1] wartete auf seinen Feierabend. Wenn man in Philadelphia das Farbengeschäft betrat, in dem er arbeitete, und nach einem Topf Farbe fragte, konnte man sich auf sein Geheiß hin auf einer Skala den gewünschten Ton heraussuchen, und er mischte ihn an. Es war immer dasselbe Vorgehen. Er gab eine bestimmte Menge von Pigmenten in die Dose, stellte die Dose dann in ein Gerät, das ein bisschen wie eine Mikrowelle aussah und die Dose durchrüttelte. Und zwar heftig, damit die Pigmente gleichmäßig verteilt wurden. Anschließend kassierte er den Betrag und bedankte sich beim Kunden. Daraufhin wartete er auf den nächsten, und alles ging wieder von vorne los. Beim übernächsten wieder dasselbe. Und das den ganzen Tag lang. Jeden Tag.

Bestellung annehmen.

Farbe schütteln.

Sich beim Kunden bedanken.

Warten.

Bestellung annehmen.

Farbe schütteln.

Sich beim Kunden bedanken.

Warten.

Und so weiter. Und so weiter.

Niemand interessierte sich dafür, ob Joe seine Arbeit gut machte. Sein Chef gab einzig dann einen Kommentar ab, wenn Joe zu spät kam, und der bestand nur aus Vorhaltungen. Wenn sich Joe auf den Heimweg machte, dachte er immer wieder: »Ich habe nicht das Gefühl, heute etwas getan zu haben, was für irgendjemanden von Bedeutung ist.« Die Haltung seines Arbeitgebers schilderte er mir gegenüber so: »Das machen Sie so und so. Und Sie erscheinen hier zu der und der Zeit. Solange Sie sich daran halten, kriegen Sie keine Probleme.« Joe aber vermisste die Möglichkeit zur Veränderung, zur Weiterentwicklung. Er wollte die Möglichkeit haben, etwas zu tun, was seine Firma voranbrachte. Denn zur vorgeschriebenen Zeit erscheinen und das zu machen, was einem gesagt wurde, das konnte, wie er fand, jeder.

Joe gewann den Eindruck, seinen eigenen Gedanken, Erkenntnissen und Gefühlen nicht mehr trauen zu können. Wann immer er bei unserem Abendessen in einem chinesischen Lokal darüber sprach, welche negativen Gefühle seine Tätigkeit bei ihm hervorrief, nahm er gleich darauf alles wieder zurück. »Es gibt Leute, die würden diesen Job für ihr Leben gern machen, und das kann ich gut verstehen. Ich bin dankbar dafür.« Er erhielt ein angemessenes Gehalt, konnte sich mit seiner Freundin eine annehmbare Wohnung leisten – Dinge, die vielen anderen nicht zur Verfügung standen. Deshalb hatte er ein schlechtes Gewissen. Aber trotzdem meldeten sich diese Gefühle immer wieder.

Ein weiterer Topf, der geschüttelt werden muss.

Und noch ein Topf, der geschüttelt werden muss.

Und wieder ein Topf, der geschüttelt werden muss.

»Die Eintönigkeit entsteht, weil mir ständig bewusst ist, dass ich Dinge tue, die ich eigentlich nicht tun möchte«, meinte er. »Wo bleibt da die Freude? Ich bin nicht gebildet genug, um es erklären zu können, aber über alldem schwebt das Gefühl … man bräuchte etwas, um die Leere zu füllen. Auch wenn man nicht genau sagen kann, worin die Leere überhaupt besteht.«

Er brach morgens um sieben zur Arbeit auf und kehrte abends um sieben zurück. Mit der Zeit fing er an zu grübeln. »Wenn man vierzig, fünfzig Stunden pro Woche arbeitet und einem diese Arbeit eigentlich nicht gefällt, dann öffnet man einfach Depressionen und Ängsten Tür und Tor. Und man stellt die Dinge infrage – warum mache ich das überhaupt? Es muss doch Besseres geben.« Er bekam das Gefühl, dass es »keine Hoffnung« gab. »Was soll's? So ist es eben.«

»Was man braucht, ist eine gesunde Herausforderung.« Er zuckte die Achseln, als er das sagte. Ich glaube, es war ihm ein bisschen peinlich. »Man will wissen, dass die eigene Stimme zählt. Dass man es sagen kann, wenn man eine gute Idee hat und damit etwas verändern könnte.« Doch eine derartige Stelle hatte er noch nie gehabt und würde sie wohl auch nie haben, fürchtete er.

Wenn man sich so viele Stunden innerlich abtöten muss, um den Tag zu überstehen, könne man das nur schwer wieder abstellen, um sich zu Hause auf die Menschen einzulassen, die man liebe, erklärte er mir. Joe blieben fünf Stunden für sich, ehe er schlafen ging und dann erneut Farbtöpfe schüttelte. In dieser Zeit wollte er einfach nur vor dem Fernsehgerät hocken oder allein sein. Am Wochenende ging es ihm lediglich ums Trinken, oder er sah sich ein Spiel an.

Joe hatte sich mit mir in Verbindung gesetzt, nachdem er einen meiner Online-Vorträge gehört hatte, und wollte mit mir über »Sucht« sprechen, das Thema meines letzten Buches. Wir verabredeten einen Treffpunkt und schlenderten durch die Straßen Philadelphias, ehe wir essen gingen. Im Restaurant erzählte er mir dann seine Geschichte. Nach Jahren des Farbenschüttelns hatte er mit einem seiner Freunde abends ein Spielcasino besucht und von einem anderen aus der Gruppe eine kleine blaue Pille angeboten bekommen. Sie enthielt dreißig Milligramm eines auf Opiatbasis hergestellten Schmerzmittels mit dem Wirkstoff Oxycodon. Joe fühlte sich nach der Einnahme angenehm betäubt. Kurze Zeit später kam er auf die Idee, sich damit auf der Arbeit durch den Tag zu retten. Und tatsächlich wurden die Gefühle, die ihn sonst überfluteten, schwächer. Schon bald »achtete ich darauf, vor der Arbeit welche einzunehmen und genügend dabeizuhaben, um mich über die Runden zu bringen, und ich teilte sie mir gut ein«, schilderte er. Nach Feierabend nahm er dann wieder welche, dazu trank er ein paar Bier. Dabei dachte er: »Wenn ich weiß, dass ich nach dem Heimkommen diese Möglichkeit habe, kann ich mit dem Elend in der Arbeit besser fertigwerden.«

Ein weiterer Topf, der geschüttelt werden muss.

Und noch ein Topf, der geschüttelt werden muss.

Und wieder ein Topf, der geschüttelt werden muss.

Ich fragte mich, ob ihn das Opioid nicht ebenso ausdruckslos und leer machte wie die Arbeit selbst. Es schien, als würde es den Konflikt zwischen seinem Wunsch, etwas Sinnvolles zu tun, und der Realität seines Alltags in nichts auflösen. Als er sich an Menschen wandte, die ihm beim Entzug von der Droge helfen sollten, wurde ihm gesagt, »die Sucht sei ihm in die Wiege gelegt«. Dies hatte er mir auch gleich zu Anfang erklärt. Aber als wir das Thema vertieften, erzählte er mir auch von Phasen mit starkem Alkoholkonsum, dem Rauchen von Cannabis und gelegentlichem Genuss von Kokain als Collegestudent, obwohl er nie das Bedürfnis verspürt hatte, dies über die gelegentlichen Partys hinaus auszudehnen. Erst mit Aufnahme seines abstumpfenden Jobs – in seinen Augen eine Sackgasse – begann er mit den betäubenden Drogen.

Als er nach harten Monaten von dem Opioid entwöhnt war, empfand er sein Leben jedoch bald wieder als unerträglich. Während der Herstellung einer Farbmischung nach der anderen kehrten all die Gedanken zurück, die er hatte loswerden wollen.

Er wusste, dass die Menschen Farbe brauchten, sagte er. Ein weiteres Mal fügte er hinzu, dass er eigentlich dankbar sein müsse. Doch er könne den Gedanken nicht ertragen, in den nächsten fünfunddreißig Jahren bis zu seiner Pensionierung solch ein Leben zu führen. »Aber Sie … Ihnen gefällt, was Sie tun, nicht wahr?«, fragte er mich. Ich verharrte gespannt.

»Morgens, wenn Sie aufwachen, freuen Sie sich auf den Tag. In meiner Arbeit aber gibt es gar nichts, auf das ich mich freuen kann, wenn ich wach werde … Sie ist einfach etwas, was ich tun muss.«

***

In den Jahren 2011 und 2012 führte das Meinungsforschungsinstitut Gallup die bislang detaillierteste Studie zu der Frage durch, welches Verhältnis die Menschen zu ihrer Arbeit hatten.[2] Man befragte dazu Arbeiter und Angestellte in hundertzweiundvierzig Ländern. Dreizehn Prozent, so stellte sich heraus, gaben an, an ihrem Arbeitsplatz »engagiert« zu sein, verrichteten also ihre Arbeit »mit Begeisterung und Hingabe und brachten sich in ihrem Unternehmen ein«.

Dreiundsechzig Prozent aber kreuzten »nicht engagiert« an; sie taten »Dienst nach Vorschrift«, das heißt, sie »durchliefen ihren Arbeitstag schlafwandelnd und investierten lediglich Zeit – nicht aber Energie und Leidenschaft – in ihre Beschäftigung.«

Weitere vierundzwanzig Prozent hatten bereits »innerlich gekündigt«.[3] Laut Gallup-Mitteilung sind sie nicht nur »unglücklich am Arbeitsplatz, sondern drücken dieses Gefühl auch in ihrem Handeln aus. Tag für Tag untergraben sie die Leistungen ihrer engagierten Kollegen … Mitarbeiter, die innerlich gekündigt haben, sind mehr oder weniger darauf aus, ihrem Unternehmen zu schaden.«

Zusammengefasst konnte man der Gallup-Studie entnehmen, dass sich siebenundachtzig Prozent der Befragten zumindest ansatzweise in Joes Schilderung wiedererkannt hätten. Es gibt demnach nahezu doppelt so viele Menschen, die ihren Job verabscheuen, wie solche, die ihn lieben.

Und das, was die meisten von uns nicht mögen – was ihnen wie Schlafwandeln oder Schlimmeres vorkommt –, verschlingt inzwischen mehr und mehr von unseren wach verbrachten

Stunden. Ein Professor, der sich genauer mit diesem Phänomen befasst hat, schreibt: »Eine jüngere Studie bestätigt, dass ein Acht-Stunden-Arbeitstag der Vergangenheit angehört. Im Durchschnitt sieht sich ein Angestellter von heute um 7:45 Uhr seine E-Mails vom Arbeitsplatz an, findet sich um 8:18 Uhr dort ein und verlässt ihn um 19:19 Uhr … Zudem, so zeigt die Studie, liest einer von drei Angestellten in Großbritannien seine E-Mails vom Arbeitsplatz bereits vor 6:30 Uhr, und achtzig Prozent der britischen Arbeitgeber halten es für vertretbar, ihre Beschäftigten außerhalb der Arbeitszeit anzurufen.«[4] Das Konzept »Arbeitszeit« verliert für die meisten gerade an Konturen, und das, was siebenundachtzig Prozent der Menschen keine Freude macht, nimmt einen immer größeren Platz in ihrem Leben ein.

Nach meiner Begegnung mit Joe stellte ich mir die Frage, ob all dies nicht zur Entstehung von Depressionen und Ängsten beitragen könnte. Ein verbreitetes Symptom von Depressionen ist das »Derealisationserleben«: das Phänomen, dass einem nichts von dem, was man tut, noch echt oder wahr vorkommt.[5] Als ich darüber las, schien es mir hundertprozentig auf Joe zuzutreffen – und es klang nicht so, als sei es etwas Irrationales, sondern eher wie eine normale menschliche Reaktion auf eine lebenslange Tätigkeit wie seine. Aus diesem Grund machte ich mich auf die Suche nach wissenschaftlichen Studien über die emotionalen Auswirkungen des Arbeitsplatzes und nach der Antwort auf die Frage, ob es eine Verbindung zu Depressionen und Ängsten gab. Dies fand ich jedoch erst heraus, als ich mich mit einem bemerkenswerten Wissenschaftler traf.

***

Ende der Sechzigerjahre erschien eine kleine Frau griechischer Herkunft in der Ambulanz einer Klinik am Stadtrand von Sydney. Die Klinik befand sich im ärmsten Teil der Stadt und wurde hauptsächlich von griechischen Einwanderern besucht. Die Frau erklärte dem diensthabenden Arzt, sie würde unentwegt weinen. »Mein Leben ist nicht mehr lebenswert«, klagte sie. Sie saß zwei Männern gegenüber – einem europäischen Psychiater mit einem starken Akzent und einem hoch aufgeschossenen jungen Mann, dem Australier Michael Marmot. »Wann ging es Ihnen zum letzten Mal rundum gut?«, erkundigte sich der Ältere. »Ach, Herr Doktor, mein Mann hat wieder zu trinken begonnen und schlägt mich. Mein Sohn sitzt erneut im Gefängnis. Meine minderjährige Tochter ist schwanger. Und ich muss fast jeden Tag weinen. Ich habe keine Kraft mehr und kann nicht schlafen.«

Michael Marmot fiel auf, dass viele Patienten, die in die Ambulanz kamen, über ähnliche Probleme klagten. In Australien hatten Einwanderer stark mit Rassismus zu kämpfen, und gerade die erste Generation lebte zumeist unter harten, entwürdigenden Bedingungen. Waren die Leute derart am Boden wie diese Frau, attestierte man ihnen meist ein medizinisches Problem. Manchmal verschrieb man ihnen quasi als Placebo ein mildes, manchmal aber auch ein bedenklicheres Medikament.

Für Marmot, den jungen Arzt in Ausbildung, war dies eine seltsame Art, mit solchen Patienten umzugehen. »Mir wurde auf erschreckende Art klar«, schrieb er Jahre später, »dass die Depression dieser Frau auf ihre Lebensumstände zurückzuführen war. Wir aber speisten die Leute, die mit schwerwiegenden Problemen in ihrem Leben zu uns kamen, mit einer Flasche Abführmittel ab.«[6] Er vermutete, dass noch viel mehr der Erkrankungen, mit denen sie konfrontiert wurden – wie etwa die männlicher Patienten mit rätselhaften, scheinbar grundlosen Magenschmerzen –, ebenfalls auf die Belastungen eines Lebens zurückzuführen waren, dem sie nicht entrinnen konnten.

Bei seinen Rundgängen durch die Krankenhausstationen dämmerte Marmot, dass all die Krankheiten und das viele Elend womöglich ein Spiegel der Gesellschaft und ihrer Mängel war.

Er versuchte, darüber mit den anderen Ärzten zu sprechen, darüber, dass man bei Frauen wie dieser Patientin seiner Meinung nach »die Aufmerksamkeit auf die Ursachen der Depression lenken sollte«. Seine Kollegen reagierten ablehnend und hielten das alles für Humbug. Psychische Probleme könnten keine körperlichen Krankheiten auslösen. Ähnlich dachten weltweit die meisten Mediziner. Marmot glaubte zwar, dass sie sich irrten, doch er konnte ihnen nichts entgegensetzen. Er hatte keine Beweise für seine These, und es schien auch niemand auf diesem Gebiet zu forschen. Er hatte eine Vermutung, mehr nicht.

Doch einer seiner Kollegen gab ihm vorsichtig zu verstehen, wenn ihm dies so wichtig sei, solle er sich besser nicht als Psychiater niederlassen, sondern lieber in die Forschung gehen.

***

So kam es, dass sich Michael Marmot einige Zeit später im London der turbulenten Siebzigerjahre wiederfand.[7] Die Zeit der englischen Gentlemen, die mit einem Bowler zur Arbeit gingen, neigte sich dem Ende zu, und die Herren trafen auf der Straße nun auf junge Mädchen im Minirock. Die Vertreter zweier Epochen vermieden peinlichst jeden Blickkontakt, wenn sie einander begegneten. Als Marmot in einem eiskalten Winter in England eintraf, schien das Land im Begriff zu sein, auseinanderzubrechen. Wegen eines langwierigen Streiks gab es nur drei Tage in der Woche Strom.

Doch im Herzen dieser konfliktgeladenen Gesellschaft surrte immer noch ein gut geöltes Räderwerk. Der britische Staatsdienst, dessen Bürogebäude sich an der Whitehall vom Trafalgar Square bis zum Parlamentsgebäude hinziehen, betrachtet sich gern als Rolls-Royce der staatlichen Bürokratie. Er besteht aus einem riesigen Beamtenapparat, der jeden Bereich des britischen Staatswesens reguliert, und ist so straff organisiert wie eine Armee. Tag für Tag strömten Tausende

Männer – damals waren es fast ausschließlich Männer – aus der U-Bahn an ihre sauber aufgeräumten Schreibtische, um von dort aus das Leben auf den britischen Inseln zu verwalten.

Für Marmot war es das ideale Laboratorium, um der Frage nachzugehen, die ihn so brennend interessierte: Wie beeinflusst die Arbeit unsere Gesundheit? Die Frage lässt sich kaum beantworten, wenn man nicht zwischen verschiedenen Berufen differenziert. Stellt man etwa einen Bauarbeiter neben eine Krankenschwester oder einen Buchhalter, hat man derart viele Variablen, dass man kaum herausfinden wird, um was es im Kern eigentlich geht. Bauarbeiter haben häufiger Unfälle, Krankenschwestern sind größerer Ansteckungsgefahr ausgesetzt, und Buchhalter verbringen viel Zeit sitzend (was schädlich sein kann). Deshalb lässt sich nur schwer herauskristallisieren, wo die Ursache für bestimmte Probleme liegt.

Doch im britischen Staatsdienst ist niemand wirklich arm, niemand muss in eine feuchte Wohnung zurückkehren, niemandem droht körperliche Gefahr. Alle Mitarbeiter haben einen Bürojob. Allerdings gibt es in den jeweiligen Tätigkeitsbereichen massive Unterschiede in Bezug auf Rang und Entscheidungsfreiheit. Britische Staatsbedienstete sind in strikt voneinander getrennte Dienstgrade eingeteilt, und die Stellung innerhalb der Hierarchie der verschiedenen Verwaltungsebenen entscheidet über die Gehaltsstufe und das Maß der Verantwortung. Marmot wollte untersuchen, inwieweit sich diese Unterschiede auf die Gesundheit auswirkten, und hoffte, Aufschluss darüber zu bekommen, warum so viele Menschen depressiv oder von Ängsten geplagt waren – jenes Rätsel, das ihn seit seiner Zeit in Sydney beschäftigte.

Damals glaubten die meisten, die Antwort bereits zu kennen, und hielten seine Studie für überflüssig. Man nehme nur den Leiter einer großen Regierungsbehörde und daneben einen Mann elf Dienstgrade unter ihm, der dessen Akten ablegt und Notizen abtippt, und frage dann: Für wen besteht ein höheres

Herzinfarktrisiko? Wer wird an Überlastung leiden? Wer ist anfälliger für eine Depression? Fast alle gaben darauf die gleiche Antwort: der Behördenleiter. Er hat mehr Stress und muss schwere Entscheidungen treffen, die massive Konsequenzen nach sich ziehen. Der für die Akten zuständige Untergebene hat weit weniger Verantwortung zu tragen. Kurz, er hat ein leichteres Leben.

Mit einem Team von Mitarbeitern begann Michael Marmot, die Staatsbediensteten zu ihrer seelischen und körperlichen Gesundheit zu befragen. Seine Studie zog sich über Jahre hin und war in zwei separate Abschnitte unterteilt. Zunächst führte man mit jedem einzelnen der Beamten ein einstündiges Gespräch über seinen Arbeitsplatz. Das Team befragte insgesamt achtzehntausend Staatsbedienstete auf diese Weise. Schon bald fielen Marmot die Unterschiede zwischen den einzelnen Sprossen dieser gesellschaftlichen Rangleiter auf. Führungskräfte lehnten sich meist zurück und übernahmen die Kontrolle über das Gespräch, indem sie es beispielsweise ihrerseits mit der Frage begannen, was der Interviewer wissen wolle. Angehörige der unteren Dienstgrade hingegen beugten sich vor und warteten ab, dass ihnen Fragen gestellt wurden.

Nach Jahren intensiver Befragungen fassten Marmot und sein Team die Ergebnisse zusammen. Für die Angehörigen der Führungsriege im Staatsdienst bestand ein *viermal geringeres* Herzinfarktrisiko als für die Beamten der unteren Ränge.[8] Dies war das Gegenteil von dem, was man erwartet hatte. Ein weiterer Punkt aber war noch auffälliger.

Wenn man die Ergebnisse in einer Kurve darstellte, zeigte sich, dass ein Aufstieg auf der Karriereleiter von einem Absinken des Depressionsrisikos begleitet war. Es bestand also ein enger Zusammenhang zwischen der Stellung in der Hierarchie und der Anfälligkeit für Depressionen. In den Sozialwissenschaften bezeichnet man diese Korrelation als »Gradient«. »Ich finde es wirklich erstaunlich«, schrieb Marmot. »Warum haben gebildete Menschen mit einem guten und nicht gefährdeten Arbeitsplatz ein höheres Risiko, plötzlich tot umzufallen [oder an einer Depression zu erkranken], als Menschen mit einer nur ansatzweise besseren Bildung oder einer leicht höheren Position?«

***

Irgendetwas in ihrem Job machte die Menschen depressiv. Aber was? Als Michael Marmot und sein Team zu weiteren Untersuchungen nach Whitehall zurückkehrten, befassten sie sich mit der Frage: Welche Faktoren der Arbeit änderten sich nach einem Aufstieg im Staatsdienst, die diesen Umschwung erklären könnten?

Auf der Grundlage ihrer bisherigen Erfahrungen hatten sie bereits eine Hypothese formuliert: Hatten hochrangige Staatsdiener womöglich eine größere Kontrolle über ihre Arbeit als die auf den unteren Rängen und deshalb ein geringeres Depressionsrisiko? Es schien plausibel. »Nehmen Sie sich selbst«, sagte Marmot, als wir uns in seinem Büro im Stadtzentrum Londons trafen, »schauen Sie sich an, wie Sie sich fühlen. Am schlimmsten fühlt man sich in einem Job – und wohl auch im Leben generell –, wenn man die Dinge nicht in der Hand hat.«

Es gab eine Möglichkeit, das zu überprüfen. Diesmal verglich das Forschungsteam nicht Menschen der oberen, mittleren und unteren Dienstgrade miteinander, sondern Beamte derselben Rangstufe, die jedoch ein unterschiedlich hohes Maß an Entscheidungsfreiheit hatten. Es ging um die Frage, ob jemand auf der mittleren Verwaltungsebene eher eine Depression entwickelte oder einen Herzinfarkt bekam als jemand auf der gleichen Stufe, der jedoch mehr Kontrolle über sein Tätigkeitsfeld besaß. Zu diesem Zweck führten sie weitere Gespräche und sammelten detailliertere Daten.

Die Ergebnisse, die Marmot erhielt, waren sogar noch erstaunlicher als die seiner ersten Umfrage. Sie sprachen eine deutliche Sprache. Ein Mitarbeiter im Staatsdienst, der über ein höheres Maß an Kontrolle in seinem Tätigkeitsbereich verfügte, hatte ein weitaus geringeres Risiko, an Depressionen oder schweren seelischen Problemen zu erkranken, als Beamte *auf derselben Gehaltsstufe, auf derselben Verwaltungsebene, in derselben Behörde*, die geringere Kontrollmöglichkeiten hatten.[9]

Michael Marmot erzählte mir von einer Frau namens Marjorie. Sie arbeitete als Sekretärin in einer Schreibzentrale und musste Tag für Tag Dokumente tippen. Sie fand es »himmlisch«, dass sie am Schreibtisch rauchen und Süßigkeiten naschen durfte, jedoch »absolut nervtötend«, mit Arbeit zugeschaufelt zu werden, die sie nicht verstand. »Wir durften nicht miteinander reden«, sagte sie.[10] Sie hockten also schweigend inmitten von Kollegen und Kolleginnen, mit denen sie nicht sprechen durften, im Büro und tippten Dokumente, die nach dem wenigen, was ihnen darüber gesagt wurde, auch in Schwedisch hätten verfasst sein können, für Menschen, die sie nicht kannten. »Das Hervorstechende an Marjories Arbeit sind nicht die Anforderungen, die an sie gestellt werden«, schrieb Marmot, »sondern die Tatsache, dass sie keinerlei Befugnis hat, Entscheidungen zu treffen.«

Wenn hingegen ein Staatsbediensteter mit größerer Handlungsfreiheit eine Idee hatte, bestanden gute Aussichten, dass er sie auch umsetzen konnte, eine Erfahrung, die sich durch seine gesamte Existenz zog und die seine Weltsicht prägte. Als Beamter der unteren Ränge aber musste man lernen, passiv zu sein. »Stellen Sie sich einen ganz normalen Dienstagmorgen in einer großen Regierungsbehörde vor«, schrieb Marmot Jahre später. »Marjorie aus dem Schreibbüro kommt zu Nigel, der innerhalb derselben Verwaltungsebene mehr Verantwortung hat, und sagt: ›Ich habe nachgedacht. Wir könnten viel Geld sparen, wenn wir unser Material im Internet bestellen. Was hältst du davon?‹ Meine Einfallskraft hat nicht ausgereicht, um mir solch ein Gespräch vorzustellen.«[11]

Man muss sich innerlich panzern, um so etwas durchzustehen, und Marmot führte den Nachweis, dass sich dies auf das ganze Leben auswirkte.[12] Je höher die Stellung im Staatsdienst, desto lebhafter die gesellschaftlichen Aktivitäten und desto größer der Freundeskreis, den der Einzelne genoss. Dies verlor sich, je weiter man in den Dienstagraden nach unten kam – jemand mit einem langweiligen Job mit wenig Ansehen wollte nach Feierabend einfach nur noch vor dem Fernsehgerät in sich zusammensinken. »Hat man eine erfüllende Tätigkeit, ist das Leben reicher, ein Faktor, der sich auf alles überträgt, was man außerhalb der Arbeit unternimmt«, erklärte Michael Marmot mir. »Ist sie jedoch abstumpfend, [fühlt man sich] am Ende des Tages zerschlagen, einfach nur noch zerschlagen.«

***

Infolge dieser Studie und der neuen Forschungsgebiete, die sich daraus ergaben, »hat sich die Vorstellung über stressauslösende Faktoren am Arbeitsplatz grundlegend geändert«, erklärte mir Marmot. Die schlimmste Belastung bestehe nicht in einem hohen Maß an Verantwortlichkeit. Sie werde empfunden, erklärte er mir, als wir beisammensaßen, wenn Menschen eine Arbeit ertragen, die »monoton, langweilig, nervtötend ist; [wenn] bei ihnen jeden Tag etwas abstirbt, sobald sie morgens zur Arbeit kommen, weil ihre Tätigkeit nichts in ihnen, nichts von dem, was sie ausmacht, berührt«. Nach Marmots Maßstäben hatte Joe im Farbengeschäft also einen der aufreibendsten Jobs überhaupt. »Im Kern aller körperlichen, seelischen und emotionalen Probleme«, sagte er, »steht die Entmächtigung.«[13]

***

Vor einigen Jahren, lange nach diesen Whitehall-Studien, wandte sich der britische Staatsdienst mit einem brandeiligen Auftrag an Michael Marmot. Es gab ein Problem in den Finanzämtern der Regierung, da es in den für die Prüfung der Steuererklärungen zuständigen Stellen zahlreiche Selbsttötungen gegeben hatte. Also suchte er die Mitarbeiter in ihren Büros auf und führte Gespräche mit ihnen.

Sie erklärten ihm, dass sie schon beim Eintreffen in der Arbeit vom Eingangskorb überwältigt würden. Es kam ihnen vor, als würde er »sie verschlingen. Je höher der Stapel im Eingangskorb, desto größer das Gefühl der Bedrohung, weil man glaubt, der Sache niemals Herr werden zu können.« Auch wenn sie sich tagsüber noch so anstrengten, zu Feierabend war der Stapel höher als am Morgen. »Ein Urlaub quälte sie«, stellte Michael Marmot fest, »denn die Flut der Akten würde sich aufstauen, sodass sie bei ihrer Rückkehr förmlich darin versinken würden. Es war aber nicht nur die unausweichliche Arbeitsbelastung, die ihnen zu schaffen machte, sondern auch die mangelnde Einflussmöglichkeit. Auch wenn sie noch so schwer und beständig arbeiteten, so fielen sie doch immer weiter zurück.«[14] Und niemals hörten sie ein Dankeschön für ihre Leistung – schließlich ist niemand begeistert, wenn seine Steuertricks aufgedeckt werden.

Während der Whitehall-Studien war Michael Marmot ein weiterer Faktor in der Welt der Arbeit aufgefallen, der möglicherweise Depressionen begünstigte, und den fand er auch hier: Niemand würdigte, wie schwer diese Finanzbeamten arbeiteten und dass sie ständig ihr Bestes gaben. Aber auch schludriges Arbeiten fiel niemandem auf. Wie Marmot herausgefunden hatte, stellt sich Verzweiflung oft dann ein, wenn »zwischen Bemühen und Anerkennung keine Ausgewogenheit herrscht«.[15] Dies galt auch für Joe im Farbengeschäft. Keiner bemerkte, wie sehr er sich anstrengte. Die Botschaft, die man von der Welt bekommt, lautet in einer solchen Situation, dass man bedeutungslos ist. Niemanden kümmert, was man tut.

Michael Marmot erklärte also der Leitung der Finanzbehörde, dass die schweren Depressionen, die bei den Mitarbeitern in Selbsttötungen gemündet hatten, durch die Diskrepanz zwischen ihren Bemühungen und dem Mangel an Anerkennung entstanden waren.

***

Als Marmot vierzig Jahre zuvor in dem Krankenhaus am Stadtrand von Sydney die Frage aufgebracht hatte, ob Depressionen womöglich durch unsere Lebensumstände ausgelöst würden, hatten es die Ärzte, von denen er lernen sollte, verächtlich abgetan. Heute werden die von ihm vorgelegten Beweise von niemandem ernsthaft angezweifelt, obwohl man sie nur selten thematisiert. Marmot ist inzwischen einer der weltweit führenden Wissenschaftler auf dem Gebiet der öffentlichen Gesundheit. Doch noch immer begehen wir, wie mir scheint, denselben Fehler wie die Ärzte damals: Die Griechin, die geklagt hatte, sie weine den ganzen Tag, litt nicht unter einer Erkrankung des Gehirns – sie litt unter ihrem Leben. Doch die Mitarbeiter der Klinik gaben ihr ein paar Tabletten, die nur Placebos waren, und schickten sie damit nach Hause.

***

Als ich mich in Philadelphia mit Joe traf, berichtete ich ihm von den Whitehall-Studien und anderen wissenschaftlichen Erkenntnissen, von denen ich inzwischen gehört hatte. Anfangs interessierte er sich dafür, aber nach einer Weile meinte er leicht gereizt: »Man kann mit all dem Zeug wirklich in die Tiefe gehen und Kluges zutage fördern, doch letztlich läuft es darauf hinaus, dass man irgendwas tun muss. Und wenn man nicht sieht, wozu es gut ist, und man keine andere Möglichkeit hat, als damit weiterzumachen, fühlt man sich einfach schrecklich. So ist es jedenfalls bei mir. Also, was soll das Ganze?«

***

Es gab etwas, was ich bei Joe nicht verstand. Er verabscheute seine Arbeit im Farbengeschäft, doch im Gegensatz zu vielen anderen steckte er nicht in der Falle: Er hatte keine Kinder oder sonstige Verpflichtungen, er war noch jung und verfügte sogar über eine Alternative. »Was mir richtig Spaß macht, ist Angeln«, erzählte er mir. »Bevor ich sterbe, möchte ich in allen fünfzig Staaten der USA geangelt haben. Siebenundzwanzig habe ich schon, und das mit zweiunddreißig [Jahren].« Er hatte darüber nachgedacht, als Führer Touristen in Florida beim Angeln zu begleiten. Er würde zwar viel weniger verdienen als jetzt, aber das würde ihm Spaß machen. Mit solch einem Job könnte er sich jeden Morgen auf seinen Arbeitstag freuen. Er dachte laut darüber nach, wie das sein würde. Doch gleich darauf fragte er: »Darf man seine finanzielle Sicherheit für etwas opfern, was einem wirklich Spaß macht? Bei den Lebenshaltungskosten …?«

Seit Jahren spielt Joe mit dem Gedanken, zu kündigen und nach Florida zu gehen. »Ich kann nur für mich selbst sprechen«, sagte er, »aber zu Feierabend habe ich dieses übermächtige Gefühl, dass es nicht sein kann … dass ich keine Perspektive am Horizont sehe. Manchmal sage ich zu mir: ›Junge, kündige deinen Job … geh nach Florida und werde Angelführer auf einem Boot. Dann wärst du glücklich‹.«

»Warum tun Sie es dann nicht, Joe?«, fragte ich ihn. »Warum bleiben Sie hier?« – »Genau!«, sagte er und sah aus, als würde er Hoffnung schöpfen. Aber dann wirkte er ängstlich. Später im Gespräch kam ich darauf zurück. »Sie könnten es schon morgen tun«, meinte ich. »Was hält Sie davon ab?« Wir alle haben einen Teil in uns, erklärte er, der meint, »wenn ich mir mehr anschaffen kann und den Mercedes kriege und das Haus mit den vier Garagen kaufe, denken die Menschen draußen, dass ich gut gestellt bin. Dann kann ich mich zum Glücklichsein zwingen.« Nach Florida zu gehen war sein Wunsch. Und dennoch hemmte ihn etwas, was weder er noch ich richtig begriffen. Seit diesem Gespräch versuche ich zu ergründen, warum Joe wahrscheinlich nicht aufbrechen wird. Offenbar gibt es noch etwas Stärkeres als die Notwendigkeit, unsere Rechnungen zu bezahlen, das viele von uns in einer solchen Situation gefangen hält. Ich sollte mich bald damit befassen.

Als ich mich von Joe verabschiedet hatte und er langsam fortging, rief ich ihm nach: »Gehen Sie nach Florida!« Im selben Augenblick kam ich mir albern vor. Er drehte sich nicht um.

***

Diese Dynamik vollzieht sich in brutaler Weise in Deutschland, dem Land mit der größten Depressionskrise in der OECD gleich nach Island.

In der bisher umfangreichsten Studie zu ihren Ansichten, finanziert durch das Bundesministerium für Gesundheit, gaben depressive Deutsche an, was zu ihrem Leiden beigetragen habe – dabei bezogen sich fast alle auf ihre Arbeitsbedingungen. Außerordentliche 97,8 Prozent erklärten, sie seien mindestens teilweise an ihrer Erkrankung schuld. Vom Jahr 2000 bis 2013 stiegen die Krankmeldungen aufgrund von Depressionen um siebzig Prozent. Am stärksten betroffen waren Jobs mit der geringsten Kontrolle und Autonomie: Callcenter-Mitarbeiter führten mit durchschnittlich 2,8 depressionsbedingten Krankheitstagen pro Jahr die Liste an.

Gelegentlich rückte dies in den Mittelpunkt einer größeren gesellschaftlichen Debatte. Dr. Tom Bschor erklärte mir:

»Wir hatten vor drei oder vier Jahren eine Debatte über Burn-out« – zu einer Zeit, als »es geradezu epidemische Ausmaße annahm. Viele Menschen diagnostizieren bei sich Burn-out, der Anteil der Arbeitsunfähigen wegen Burn-out ist angestiegen, manche gehen deshalb sogar in den Vorruhestand. Es gab Prominente, die in den Medien bekannt gegeben haben: ›Ich leide unter Burn-out, ich kann nicht mehr als Schauspielerin oder Fußballspieler arbeiten.‹« Bschor hält dies insgesamt für grob vereinfachend. Man konzentrierte sich darauf, *wie viel* man arbeitet, die wichtigeren Faktoren seien aber »Kontrolle und das Gefühl, bei der Arbeit zu wissen, warum man diese Arbeit tut. Das ist maßgeblich.« Diesen tieferen Faktoren weicht man aus, »vielleicht weil es bereits schwer zu verstehen ist. Die Massenmedien lieben einfache Erklärungen für ihre Storys. [Sie wollten einfach behaupten], zu viel Arbeit ist gleich Burn-out, weniger Arbeit ist gleich weniger Burn-out.«

Heute, so Bschor, ist sogar diese simplifizierende Debatte verstummt. »Jetzt ist es vorbei, und wir haben keine große Debatte über die sozialen Ursachen für Depression.« Aber die Depression, die durch die Arbeitsbedingungen in Deutschland ausgelöst wird, hält an, Tag für Tag.

Kapitel 7

Ursache zwei: Abgeschnitten von den Mitmenschen

In meiner Kindheit erlebten meine Eltern etwas, womit sie nicht gerechnet hatten. Mein Vater war in den Schweizer Bergen in dem kleinen Dorf Kandersteg aufgewachsen, dessen Bewohner er alle namentlich kannte, meine Mutter in einer der schottischen Arbeitersiedlungen, wo, wenn man laut sprach, die Nachbarn jedes Wort mitbekamen. Als ich noch ein Säugling war, zogen sie an einen Ort namens Edgware. Es ist die letzte Metro-Station der Northern Line – eine Vorortsiedlung mit Einfamilienhäusern im sogenannten Grüngürtel Londons. Wenn man im Zug eingeschlafen ist und dort wieder aufwacht, sieht man rundherum Gebäude, Fast-Food-Ketten, einen Park und zahllose anständige, liebenswerte, entfremdete Menschen, die zwischen alldem herumhasten.

Als meine Eltern hierherzogen, versuchten sie, mit ihrer Nachbarschaft Kontakt aufzunehmen, wie sie es von ihrem Herkunftsort gewohnt waren – für sie ein natürlicher Impuls wie das Atmen. Doch was sie hier erlebten, machte sie perplex. Die Leute in Edgware waren nicht feindselig. Sie lächelten einen an, aber das war es auch schon; jeder Versuch, über einen kurzen Plausch hinauszukommen, wurde abgewehrt. Und allmählich begriffen meine Eltern, dass das Leben hier im eigenen Haus stattfand. Für mich war das nichts Ungewöhnliches – ich kannte es ja nicht anders –, aber meine Mutter konnte sich nie damit abfinden. »Wo *sind* die bloß alle?«, fragte sie mich einmal, als ich noch klein war, und schaute ratlos die leere Straße entlang.

***

Heute hängt die Einsamkeit wie ein dicker Nebel über unserer Gesellschaft. Mehr Menschen als je zuvor sagen, dass sie sich allein fühlen – und ich fragte mich, ob dieses Phänomen mit der deutlichen Zunahme von Depressionen und Ängsten in Zusammenhang stehen könnte. Bei meinen Recherchen stellte ich fest, dass zwei Wissenschaftler diesen Zusammenhang seit Jahrzehnten untersuchen und dabei eine Reihe entscheidender Durchbrüche erzielt haben.

***

Als Mitte der Siebzigerjahre ein junger Neurowissenschaftler namens John Cacioppo den Vorlesungen seiner Professoren lauschte – sie zählten zu den besten der Welt –, blieb ihm eine Sache stets ein Rätsel.

Bei dem Versuch zu erklären, warum sich die Emotionen der Menschen verändern, schienen sie sich nur auf eins zu konzentrieren, nämlich darauf, was *im* Gehirn stattfand. Sie zogen nicht in Betracht, was im Leben der Menschen geschah und ob dies der Grund für die Veränderungen im Gehirn sein könnte, die sie entdeckt hatten. Es war, als würden sie das Gehirn als eine Insel ansehen, abgeschnitten vom Rest der Welt und ohne Wechselwirkung mit ihr.

Deshalb fragte sich Cacioppo: Was würde passieren, wenn wir das Gehirn nicht mehr untersuchen würden, als wäre es eine von der Welt abgeschnittene Insel. Was, wenn wir es zwar als eine Insel betrachten würden, jedoch als eine, die durch hundert Brücken mit der Außenwelt verbunden wäre, über die unablässig Dinge hin und her transportiert werden, während Signale aus der Welt eingehen?

Als er diese Fragen seinen Mentoren stellte, waren sie irritiert. »Wissen Sie«, erwiderten diese, »selbst wenn sie relevant wären, so sind [die Faktoren außerhalb des Gehirns] nicht von fundamentaler Bedeutung« für Veränderungen wie Depressionen oder Ängste. Und außerdem sei es viel zu kompliziert, das zu erforschen. »In den nächsten hundert Jahren« werde niemand auch nur einen Bruchteil dieser Vorgänge verstehen. »Deshalb werden wir den Fokus nicht darauf richten.«

Aber Cacioppo vergaß seine Fragen nicht. Jahrelang dachte er darüber nach, bis er in den Neunzigerjahren eines Tages eine Idee hatte, wie er der Sache auf den Grund gehen könnte. Wenn man herausfinden will, wie sich das eigene Gehirn und die eigenen Gefühle verändern, während man mit dem Rest der Welt interagiert, könnte man sich zunächst einmal anschauen, was in der gegenteiligen Situation passiert, also wenn man sich einsam und von der Außenwelt abgeschnitten fühlt. Verändert dieses Erlebnis das Gehirn? fragte sich Cacioppo. Verändert es den Körper?

***

Cacioppo begann mit dem einfachsten Experiment, das er sich vorstellen konnte. Er und seine Kollegen holten hundert nach dem Zufallsprinzip ausgewählte Personen an die University of Chicago, wo er inzwischen arbeitete, und machte mit ihnen ein einfaches Experiment, das noch niemand durchgeführt hatte.

Stellen Sie sich vor, als Teilnehmer an der Studie hätte man Sie aufgefordert, ein paar Tage lang Ihr normales Alltagsleben weiterzuführen – allerdings mit ein paar kleinen Vorkehrungen. Sie müssten ein kardiovaskuläres Überwachungsgerät bei sich tragen, das Ihre Herzfrequenz misst, außerdem erhielten Sie einen kleinen Signalgeber und einige Röhrchen. Dann würden Sie das Labor verlassen. Am ersten Tag des Experiments müssten sie jedes Mal, wenn der Signalgeber piepst – was, wie Sie bald feststellen würden, neunmal am Tag geschieht –, Ihre Alltagsgeschäfte unterbrechen und zwei Dinge aufschreiben: erstens, wie einsam oder verbunden Sie sich fühlen, und zweitens Ihre Herzfrequenz laut dem Überwachungsgerät.

Am zweiten Tag würden Sie denselben Prozess durchlaufen, nur dass Sie jetzt beim Piepsen des Signalgebers in ein Röhrchen spucken, es versiegeln und ins Labor geben müssen.

Cacioppo wollte genau analysieren, wie stressig es ist, einsam zu sein. Niemand war bislang dieser Frage nachgegangen. Aber es war bekannt, dass sich, wenn man gestresst ist, der Herzschlag beschleunigt und der Speichel mit einem Hormon namens Cortisol überschwemmt wird. Mit diesem Experiment konnte man also – endlich – messen, wie groß dieser Effekt war.

Als Cacioppo und seine Kollegen das Datenmaterial ausgewertet hatten, waren sie verblüfft.[1] Das Gefühl der Einsamkeit führte, wie sich herausstellte, dazu, dass der Cortisolspiegel enorm in die Höhe schoss – und zwar genauso stark wie bei den verstörendsten Dingen, die einem geschehen können. Absolut einsam zu sein war dem Experiment zufolge genauso stressig wie das Erlebnis eines körperlichen Angriffs.[2]

Noch einmal: Tiefe Einsamkeit verursacht ebenso viel Stress wie ein Faustschlag durch einen Fremden.

***

Cacioppo begann, die Literatur zu durchforsten, um zu sehen, ob schon vor ihm Wissenschaftler die Wirkung von Einsamkeit untersucht hatten. So entdeckte er, dass ein Professor Sheldon Cohen für eine Studie dokumentiert hatte, wie viele Freunde und gesunde soziale Kontakte die Probanden jeweils hatten.[3] Dann hatte er sie in ein Labor geführt und – mit ihrem Einverständnis – dem Erkältungsvirus ausgesetzt. Er wollte wissen, ob die einsamen Versuchsteilnehmer eher krank wurden als jene mit guten sozialen Kontakten. Dabei stellte sich heraus, dass die Wahrscheinlichkeit, sich eine Erkältung zuzuziehen, bei Ersteren dreimal so hoch war wie bei jenen, die zahlreiche enge Kontakte zu ihren Mitmenschen hatten.

Lisa Berkman, eine Epidemiologin, hatte isoliert lebende Menschen und Personen mit vielen sozialen Bindungen über einen Zeitraum von neun Jahren beobachtet, um herauszufinden, ob die Sterbewahrscheinlichkeit in der einen Gruppe höher war als in der anderen.[4] Wie sich zeigte, war diese Wahrscheinlichkeit im Studienzeitraum bei den isolierten Menschen um das Dreifache höher als bei den anderen. Fast jede Erkrankung erhöhte die Sterbewahrscheinlichkeit bei denen, die einsam lebten: Krebs, Herzleiden, Atemwegserkrankungen.

Wie Cacioppo allmählich erkannte, als er die Daten zusammentrug, war Einsamkeit ein Faktor, der zum Tod führen konnte. Er und andere Wissenschaftler kamen zu dem Schluss, dass das Abgeschnittensein von den Menschen im näheren Umkreis dieselbe Auswirkung auf die Gesundheit der Betroffenen hatte wie Fettleibigkeit, was bis dahin als die größte Gefahr für Leib und Leben in der westlichen Welt gegolten hatte.[5]

***

Jetzt wusste Cacioppo also, dass Einsamkeit beachtliche körperliche Folgen hat. Als Nächstes wollte er der Frage nachgehen, ob sie auch die offenkundige Epidemie von Depressionen und Ängsten erklären konnte.

Anfangs schien es zu schwierig, dies zu erforschen. Man kann Menschen drei Dinge fragen: Sind Sie einsam? Sind Sie deprimiert? Haben Sie Ängste?, und anschließend die Antworten einander zuordnen. Man wird dann feststellen, dass einsame Menschen mit großer Wahrscheinlichkeit depressiv sind oder Ängste haben. Doch das bringt uns nicht viel weiter, da depressive und ängstliche Menschen häufig Angst vor der Welt und sozialen Kontakten haben und daher dazu neigen, sich zurückzuziehen: Es könnte also sein, dass man unter Depressionen leidet und deshalb einsam wird. Cacioppo aber vermutete, dass es umgekehrt ist – dass Einsamkeit depressiv *machen* kann.

Um diese Frage zu beantworten, führte er zwei ganz unterschiedliche Studien durch. Zunächst einmal bat er hundertfünfunddreißig Personen, die als sehr einsam kategorisiert worden waren, einen Tag und eine Nacht in seinen Labors an der University of Chicago zu verbringen. Dort durchliefen sie so umfassende Persönlichkeitstests, als sollten sie auf eine Marsmission geschickt werden, wie Cacioppo scherzte. Die Ergebnisse entsprachen weitgehend den Erwartungen – dass einsame Menschen zugleich auch Ängste und ein geringes Selbstwertgefühl haben, pessimistisch sind und befürchten, von anderen abgelehnt zu werden. Für Cacioppo war nun der springende Punkt, eine Möglichkeit zu finden, wie er einen Teil von ihnen *noch einsamer* machen konnte, ohne sie damit in anderer Hinsicht zu beeinträchtigen – etwa in Panik zu versetzen oder ihnen das Gefühl zu geben, sie würden verurteilt. Aber wie konnte er das anstellen?

Bei seinem nächsten Experiment teilte er seine Probanden in zwei Gruppen ein, Gruppe A und Gruppe B, die dann von einem Psychiater namens David Spiegel nacheinander hypnotisiert wurden.[6] Die Mitglieder von Gruppe A wurden in der Hypnose aufgefordert, sich an Zeiten in ihrem Leben zu erinnern, in denen sie sich sehr einsam gefühlt hatten. Die Mitglieder der Gruppe B sollten sich an Gegenteiliges erinnern – an eine Zeit in ihrem Leben, als sie sich mit einer anderen Person oder Gruppe sehr verbunden gefühlt hatten. Anschließend mussten sich alle erneut den ausführlichen Persönlichkeitstests unterziehen.

Cacioppo vermutete, dass sich, sollten Depressionen zu Einsamkeit führen, nichts verändern würde, wenn man bei einsamen Menschen das Gefühl des Alleinseins noch verstärkte. Sollte hingegen Einsamkeit zu Depressionen führen, müsste die Verstärkung des Einsamkeitsgefühls auch die Depressionen verschlimmern.

Das Ergebnis des Experiments wurde später als großer Wendepunkt auf diesem Gebiet bezeichnet. Die Teilnehmer, bei denen man das Gefühl der Einsamkeit ausgelöst hatte, wurden deutlich depressiver, während bei denjenigen, bei denen man das Gefühl der Verbundenheit in Erinnerung gerufen hatte, die Depression deutlich abgeschwächt wurde. »Das Umwerfende war, dass Einsamkeit nicht einfach die Folge einer Depression ist«, erklärte mir Cacioppo. »Im Gegenteil, sie *führt zu* Depressionen.« Es sei wie der Augenblick in einer Episode der Krimiserie *CSI*, in dem die Experten endlich die passenden Fingerabdrücke finden. »Einsamkeit«, betonte Cacioppo, »war definitiv der Hauptfaktor.«[7]

***

Damit war jedoch Cacioppos Frage nicht beantwortet. Es kann durchaus sein, dass die Laborbedingungen in vielerlei Hinsicht zu sehr von der Wirklichkeit abweichen. Deshalb versuchte es Cacioppo mit einer anderen Methode.

Vor den Toren Chicagos, in einem zum Cook County gehörenden Gebiet, das von ausuferndem Vorstadtbeton und Asphalt beherrscht ist, beobachtete er zweihundertneunundzwanzig Amerikaner im Alter zwischen Anfang fünfzig und Ende siebzig. Sie stellten einen breiten Bevölkerungsquerschnitt dar – je zur Hälfte Männer und Frauen, ein Drittel Latinos, ein Drittel Afroamerikaner und ein Drittel Weiße. Entscheidend war, dass sie zu Beginn der Studie weder depressiv noch ungewöhnlich einsam waren. Einmal im Jahr sollten sie ins Labor kommen und eine ganze Reihe von Tests durchlaufen. Cacioppo würde dabei ihren Gesundheitszustand untersuchen – sowohl in physischer als auch in psychischer Hinsicht. Dann würde sein Team ihnen zahlreiche Fragen stellen, in denen es darum ging, wie einsam oder isoliert sie sich fühlten. Mit wie vielen Menschen hatten sie wann Kontakt? Wie vielen Menschen standen sie nahe? Mit wem teilten sie in ihrem Leben Augenblicke der Freude?

Cacioppo wollte wissen, was zuerst kam, wenn im Lauf der Studie einige der Teilnehmer eine Depression entwickelten (was unausweichlich war). Würden Isolation und Einsamkeit zuerst eintreten oder die Depression?

Die ersten fünf Jahre, in denen bislang Daten gesammelt wurden, ergaben, dass in den meisten Fällen die Einsamkeit den Symptomen der Depression *vorausging*.[8] Man wurde einsam, und dann erst folgten Gefühle der Verzweiflung, tiefe Traurigkeit und Depressionen. Und die Wirkung war wirklich enorm. Stellen Sie sich einmal das Ausmaß der Einsamkeit in unserer Kultur als eine gerade Linie vor: An einem Ende stehen null Prozent Einsamkeit, am anderen Ende hundert Prozent. Stiege die Einsamkeitsquote von fünfzig Prozent auf fünfundsechzig Prozent, würde die Wahrscheinlichkeit, Symptome einer Depression zu entwickeln, um das *Achtfache* zunehmen. Dass Cacioppo aufgrund von zwei sehr unterschiedlichen Studien – sowie durch umfangreiche weitere Forschungen – zu diesem Ergebnis kam, führte ihn zu einer wichtigen Schlussfolgerung, die inzwischen durch weitere Studien gestützt wird: Einsamkeit, so schloss er, verursacht einen ganz erheblichen Anteil der Depressionen und Ängste in unserer Gesellschaft.

***

Im Lauf seiner Entdeckungen stellte sich für Cacioppo die Frage, warum das so ist. Warum ist Einsamkeit in so hohem Maße Auslöser für Depressionen und Ängste?

Nach und nach gelangte er zu der Vermutung, es müsse gute Gründe dafür geben. Menschen tauchten erstmals in den Savannen Afrikas auf, wo sie in kleinen Jäger- und Sammlerstämmen von allenfalls Hundert Artgenossen zusammenlebten. Sie und ich existieren nur aus einem Grund: weil jene

Menschen herausfanden, wie man kooperiert. Sie teilten die Nahrung, kümmerten sich um die Kranken, »waren in der Lage, sehr große Tiere zu erlegen«, so Cacioppo, »jedoch nur, weil sie zusammenarbeiteten«. Sie stellten nur als Gruppe etwas dar. »Vor der Erfindung der Landwirtschaft hatte jede Gesellschaft diese elementare Struktur«, schrieben er und seine Kollegen. »Angesichts der harten Bedingungen können sie kaum überleben, doch die Tatsache, dass sie überhaupt überleben, verdanken sie dem dichten Netz sozialer Kontakte und der enormen Zahl gegenseitiger Verpflichtungen. In diesem Naturzustand mussten Bindung und soziale Kooperation nicht erst eingeführt werden … Natur *ist* Verbindung.«[9] Man stelle sich nun vor, jemand würde – wir sind wieder in den afrikanischen Savannen – von der Gruppe getrennt und wäre für einen längeren Zeitraum allein. Er wäre in schrecklicher Gefahr und schutzlos gegenüber Raubtieren; wenn er krank würde, wäre niemand da, ihn zu versorgen, und auch der Rest der Sippe wäre ohne ihn angreifbarer. Es wäre nur allzu verständlich, wenn er verzweifelt wäre.[10] Sein Körper und sein Gehirn würden ein Alarmsignal aussenden, auf schnellstem Weg zur Gruppe zurückzukehren.[11]

Alle menschlichen Instinkte sind also nicht auf ein Leben als Einzelgänger ausgerichtet, sondern auf ein Leben in einer Sippe. Menschen brauchen Sippen wie Bienen einen Bienenstock.[12]

Die Furcht und Beunruhigung, die durch zu langes Alleinsein ausgelöst werden, entwickelten sich also, wie Cacioppo sagt, aus wirklich guten Gründen. Die Angst trieb die Menschen wieder zurück zur Gruppe und bewirkte, dass jeder, solange er bei seiner Sippe war, einen Anreiz hatte, die anderen gut zu behandeln, damit er nicht vertrieben wurde. »Ein starker Impuls, sich mit anderen zu verbinden«, erklärt er, »erhöht schlicht die Überlebenschancen.« Oder, wie er mir später sagte: Einsamkeit ist »ein aversiver Zustand, der uns motiviert, uns wieder mit anderen zusammenzutun«.

Das macht verständlich, warum Einsamkeit so häufig mit Ängsten einhergeht. »Die Evolution hat uns so geformt, dass wir, wenn wir in Gemeinschaft leben, uns nicht nur gut fühlen, sondern auch sicher«, schreibt Cacioppo.[13] »Und daraus ergibt sich zwangsläufig, dass die Evolution uns dahin gehend geprägt hat, dass wir uns in der Isolation nicht nur schlecht fühlen, sondern auch unsicher.«

Das ist eine schöne Theorie. Aber konnte man sie auch überprüfen? Es gibt immer noch Menschen, die so leben wie ihre Vorfahren in früheren Stadien der Evolution. So erfuhr Cacioppo beispielsweise von einer weitgehend von der Außenwelt isolierten, hochreligiösen landwirtschaftlichen Gemeinschaft in North und South Dakota – vergleichbar etwa mit dem fundamentalistischsten Zweig der Amischen: den Hutterern.[14] Sie ernähren sich von dem Land, auf dem sie leben, sie arbeiten, essen, beten und verbringen ihre Freizeit zusammen. Alle müssen ständig kooperieren. (Später besuchte ich selbst eine Gruppe wie diese; davon werde ich noch berichten.)

Cacioppo knüpfte Kontakte zu Ethnologen, die schon seit Jahren Untersuchungen bei den Hutterern durchführten, um herauszufinden, wie einsam die Menschen dieser Gruppe sind. Es gibt eine elegante Methode, dies zu prüfen. Überall auf der Welt finden bei Menschen, die sich einsam fühlen, während des Schlafs mehr sogenannte Micro-Awakenings statt als bei anderen. Dabei handelt es sich um kurze Augenblicke, an die man sich beim Aufwachen nicht erinnert, in denen man jedoch ein wenig aus dem Schlummer auftaucht. Dies ist auch bei allen anderen sozialen Tierspezies zu beobachten, wenn sie isoliert werden. Die beste Theorie dazu lautet, dass ein einsamer Mensch nicht ruhig schläft, weil die ersten Menschen real in Gefahr waren, wenn sie abseits von ihrem Stamm schliefen. Sie wussten, dass ihnen niemand beistehen würde, und deshalb ließ ihr Gehirn nicht zu, dass sie in den vollen Schlafmodus fielen. Diese »Micro-Awakenings« zu zählen ist eine gute

Methode, um Einsamkeit zu messen. Cacioppos Team nahm also mittels elektronischer Geräte, an die die Probanden über Elektroden angeschlossen wurden, Messungen vor, wie viele solcher kurzen Wachzustände diese Hutterer in der Nacht hatten.

Wie sich herausstellte, hatten sie so gut wie keine.[15] »Das Ergebnis war, dass die Gemeinschaft das geringste Maß an Einsamkeit zeigte, das ich jemals irgendwo auf der Welt vorgefunden habe«, erklärte mir Cacioppo. »Es war wirklich verblüffend.«

Dies war ein Beweis, dass Einsamkeit nicht eine unausweichliche traurige Tatsache ist wie der Tod, sondern vielmehr ein Produkt unserer Lebensweise.

***

Als meine Mutter nach dem Umzug nach Edgware feststellte, dass dort keine Gemeinschaft existierte – nur höfliches Nicken und verschlossene Türen –, nahm sie an, es stimme etwas nicht in Edgware. Aber unser kleiner Vorort war gar nicht so ungewöhnlich.

Der Harvard-Professor Robert Putnam verfolgt schon seit Jahrzehnten einen der wichtigsten Trends unserer Zeit.[16] Es gibt zahllose Möglichkeiten, wie Menschen zusammenkommen und etwas als Gruppe tun können – vom Mannschaftssport über einen Chor bis hin zu einem gemeinnützigen Verein oder einfach, indem sie sich regelmäßig zum Abendessen treffen. Putnam sammelt Daten, die Auskunft darüber geben, in welchem Maß wir all diese Dinge tun, und hat dabei festgestellt, dass sich die Zahlen im freien Fall befinden: Bowling ist eine der beliebtesten Freizeitbeschäftigungen in den Vereinigten Staaten, und meist fand dieser Sport in organisierten Ligen statt – die Leute waren Teil eines Teams, das gegen andere Teams antrat, und dabei lernte man sich kennen. Heute bowlen die Leute immer noch, aber sie tun es allein auf einer eigenen Bahn und machen ihr eigenes Ding. Die kollektive Struktur ist kollabiert.

Dies betrifft auch andere Dinge, die wir tun, um mit unseren Mitmenschen zusammenzukommen – etwa die Unterstützung der Schule, die unsere Kinder besuchen. Allein »in dem kurzen Jahrzehnt zwischen 1985 und 1994«, schrieb Putnam, »sank die aktive Beteiligung an Gemeindeeinrichtungen … um 45 Prozent«.[17] In nur einem Jahrzehnt – in genau der Zeit, in der ich Teenager war und Depressionen bekam – hörten wir in der gesamten westlichen Welt auf, uns in größeren Gruppierungen zusammenzutun, und zogen uns stattdessen ins eigene Heim zurück.

Wir seien aus der Gemeinschaft ausgestiegen und hätten uns nach innen gewandt, erklärte mir Putnam. Diese Entwicklung findet bereits seit den Dreißigerjahren statt, hat sich aber im Lauf meines Lebens enorm beschleunigt.

Das bedeutet, dass das Gefühl der Menschen, in einer Gemeinschaft zu leben oder auch nur Freunde zu haben, auf die sie zählen können, kaum noch vorhanden ist. So stellten beispielsweise Sozialwissenschaftler mehrere Jahre hintereinander einem Querschnitt von US-Bürgern eine einfache Frage: »Wie viele Vertraute haben Sie?« Die Forscher wollten wissen, an wie viele Menschen sich die Befragten in einer Krise – oder wenn etwas Positives passiert war – wenden konnten. Als die Wissenschaftler vor mehreren Jahrzehnten mit ihrer Studie begannen, betrug die Zahl enger Freunde, die ein Amerikaner hatte, durchschnittlich drei. Im Jahr 2004 lautete die häufigste Antwort: keine.[18]

Es lohnt sich, sich dies einmal klar vor Augen zu führen: Heute hat die überwiegende Zahl der Amerikaner keine engen Freunde.

***

Dabei ist es nicht einmal so, dass die Wendung nach innen die Hinwendung zur Familie bedeutet. Die Daten, die Robert Putnam gesammelt hat, zeigen, dass Menschen weltweit auch weniger oder gar nichts mehr mit ihren Angehörigen unternehmen. Wir essen als Familie weitaus seltener zusammen; wir sehen als Familie weitaus seltener gemeinsam fern; wir machen weitaus seltener miteinander Urlaub. In den USA wurden »praktisch alle Formen des familiären Zusammenseins«, sagte Putnam und zeigte mir eine Reihe von Grafiken und Studien, »im letzten Viertel des 20. Jahrhunderts weniger üblich.«[19] Ähnlich sehen die Daten für Großbritannien und den Rest der westlichen Welt aus.

Wir unternehmen weniger gemeinsam als sämtliche Menschen, die vor uns gelebt haben. Lange vor dem Finanzcrash von 2008 fand ein sozialer Crash statt, in dessen Folge wir uns häufiger einsam und allein fühlen als all unsere Vorfahren. Die Strukturen für einen fürsorglichen Umgang miteinander – von der Familie bis zur Nachbarschaft – brachen zusammen. Wir haben unsere Sippen aufgelöst und ein Experiment gestartet, um zu sehen, ob wir es schaffen, allein zu leben.

***

Während meiner Recherchen für dieses Buch ging mir in Lexington, Kentucky, eines Tages das Bargeld aus, und für meine letzte Nacht in der Stadt nahm ich mir ein Zimmer in einem wirklich billigen Motel gleich neben dem Flughafen. Es war ein kahles Betonloch, über dem in einem fort Flugzeuge starteten. Auf dem Weg zu oder von meinem Zimmer bemerkte ich, dass die Tür zum Nachbarzimmer ständig offen stand, die ganze Zeit lief der Fernseher, und ein Mann mittleren Alters hockte in einer seltsamen, ungelenken Haltung auf dem Bett und schwankte ein wenig.

Als ich das fünfte Mal daran vorbeiging, blieb ich stehen und fragte den Mann, was ihm fehle. Mit einer Stimme, die schwer zu verstehen war, erzählte er mir, er sei ein paar Tage zuvor mit seinem Stiefsohn in Streit geraten – worüber, wollte er nicht sagen –, und der habe ihn verprügelt und ihm den Kiefer gebrochen. Er sei im Krankenhaus gewesen und würde in zwei Tagen operiert, aber man habe ihm ein Rezept für ein Schmerzmittel gegeben und ihn dann weggeschickt. Das Problem war nur, dass er kein Geld hatte, um das Rezept einzulösen, und deshalb saß er allein da und weinte. Beinahe hätte ich gesagt: Haben Sie denn keine Freunde? Gibt es niemanden, der Ihnen helfen kann? Aber es war klar, er hatte niemanden. Und so saß er mit seinem gebrochenen Kiefer da und heulte leise vor sich hin, allein.

***

Die führende Expertin zum Thema Einsamkeit in Deutschland, Professor Dr. Maike Luhmann, erklärte mir, noch bis vor Kurzem sei die Diskussion darüber tabu gewesen. »Ich denke, Einsamkeit wird immer noch stark stigmatisiert – die Menschen geben nicht gern zu, einsam zu sein.« Folglich »gibt es auch nicht viele, die zum Thema Einsamkeit in Deutschland forschen … Ich denke, das ist ein Gebiet, das lange Zeit nicht wirklich im öffentlichen Bewusstsein war.«

Doch den Belegen, die uns zur Verfügung stehen, können wir entnehmen, »dass die historischen Trends starke Ähnlichkeit mit der Entwicklung in den USA haben. Man nehme nur die Zahl der Single-Haushalte [also die Haushalte, in denen eine Person allein lebt] – sie ist definitiv im Anstieg begriffen«, sagt Luhmann. In Deutschland sind dies siebzehn Millionen von einundvierzig Millionen Haushalten.

Ein weiteres Beispiel für diesen umfassenderen sozialen Zusammenbruch ist, dass Deutschland »früher eine starke Vereinskultur hatte«. Man kam zusammen, um »Sport wie etwa Fußball zu treiben, im Chor zu singen oder welchem Hobby auch immer nachzugehen. All das geschah in diesen kleinen Organisationen. Traditionell spielte das eine enorm große gesellschaftliche Rolle. Die Leute engagierten sich dort ehrenamtlich und waren wirklich Teil der Gruppe. Das hat sich geändert, und die Menschen haben nicht mehr so viel Zeit für diese Dinge.« Es gibt viele Gründe dafür, doch zum Teil »hat es mit dem Wandel in der Arbeitswelt zu tun – die Arbeitgeber verlangen mehr Arbeitsstunden«.

Eine detaillierte Studie zu Depressionen in Deutschland, finanziert vom Bundesgesundheitsministerium, ergab, dass die Zahl der Erkrankungen in Kleinstädten am niedrigsten ist – also dort, wo die Menschen einander noch kennen und die Rate der Einsamkeit am geringsten ist – und viel höher in Großstädten und in ländlichen Gebieten, wo die Menschen weniger soziale Kontakte haben.

Bei einer sehr kleinteiligen Erhebung unter Deutschen antwortete die überwältigende Mehrheit – es waren 91,6 Prozent – auf die Frage, was ihrer Meinung nach am besten gegen Depressionen helfe: Freundschaft. Die Deutschen erkennen demnach instinktiv, dass Einsamkeit ein wichtiger Motor der gegenwärtigen Verbreitung von Depressionen ist.

***

Als Kind war mir nicht bewusst, dass mir soziale Kontakte fehlten. Doch in den Gesprächen mit den Wissenschaftlern, die Studien zur Einsamkeit durchgeführt hatten, fiel mir eine Kleinigkeit wieder ein. Bis zum Anfang meiner Teenagerzeit hatte ich einen Tagtraum, nämlich dass alle Freunde meiner Eltern – die im ganzen Land verstreut lebten und die wir nur ein paarmal im Jahr sahen – in unsere Straße ziehen würden und ich zu ihnen gehen könnte, wenn es zu Hause schwierig war, was häufig vorkam. Diesen Tagtraum hatte ich jeden Tag. Doch in unserer Straße gab es nur Fremde, die sich genauso zurückzogen und genauso allein waren wie ich.

***

Einmal hörte ich die Komikerin Sarah Silverman in einem Rundfunk-Interview, in dem sie erzählte, wie sie als Jugendliche zum ersten Mal von einer Depression niedergedrückt worden war. Ihre Mutter und ihr Stiefvater fragten sie, was los sei, aber sie fand die Worte nicht, um es zu beschreiben. Doch dann sagte sie schließlich, sie habe Heimweh, als befände sie sich in einem Sommerlager. Als sie dies gegenüber ihrem Interviewer, Terry Gross von der Sendung *Fresh Air* auf NPR, erwähnte, schien sie es selbst merkwürdig zu finden, weil sie Heimweh gehabt hatte, obwohl sie zu Hause gewesen war.[20]

Ich glaube, ich weiß, wovon sie damals gesprochen hat. Wenn wir heute über unser Zuhause sprechen, meinen wir nur unsere vier Wände und (wenn wir Glück haben) unsere Kleinfamilie. Doch das hat es für keinen Menschen vor uns bedeutet. Für sie war das Zuhause die Gemeinschaft – ein dichtes Netz von Menschen, mit denen sie zusammenlebten, eine Sippe eben. Aber das gibt es fast nirgendwo mehr. Unser Zuhause ist so stark und so schnell geschrumpft, dass es unser Bedürfnis nach Zugehörigkeit nicht mehr erfüllt. Und deshalb haben wir Heimweh, auch wenn wir daheim sind.

***

Während Cacioppo nachwies, wie es bei Menschen zu diesem Phänomen kam, gingen andere Wissenschaftler demselben Phänomen bei Tieren nach. So teilte beispielsweise die Professorin Martha McClintock Laborratten in zwei Gruppen ein. Einige Ratten wurden allein in einem Käfig gehalten, die anderen lebten gemeinschaftlich. Bei den isoliert lebenden Ratten entwickelten sich vierundachtzigmal häufiger Krebstumore als bei denjenigen, die in einer Gemeinschaft lebten.[21]

***

Viele Jahre nach Beginn seiner Experimente und Recherchen entdeckte Cacioppo eine grausame Wendung in dieser Geschichte. Beim Gehirnscanning einsamer Menschen fiel ihm etwas auf. Diese Menschen machten mögliche Bedrohungen in hundertfünfzig Millisekunden aus, während Menschen mit guten sozialen Kontakten dafür dreihundert Millisekunden brauchten. Warum war das so?

Wie er herausfand, führt lang anhaltende Einsamkeit dazu, dass man sich sozial verschließt und bei sozialen Kontakten misstrauischer reagiert. Man wird überwachsam. Man fasst etwas als Beleidigung auf, was gar nicht so gemeint war, und fürchtet sich vor Fremden. Man ängstigt sich gerade vor dem, was man am dringendsten braucht. Cacioppo bezeichnet das als »Schneeballeffekt«, da Isolation zu noch mehr Isolation führt.

Einsame Menschen suchen ständig nach Bedrohungen, da ihr Unterbewusstsein ihnen sagt, dass niemand auf sie aufpasst und ihnen daher niemand helfen wird, wenn sie verletzt werden. Dieser Schneeballeffekt ist, wie Cacioppo erkannte, reversibel – doch um einem depressiven oder äußerst ängstlichen Menschen zu helfen, muss man ihm mehr Liebe und Bestätigung geben, als er ursprünglich benötigt hätte.

Das Tragische dabei ist, fand Cacioppo, dass viele depressive und ängstliche Menschen weniger Liebe bekommen, weil sie Nähe kaum ertragen können. Stattdessen erfahren sie Ablehnung und Kritik, und das verstärkt ihren Rückzug aus ihrer Umgebung. Der Schneeball rollt in eine immer kältere Welt.

***

Nachdem Cacioppo jahrelang Studien mit Menschen durchgeführt hatte, die sich einsam fühlten, stellte er sich eine verblüffend elementare Frage: Was *ist* Einsamkeit? Sie zu beantworten erwies sich als unerwartet schwierig. Wenn er Leute fragte, ob sie einsam seien, wussten sie sofort, was er meinte, aber es fiel ihnen nicht leicht, es genauer zu benennen. Anfangs, als ich noch nicht viel darüber nachgedacht hatte, ging ich davon aus, es bedeute einfach, physisch allein zu sein, des Kontakts zu anderen beraubt. Ich sah eine alte Frau vor mir, die zu gebrechlich war, um das Haus zu verlassen, und die keinen Besuch bekam.

Aber Cacioppo fand heraus, dass das nicht zutraf. Bei seinen Studien stellte sich heraus, dass sich einsam zu fühlen etwas anderes ist, als einfach allein zu sein. Überraschenderweise hatte das Gefühl der Einsamkeit nicht viel damit zu tun, mit wie vielen Menschen jemand am Tag oder in der Woche sprach. Manche seiner Probanden, die sich am einsamsten fühlten, sprachen sogar tagtäglich mit einer Vielzahl von Menschen. »Die Übereinstimmung zwischen tatsächlichen und empfundenen Beziehungen ist relativ gering«, sagt er.

Das gab mir Rätsel auf. Aber dann meinte er, ich solle mir vorstellen, allein in einer großen Stadt zu sein, in der ich kaum jemanden kennen würde, und einen großen Platz aufsuchen würde – zum Beispiel den Times Square, den Vegas Strip oder die Place de la République. Ich wäre nicht mehr allein, denn der Ort sei ja voller Menschen. Dennoch würde ich mich einsam fühlen – wahrscheinlich sogar höchst einsam. Oder stellen Sie sich vor, Sie lägen auf einer Krankenhausstation, auf der viel Betrieb herrscht. Sie sind nicht allein, denn Sie sind umgeben von anderen Patienten. Sie brauchen nur auf einen Knopf zu drücken, und in wenigen Augenblicken ist eine Krankenschwester bei Ihnen. Dennoch werden Sie sich wie fast jeder in dieser Situation einsam fühlen. Warum?

Als Cacioppo dieser Frage nachging, stellte er fest, dass in seiner Theorie ein Aspekt der Einsamkeit und ihrer Überwindung fehlte.

Um die Einsamkeit zu durchbrechen, braucht man andere Menschen – aber nicht nur das. Man braucht außerdem das Gefühl, etwas mit der anderen Person oder Gruppe gemeinsam zu haben, das für *beide* Seiten bedeutsam ist. Man muss ein gemeinsames Interesse haben – und das kann alles sein, was beide für bedeutsam und wertvoll halten. Wenn Sie sich an Ihrem ersten Nachmittag in New York auf dem Times Square aufhalten, sind Sie nicht allein, aber Sie fühlen sich einsam, weil sich niemand um Sie schert, und Sie scheren sich auch nicht um die anderen. Sie teilen weder Ihre Freude noch Ihr Leid mit anderen. Sie bedeuten den Menschen in Ihrer Umgebung nichts, und sie bedeuten Ihnen nichts.

Auch als Patient in einem Krankenhausbett sind Sie nicht allein, aber die Hilfe fließt nur in eine Richtung. Die Krankenschwester ist dazu da, Ihnen zu helfen, aber Sie sind nicht dort, um ihr zu helfen – wenn Sie es versuchen würden, würde man Sie daran hindern. Eine einseitige Beziehung kann die Einsamkeit nicht heilen. Das vermögen nur beidseitige (oder mehrseitige) Beziehungen.

Einsamkeit ist nicht die physische Abwesenheit anderer Menschen, meinte Cacioppo – sie ist das Gefühl, dass man nichts, was zählt, mit irgendjemandem teilt. Wenn man von einer Vielzahl von Menschen umgeben ist – vielleicht sogar von einem Ehepartner oder einer Familie oder vielen Arbeitskollegen –, aber nichts Bedeutsames mit ihnen gemeinsam hat, wird man sich dennoch einsam fühlen. Um die Einsamkeit zu beenden, muss man das Gefühl »gegenseitiger Hilfe und Geborgenheit« bei mindestens einer Person, idealerweise aber bei mehreren haben.

***

Ich dachte lange darüber nach. In den Monaten nach meinem letzten Gespräch mit Cacioppo fiel mir eine Selbsthilfefloskel auf, die die Leute unablässig einander vorsprechen und laufend auf Facebook teilen: »Du kannst dir nur selbst helfen.«

Mir wurde klar, dass wir seit den Dreißigerjahren in jedem Jahrzehnt nicht nur mehr allein machen. Wir glauben auch, Dinge allein zu machen sei der natürliche Zustand des Menschen und die einzige Möglichkeit, im Leben voranzukommen.[22] Seither beherrscht uns der Gedanke: Ich sorge für mich selbst, und alle anderen sollten das auch tun, als Individuen. Niemand kann dir helfen außer du selbst. Niemand kann mir helfen außer ich selbst. Dieses Denken ist inzwischen so tief in unsere Kultur eingeschrieben, dass wir es niedergeschlagenen Menschen als Wohlfühlklischee vorhalten – als könnte es ihre Stimmung aufhellen.

Aber Cacioppo konnte nachweisen, dass damit die Menschheitsgeschichte verleugnet wird – und die menschliche Natur. Es führt dazu, dass wir unsere grundlegenden Instinkte verkennen, und es macht uns schrecklich unglücklich.

***

Als Cacioppo damals in den Siebzigerjahren erstmals diese Fragen aufwarf, meinten seine Professoren, soziale Faktoren seien weitgehend irrelevant (oder zu komplex, um sie zu erforschen), wenn man wissen wolle, was bei Stimmungs- und Gefühlsveränderungen im menschlichen Gehirn geschieht. In den folgenden Jahren hat Cacioppo schlüssig nachgewiesen, dass soziale Einflüsse – ganz im Gegenteil – sogar ausschlaggebende Faktoren sein können. Er ebnete einer Denkschule den Weg, die eine neue Auffassung vom Gehirn vertrat: den »sozialen Neurowissenschaften«.[23] Wie ich später darlegen werde, verändert sich das Gehirn je nachdem, wie man es benutzt. Cacioppo sagte zu mir: »Die Vorstellung, das Gehirn sei statisch und festgelegt, ist falsch. Es verändert sich ständig.« Einsamkeit verändert das Gehirn, von Einsamkeit befreit zu werden ebenfalls. Schaut man also nicht auf beides, das Gehirn *und* auf die sozialen Faktoren, die es verändern, versteht man nicht, was sich eigentlich abspielt.

Das menschliche Gehirn war nie eine Insel. Und das gilt heute ebenso wie früher.

***

Und doch spricht etwas ganz Offensichtliches gegen die Behauptung, dass wir unsere Bindungen verlieren, etwas, das mir nicht aus dem Kopf ging. Ja, wir haben eine Form von Bindung verloren – aber haben wir nicht eine ganz neue gewonnen?

Ich habe soeben Facebook geöffnet. Wie ich sehe, sind siebzig meiner Freunde gerade online. Bei meinen Recherchen stieß ich immer wieder auf diesen offensichtlichen Widerspruch: Ich bereiste die halbe Welt, um zu erforschen, wie wir zutiefst bindungslos geworden sind – und wenn ich dann mein Laptop öffnete, wurde mir vor Augen geführt, dass wir heute mehr verbunden sind als jemals in der Geschichte der Menschheit.

Es wurde viel darüber geschrieben, in welchen Gefühlszustand uns unsere mentale Migration in den Cyberspace – die Tatsache, dass wir dort so viel Zeit verbringen – versetzt. Doch als ich mich in diese Frage vertiefte, wurde mir klar, dass wir den wichtigsten Punkt dabei übersehen haben. Das Internet versprach uns genau in dem Moment Verbundenheit, in dem die umfassenderen Kräfte des Bindungsverlusts einen Höhepunkt erreicht hatten.

Was dies bedeutet, begriff ich erst, als ich das erste Entzugszentrum für Internetsüchtige in den Vereinigten Staaten besuchte. Doch zunächst müssen wir einen Schritt zurückgehen, um zu sehen, warum dieses Zentrum gebaut wurde.

***

Mitte der Neunzigerjahre marschierte eines Tages ein Fünfundzwanzigjähriger in Dr. Hilarie Cashs Praxis unweit des Hauptbüros von Microsoft in Washington State. Sie war Psychotherapeutin und er ein gut aussehender, adrett gekleideter junger Mann. Nach dem Austausch von Höflichkeiten erzählte er ihr von seinem Problem.

James stammte aus einer Kleinstadt und war der Star an seiner Schule gewesen.[24] Er bestand seine Prüfungen mit Bestnote und wurde Kapitän einer Sportmannschaft. Der Weg in die Ivy League war ein Spaziergang für ihn, und er verließ voller Stolz seine Gemeinschaft. Doch dann begann er ein Studium an einer Spitzenuniversität und erschrak. Zum ersten Mal in seinem Leben war er nicht der Klügste im Raum. Er beobachtete, wie die Leute sprachen, die Rituale, an denen er teilnehmen sollte, die sonderbaren Grüppchen, die sich bildeten, und fühlte sich zutiefst allein. Er zog sich, während die anderen Studenten Kontakte miteinander knüpften, in sein Zimmer zurück, schaltete seinen Computer ein und lud ein Spiel namens EverQuest hoch, eins der ersten, die man zeitgleich mit einer Vielzahl anonymer Fremder irgendwo draußen im Cyberspace spielen konnte. Auf diese Weise war er mit anderen verbunden, allerdings in einer Welt, in der klare, überschaubare Regeln herrschten und er wieder wer sein konnte.

James schwänzte immer häufiger Vorlesungen und Seminare, um EverQuest zu spielen. Im Lauf der folgenden Monate verschlang es mehr und mehr von seinem Leben. James tauchte buchstäblich in diese elektronische Welt ein. Nach einer Weile teilte ihm die Universität mit, er könne so nicht weitermachen. Doch er kehrte immer wieder zu dem Spiel zurück, als wäre es eine heimliche Geliebte, die ihn nicht losließ.

Als er von der Universität verwiesen wurde, waren seine Angehörigen zu Hause fassungslos. Dann heiratete er eine

Freundin aus der Highschool und versprach ihr, einen kalten Entzug vom Spielen zu machen. Er fand Arbeit im Computerbereich und schien langsam wieder auf den richtigen Weg zu kommen. Doch wenn er sich einsam fühlte oder nicht weiterwusste, überfiel ihn wieder die alte Sucht. Eines Abends wartete er, bis seine Frau eingeschlafen war, schlich sich die Treppe hinunter und lud EverQuest hoch. Bald wurde das zu einem täglichen Verhaltensmuster. James war ein heimlicher Spielsüchtiger. Dann kam der Tag, an dem er wartete, bis seine Frau zur Arbeit ging, er sich bei seinem Arbeitgeber krankmeldete und bis zum Abend spielte. Auch das wurde zur Gewohnheit. Schließlich kündigte ihm sein Arbeitgeber. Er brachte es nicht über sich, es seiner Frau zu sagen, und so bezahlte er die Rechnungen mit der Kreditkarte. Je größer der Druck wurde, desto mehr spielte er.

Als er Hilarie Cash aufsuchte, lag sein Leben in Scherben. Seine Frau hatte entdeckt, was er getan hatte, und er selbst hegte Suizidgedanken.

Damals, Mitte der Neunzigerjahre, als sie erstmals mit solchen Fällen konfrontiert wurde, hatte Cash noch keine Erfahrung mit problematischen Beziehungen zum Internet – niemand hatte das. Doch mit der Zeit kamen immer mehr Patienten zu ihr, die dem Zwang unterlagen, ihr Leben in Online-Welten zu verbringen. Einmal wandte sich eine Frau an sie, die süchtig nach Online-Chats war: Sie hatte stets sechs Fenster gleichzeitig geöffnet und stellte sich vor, eine Liebesbeziehung oder Cybersex mit allen Chat-Partnern zu haben. Ein junger Mann konnte nicht aufhören, eine Online-Version von Dungeons & Dragons zu spielen. Und es kamen immer mehr.

Anfangs wusste Cash nicht, wie sie damit umgehen sollte. »Ich ging meist nach Instinkt vor«, erzählte sie mir, als wir in einem Landgasthaus in Washington State zusammensaßen. Es gab kein Regelwerk für die Behandlung. Und heute sagt sie, wenn sie an jene ersten Patienten denkt: »Es kommt mir vor, als hätte ich ein Rinnsal gesehen, das zur Flut anschwoll. Und diese Flut wird nun zu einem Tsunami.«

***

Ich stieg aus dem Wagen und trat auf eine Lichtung im Wald. Die Ahornbäume und Zedern um mich herum wiegten sich im Wind. Von einem Gebäude, das aussah wie ein Farmhaus, rannte kläffend ein kleiner Hund auf mich zu. Irgendwo in der Ferne hörte ich die Geräusche anderer Tiere, hätte aber nicht sagen können, um welche es sich handelte und wo sie sich befanden. Ich stand vor reSTART Life, einem Entzugszentrum für Internet- und Spielsüchtige, das Hilarie Cash zehn Jahre zuvor mit Kollegen gegründet hatte.«[25]

Aus einem Reflex heraus und ohne nachzudenken, sah ich auf mein Smartphone. Es hatte keinen Empfang, und ich verspürte – absurderweise – einen Anflug von Unmut.

Zunächst wurde ich von zwei Patienten herumgeführt. Matthew war ein magerer junger Sinoamerikaner Mitte zwanzig, Mitchell ein dreißigjähriger Weißer – kumpelhaft, hübsch und mit schütter werdendem Haar.[26] Das ist der Sportraum, erklärten sie, wir machen hier Gewichtheben. Das ist die Meditationshütte, in der wir Achtsamkeit üben. Das ist die Küche, in der wir kochen lernen.

Und dann setzten wir uns in den Wald gleich hinter dem Gebäude und unterhielten uns. Matthew erzählte mir, wenn er sich allein gefühlt habe, verbarg er es und »benutzte den Computer als eine Art Flucht«. Von Jugend an war er ganz versessen auf League of Legends gewesen. »Es ist ein Fünf-gegen-fünf-Spiel«, erklärte er mir. »In einem Team sind fünf Leute. Man arbeitet zusammen auf ein gemeinsames Ziel hin, und jeder hat bestimmte eigene Ziele. Es ist sehr komplex … Ich war glücklich, wenn ich es spielte – und hyperfokussiert.«

Bevor er in das Zentrum kam, spielte er es vierzehn Stunden am Tag. Er war ohnehin schon mager gewesen, aber er verlor noch weitere vierzehn Kilo, weil er nicht einmal eine Pause machen wollte, um etwas zu essen. Er sagte: »Ich saß so ziemlich die ganze Zeit davor.«

Mitchells Geschichte hörte sich ganz ähnlich an. Solange er denken konnte, entfloh er der Isolation aufgrund einer schwierigen Situation zu Hause, indem er Informationen über alles sammelte, was ihn faszinierte. Als Kind lagerte er Berge von Zeitungsartikeln unter seinem Bett. Mit zwölf entdeckte er das Internet über Telefoneinwahl und druckte sich Unmengen an Lektüre aus – »bis ich umfiel«, sagte er. Er konnte einfach sein Bedürfnis nach Informationen nicht regulieren, nicht sagen: Okay, für heute habe ich genug erfahren. Als er eine Stelle als Softwareentwickler bekam und eine Anweisung erhielt, durch die er sich unter Druck gesetzt fühlte, jagte er endlos durch Kaninchenlöcher im Internet. Er hatte zu jedem denkbaren Zeitpunkt dreihundert Tabs geöffnet.

Matthew und Mitchell kamen mir sehr vertraut vor. Der typische Westler des 21. Jahrhunderts checkt alle sechseinhalb Minuten sein Handy.[27] Teenager versenden durchschnittlich hundert Botschaften am Tag. Und zweiundvierzig Prozent der Handybesitzer schalten ihr Gerät niemals ab. Nie.

In Deutschland verbringen Teenager im Alter zwischen zwölf und siebzehn Jahren im Durchschnitt zweieinhalb Stunden täglich in den sozialen Medien. Bei Mädchen liegt die Zahl sogar bei dreieinhalb Stunden täglich. Tag für Tag für Tag.

Wenn wir nach einer Erklärung dafür suchen, wie es dazu kommen konnte, wird uns ständig gesagt, die Hauptursache liege in der Technologie selbst. Jede neue E-Mail, die im Posteingang landet, sorgt für einen kleinen Dopaminstoß. Es heißt, etwas an den Smartphones mache süchtig. Wir geben dem Gerät die Schuld. Doch als ich mich in diesem Entzugszentrum für Internetsüchtige aufhielt und über meinen eigenen

Umgang mit dem Internet nachdachte, fragte ich mich, ob es nicht noch eine andere, zutreffendere Erklärung gab.

Fast alle, die in diesem Zentrum behandelt wurden, sagte mir Hilarie Cash, haben bestimmte Dinge gemeinsam. Sie hatten ausnahmslos Depressionen oder Angstzustände, bevor die Sucht begann. Für die Patienten sei die Internetobsession eine Art der »Flucht aus diesen Angstzuständen durch Ablenkung. Genau das trifft auf neunzig Prozent der Fälle zu.«

Vor ihrer Internetsucht hatten sie sich in der Welt verloren und isoliert gefühlt. Dann aber bot die Online-Welt diesen jungen Menschen Dinge, nach denen sie sich sehnten, die aber aus ihrer Umwelt verschwunden waren – etwa ein Ziel, das einem wichtig ist, einen Status oder eine Sippe. »Die besonders beliebten Spiele«, sagt Cash, »sind die mit vielen Spielern, in denen es darum geht, Teil einer Gilde – das heißt eines Teams – zu werden und sich in dieser Gilde Ansehen zu erwerben. Das Positive für diese Jungs ist, dass sie sagen können: ›Ich bin ein Team-Player. Ich weiß, wie ich mit meinen Jungs zusammenarbeiten muss.‹ Das ist im Grunde nichts anderes als Sippendenken.« Sobald man das erreicht habe, so Cash, »kann man in eine andere Wirklichkeit eintauchen und völlig aus dem Auge verlieren, wo man sich befindet. Man fühlt sich durch die Herausforderungen belohnt, durch die Gelegenheit zur Zusammenarbeit, die Gemeinschaft, deren Teil man ist und in der man Respekt genießt – und [man] hat viel mehr Kontrolle darüber als über die wirkliche Welt.«

Ich dachte lange darüber nach – darüber, dass bei allen hier Depressionen und Angstzustände der zwanghaften Internetnutzung *vorausgegangen* waren. Diese sei, so Cash, ein dysfunktionaler Versuch, das Leiden zu beenden, in dem sie bereits gefangen waren, zum Teil verursacht durch das Gefühl des Alleinseins in der Welt. Was ist, wenn das nicht nur für die Menschen hier gilt, fragte ich mich, sondern für viele andere auch?

Das Internet traf auf eine Welt, in der viele Menschen bereits das Gefühl, einer Gemeinschaft anzugehören, verloren hatten. Dieser Kollaps war damals schon seit Jahrzehnten im Gange. Das aufkommende Internet bot ihnen eine Art Parodie dessen, was sie zusehends verloren – Facebook-Freunde statt Nachbarn, Videospiele statt sinnvoller Arbeit, Status-Updates statt Status in der Welt. Der Komiker Marc Maron schrieb einmal: »Jedes Status-Update ist nur die Variation einer einzigen Bitte: ›Würde mir bitte jemand Anerkennung schenken?‹«[28]

»Wenn die Kultur, in die man eingebettet ist, nicht gesund ist«, sagte Cash zu mir, »ist am Ende auch das Individuum nicht gesund. Ich habe in letzter Zeit viel darüber nachgedacht. Und dann« – sie fuhr sich mit den Fingern durchs Haar und wandte den Blick ab – »war ich entmutigt.« Wir leben, so glaubt sie, in einer Kultur, in der die Menschen nicht »die Beziehungen haben, die sie für ihre Gesundheit benötigen«, und deshalb können wir unsere Smartphones nicht beiseitelegen und ertragen es nicht, uns auszuloggen. Wir reden uns ein, dass wir einen so großen Teil unseres Lebens im Cyberspace verbringen, weil wir dort miteinander verbunden sind – eingeloggt in eine wirbelnde Party mit Milliarden Menschen. »Das ist so ein Schwachsinn«, meint Hilarie Cash. Sie hat überhaupt nichts gegen diese Technologie – sie ist selbst auf Facebook, und es gefällt ihr –, aber »ich sage, das ist nicht das, was wir wirklich brauchen«; es ist nicht wesentlich für uns. »Die Beziehung, die wir brauchen, ist die hier« – sie wedelt mit ihrer Hand zwischen sich und mir hin und her – »also zu einem realen Gegenüber, eine, bei der wir einander sehen, berühren, riechen und hören können … Wir sind soziale Wesen. Wir sollten auf angstfreie, fürsorgliche Weise miteinander verbunden sein, und wenn diese Verbindung über einen Bildschirm stattfindet, ist das überhaupt nicht gegeben.«

In diesem Moment wurde mir klar, dass online zu sein und physisch mit Menschen Umgang zu haben zwei so verschiedene Dinge sind wie Pornografie und Erotik: Erstere ist eine Antwort auf eine elementare Lust, befriedigt sie aber nicht wirklich. Cash sah mich an, dann fiel ihr Blick auf mein Handy auf dem Tisch. »Die Bildschirm-Technologie erfüllt nicht unsere wahren Bedürfnisse.«

***

Nach seinen jahrelangen Forschungen zur Einsamkeit ist John Cacioppo zu einem klaren Ergebnis gekommen: Die sozialen Medien können auf psychischer Ebene nicht ersetzen, was wir verloren haben: das soziale Leben.

Mehr noch, unsere obsessive Nutzung der sozialen Medien ist der Versuch, ein Loch zu füllen, eine Aushöhlung, die stattfand, bevor irgendjemand ein Smartphone besaß. Sie ist – wie der Großteil unserer Depressionen und Ängste – ein weiteres Symptom unserer gegenwärtigen Krise.

***

Kurz bevor ich das Entzugszentrum verließ, wollte Mitchell – der kumpelhafte Bewohner – mir etwas zeigen. »Es ist etwas wirklich Schönes, was ich dort drüben bemerkt habe«, sagte er, als wir einen kleinen Spaziergang machten. »Ein Spinnenei, das oben in einem Baum ausgebrütet wurde. Man erkennt das, wenn man [den Zeichentrickfilm] *Charlotte's Web* [dt. *Schweinchen Wilbur und seine Freunde*] gesehen hat. Am Ende schlüpfen dort die Spiderlinge, und dann sondern sie ihre Fäden ab und lassen sich davontragen. Genau das ist hier passiert! Bei jeder starken Brise sieht man, wie Fäden aus der Krone herausschießen.«

Er habe mit den anderen Jungs im Entzugszentrum stundenlang darüber diskutiert, erzählte er mir. Dabei sah er einen seiner Mitbewohner an und lächelte.

In einem anderen Kontext hätte ich das ziemlich kitschig gefunden – seht her, der Internetsüchtige tauscht das World Wide Web gegen die Freuden eines realen Spinnennetzes und ein Netz von Verbindungen von Angesicht zu Angesicht! Aber Mitchells Gesicht verriet echte Freude, und das belehrte mich eines Besseren. Wir sahen beide lange zum Baum hinauf. Er schwieg eine Weile. Dann sagte er: »Das ist wirklich interessant, und ich habe so etwas vorher noch nie zu sehen bekommen.«

Ich war bewegt und nahm mir vor, daraus zu lernen.

Und dann, nach zehn Minuten Fahrt in meinem Auto, verspürte ich einen Stich der Einsamkeit und bemerkte, dass mein Smartphone wieder auf Empfang war. Ich checkte sofort meine E-Mails.

***

Wenn meine Eltern heute die Orte aufsuchen, wo sie aufgewachsen sind – und wo es in ihrer Kindheit ein reiches Gemeinschaftsleben gab –, stellen sie fest, dass sie sich in ein zweites Edgware verwandelt haben. Die Menschen nicken kurz zur Begrüßung und schließen die Türen hinter sich. Diese Verbindungslosigkeit hat sich über die ganze westliche Welt ausgebreitet. John Cacioppo, der uns viel über Einsamkeit gelehrt hat, zitiert gern den Biologen E.O. Wilson, der einmal schrieb: »Menschen müssen einer Sippe angehören.« So wie eine Biene in völlige Verwirrung gerät, wenn sie ihren Stock verliert, wird ein Mensch verrückt, wenn er seine Verbindung zur Gruppe verliert.

Cacioppo hatte entdeckt, dass wir – ohne es eigentlich zu wollen – die ersten Menschen sind, die ihre Sippe aufgelöst haben. Die Folge ist, dass wir uns allein in einer Savanne wiederfinden, in der wir uns nicht auskennen, und nicht verstehen, warum wir traurig sind.

Kapitel 8

Ursache drei: Abgeschnitten von sinnvollen Werten

Mit Ende zwanzig wurde ich richtig dick. Das war teilweise eine Nebenwirkung meiner Antidepressiva, und teilweise war es auf Brathähnchen zurückzuführen. Aus dem Gedächtnis könnte ich Ihnen heute noch die Vor- und Nachteile sämtlicher Hähnchengrills in Ostlondon aufzählen, bei denen ich Stammgast war, von Chicken Cottage bis zu Tennessee Fried Chicken (das Logo der Kette zeigt ein lächelndes Cartoon-Hähnchen mit einem Korb voll gebratener Hähnchenbeine: Wer hätte gedacht, dass Kannibalismus zum erfolgreichen Marketinginstrument mutieren kann?). Mein Lieblingslokal trug den geistreichen Namen Chicken Chicken Chicken. Die fetttriefenden scharfen Hähnchenflügel, die es dort gab, waren meine Junkfood-Mona-Lisa.

Als ich einmal an Heiligabend in die Filiale von Kentucky Fried Chicken bei mir um die Ecke ging, empfing mich ein Mitarbeiter hinter der Theke mit einem strahlenden Gesicht. »Johann!«, rief er. »Wir haben etwas für dich!« Die anderen Angestellten drehten sich um und schauten mich gespannt an. Von irgendwo hinter dem Grill holte er eine Weihnachtskarte hervor. Die erwartungsvoll lächelnden Gesichter zwangen mich, die Karte sofort zu öffnen. »Für unseren besten Kunden«, hieß es, und daneben standen die Weihnachtsgrüße sämtlicher Mitarbeiter. Ich aß nie wieder bei KFC.

Die meisten von uns wissen, dass mit unserer Ernährung etwas nicht stimmt. Wir sind nicht alle solche Weltmeister im Fett- und Schmalzkonsum, wie ich es war, aber immer mehr Menschen ernähren sich falsch, und das macht uns körperlich krank. Als ich zu Depressionen und Ängsten recherchierte, ging mir auf, dass etwas ganz Ähnliches mit unseren Werten geschieht – und das macht viele von uns seelisch krank.

Diese Entdeckung ist dem amerikanischen Psychologen Tim Kasser zu verdanken – also suchte ich ihn auf, um seine Geschichte zu hören.

***

Als kleinen Jungen verschlug es Tim Kasser in eine Gegend inmitten von Sümpfen und offenen Stränden. Sein Vater, der für eine Versicherungsgesellschaft arbeitete, wurde Anfang der Siebzigerjahre nach Pinellas County an der Westküste Floridas versetzt. Die Umgebung war weitgehend unbebaut, und Kinder fanden draußen sehr viel Platz zum Spielen, doch bald wurde der Bezirk zu einer Boomregion, die in den USA ihresgleichen suchte. Der Wandel vollzog sich unter Kassers Augen. »Als ich von Florida wegzog«, berichtete er mir, »hatte sich die Gegend vollkommen verändert. Von den Strandstraßen aus konnte man das Meer nicht mehr sehen, weil alles mit Eigentumswohnanlagen und Hochhäusern zugepflastert wurde. Wo früher offenes Gelände, bewohnt von Alligatoren und Klapperschlangen … gewesen war, breiteten sich nun Trabantenstädte und Shoppingmalls aus.«

So wie die anderen Kinder, die Kasser kannte, zog es ihn in die Shoppingmalls. Statt am Strand oder in den Marschen zu spielen, beschäftigten sie sich im Einkaufszentrum stundenlang mit Computerspielen wie Asteroids und Space Invaders. Bald war bei ihm der Wunsch nach den Spielsachen geweckt, die er in der Werbung sah.

Das klingt ganz wie Edgware, wo ich herstamme. Ich war acht oder neun, als dort eine Shoppingmall, das Broadwalk Centre, eröffnete, und ich weiß noch, wie ich an den hell erleuchteten Schaufenstern entlangwanderte und wie in Trance die Sachen betrachtete, die ich kaufen wollte. Ich war völlig versessen auf Castle Grayskull, die grüne Plastikfestung, auf der die Actionfigur He-Man lebt, und auf Care-A-Lot, das wolkige Zuhause der Glücksbärchis oder Care Bears. An Weihnachten hatte meine Mutter einmal meine Hinweise missverstanden und es versäumt, mir Care-A-Lot zu kaufen, und ich war monatelang geknickt. Ich verzehrte mich geradezu nach diesem Plastikzeug.

Wie die meisten Kinder damals verbrachte ich mindestens drei Stunden vor dem Fernseher – meist sogar mehr –, und im Sommer stand ich ganze Tage nur vom Fernseher auf, um zum Broadwalk Centre zu gehen. Ich erinnere mich nicht, dass mir jemand das explizit gesagt hätte, aber ich dachte, Glück bedeute, jede Menge von dem Zeug kaufen zu können, das dort ausgestellt war. Ich glaube, wenn den neunjährigen Johann jemand gefragt hätte, was es heißt, glücklich zu sein, dann hätte er geantwortet: durch das Broadwalk Centre zu gehen und kaufen zu können, was man will. Immer wieder fragte ich meinen Vater, wie viel die berühmten Personen, die ich im Fernsehen sah, verdienten, worauf er eine Schätzung abgab, und dann fantasierten wir beide, was wir mit dem Geld anfangen würden. Es war ein kleines verbindendes Ritual, das sich ums Geldausgeben drehte.

Ich fragte Tim Kasser, ob er in Pinellas County jemals jemanden darüber hatte reden hören, dass es auch andere Werte gab, abgesehen von dem Glück, das dem Kauf und Besitz von Sachen entspringt. »Tja … ich glaube … nicht als ich ein Kind war. Nein«, erwiderte er. In Edgware muss es Leute gegeben haben, die nach anderen Wertvorstellungen gehandelt haben, aber ich glaube nicht, dass ich ihnen je begegnet bin.

Als Kasser ein Teenager war, zog sein Schwimmtrainer eines Sommers weg und schenkte ihm eine kleine Plattensammlung, in der sich auch Alben von John Lennon und Bob Dylan befanden.[1] Als er sie auflegte, spürte er, dass dies Klänge aus einer ganz anderen Welt waren. Er überlegte, ob es Hinweise auf eine andere Art zu leben in ihren Songtexten gab, aber er hatte niemanden, mit dem er darüber sprechen konnte.

Erst als er auf dem Höhepunkt der Reagan-Ära sein Studium an der erzkonservativen Vanderbilt University in Nashville, Tennessee, aufnahm, machte er sich allmählich mehr Gedanken über dieses Thema. 1984 stimmte er noch für Ronald Reagan, aber er dachte nun viel über die Frage der Authentizität nach. »Ich stolperte herum«, sagte er mir. »Ich glaube, ich stellte so ungefähr alles infrage, nicht nur jene Werte, sondern in vieler Hinsicht auch mich selbst, was als Realität galt und die gesellschaftlichen Normen.« Er hatte das Gefühl, ringsum von Piñatas umgeben zu sein, jenen Figuren aus Pappmaschee, die mit Süßigkeiten gefüllt sind und die auf Kindergeburtstagen zerschlagen werden, und wild auf sie alle einzudreschen. Dann fügte er hinzu: »Ich glaube, diese Phase hat bei mir, ehrlich gesagt, sehr lange gedauert.«

Während er promovierte, las er sehr viel über Psychologie. Etwa um diese Zeit fiel Kasser etwas Merkwürdiges auf.

Seit Jahrtausenden wiesen immer wieder Philosophen darauf hin, dass man, wenn man Geld und Besitz überbewertete oder im Leben vor allem auf das eigene Ansehen bedacht war, nicht glücklich werden könne – man könnte auch sagen, dass die in Pinellas County (und was mich betraf, in Edgware) geltenden Werte letztlich ins Unglück führten.[2] Die klügsten Geister hatten sich ähnlich geäußert, und Kasser meinte, es könnte etwas dran sein. Aber niemand hatte jemals eine wissenschaftliche Untersuchung durchgeführt, um zu prüfen, ob all diese Philosophen recht hatten.

Dies veranlasste ihn, ein Projekt in Angriff zu nehmen, das ihn in den nächsten fünfundzwanzig Jahren beschäftigen sollte. Und er sollte dabei erste Hinweise darauf finden, warum wir uns fühlen, wie wir uns fühlen – und warum es immer schlimmer wird.

***

Es begann alles mit seiner Promotion, für die er eine einfache Befragung durchführte.

Tim Kasser hatte eine Methode entwickelt, um zu messen, wie sehr jemand Wert auf Geld und Besitz im Vergleich zu anderen Dingen legt – etwa Zeit mit der Familie zu verbringen oder sich für eine bessere Welt einzusetzen. Er nannte es den »Aspiration Index«, und dieser Zielindex ist ziemlich leicht zu ermitteln.[3] Man fragt die Teilnehmer, inwieweit sie Aussagen zustimmen wie »Es ist wichtig, teure Dinge zu besitzen« oder eher Aussagen wie »Es ist wichtig, eine bessere Welt für alle zu schaffen«. Auf diese Weise lässt sich die Wertehierarchie des Befragten feststellen.

Gleichzeitig stellt man den Teilnehmern eine Menge weiterer Fragen – unter anderem, ob sie unglücklich sind oder ob sie unter Depressionen und Ängsten leiden (oder schon einmal gelitten haben). Dann prüft man – in einem ersten Schritt – die Korrelationen zwischen den Antworten.

Kasser legte seinen Fragebogen dreihundertsechzehn Studenten vor. Über die Ergebnisse konnte er nur staunen: Materialistisch eingestellte Menschen, also solche, die meinen, Glück entstehe durch die Anhäufung von Gütern und einen gehobenen Status, litten in sehr viel höherem Ausmaß unter Depressionen und Ängsten.[4]

Er war sich darüber im Klaren, dass dies zunächst einmal nicht mehr war als eine vage Hypothese. Also zog er in einem nächsten Schritt – als Teil einer größeren Studie – einen klinischen Psychologen hinzu. Gemeinsam führten sie eine Studie mit hundertvierzig Achtzehnjährigen durch, in der sie ermittelten, wo diese auf dem Aspiration Index standen und ob sie unter Depressionen oder Ängsten litten. Die Ergebnisse zeigten dasselbe Bild: Je mehr Wert die Jugendlichen darauf legten, Dinge zu besitzen und als Besitzer dieser Dinge Ansehen zu genießen, desto eher litten sie unter Depressionen und Ängsten.[5]

Handelte es sich um ein Phänomen, das nur junge Leute betraf? Um das zu klären, befragte Kasser hundert Bürger verschiedener Altersgruppen und mit unterschiedlichem wirtschaftlichem Hintergrund in Rochester im Staat New York. Das Ergebnis war wieder das gleiche.

Wie aber sollte er herausfinden, wie das eine mit dem anderen zusammenhing?

Als Nächstes führte er eine detaillierte Studie durch, um zu ermitteln, welche Folgen diese Werte jeweils über einen längeren Zeitraum hatten. Er fand hundertzweiundneunzig Studenten, die bereit waren, ein ausführliches Stimmungstagebuch zu führen, in dem sie zweimal am Tag festhielten, wie stark sie jeweils bestimmte Emotionen hatten, zum Beispiel Glück oder Wut (es wurden neun aufgelistet), und inwieweit sie körperliche Symptome (auch hier wiederum neun) wahrnahmen, zum Beispiel Rückenschmerzen. Als er die Ergebnisse auswertete, stellte er auch diesmal vermehrte Depressionen bei materialistisch denkenden Studenten fest.

Besonders aufschlussreich aber war etwas anderes. Es sah so aus, als hätten materialistisch denkende Menschen in jeglicher Hinsicht weniger Freude am Leben. Sie fühlten sich oft krank und waren häufig verärgert. »Ein starkes Streben nach materialistischen Zielen«, schloss Kasser daraus, »beeinträchtigte tatsächlich den Alltag der Teilnehmer und minderte Tag für Tag ihre Lebensqualität«.[6] Sie empfanden weniger Freude und mehr Verzweiflung.

***

Woher kam das? Was ging da vor sich? Schon seit den Sechzigerjahren wissen Psychologen, dass es zweierlei Gründe gibt, die einen Menschen am Morgen aus dem Bett holen. Erstens die sogenannten *intrinsischen* Motive – das sind Dinge, die man rein deshalb tut, weil man sie an und für sich schätzt, und nicht, weil man etwas dafür bekommt.[7] Wenn ein Kind spielt, dann handelt es aus rein intrinsischen Motiven – es spielt, weil es ihm Freude macht. Kürzlich fragte ich den fünfjährigen Sohn einer Freundin, warum er spielt. »Weil ich gern spiele«, sagte er. Dann zog er eine Grimasse, rief »Du bist doof!« und rannte davon, als wäre er Batman. Diese intrinsischen Motivationen durchziehen weit über die Kindheit hinaus das ganze Leben.

Zugleich gibt es konkurrierende Werte, die man als *extrinsische* Motive bezeichnet.[8] Das sind Dinge, die man nicht tut, weil man sie wirklich tun will, sondern weil man etwas dafür bekommt – sei es Geld oder Bewunderung, Sex oder mehr Ansehen. Joe, den Sie im letzten Kapitel kennengelernt haben, ging aus rein extrinsischen Gründen jeden Tag zur Arbeit in dem Malergeschäft – er hasste den Job, aber er brauchte ihn, um die Miete zu bezahlen, sich das Oxycodon zu besorgen, das er benötigte, um durch den Tag zu kommen, und sich das Auto und die Klamotten leisten zu können, die seiner Meinung nach nötig waren, damit seine Umgebung ihn respektierte. Wir alle werden teilweise von solchen Motiven angetrieben.

Stellen Sie sich vor, Sie spielen Klavier. Wenn Sie es tun, weil Sie es gerne tun, werden Sie von intrinsischen Motiven geleitet. Wenn Sie aber in einer Kneipe, die Sie verabscheuen, spielen, um Ihre Miete bezahlen zu können, dann werden Sie durch extrinsische Werte angetrieben.

Diese konkurrierenden Werte existieren in jedem von uns. Niemand wird ausschließlich von den einen oder den anderen geleitet.

Kasser vermutete, dass etwas Wichtiges ans Licht kommen könnte, wenn er diesen Konflikt genauer untersuchte. Deshalb beobachtete er in einer weiteren Studie eine Gruppe von zweihundert Teilnehmern über einen längeren Zeitraum. Er bat sie, ihre Zukunftsziele darzustellen. Dann überlegte er gemeinsam mit ihnen, ob es sich um extrinsische Ziele – zum Beispiel eine Beförderung oder eine größere Wohnung – oder um intrinsische Ziele handelte, zum Beispiel eine zuverlässigere Freundin, ein liebevollerer Sohn oder eine bessere Klavierspielerin zu werden. Anschließend forderte er sie auf, ein detailliertes Stimmungstagebuch zu führen.

Seine Frage lautete: Macht das Erreichen extrinsischer Ziele glücklich? Und wie sieht es im Vergleich dazu bei intrinsischen Zielen aus?

Die Ergebnisse waren verblüffend.[9] Menschen, die ihre extrinsischen Ziele erreichten, waren danach in ihrem Alltagsleben keineswegs glücklicher – nicht einmal ein bisschen. Sie steckten ungeheure Energie in die Jagd nach ihren Wünschen, aber als sie sich dann tatsächlich erfüllten, fühlten sie sich genauso wie zuvor. Die Beförderung, das schicke Auto, das neue Smartphone, die teure Halskette – nichts von alldem trug auch nur das Geringste zum persönlichen Glück bei.

Diejenigen hingegen, die intrinsische Ziele erreichten, wurden deutlich glücklicher und litten weniger unter Depressionen und Ängsten. Man konnte genau verfolgen, wie sich etwas bewegte. Während sie daran arbeiteten und den Eindruck gewannen, sie seien (zum Beispiel) ein besserer Freund geworden – nicht weil sie sich deswegen etwas erhofften, sondern weil sie es einfach für gut hielten –, wurden sie zufriedener mit dem Leben. Ein besserer Vater sein? Aus Spaß an der Freude tanzen? Einem anderen Menschen helfen, weil es richtig ist? All das trägt erheblich zum persönlichen Glück bei.

Dennoch verbringen die meisten von uns sehr viel Zeit damit, extrinsischen Zielen hinterherzujagen – gerade den Dingen, die uns nichts geben werden. Unsere ganze Kultur ist darauf ausgerichtet, ein solches Streben zu fördern. Streng dich an für gute Noten. Such dir den bestbezahlten Job. Mach Karriere. Zeig mit deiner Kleidung und deinen Autos, wie viel du verdienst. Das sind die Dinge, die zum Wohlbefinden führen.

Tim Kasser aber hatte herausgefunden, dass das, was unsere Kultur uns als Weg zu einem respektablen und erfüllenden

Leben nahelegt, ein Irrweg ist. Jede weitere Untersuchung zeigte dies in einem klareren Licht. Zweiundzwanzig unterschiedliche Studien haben in den vergangenen Jahren gezeigt, dass Depressionen zunehmen, je stärker Menschen von materialistischen und extrinsischen Zielen motiviert werden.[10] Zwölf verschiedene Studien ergaben, dass mit den materialistischen und extrinsischen Motivationen auch die Ängste wachsen. Vergleichbare Studien, die inspiriert von Kassers Arbeit ähnliche Techniken anwandten, wurden inzwischen in Großbritannien, Dänemark, Deutschland, Indien, Südkorea, Russland, Rumänien, Australien und Kanada durchgeführt – und die Ergebnisse fielen in der ganzen Welt ähnlich aus.

***

So wie es um sich gegriffen hat, dass wir statt hochwertiger nun massenhaft minderwertige Lebensmittel essen, so leben wir mittlerweile statt mit sinnerfüllten mit schlechten Werten, meint Kasser. Diese Grillhähnchen aus Massentierhaltung sehen aus wie Essen, und sie sprechen den Teil in uns an, der das Bedürfnis in uns weckt zu essen; aber sie geben uns nicht, was Essen eigentlich sein sollte, nämlich Nährstoffe. Stattdessen stopfen sie uns mit Giftstoffen voll.

Ähnlich verhält es sich mit all den materialistischen Werten, die uns vermitteln, der Weg zum Glück sei käuflich; sie sehen aus wie echte Werte, sie sprechen unser Bedürfnis nach Grundprinzipien an, die uns durchs Leben führen; aber sie zeigen nicht auf, was Werte aufzeigen sollten – nämlich einen Weg zu einem befriedigenden Leben. Stattdessen liefern sie uns psychische Gifte. Minderwertiges Essen deformiert unseren Körper. Falsche Werte deformieren unseren Geist.

Materialismus ist Grillhähnchen für die Seele.

***

Als sich Tim Kasser eingehender mit diesem Thema beschäftigte, konnte er mindestens vier wesentliche Gründe identifizieren, warum falsche Werte unser Wohlbefinden so sehr beeinträchtigen.

Der erste besteht darin, dass extrinsisches Denken unsere Beziehungen zu anderen Menschen vergiftet. Wieder tat er sich mit einem Fachmann zusammen, Professor Richard Ryan – der seine Arbeit von Anfang an begleitete –, um eine tiefer gehende Studie mit zweihundert Teilnehmern durchzuführen.[11] Sie ergab, dass die Beziehungen der Teilnehmer umso kürzer und qualitativ schlechter waren, je materialistischer sie orientiert waren. Wenn jemand Menschen wegen ihres Aussehens schätzt oder wegen des Eindrucks, den sie auf andere machen, wird man bald sehen, dass er sie wieder fallen lässt, sobald eine attraktivere oder eindrucksvollere Person auftaucht. Zugleich wird jemand, der sich nur oberflächlich für andere interessiert, kein geschätzter Partner oder Freund sein, seinerseits leicht wieder fallen gelassen. Materialisten haben weniger Freunde und Bekannte, und ihre Beziehungen und Freundschaften halten weniger lang.[12]

***

Ein zweites Ergebnis der beiden Forscher betrifft eine weitere Veränderung, die eintritt, wenn man von falschen Werten geleitet wird. Kehren wir zum Beispiel des Klavierspielens zurück. Tim Kasser verbringt täglich mindestens eine halbe Stunde singend am Klavier, sehr oft mit seinen Kindern. Das tut er nur aus dem einen Grund, dass er es gerne tut – an guten Tagen gibt es ihm Freude und Zufriedenheit. Er spürt, wie sich sein Ego auflöst und er ausschließlich im Augenblick lebt. Es gibt belastbare wissenschaftliche Beweise dafür, dass solche »Flow-Zustände« uns das größte Vergnügen bereiten – Augenblicke, in denen wir uns einfach in einer geliebten Tätigkeit verlieren und uns vom Augenblick getragen fühlen. Sie sind der Beweis dafür, dass wir die rein intrinsische Motivation, die ein spielendes Kind empfindet, aufrechterhalten können.[13]

Als sich Kasser jedoch mit extrem materialistischen Menschen beschäftigte, stellte er fest, dass sie bedeutend seltener Flow-Zustände erleben als alle übrigen.[14] Wie kommt das?

Offenbar hat er eine Erklärung dafür gefunden. Stellen Sie sich vor, Tim Kasser würde jeden Tag Klavier spielen und dabei denken: Bin ich der beste Pianist in Illinois? Werden mir die Leute Applaus spenden? Bekomme ich eine Gage? Wie hoch wird sie sein? Und plötzlich würde seine Freude schrumpfen wie eine mit Salz überschüttete Schnecke. Statt sich aufzulösen, würde sein Ego gereizt, geschürt und angestachelt.

So sieht es in Ihrem Kopf aus, wenn Sie materialistischer werden. Wenn Sie etwas nicht um seiner selbst willen tun, sondern um eine Wirkung zu erzielen, können Sie sich nicht entspannt den Freuden des Augenblicks hingeben. Sie überwachen sich ständig selbst. Ihr Ego wird kreischen wie ein Wecker, den man nicht abschalten kann.

***

Dies führt uns zu einem dritten Grund, warum schlechte Werte das Wohlbefinden so sehr stören. Wenn man extrem materialistisch ist, sagt Kasser, »dann macht man sich ständig Gedanken über sich selbst: Wie beurteilen mich die Leute?« Man ist gezwungen, »sich auf die Meinung anderer Leute über die eigene Person und ihr Lob zu konzentrieren – und dann sitzt man in der Falle, weil man sich ständig sorgt, was andere von einem halten und ob einem andere die Belohnung geben werden, die man sich wünscht. Diese Last ist schwer zu tragen, wo du doch stattdessen herumlaufen und die Dinge tun könntest, die dich interessieren, und mit den Menschen zusammen sein könntest, die dich so lieben, wie du bist.«

Wenn »dein Selbstwertgefühl davon abhängt, wie viel Geld du hast oder welche Kleider du trägst oder wie groß dein Haus ist«, dann werden dir unaufhörlich äußere Vergleiche aufgezwungen, sagt Kasser. »Es gibt immer jemanden, der ein schöneres Haus oder bessere Kleider oder mehr Geld hat.« Sogar wenn man die reichste Person der Welt wäre, wie lange würde das halten? Der Materialismus sorgt dafür, dass man unaufhörlich einer Welt ausgeliefert ist, die sich der eigenen Kontrolle entzieht.

***

Und dann, führt Kasser aus, gibt es noch einen maßgeblichen vierten Grund. Es lohnt sich, ihn ausführlicher zu erörtern, weil ich ihn für den wichtigsten halte.

Wir alle haben bestimmte angeborene Bedürfnisse – das Bedürfnis nach Gemeinschaft, nach Wertschätzung, nach Sicherheit, nach Autonomie, das Bedürfnis, in der Welt etwas ausrichten zu können und auf irgendeinem Gebiet gut zu sein. Materialistische Menschen, so glaubt Kasser, sind weniger glücklich, weil sie einer Lebensweise hinterherjagen, die kaum dazu taugt, diese Bedürfnisse zu befriedigen.[15]

Was Menschen wirklich brauchen, ist Gemeinschaft. In unserer Kultur wird einem hingegen vermittelt, man brauche Status und Besitz, und in der Kluft zwischen diesen beiden Signalen – dem von innen und dem der Gesellschaft – gedeihen Depressionen und Ängste, weil die wahren Bedürfnisse unerfüllt bleiben.

Stellen Sie sich all die Werte, die entscheiden, was Sie mit Ihrem Leben anfangen, wie einen Kuchen vor. »Jeder Wert«, den Sie haben, so erklärt Kasser, »ist ein Stück vom Kuchen. Sie haben also ein Stück Religiosität und ein Stück Familie, ein Stück Geld und ein Stück Hedonismus. Wir alle haben einen ganzen Kuchen.«[16] Wenn Sie aber auf materielle Dinge und Status versessen sind, werden diese Stücke größer. Und »je größer ein Stück wird, desto kleiner werden zwangsläufig die anderen Stücke«. Wenn Sie sich also auf Besitz und einen höheren Status fixieren, dann müssen die Kuchenstücke schrumpfen, die für gute Beziehungen, Sinnsuche oder das Streben nach einer besseren Welt zuständig sind, um für anderes Platz zu machen.

»Freitags um vier kann ich [im Büro] bleiben und weiterarbeiten – oder ich kann nach Hause gehen und mit meinen Kindern spielen«, sagt er. »Beides geht nicht. Entweder das eine oder das andere. Wenn meine materialistischen Werte größer sind, dann werde ich bleiben und arbeiten. Wenn meine Familienwerte größer sind, gehe ich nach Hause und spiele mit meinen Kindern.« Es geht nicht darum, dass Materialisten nichts für ihre Kinder übrighätten – sondern darum, dass, »sobald die materialistischen Werte größer werden, andere Werte unausweichlich in den Hintergrund gedrängt werden«, sagt er. Auch wenn man sich einredet, es wäre nicht so.

Und der Druck geht in unserer Kultur ganz massiv in eine Richtung: Gib mehr Geld aus, arbeite mehr. Wir leben in einem System, sagt Kasser, das uns unaufhörlich »davon ablenkt, was im Leben wirklich guttut«. Wir werden durch die Propaganda zu einer Lebensweise animiert, die unsere seelischen Grundbedürfnisse unerfüllt lässt – sodass uns ein ständiges, mysteriöses Gefühl der Unzufriedenheit plagt.

***

Seit Jahrtausenden sprechen Menschen von einer Goldenen Regel. Die besagt, man sollte andere so behandeln, wie man selbst behandelt werden möchte. Tim Kasser hat, wie ich meine, etwas entdeckt, das man als die Ich-will-goldene-Dinge-Regel bezeichnen könnte. Je stärker man überzeugt ist, im Leben gehe es um Besitz und Überlegenheit und Prahlerei, desto unglücklicher und depressiver und ängstlicher wird man.[17]

***

Aber warum wenden sich Menschen in so dramatischer Zahl einer Lebensweise zu, die uns weniger glücklich und dafür depressiv macht? Ist es nicht völlig unplausibel, dass wir uns so irrational verhalten? Tim Kasser ging auch dieser Frage nach.

Bei niemandem sind die Werte absolut festgelegt. Wie viel Raum Materialismus und schlechte Werte einnehmen, kann sich im Lauf eines Lebens ändern, wie er bei seinen Studienteilnehmern feststellte. Man kann materialistischer und unglücklicher werden oder weniger materialistisch und glücklicher. Wir sollten also nicht fragen: »Wer ist materialistisch?«, meint Kasser. Wir sollten fragen: »*Wann* sind Menschen materialistisch?« Er wollte wissen: Was ist die Ursache für diese Schwankungen?

Ein Experiment einer anderen Gruppe von Wissenschaftlern lieferte darauf schon früh einen Hinweis. 1978 führten zwei kanadische Sozialwissenschaftler eine Studie mit vier- bis fünfjährigen Kindern durch, die sie in zwei Gruppen aufteilten.[18] Die erste Gruppe bekam keine Werbung zu sehen. Die zweite Gruppe sah zwei Werbespots für ein bestimmtes Spielzeug. Dann wurden die Vier- und Fünfjährigen vor die Wahl gestellt. Man sagte ihnen: Du musst dich jetzt entscheiden, mit einem dieser beiden Jungen zu spielen. Du kannst mit diesem kleinen Jungen spielen, der das Spielzeug aus dem Werbefilm hat – aber wir müssen dich warnen, er ist nicht besonders nett. Er ist gemein. Oder du kannst mit einem Jungen spielen, der das Spielzeug nicht hat, der aber wirklich nett ist.

Die Kinder, die Werbespots für das Spielzeug gesehen hatten, entschieden sich größtenteils dafür, mit dem gemeinen Jungen zu spielen, der das Spielzeug besaß, während sich die Kinder der Vergleichsgruppe größtenteils für das Spiel mit dem netten Jungen entschieden, der kein Spielzeug hatte. Mit anderen Worten, die Werbespots veranlassten die Kinder, dem problematischen gegenüber dem freundlichen Spielkameraden

den Vorzug zu geben – weil sie durch Priming (so der Fachbegriff für die Beeinflussung einer Reizverarbeitung, in diesem Fall durch Werbung) zu der Meinung gelangt waren, worauf es wirklich ankommt, sei ein Haufen Plastik.

Zwei Werbespots – nur zwei – hatten ausgereicht, diese Wirkung zu erzielen. Heute empfängt jeder Mensch an einem normalen Morgen in der Regel weitaus mehr Werbebotschaften. Es gibt mehr Anderthalbjährige, die das *M* von McDonald's erkennen, als Gleichaltrige, die ihren eigenen Nachnamen nennen können.[19] Dreijährige kennen in der Regel bereits einhundert Markenlogos.[20]

Kasser vermutete, dass Werbung sehr viel dazu beiträgt, dass wir uns täglich für ein Wertesystem entscheiden, das unser Wohlbefinden beeinträchtigt. Gemeinsam mit seiner Kollegin Jean Twenge untersuchte er, welcher Prozentsatz des US-amerikanischen Volksvermögens zwischen 1976 und 2003 für Werbung ausgegeben wurde – und die beiden stellten fest: Je mehr Geld in die Werbung fließt, desto materialistischer werden Teenager.[21]

Vor einigen Jahren erklärte Nancy Shalek, Leiterin einer Werbeagentur, zufrieden: »Werbung gibt Menschen im Idealfall das Gefühl, ohne das Produkt ein Verlierer zu sein. Kinder reagieren sehr sensibel auf so etwas … Man erschließt emotionale Schwachstellen, und das ist bei Kindern sehr einfach, weil sie emotional höchst verletzlich sind.«[22]

Das klingt hart, bis man sich die Logik dahinter vor Augen führt. Wenn ich einen Werbespot sehe und er sagt mir: Johann, du bist okay, wie du bist. Du siehst gut aus. Du riechst gut. Du bist sympathisch. Leute sind gern mit dir zusammen. Du hast genug Zeugs. Mehr brauchst du nicht. Genieß das Leben … das wäre, aus Sicht der Werbeindustrie, der schlechteste Werbespot in der Geschichte der Menschheit, weil ich dann keinen Drang verspüre, einkaufen zu gehen oder mich an den Laptop zu setzen, um Geld auszugeben oder sonst etwas zu tun, das meinen schlechten Werten gerecht wird. Er würde in mir den Wunsch wecken, meine intrinsischen Ziele zu verfolgen – die mich viel weniger Geld kosten und mir sehr viel mehr Glück schenken.[23]

Werbeleute, die aus dem Nähkästchen plaudern, geben schon seit den Zwanzigerjahren zu, dass ihre Aufgabe darin besteht, bei ihren Mitmenschen das Gefühl der Unzulänglichkeit zu wecken – und dann ihr Produkt als die Lösung anzubieten für das Gefühl der Unzulänglichkeit, das sie selbst geweckt haben. Werbung ist der Wolf im Schafspelz. Sie versichert einem ständig: Ach, Schätzchen, *ich* möchte ja, dass du großartig aussiehst/riechst/drauf bist; es macht mich so traurig, dass du im Moment hässlich/übel riechend/todunglücklich bist; hier ist das Ding, das dich zu dem Menschen macht, der du, wie ich meine, wirklich sein willst. Ach, habe ich erwähnt, dass dieses Ding ein paar Euro kostet? Ich möchte nur, dass du der Mensch bist, der du zu sein verdienst. Ist das nicht ein paar Euro wert? Du bist das wert.

Diese Logik durchdringt unsere gesamte Kultur, und wir sind im Begriff, sie uns gegenseitig aufzuzwingen, auch wenn gerade keine Werbung läuft. Warum war ich als Kind verrückt nach Nike-Turnschuhen, obwohl es extrem unwahrscheinlich war, dass ich je so Basketball spielen würde wie Michael Jordan? Zum Teil lag es an der Werbung selbst, vor allem aber daran, dass die Werbung eine Gruppendynamik unter meinen Schulkameraden erzeugte. Sie schuf ein Statussymbol, und wir überwachten, wer damit angeben konnte und wer nicht. Als Erwachsene machen wir das genauso, nur mit etwas subtileren Methoden.

Dieses System, sagt Tim Kasser, erzieht uns dazu, zu denken: »Es ist nie genug. Wenn man auf Geld und Status und Besitz fokussiert ist, dann suggeriert einem die Konsumgesellschaft ständig, dass man mehr, mehr, mehr braucht. Der Kapitalismus sagt uns unentwegt: mehr, mehr, mehr. Der Chef sagt uns: Arbeite mehr, arbeite mehr, arbeite mehr. Das verinnerlicht man und denkt: Ach, ich muss mehr arbeiten, weil mein Selbstgefühl von meinem Status und meiner Leistung abhängt. Das verinnerlicht man. Es ist eine Art verinnerlichte Unterdrückung.«

Kasser glaubt, das erkläre auch, warum schlechte Werte zu einem solchen Anwachsen von Angst führen. »Man denkt ständig: Werde ich belohnt? Liebt mich dieser Mensch um meiner selbst willen oder wegen meiner Handtasche? Werde ich es schaffen, die Karriereleiter hochzuklettern?« Man ist hohl und existiert nur in der Spiegelung durch andere Menschen. »Das löst Angst aus.«

Wir alle sind dafür anfällig, meint Kasser. »So wie ich intrinsische Werte verstehe, sind sie ein elementarer Teil unseres Menschseins, aber sie sind fragil. Man kann uns leicht von ihnen ablenken ... Man braucht den Menschen nur den Konsumismus als soziales Modell zu präsentieren ... und schon bewegen sie sich in die extrinsische Richtung.«[24] Der Wunsch, sinnvolle intrinsische Werte zu finden, ist »vorhanden, er ist ein starker Teil unserer Identität, aber wir sind leicht ablenkbar«. Und wir leben in einem Wirtschaftssystem, das genau darauf abzielt, uns abzulenken.

***

Als ich mit Tim Kasser viele Stunden zusammensaß und mit ihm über diese Fragen diskutierte, fiel mir ein Ehepaar ein, das in einer hübschen Doppelhaushälfte in Edgware wohnt. Ich kenne die beiden von Kindheit an, wir stehen uns nahe, ich mag sie.

Wenn man bei ihnen durchs Fenster hineinschauen würde, glaubte man, sie hätten alles, um glücklich zu sein: einander, zwei Kinder, ein schönes Eigenheim, all die Konsumgüter, die uns angepriesen werden. Beide arbeiten wirklich hart in Berufen, die sie nicht wirklich interessieren, damit sie genug Geld verdienen, um sich die Dinge zu kaufen, die uns laut Fernsehwerbung glücklich machen: Kleider und Autos, Elektrogeräte und Statussymbole. Diese Dinge präsentieren sie den Leuten, die sie aus den sozialen Medien kennen, und sie ernten dafür viele Likes und Kommentare wie: »Oh mein Gott, da wird man echt neidisch!« Nach dem kurzen Höhenflug, den das Präsentieren all der Dinge auslöst, stellen die beiden meist fest, dass sie sich wieder unzufrieden und bedrückt fühlen. Das gibt ihnen Rätsel auf, und sie nehmen oft an, es liege daran, dass sie nicht das Richtige gekauft haben. Also arbeiten sie noch härter und kaufen noch mehr Produkte, um sie auf ihren Geräten zu präsentieren, das Hochgefühl zu erleben und dann wieder in den ursprünglichen Zustand zurückzufallen.

Die beiden in dem Haus in Edgware kommen mir depressiv vor. Sie schwanken zwischen Apathie, Wut und zwanghaftem Verhalten. Sie hatte lange Zeit ein Drogenproblem, das sie allerdings inzwischen bewältigt hat, und er zockt mindestens zwei Stunden täglich online. Sie äußern sich häufig verärgert – übereinander, über ihre Kinder, über ihre Kollegen und ganz allgemein über die Welt, etwa über alle anderen Verkehrsteilnehmer, über die sie unterwegs ständig herziehen. Sie werden von einer Angst geplagt, die sich nicht abschütteln lässt, und die wird oft auf andere projiziert – die Ehefrau überwacht obsessiv, wo sich ihr Sohn, ein Teenager, gerade aufhält, und fürchtet ständig, dass er einem Verbrechen oder einem Terroranschlag zum Opfer fallen könnte.

Dieses Ehepaar verfügt nicht über das Vokabular, zu sagen und zu verstehen, warum es ihnen so schlecht geht. Die beiden tun, was ihnen unsere Kultur durch Priming vermittelt hat, seit sie kleine Kinder waren – sie arbeiten hart und kaufen die richtigen, die teuren Sachen. Sie sind quasi der zum Leben erweckte Werbespot.

Wie die Vorschulkinder wurden sie durch Priming konditioniert, sich auf die Welt der Dinge zu stürzen, und nehmen nicht wahr, dass es auch die Möglichkeit gäbe, zwischenmenschliche Beziehungen zu ihren Mitmenschen zu pflegen.

Heute ist mir klar, dass sie nicht nur unter einem Mangel leiden, zum Beispiel fehlen ihnen eine sinnvolle Arbeit und eine echte Gemeinschaft. Sie leiden auch an der *Anwesenheit* von etwas: an einem falschen Wertesystem, das ihnen sagt, sie sollten das Glück am falschen Ort suchen und das Potenzial der zwischenmenschlichen Beziehungen, die in unmittelbarer Reichweite sind, außer Acht lassen.

***

Als Tim Kasser all diese Zusammenhänge erkannte, richtete er fortan nicht nur seine weitere wissenschaftliche Arbeit daran aus. Er begann auch, ein Leben aufzubauen, dass es ihm ermöglichte, seine Erkenntnisse praktisch umzusetzen – es war eine Art Rückkehr zu dem fröhlichen Leben am Strand, wo er als Kind so viele Entdeckungen gemacht hatte. »Man muss sich aus dieser materialistischen Umgebung zurückziehen – der Umgebung, die materialistische Werte fördert«, sagt er, weil sie die innere Zufriedenheit lähmt. Und um diesen Zustand zu erhalten, sollte man die falschen Ziele »durch Handlungen ersetzen, die intrinsische Befriedigung bringen [und] uns anregen, intrinsische Ziele zu verfolgen«.

Also ist er mit seiner Frau und seinen beiden Söhnen auf eine Farm mit drei Hektar Land in Illinois gezogen, wo sie mit einem Esel und einer Ziegenherde leben. Im Untergeschoss haben sie einen kleinen Fernseher, der aber weder eine Antenne hat noch ans Kabelfernsehen angeschlossen ist – er wird nur benutzt, um hin und wieder alte Filme anzusehen. Erst seit Kurzem haben sie (gegen seinen Protest) einen Internetanschluss, aber er wird nicht oft genutzt. Er arbeitet ebenso wie seine Frau in Teilzeit, damit »wir mehr Zeit mit unseren Kindern verbringen, im Garten sein und ehrenamtlich oder politisch arbeiten können und damit ich mehr schreiben kann – alles Dinge, die der Familie intrinsische Befriedigung geben. Wir spielen oft Brettspiele oder machen Musik. Wir reden viel miteinander.« Und sie singen zusammen. Ihr Wohnort im Westen von Illinois ist »nicht der aufregendste Ort der Welt«, meint Tim Kasser, »aber ich habe drei Hektar Land, ich bin in zwölf Minuten im Büro, unterwegs habe ich eine Ampel und drei Stoppschilder, und es ist das Leben, das wir uns von einem Gehalt [aus zwei Teilzeitstellen] leisten können.«[25]

Ich fragte ihn, ob er unter Entzugserscheinungen leidet, weil er auf die materialistische Welt verzichtet hat, in der wir beide so lange gelebt haben. »Niemals«, antwortete er spontan. »Die Leute fragen mich: ›Vermisst du das? Wünschst du dir nicht, du hättest jenes?‹ Nein, tue ich nicht, weil ich den Botschaften, die mir sagen, was ich wollen sollte, nicht mehr ausgesetzt bin … ich setze mich diesen Dingen nicht mehr aus, also: Nein, ich habe keine Entzugserscheinungen.«

Ganz besonders stolz war er, als einer seiner Söhne eines Tages nach Hause kam und erzählte: »Dad, Kinder in der Schule haben sich über meine Turnschuhe lustig gemacht.« Es waren weder Markenschuhe, noch waren sie brandneu. »Ach, und was hast du dann gesagt?«, fragte er. Sein Sohn erklärte, er habe sie angesehen und erwidert: »Warum interessiert euch das?« Kasser war verblüfft – sein Sohn hatte erkannt, dass die Werte der anderen hohl und absurd waren.

Durch das Leben ohne diese schädlichen Werte hat Kasser ein Geheimnis entdeckt. So zu leben macht mehr Freude als die Jagd nach materiellen Dingen. »Es macht mehr Spaß, mit den Kindern zu spielen«, erklärte er mir. »Es macht mehr Spaß, intrinsisch motivierte Sachen zu machen, als zur Arbeit zu gehen und etwas zu tun, das man nicht unbedingt tun will. Es macht mehr Spaß zu merken, dass einen die anderen so mögen, wie man ist – und nicht, weil sie einen tollen Diamantring geschenkt bekommen haben.«

»Ich glaube wirklich, die meisten Leute wissen, dass intrinsische Werte ihnen ein gutes Leben ermöglichen würden«, sagt er. Wenn man Umfragen macht und von den Teilnehmern wissen will, was im Leben am wichtigsten ist, dann rangieren fast immer persönliche Entwicklung und menschliche Beziehungen auf den beiden vordersten Plätzen. »Aber ich glaube, Menschen sind teilweise deshalb depressiv, weil unsere Gesellschaft nicht darauf eingerichtet ist, ihnen dabei zu helfen, ihren Lebensstil, ihre Arbeit, ihre Teilnahme am Wirtschaftsleben, ihr Zusammenleben in ihrem Viertel« so zu gestalten, dass ihre intrinsischen Werte gefördert werden. Die Veränderungen, die Kasser als Kind in Florida beobachten konnte – als an den Stränden Einkaufszentren hochgezogen wurden und die Aufmerksamkeit der Anwohner auf sich lenkten –, sind ein Spiegel unserer gesamten Kultur.

Er erklärte mir, dass Menschen diese Einsichten bis zu einem gewissen Grad ohne äußere Hilfe auf ihr Leben anwenden können. »Als Erstes sollte man sich fragen: Gestalte ich mein Leben so, dass ich eine Chance habe, meine intrinsischen Werte zu verwirklichen? Bin ich mit den richtigen Freunden zusammen, die mir das Gefühl geben, gemocht zu werden, im Gegensatz zu solchen, die mir das Gefühl vermitteln, sie mögen mich nur, weil ich einen gewissen Status erreicht habe. Das sind manchmal schwere Entscheidungen.« Aber oft, sagt er, stößt man in unserer Kultur an eine Grenze. Man kann etwas verbessern, aber häufig sind »die Lösungen für die Probleme, die mich interessieren, nicht leicht zu finden, sei es auf der individuellen, persönlichen Ebene oder in der Praxis eines Therapeuten oder durch eine Pille«. Sie erfordern mehr – was, würde ich später erforschen.

***

Im Ansatz sind auch deutsche Forscher, die mit Depressiven arbeiten, zu ähnlichen Einsichten gelangt. So erklärte mir der Psychiater Tom Bschor, er denke manchmal, für viele Menschen »ist Depression die Krankheit der modernen kapitalistischen Gesellschaft«, in der einem beigebracht wird, dass »dein Erfolg in der Arbeit am wichtigsten ist«.

***

Bei meinen Gesprächen mit Tim Kasser löste sich für mich ein Rätsel. In Philadelphia hatte ich nicht verstanden, warum Joe seinen verhassten Job in dem Farbengeschäft nicht kündigte, um nach Florida zu gehen und Angelführer zu werden, wo er doch wusste, dass ihn das Leben im Sunshine State so viel glücklicher machen würde. Mir schien das wie eine Metapher dafür, warum so viele von uns in Situationen ausharren, die uns bekanntermaßen unglücklich machen.

Ich glaube mittlerweile zu verstehen, warum das so ist. Joe wird unaufhörlich mit Botschaften bombardiert, dass er auf keinen Fall das tun soll, was ihn, wie sein Herz ihm sagt, ruhig und zufrieden machen würde. Die gesamte Logik unserer Kultur sagt ihm, er soll in der konsumistischen Tretmühle bleiben, einkaufen gehen, wenn er sich elend fühlt, und schlechten Werten hinterherjagen. Diese Botschaften wirken seit dem Tag seiner Geburt auf ihn ein. Es wurde ihm beigebracht, seinen besten Instinkten zu misstrauen.

Als ich ihm nachrief »Geh nach Florida!«, traf mein Ruf auf einen Hurrikan an Botschaften und ein ganzes Wertesystem, das genau das Gegenteil verlangt.

Kapitel 9

Ursache vier: Abgeschnitten vom Kindheitstrauma

Als die Frauen zum ersten Mal in Dr. Vincent Felittis Sprechzimmer kamen, passten einige von ihnen kaum durch die Tür. Die Patientinnen waren nicht nur leicht übergewichtig, sondern aßen so viel, dass sie Diabetikerinnen geworden waren und ihre inneren Organe zu zerstören drohten. Offenbar konnten sie sich nicht zügeln. Dass man sie hierher, in Felittis Klinik, überwiesen hatte, war ihre letzte Chance.[1]

Es war Mitte der Achtzigerjahre, und der gemeinnützige medizinische Dienstleister Kaiser Permanente im kalifornischen San Diego hatte Felitti beauftragt, sich intensiv mit dem am schnellsten wachsenden Kostentreiber zu befassen: der Fettleibigkeit. Nichts, was bisher unternommen worden war, hatte Wirkung gezeigt, weshalb man ihm jetzt völlig freie Hand ließ. Er sollte noch einmal ganz von vorne anfangen, um herauszufinden, was sich tun ließe. Und so lud Felitti Betroffene zu sich in die Klinik. Was er bei seiner Arbeit mit ihnen entdeckte, führte letztlich jedoch zu einem großen Durchbruch auf einem völlig anderen Gebiet, nämlich in unserem Verständnis von Depressionen und Ängsten.

***

Als Felitti sämtliche Hypothesen beiseitegetan hatte, die sich um Adipositas rankten, erfuhr er von einem neuen Diätplan, der auf einem fast unverschämt simplen Gedanken beruhte: Was, wenn diese schwer übergewichtigen Menschen einfach aufhören würden zu essen, um bis zum Erreichen ihres Normalgewichts von den Fettspeichern zu leben, die sich in ihrem Körper angesammelt hatten? Was würde passieren?

Zufälligerweise war von einem derartigen Experiment gerade kürzlich in den Nachrichten berichtet worden. Allerdings hatte es fast dreizehntausend Kilometer entfernt und vor einem etwas sonderbaren Hintergrund stattgefunden. In Nordirland galten Häftlinge, die sich an Gewaltaktionen der IRA gegen die Briten beteiligt hatten, jahrelang als politische Gefangene. Das heißt, sie wurden anders behandelt als zum Beispiel Bankräuber. Sie durften ihre eigene Kleidung tragen und mussten auch nicht dieselben Arbeiten verrichten wie die übrigen Gefängnisinsassen.

Dann aber beschloss die britische Regierung, diese Unterscheidung abzuschaffen – und zwar mit der Begründung, diese Gefangenen seien einfach normale Kriminelle und sollten das auch spüren. Daraufhin traten die betroffenen Häftlinge in Hungerstreik, an dem allmählich immer mehr von ihnen starben.[2]

Die Erfinder dieser neuartigen Diät, die wissen wollten, was letztlich die konkrete Todesursache der nordirischen Kämpfer war, sahen sich die medizinischen Befunde der Verstorbenen an und prüften die verschiedenen Symptome, die durch die Verweigerung der Nahrungsaufnahme entstanden waren. Dabei stellten sie fest, dass es als Erstes zu einem Kalium- und Magnesiummangel kam, der zu einer Störung des Herzschlags führt. Gut, man brauchte den Leuten also nur Kalium und Magnesium zuzuführen, um das zu verhindern, meinten die Erfinder der Radikaldiät. Bei ausreichenden Fettspeichern würden sie ein paar Monate länger leben – bis sie an Proteinmangel starben.

Okay, also müsste man ihnen den entsprechenden Ersatz verabreichen, wodurch sich ihr Leben, ein entsprechender Fettvorrat vorausgesetzt, um ein Jahr verlängern würde. Dann aber würden sich der Vitamin-C-Mangel – Skorbut – oder andere Mangelzustände bemerkbar machen. Doch auch diese Stoffe könnte man ersetzen. Es sah also ganz so aus, als könnte man die Diät, wie Felitti in der medizinischen Literatur bestätigt fand, ohne Schäden überleben und dabei etwa hundertdreißig Kilogramm im Jahr verlieren.[3] Danach könnte man wieder anfangen zu essen, und zwar auf gesunde Art.

All das deutete darauf hin, dass theoretisch selbst ein äußerst fettleibiger Mensch in überschaubarer Zeit ein Normalgewicht erreichen konnte. Die Patientinnen, die zu Felitti kamen, hatten schon vieles durchgemacht, hatten erfolglos alle Modediäten ausprobiert, waren bloßgestellt und bedrängt worden. Nichts hatte etwas bewirkt. Sie waren zu allem bereit. Also nahmen sie nun – unter sorgfältiger Beobachtung und mit zahllosen Kontrolluntersuchungen – an Felittis Studie teil. Und im Lauf der Monate zeigte sich, dass es funktionierte. Die Probandinnen nahmen ab. Sie wurden auch nicht krank – im Gegenteil, sie wurden gesünder. Nachdem sie durch ständiges Essen zu Behinderten geworden waren, wurden sie nun Zeuge, wie sich ihr Körper nach und nach verwandelte.

Freunde und Verwandte spendeten ihnen Beifall. Bekannte waren verblüfft. Felitti glaubte, die Lösung für extremes Übergewicht gefunden zu haben. »Ich dachte, mein Gott, wir haben das Problem endlich im Griff«, sagte er.

Doch dann geschah etwas, womit er nie gerechnet hätte.

***

In dem Projekt gab es einige Stars: Probanden, die in bemerkenswert kurzer Zeit bemerkenswert stark abgenommen hatten. Das medizinische Team sowie alle ihre Freunde gingen davon aus, dass sie sich darüber freuten, wieder gesund zu sein. Aber das war nicht der Fall.

Diejenigen, die am meisten Gewicht verloren hatten, wurden häufig von einer brutalen Depression, von Panik oder Wut überfallen. Manche zeigten sogar Suizidtendenzen.[4] Sie hatten das Gefühl, ohne ihre dicken Fettpolster das Leben nicht mehr meistern zu können und unglaublich verwundbar zu sein.[5] Häufig nahmen sie Reißaus, schlangen Fastfood in sich hinein und legten sehr schnell wieder an Gewicht zu.

Felitti war ratlos. Sie flohen aus einem gesunden Körper, den sie, wie sie mittlerweile wussten, haben konnten, in einen ungesunden, der sie umbringen würde. Warum? Es war nicht Felittis Art, sich als arroganter, moralisierender Arzt über seine Patientinnen zu stellen, mit dem Finger zu drohen und ihnen vorzuwerfen, sie würden ihr Leben aufs Spiel setzen. Er hatte den aufrichtigen Wunsch, ihnen dabei zu helfen, sich selbst zu retten. Deshalb packte ihn die Verzweiflung. Dann aber tat er etwas, was noch kein Wissenschaftler mit adipösen Menschen jemals gemacht hatte. Er gab ihnen keine Anweisungen mehr – er hörte ihnen zu. Er holte die Probandinnen, die in Panik geraten waren, als sie Pfund um Pfund verloren, zu sich und fragte sie: »Was ist passiert, als Sie abgenommen haben? Was haben Sie dabei empfunden?«

Unter den Teilnehmern des Programms befand sich eine achtundzwanzigjährige Frau, die ich hier Susan nenne, um der ärztlichen Schweigepflicht zu genügen. Unter Felittis Aufsicht war Susan in einundfünfzig Wochen von über hundertfünfundachtzig Kilogramm auf weniger als sechzig Kilogramm heruntergekommen, und es sah aus, als habe er ihr damit das Leben gerettet. Doch dann legte sie – ganz plötzlich und ohne ersichtlichen Grund – in einem Zeitraum von drei Wochen mehr als sechzehn Kilogramm zu. Und es dauerte nicht lange, bis sie wieder über hundertachtzig Kilogramm wog. Nun fragte Felitti sie vorsichtig, was sich verändert habe, als sie an Gewicht verlor. Es war für beide ein Rätsel. Sie unterhielten sich lange, und schließlich sagte Susan, es gebe da etwas. Als sie noch dick gewesen sei, habe ihr nie ein Mann Avancen gemacht, doch als sie auf ein gesundes Gewicht gekommen sei, habe sich ihr ein Kollege genähert, von dem sie zufällig wusste, dass er verheiratet war. Sie habe die Flucht ergriffen und umgehend angefangen, zwanghaft zu essen, ohne sich bremsen zu können.

An diesem Punkt kam Felitti auf die Idee, eine Frage zu stellen, die er seinen Patientinnen bisher noch nicht gestellt hatte. Wann haben Sie begonnen zuzunehmen? War es (sagen wir) mit dreizehn oder als Sie aufs College kamen – warum gerade da und nicht ein Jahr vorher oder ein Jahr später?

Susan dachte nach. Es habe mit elf angefangen, sagte sie dann. »Und ist in Ihrem Leben zu dieser Zeit noch etwas anderes passiert?«, fragte Felitti. »Hm«, erwiderte Susan, »damals ging es los, dass mich mein Großvater missbrauchte.«

Daraufhin stellte Felitti all seinen Patientinnen diese drei einfachen Fragen: Wie ging es Ihnen, als Sie Gewicht verloren? Zu welcher Zeit haben Sie begonnen zuzunehmen? Was ist damals sonst noch passiert? Im Lauf der Gespräche mit hundertdreiundachtzig Teilnehmern bildete sich ein Muster heraus. Eine Frau hatte plötzlich drastisch zugenommen, als sie dreiundzwanzig war. Was war damals passiert? Sie wurde vergewaltigt. Sie blickte zu Boden und sagte leise: »Übergewicht heißt, nicht wahrgenommen zu werden, und das brauche ich.«[6]

»Ich konnte es nicht fassen«, sagte Felitti, als ich ihm in San Diego gegenübersaß. »Jede zweite Probandin, die ich befragte, räumte ein derartiges Erlebnis ein. Aber ich dachte weiterhin: Das kann einfach nicht sein. Man würde es doch wissen, wenn es stimmte. Irgendjemand hätte es mir erzählt. Ist dafür nicht auch die medizinische Fakultät zuständig?« Nachdem er fünf Kollegen hinzugezogen hatte, um weitere Gespräche zu führen, wussten sie, dass etwa fünfundfünfzig Prozent der Teilnehmer seiner Studie sexuell missbraucht worden waren – ein viel höherer Anteil als in der allgemeinen Bevölkerung. Und noch größer war der Prozentsatz derer, die eine schwer traumatische Kindheit gehabt hatten, darunter die meisten der Männer.

Viele der Frauen hatten sich ihr Übergewicht aus einem unbewussten Grund zugelegt: um sich vor der Aufmerksamkeit der Männer zu schützen, die sie, wie sie glaubten, verletzen würden. Dickleibige Frauen werden in der Regel kaum von Männern beachtet. Als sich Felitti wieder einmal eine zermürbende Geschichte von sexuellem Missbrauch anhörte, wurde ihm plötzlich etwas klar. »Was wir als das Problem angesehen hatten – die schwere Fettleibigkeit –, war in Wirklichkeit sehr häufig die Lösung von Problemen, von denen wir Übrigen nichts wussten.«

Damit stand Felitti vor der Frage, ob die Programme zur Bekämpfung der Adipositas – nicht zuletzt auch sein eigenes – ins Leere liefen, da sie (zum Beispiel) als wichtigen Bestandteil Ernährungsempfehlungen enthielten.[7] Fettleibige Menschen brauchten keine Ratschläge, was sie essen sollten, das wussten sie besser als er. Sie brauchten vielmehr jemanden, der begriff, warum sie so viel aßen. Nachdem er mit einer Probandin gesprochen hatte, die vergewaltigt worden war, erkannte er »mit ungemeiner Klarheit, dass es grotesk wäre, diese Frau zu einem Diätspezialisten zu schicken, um sich von ihm Ernährungstipps geben zu lassen«.

Felitti begriff, dass er diesen Menschen nichts beibringen, sondern vielmehr von ihnen erfahren konnte, was wirklich vor sich ging. Deshalb teilte er seine Patienten in Gruppen von etwa fünfzehn Personen ein und fragte sie: »Warum, glauben Sie, werden Menschen dick? Nicht wie. Das liegt ja auf der Hand. Ich meine, warum … Was bringt es ihnen?« Auf diese Weise zum ersten Mal ermutigt, darüber nachzudenken, begannen sie zu erzählen. Die Antworten erstreckten sich auf drei Bereiche. Erstens war die Esssucht ein Schutz vor der Sexualität: Dass sich die Männer nicht für sie interessierten, gab Frauen das Gefühl der Sicherheit. Zweitens war sie ein körperlicher

Schutz. An dem Programm nahmen auch zwei Gefängniswärter teil, die fünfundvierzig beziehungsweise achtundsechzig Kilogramm abnahmen, sich dann jedoch plötzlich unter den Inhaftierten angreifbarer fühlten – sie konnten leichter zusammengeschlagen werden. Um ohne Angst durch diese Zellengänge patrouillieren zu können, erklärten sie mir, müssten sie das Format eines Kühlschranks haben.

Die dritte Art von Antworten betraf die Erwartungen anderer an sie, die sich automatisch verringerten. »Wenn man mit hundertachtzig Kilogramm Gewicht zu einem Bewerbungsgespräch geht, glauben die Leute, dass man beschränkt ist und faul«, erklärte mir Felitti. Menschen, die einmal furchtbar verletzt wurden – und sexueller Missbrauch ist nicht die einzige Art, in der das passieren kann –, wünschen sich oft, sich zurückziehen zu können. Sich ein massives Gewicht zuzulegen ist – so paradox es erscheinen mag – eine Möglichkeit, sich für einen Großteil der Menschheit unsichtbar zu machen.

»Das offensichtlichste Anzeichen dafür, dass ein Haus brennt, ist der Rauch, der herausquillt«, meinte Felitti. Deshalb denkt vielleicht manch einer, der Rauch sei das Problem – und wenn man den beseitige, sei auch das Problem gelöst. Aber »Gott sei Dank wissen die Feuerwehrleute, dass man gerade das angehen muss, was man nicht sieht – die Flammen im Inneren des Hauses, nicht den Rauch, der herausquillt. Sonst könnte man den Brand mit einem riesigen Gebläse bekämpfen, das den Rauch wegfegt. [Doch das würde nur] dazu führen, dass das Haus umso schneller niederbrennt.«

Adipositas war also nicht das Feuer, sondern der Rauch.

***

Einmal besuchte Felitti einen Kongress zum Thema Adipositas, um dort seine Ergebnisse zu präsentieren. Nach seinem Vortrag stand ein Arzt aus dem Publikum auf und erklärte:

»Leute, die mit diesen Dingen vertrauter sind, haben festgestellt, dass diese Behauptungen der Patienten« – bezogen auf den sexuellen Missbrauch – »im Grunde Hirngespinste sind, die als Deckmäntelchen für ihr verfehltes Leben dienen.« Wie sich herausstellte, war vielen Ärzten bereits aufgefallen, dass eine unverhältnismäßige Zahl ihrer fettleibigen Patienten von Missbrauch berichtete, was jedoch mehrheitlich als Ausrede betrachtet wurde.

Felitti war entsetzt. In Gesprächen mit Angehörigen und polizeilichen Ermittlern waren derartige Behauptungen vieler seiner Patientinnen bestätigt worden. Aber er hatte noch keine tragfähigen wissenschaftlichen Belege, um seine Kollegen widerlegen zu können. Seine Rückschlüsse aus den Unterhaltungen mit einzelnen Patienten und das in den Gruppen seines Projekts gesammelte Zahlenmaterial waren kein Beweis. Er brauchte einwandfreie wissenschaftliche Daten. Daher tat er sich mit dem Wissenschaftler Robert Anda zusammen, der sich seit Jahren mit der Frage beschäftigte, warum Menschen selbstzerstörerische Dinge tun, zum Beispiel rauchen. Mit finanzieller Hilfe der Centers for Disease Control and Prevention (CDC) – einer großen amerikanischen Behörde, die unter anderem medizinische Forschungsprojekte fördert – entwickelten sie eine Methode, um ihre Erkenntnisse zu überprüfen und zu sehen, ob sie über den kleinen Querschnitt an Probanden in Felittis Programm hinaus zutrafen.

Ihre Untersuchung mit dem Namen Adverse Childhood Experiences (ACE) Study war eigentlich ganz einfach. Sie bestand aus einem Fragebogen, in dem zehn verschiedene Kategorien traumatischer Ereignisse aufgeführt wurden, die einem in der Kindheit widerfahren können – von sexueller Gewalt über den emotionalen Missbrauch bis hin zur Vernachlässigung. Hinzu kam ein detaillierter medizinischer Fragebogen, in dem die verschiedensten möglichen negativen Entwicklungen im Leben der Patienten aufgelistet waren, wie Fettleibigkeit oder Sucht. Fast wie in einer Eingebung fügten die beiden Wissenschaftler dann noch die Frage hinzu: Leiden Sie unter Depressionen?

Die Fragebögen wurden siebzehntausend Patienten vorgelegt, die – aus den verschiedensten Gründen – medizinische Hilfe bei Kaiser Permanente in San Diego in Anspruch nahmen.[8] Sie waren ein wenig wohlhabender und älter als der allgemeine Bevölkerungsdurchschnitt, ansonsten aber ziemlich repräsentativ für die Stadt.

Als die Ergebnisse eintrafen, prüften die beiden Forscher zunächst, ob es Korrelationen gab. Es zeigte sich, dass sich mit traumatischen Kindheitserfahrungen jeglicher Art die Wahrscheinlichkeit enorm erhöhte, als Erwachsener depressiv zu werden. Wenn jemand als Kind traumatische Ereignisse aus sechs Kategorien erlebt hatte, bestand eine fünfmal höhere Wahrscheinlichkeit, als Erwachsener depressiv zu werden, als bei Menschen ohne solche Erfahrungen.[9] Bei traumatischen Kindheitserfahrungen aus sieben Kategorien ist die Suizidgefahr für den Erwachsenen um dreitausendeinhundert Prozent erhöht.[10]

»Als wir diese Zahlen erhielten, konnte ich es nicht glauben«, sagte Anda. »Ich blickte darauf und fragte: Wirklich? Das kann doch nicht wahr sein.« In der medizinischen Forschung sind solche Ergebnisse eher selten.[11] Interessanterweise waren sie nicht nur auf einen Beweis für eine Korrelation gestoßen – nämlich, dass beides zum selben Zeitpunkt auftritt. Offenbar hatten sie auch herausgefunden, dass derartige traumatische Erfahrungen zu den Erkrankungen beitragen. Woher wir das wissen? Je schwerer das Trauma, desto größer das Risiko von Depressionen, Ängsten oder Suizid. Der wissenschaftliche Terminus dafür lautet *Dosis-Wirkungs-Beziehung*. Je mehr Zigaretten man raucht, desto größer die Gefahr, an Lungenkrebs zu erkranken – das ist einer der Gründe, warum wir wissen, dass Rauchen Krebs verursacht. Genauso steigt das Risiko, Depressionen zu entwickeln, je mehr man in der Kindheit traumatisiert wurde.

Auffällig ist, dass emotionaler Missbrauch mit größerer Wahrscheinlichkeit zu Depressionen führt als jedes andere Trauma – selbst im Vergleich zu sexuellem Missbrauch.[12] Eine grausame Behandlung durch die Eltern war unter allen Kategorien der sicherste Garant für Depressionen.

Als Felitti und Anda ihre Ergebnisse anderen Wissenschaftlern vorlegten – darunter den CDC, die sich an der Finanzierung des Forschungsprojekts beteiligt hatten –, reagierten diese ebenso fassungslos. »Die Studie schockierte die Leute«, sagte Anda zu mir. »Sie wollten es nicht glauben. Auch Mitarbeiter von CDC hatten Zweifel. Es gab dort Widerstand, als ich die Daten weitergab, aber auch die medizinischen Zeitschriften reagierten [anfangs] ungläubig. Sie fanden es einfach zu erstaunlich. Schließlich bedeutete es, dass man die eigene Sicht auf die Kindheit infrage stellen musste … Überhaupt stellte es mit einem Schlag so vieles infrage.« In den darauffolgenden Jahren wurde die Studie mehrfach wiederholt – stets mit denselben Ergebnissen.[13] »Aber was die Folgerungen daraus betrifft, stehen wir noch ganz am Anfang«, meinte Felitti.

***

Als Felitti all diese Dinge überdachte, kam er zu dem Schluss, dass wir bei Depressionen denselben Fehler begehen wie er anfangs bei der Adipositas. Wir sehen nicht, dass sie das Symptom von etwas Tieferliegendem ist, dem wir uns zuwenden müssen. Er war überzeugt, dass in vielen von uns ein Feuer brennt, wir jedoch unsere Aufmerksamkeit auf den Rauch richten, der daraus aufsteigt.[14]

Viele Wissenschaftler und Psychologen sahen in Depressionen eine nicht weiter erklärbare Störung im Gehirn oder in den Genen, doch Felitti hörte auch von der Theorie eines Internisten an der Stanford University namens Allen Barbour, Depressionen seien keine Krankheit, sondern eine normale Reaktion auf widrige Lebenserfahrungen.[15] »Ich halte das für einen sehr wichtigen Gedanken«, sagte Felitti. »Er führt über die begrenzte Vorstellung hinaus, dass Depressionen durch eine Störung im Serotonin- oder im Dopaminhaushalt oder was auch immer verursacht werden.« Es sei schon richtig, dass etwas im Gehirn passiert, wenn man depressiv ist, aber das »ist keine kausale Erklärung«; es sei »ein notwendiger intermediärer Mechanismus«.

Viele wollen das nicht sehen, weil es, zumindest auf den ersten Blick, »bequemer ist«, wie Felitti sich ausdrückte, zu glauben, all das geschehe einfach aufgrund von Veränderungen im Gehirn. »An die Stelle eines Erfahrungsprozesses wird ein mechanischer Prozess gesetzt.« Das macht aus dem Schmerz eine Täuschung, die mit Medikamenten aus dem Gehirn verbannt werden kann. Diese aber lösen das Problem ebenso wenig, wie man das Problem adipöser Patienten beseitigt, indem man sie dazu bringt, mit dem Essen aufzuhören. »Medikamente haben ihren Stellenwert«, sagte Felitti. »Aber sind sie das Nonplusultra? Nein. Wird den Menschen damit manchmal etwas vorgemacht? Ganz bestimmt.«

In seinem Projekt seien sie gemeinsam zu dem Schluss gekommen, dass sie, um ihren übergewichtigen Patienten zu helfen, sich mit den Problemen befassen mussten, die die Essstörung ursprünglich ausgelöst hatten. Er stellte Selbsthilfegruppen zusammen, in denen die Patienten über die wahren Gründe diskutieren und von ihren Erlebnissen berichten konnten. Dies hatte zur Folge, dass weitaus mehr Teilnehmer das Fasten durchhielten und ein gesundes Gewicht wahren konnten.[16] Daraufhin begann er, seine Methode auch auf Depressionen auszudehnen – mit verblüffenden Ergebnissen, wie ich später noch ausführen werde.

***

Mehr als jeder andere, mit dem ich über die verborgenen Ursachen von Depressionen sprach, machte mich Felitti wütend. Irgendetwas in meinem Inneren lehnte sich gegen das auf, was er gesagt hatte. Ich ging ich an den Strand von San Diego und suchte verzweifelt nach Gründen, seine Ansichten ablehnen zu können.[17] Dann aber fragte ich mich: Warum macht dich das so sauer? Es schien mir seltsam, und ich konnte es nicht recht verstehen. Doch als ich dann später mit Menschen, denen ich vertraue, darüber sprach, begriff ich allmählich.

Wer glaubt, dass seine Depressionen ausschließlich einer Fehlfunktion seines Gehirns geschuldet sind, muss nicht über sein Leben oder die Dinge, die ihm angetan wurden, nachdenken. Die Ansicht, es sei alles eine Frage der Biologie, schützt ihn in gewisser Weise für eine Weile. Macht er sich hingegen jene andere Erzählung zu eigen, muss er sich mit diesen Dingen befassen. Und das tut weh.

Ich fragte Felitti, warum eine traumatische Kindheit seiner Meinung nach bei den Erwachsenen so oft Depressionen und Ängste nach sich ziehe. Er erwiderte, das könne er nicht beantworten. Er ist ein guter Wissenschaftler und wollte keine Spekulationen anstellen. Ich hingegen habe meine Vermutungen, obwohl sie über das hinausgehen, was ich wissenschaftlich beweisen kann.

Wenn ein Kind etwas wirklich Traumatisches erlebt, denkt es fast immer, es sei selbst schuld daran. Dafür gibt es einen alles andere als irrationalen Grund; wie die Fettleibigkeit ist es vielmehr die Lösung für ein Problem, das kaum jemand wahrnimmt. In meiner Kindheit war meine Mutter sehr oft krank und mein Vater meist unterwegs, in der Regel im Ausland. In dieser chaotischen Situation erfuhr ich gelegentlich extreme Gewalt durch einen Erwachsenen in meinem Leben. Beispielsweise wurde ich einmal mit einem Elektrokabel stranguliert.

Mit sechzehn ging ich von zu Hause fort und zog in eine andere Stadt, weg von allen Erwachsenen, die ich kannte. Wie viele Menschen, die in der prägenden Lebensphase Dinge wie ich erlebt haben, setzte ich mich dort gefährlichen Situationen aus, in denen erneut mit mir umgegangen wurde, wie man es nicht hätte tun dürfen.

Wenn ich über all das schreibe und davon berichte, kommt es mir selbst heute noch – als siebenunddreißigjähriger Erwachsener – wie ein Verrat an dem Erwachsenen vor, der diese Akte der Gewalt an mir verübte. Mit demselben Gefühl denke ich an die anderen Erwachsenen, die Dinge taten, die sie nicht hätten tun dürfen.

Ich weiß, dass meine Leser nicht in Erfahrung bringen können, wer die Menschen waren, von denen ich hier spreche. Aber wäre ich Zeuge, wie ein Erwachsener ein Kind mit einem Elektrokabel stranguliert, würde es mir nicht im Entferntesten in den Sinn kommen, das Kind dafür verantwortlich zu machen, und ich würde jede entsprechende Behauptung als schwachsinnig abtun. Rational ist mir klar, wo in einer solchen Situation der eigentliche Verrat liegt. Aber das ändert nichts an meinem Gefühl. Es ist immer noch da, und es hätte mich beinahe davon abgehalten, es auch zu schreiben.

Warum werden so viele Menschen, die in der Kindheit Gewalt erfahren haben, von denselben Gefühlen geplagt wie ich? Warum führt es viele von ihnen zu einem selbstzerstörerischen Verhalten wie zwanghaftem Essen, starker Sucht oder Suizid? Ich habe lange darüber nachgedacht. Als Kind hat man nicht die Macht, das eigene Umfeld zu verändern. Man kann nicht von zu Hause ausziehen oder den, der einen misshandelt, zwingen, damit aufzuhören. Also hat man nur zwei Möglichkeiten: Entweder gesteht man sich ein, dass man machtlos ist – dass man in jedem Augenblick furchtbar verletzt werden und nichts dagegen tun kann. Oder man sagt sich, man sei selbst schuld daran. Damit gewinnt man tatsächlich eine gewisse Macht – zumindest meint man das. Wenn es die eigene Schuld ist, kann man etwas tun, was die Situation womöglich verändert. Man ist keine Kugel mehr, die im Flipper umhergeschleudert wird. Nun ist man selbst derjenige, der die Maschine bedient. Man hat die gefährlichen Hebel selbst in der Hand. Sich die Schuld für die Traumatisierungen in der Kindheit zu geben schützt einen davor, anschauen zu müssen, wie verwundbar man war und ist, so, wie die Adipositas die Frauen vor den Männern schützte, die sie eventuell hätten vergewaltigen können. Auf diese Weise kann man zu dem werden, der Macht ausübt. Es ist die eigene Schuld, und deshalb hat man die Situation unter Kontrolle.

Doch das hat seinen Preis. Wenn man selbst dafür verantwortlich ist, dass man verletzt wird, muss man irgendwann glauben, man habe es verdient. Jemand, der meint, er habe es verdient, als Kind verletzt zu werden, wird als Erwachsener keine großen Erwartungen mehr haben.

Aber so kann man nicht leben. Das, was einen zu einem früheren Zeitpunkt hat überleben lassen, erweist sich später als Hindernis.

***

Ihnen wird nicht entgangen sein, dass sich die hier geschilderte Ursache für Depressionen und Ängste ein wenig von den Ursachen unterscheidet, die ich bislang beschrieben habe, und sie unterscheidet sich auch von denen, die ich im Folgenden darlegen werde.

Die meisten, die sich mit den wissenschaftlichen Erkenntnissen befasst haben, stimmen darin überein, dass sich die Ursachen für Depressionen und Ängste in drei Kategorien einordnen lassen: in biologische, psychische und soziale. Die bisher geschilderten Ursachen – auf die ich in Kürze zurückkommen werde – liegen im Umfeld des Betroffenen; auf die biologischen Gründe werde ich demnächst noch eingehen.

Aber das Kindheitstrauma gehört in eine andere Kategorie. Es handelt sich um eine psychische Ursache. Ich hoffe, dass meine Schilderung den Blick auch auf die vielen anderen psychischen Ursachen der Depression lenkt, die zu spezifisch sind, um ihnen an dieser Stelle ausführlich nachzugehen. Es gibt unendlich viele Möglichkeiten, in welcher Weise die menschliche Seele Schaden erleiden kann. Ich kenne jemanden, der von seiner Frau jahrelang mit seinem besten Freund betrogen wurde und der eine schwere Depression bekam, als er es entdeckte. Ich kenne jemanden, der einen Terrorangriff überlebt hat und zehn Jahre lang ständig unter Angst litt. Ich kenne eine Frau, deren Mutter kompetent und niemals grausam zu ihr war, die aber ständig negativ dachte und ihr beibrachte, von anderen Menschen stets das Schlechteste zu denken und sie auf Distanz zu halten. All diese Erfahrungen lassen sich nicht sauber kategorisieren – es wäre unsinnig, Grenzlinien zwischen »Ehebruch«, »Terrorangriffen« oder »Kühlschrankeltern« als Ursachen von Depressionen und Ängsten zu ziehen.

Doch eins ist klar: Psychische Schädigungen müssen nicht unbedingt so extrem sein wie die durch Gewalterfahrungen in der Kindheit, um einen Menschen schwer zu beeinträchtigen. Wenn ein Mann von seiner Frau betrogen wird, dazu noch mit seinem besten Freund, kann man nicht von einer Störung im Gehirn sprechen. Aber es kann dennoch zu tiefer seelischer Not führen – und zu Depression und Angst. Wann immer Ihnen jemand etwas über Ihre Probleme erzählt, ohne auf Ihre Psyche einzugehen, nehmen Sie es nicht ernst.

***

Robert Anda – einer der Pioniere auf diesem Gebiet – erzählte mir, die Ergebnisse der Studie hätten ihn gezwungen, seine

Auffassung von Depressionen und anderen Störungen auf den Kopf zu stellen.

»Es ist an der Zeit, dass wir angesichts von Menschen mit dieser Art von Problemen aufhören zu fragen, was mit ihnen nicht stimmt«, sagte er, »und endlich fragen, was ihnen im Leben widerfahren ist.«

Kapitel 10

Ursache fünf: Abgeschnitten von gesellschaftlicher Stellung und Ansehen

Die Gefühle, die jemanden bei Depressionen und akuter Angst packen, lassen sich nur schwer beschreiben – sie sind derart vielschichtig, dass uns dafür die Worte fehlen. Es gibt jedoch einige Klischees, auf die wir immer wieder zurückgreifen. Oft heißt es beispielsweise, man fühle sich »niedergeschlagen«. Das klingt zwar wie eine Metapher, ist meiner Ansicht nach aber keine. Wenn ich depressiv bin, kommt es mir schon fast so vor, als würde ich von einer Kraft nach unten gedrückt werden. Ich möchte den Kopf hängen lassen, mein Körper sinkt in sich zusammen. Andere, die Erfahrungen mit Depressionen haben, berichteten mir Ähnliches. In diesem Zusammenhang fiel einem Wissenschaftler vor vielen Jahren etwas auf – und das führte ihn zu einer Entdeckung.[1]

***

Ende der Sechzigerjahre stand der elfjährige Robert Sapolsky im American Museum of Natural History in New York vor einem Glaskasten und betrachtete den mächtigen ausgestopften Gorilla-Silberrücken, der darin ausgestellt war.[2] Danach lag er seiner Mutter ewig in den Ohren, das Museum erneut mit ihm zu besuchen. Das Tier faszinierte ihn, es hatte ihn in seinen Bann gezogen, obwohl er nicht sagen konnte, warum. Als kleines Kind war er in einem Traum ein Zebra gewesen, das durch die Savannen Afrikas streifte, in einem anderen ein Insekt, doch nun sehnte er sich nach einer Gruppe von Primaten, die die seine war. Die Vitrinen, die er vor sich sah, erschienen ihm wie ein Refugium – wie der Ort, an den er eigentlich gehörte.

Gerade einmal zehn Jahre später hatte Sapolsky es geschafft.[3] Er befand sich allein in der Savanne und versuchte, sich das Verhalten eines Pavians anzueignen. Paviane leben in Horden von fünfzig bis hundertfünfzig Tieren auf den weiten Grasebenen Kenias. Er lauschte ihren Rufen, mit denen sie sich über größere Distanzen hinweg verständigten, und übte sich stundenlang darin, sie nachzuahmen.

Immer wieder wurde ihm währenddessen bewusst, dass Paviane in der evolutionären Ordnung unsere Vettern sind. Eines Tages »kletterte ein Weibchen mit einem Baby in einem Baum herum. Sie hatte zum ersten Mal Nachwuchs, war noch nicht besonders erfahren und ließ ihren Sprössling tatsächlich fallen«, berichtet Sapolsky. Alle fünf Pavianweibchen, die es gesehen hatten, hielten die Luft an. Genau wie Sapolsky. Sie alle rückten näher, um nachzuschauen, ob das Kleine noch am Leben war. Das rappelte sich auf und stieß wieder zu seiner Mutter. Alle fünf Weibchen gluckten erleichtert.[4] Genau wie Sapolsky.

Er befand sich nicht auf einer Urlaubsreise, sondern war nach Kenia gekommen, um ein ganz privates Rätsel zu lösen. In New York hatte Sapolsky unter einem ersten Schub von Depressionen gelitten.[5] Nun hoffte er, hier, bei unseren Vettern, den Schlüssel zum Verständnis seines Leidens zu finden.[6]

***

Nicht lange nach seiner Ankunft sah Sapolsky das erste Alphamännchen der Paviangruppe. An der Spitze dieser Kolonie, die Sapolsky in den darauffolgenden zwanzig Jahren beobachten würde, stand der Inbegriff eines Don Juan, eine wahrhaft herausragende Persönlichkeit der Wildnis – ein Pavian, den Sapolsky nach dem weisesten König des Alten Testaments

Salomon taufte.[7] Paviane leben nach einer strikten Rangordnung, und jeder kennt seinen Platz. Salomon als Erster in der Hierarchie durfte sich alles erlauben. Wenn ein Pavian aus der Gruppe etwas aß, konnte er es ihm aus der Hand reißen und selbst verspeisen. Jedes Weibchen, das er haben wollte, stand ihm für eine Paarung zur Verfügung – überhaupt war Salomon an der Hälfte aller sexuellen Aktivitäten der Horde beteiligt. Bei großer Hitze konnte er jeden seiner Artgenossen verscheuchen und es sich an dessen kühlem Platz im Schatten gemütlich machen. Seine Stellung an der Spitze hatte er sich erobert, indem er das vorherige Alphamännchen so lange terrorisiert hatte, bis es sich ihm unterwarf.

Es dauerte nicht lange, da kehrte Salomon seine Dominanz auch gegenüber Sapolsky heraus. Als der junge Primatologe einmal auf einem Felsen saß, lief er zu ihm hin und schubste ihn so heftig, dass er herunterfiel und dabei seine Brille zerbrach.

Ein Pavianweibchen erbt seinen Rang in der Hierarchie von seiner Mutter, doch ein Männchen muss ihn sich in heftigen Auseinandersetzungen um den Platz an der Spitze erobern.

Jene anderen aber, die ganz unten in der Rangordnung standen, waren nicht zu beneiden. Unter ihnen entdeckte Sapolsky eine schwache räudige Kreatur, die er nach dem unglücklichsten Menschen in der Tora und im Alten Testament Hiob taufte.[8] Hiob zitterte fast unentwegt und schien unter irgendwelchen Anfällen zu leiden. Hin und wieder fiel ihm das Fell aus. Jeder aus der Horde konnte seine schlechte Laune an Hiob auslassen. Man nahm ihm sein Fressen fort, schob ihn aus dem Schatten in die Sonne und versetzte ihm häufig Hiebe. Wie alle Paviane mit einem niedrigen Rang war er übersät mit Bisswunden.

Zwischen den Männchen Salomon und Hiob erstreckte sich eine ganze Hierarchiekette. Nummer vier stand über Nummer fünf und durfte ihm Dinge fortnehmen. Nummer fünf stand über Nummer sechs und durfte ihm Dinge fortnehmen.

Und so weiter. Anhand seiner Stellung in der Rangordnung entschied sich, was man aß, ob man sich mit Weibchen paaren durfte und alles Sonstige im Leben.

***

Sapolsky in seinem Zelt wurde in der Regel morgens um halb sechs von den Geräuschen der erwachenden Savanne geweckt. Dann bereitete er seine medizinische Ausrüstung und seinen Pfeil vor. Er hatte die Aufgabe, loszuziehen und einen der Paviane zu betäuben, um ihm eine Blutprobe zu entnehmen. Bald entwickelten die Tiere ausgefeilte Methoden, ihm aus dem Weg zu gehen, und er musste sich Tricks ausdenken, wie er sie überraschen und von hinten mit dem Pfeil treffen konnte. Die Blutproben wurden auf mehrere wichtige Faktoren untersucht, unter anderem auf den Gehalt des Stresshormons Cortisol.[9] Sapolsky wollte feststellen, welcher der Paviane das höchste Stresslevel hatte, weil er meinte, damit etwas Entscheidendes aufdecken zu können.

Sobald ein Kampf um die Rolle des Alphatieres entbrannte, waren es die Paviane an der Spitze, die am stärksten unter Stress litten. Die meiste Zeit jedoch, so stellte sich heraus, war ein umso höherer Gehalt des Stresshormons zu finden, je tiefer das jeweilige Tier in der Hierarchiekette stand.[10] Paviane wie Hiob, die ganz unten in der Rangordnung standen, litten unter Dauerstress.

***

Um nicht schikaniert zu werden, müssen die Paviane am unteren Ende der Hierarchie unentwegt demonstrieren, dass ihnen ihr niedriger Status bewusst ist.[11] Dies zeigen sie durch eine Unterwerfungsgeste, also einen körperlichen Ausdruck der Unterordnung: Sie senken den Kopf oder kriechen auf dem Bauch. Das bedeutet: »Du brauchst mich nicht mehr anzugreifen. Ich bin geschlagen und keine Bedrohung mehr für dich. Ich gebe auf!«

Eins fällt dabei auf: Wenn ein Pavian dieses Verhalten annimmt, weil er von niemandem in seiner Umgebung respektiert wird und ans untere Ende der Hierarchie gedrängt wurde, hat er eine erschreckende Ähnlichkeit mit einem unter Depressionen leidenden Menschen. Er hält den Kopf gesenkt, sein Körper sinkt in sich zusammen, er mag sich nicht mehr rühren, verliert den Appetit, ist antriebslos, und wenn jemand in seine Nähe kommt, weicht er zurück.

Nachdem Salomon ein Jahr die Hierarchie angeführt hatte, kam es eines Tages zu einem Vorfall.[12] Ein jüngerer Pavian, Uriah, tat etwas Empörendes. Als Salomon mit einer der heißesten Bräute der Horde auf einem Felsen lag, stellte sich Uriah zwischen die beiden und versuchte, sich mit dem Weibchen zu paaren – direkt vor der Nase des Oberbosses. Salomon griff Uriah an und verletzte ihn an der Oberlippe. Uriah lief fort.

Am nächsten Tag war er jedoch wieder da. Am darauffolgenden auch. Er steckte zwar immer Prügel ein, doch bei jeder Provokation reagierte Salomon ein wenig kraftloser und vorsichtiger.

Irgendwann, als Uriah angriff, wich Salomon ein kleines Stück zurück. Nur einen kurzen Moment lang. Doch nach nicht einmal einem Jahr war Uriah der Boss und Salomon in der Hierarchie auf Platz neun abgesunken. Jeder, den er einst geschlagen und gekränkt hatte, wollte sich nun an ihm rächen. Von allen aus der Kolonie wurde er schikaniert, und sein Stresslevel schnellte in die Höhe.

Verzweifelt, wie Salomon war, trollte er sich eines Tages einfach in die Savanne und schloss sich einer Nachbarhorde an.[13] Er ward nie wieder gesehen.

***

Wie Sapolsky entdeckt hatte, gibt es zwei Situationen, in denen unsere nahen Vettern unter Stress gerieten: wenn ihre Stellung bedroht ist und wenn sie einen niedrigen gesellschaftlichen Rang einnehmen.

Nach Veröffentlichung seiner Erkenntnisse begann man, diese Fragen in weiteren wissenschaftlichen Studien zu untersuchen, und Robert Sapolsky wurde als Professor für Neurobiologie an die Universität Stanford berufen, wo er eine führende Stellung einnahm.

Einige Jahre nach Sapolskys Entdeckung konnte man nachweisen, dass unter Depressionen leidende Menschen von demselben Stresshormon überflutet werden wie rangniedrige Paviane. Bei tiefer gehenden Untersuchungen fand Sapolsky sogar noch mehr heraus: Er sah, »dass die Hypersekretion bei diesen Pavianen derselben Konstellation von Veränderungen im Gehirn, in der Hypophyse und in den Nebennieren entsprang wie die Hypersekretion bei Individuen mit Depressionen.«[14]

Dies veranlasste andere Wissenschaftler zu der Vermutung, Depressionen seien teilweise tief in unserer animalischen Natur verankert.[15]

Der Psychologe Paul Gilbert etwa vertrat die These, Depressionen seien bei Menschen auch als »Unterwerfungsreaktion« zu verstehen – das evolutionäre Äquivalent zu Hiob, dem Pavian ganz unten in der Rangordnung, der signalisierte: »Genug! Bitte lasst mich jetzt zufrieden!«

Da ich mit einer ganzen Reihe an Depressionen leidenden Menschen gesprochen hatte, stand ich nach all diesen Erkenntnissen vor einer Frage: Könnte eine Depression nicht auch eine Reaktion auf die Demütigungen sein, denen viele Menschen in unserer modernen Welt ausgesetzt sind? Man braucht nur den Fernseher anzumachen, um zu erfahren, dass es allein auf die Prominenten und die Reichen ankommt – und dass unsere Chancen, zu dieser Gruppe zu stoßen, verschwindend gering sind. Wenn wir durch ein Instagram-Feed oder ein Hochglanzmagazin stöbern, empfinden wir unseren eigenen Körper mit seinen Normalmaßen rasch als abstoßend. Und am Arbeitsplatz gehorchen wir den Launen eines körperlich nicht anwesenden Chefs, der hundertmal mehr verdient als wir selbst.

Auch ohne aktuelle Demütigung beschäftigt viele von uns die Angst vor einem jederzeit denkbaren Statusverlust. Selbst Angehörige der Mittelschicht – und sogar die Wohlhabenden – müssen inzwischen mit einer ständigen Ungewissheit leben. Wie Sapolsky herausfand, gibt es nur eins, was noch größeren Stress auslöst als ein gesellschaftlich niedriger Rang: Wenn der eigene Rang nicht sicher ist.

Theoretisch lässt sich aus alldem schließen, dass unsere Depressionen und Ängste Reaktionen auf die ständige, bei vielen von uns vorherrschende Ungewissheit über den eigenen Status sind. Wie aber ist das zu überprüfen?

***

Mit diesen Theorien bekannt gemacht hatte mich ein Ehepaar, das eine faszinierende Möglichkeit gefunden hatte, sie zu überprüfen. Durch ihre Forschungen zu den entsprechenden Fragen – zusammengefasst in ihrem Buch *Gleichheit ist Glück: Warum gerechte Gesellschaften für alle besser sind* – gehören Kate Pickett und Richard Wilkinson zu den einflussreichsten Sozialwissenschaftlern der Welt.

Nach der Lektüre von Robert Sapolskys Artikeln wurde den beiden klar, dass das System der Hierarchien bei den Pavianen etwas ist, was unverändert bleibt, dass es sich in den Horden mit nur geringen Abweichungen immer einstellen wird.[16] Bei uns Menschen aber ist das anders; wir haben als Spezies die verschiedensten Modelle des gesellschaftlichen Zusammenlebens entwickelt. In einigen Kulturen gibt es einen großen Abstand zwischen Personen an der Spitze und denen ganz unten. Dort herrscht oben eine kleine Gruppe von Salomons, während für den Rest der Gemeinschaft nur ein unterer Platz wie der von Hiob übrig bleibt. Dem stehen menschliche Gesellschaften gegenüber, die anders organisiert sind, in denen alle Mitglieder vergleichbare Lebensumstände genießen und kaum eine Lücke zwischen denen da oben und denen da unten klafft. Dort gibt es nur sehr wenige Salomons und sehr wenige Hiobs, weil die allermeisten im Mittelfeld angesiedelt sind, entsprechend den Nummern zehn bis dreizehn in der Rangordnung der Paviane.

Wenn sich Sapolskys Erkenntnisse auf menschliche Kulturen übertragen ließen, überlegten Richard Wilkinson und Kate Pickett, müsste man in einer höchst ungerechten Gesellschaft wie den Vereinigten Staaten einen höheren Anteil von psychischen Problemen finden als in einer gerechteren wie beispielsweise in Norwegen. Um dies herauszufinden, begannen sie mit einem groß angelegten Forschungsprojekt, in dem sie eine gigantische Menge von Daten analysierten.

Als sie ihre Ergebnisse endlich mithilfe einer Tabelle darstellen konnten, waren sie sogar selbst von den deutlichen Zusammenhängen überrascht: Je ungerechter eine Gesellschaft, desto höher der Anteil der Menschen, die unter diversen psychischen Störungen leiden. Andere Sozialwissenschaftler bauten darauf auf und befassten sich konkret mit Depressionen.[17] Sie stellten fest: Je größer die Ungerechtigkeit, desto höher der Anteil der Menschen, die an Depressionen erkranken. Dies gilt nicht nur für verschiedene Länder der Erde, sondern auch für verschiedene Staaten innerhalb der USA.[18] Es ist ein sicheres Indiz, dass ungerechte Verhältnisse etwas an sich haben, das Depressionen und Ängste fördert.

In einer Gesellschaft mit höchst ungleicher Verteilung von Vermögen und Ansehen entsteht leicht der Eindruck, dass »einige von höchster Wichtigkeit sind und andere überhaupt nicht zählen«, erklärte mir Richard. Dies beeinflusst nicht nur die Menschen ganz unten, sondern bewirkt, dass sich in einer äußerst ungerechten Gesellschaft alle Mitglieder unentwegt mit ihrem Status befassen müssen. Werde ich meinen Status behalten können? Von wem kommt die Bedrohung? Wie tief kann ich sinken? Diese Fragen – die man sich bei wachsender Ungleichheit zwangsläufig stellt – reichen schon aus, um uns mit wachsendem Stress zu belasten.

Das bedeutet, dass immer mehr Menschen unbewusst auf diese Belastung reagieren, indem sie eine tief in unserer evolutionären Entwicklung angelegte Haltung einnehmen: Sie senken den Kopf. Sie fühlen sich geschlagen.

»Wir reagieren äußerst sensibel auf diese Dinge«, sagte Richard. Wenn das soziale Gefälle zu stark auseinanderdriftet, entwickelt sich »ein Gefühl der Niederlage, dem man nicht mehr ausweichen kann«.[19]

***

Heute sind wir mit einem stärkeren sozialen Gefälle konfrontiert als je zuvor in der Menschheitsgeschichte. Viele erinnern sich noch, dass der Inhaber eines großen Unternehmens in etwa das Zwanzigfache des Durchschnittsgehalts seiner Angestellten verdiente.[20] Heute ist es das Dreihundertfache. Die sechs Walmart-Erben haben ein größeres Vermögen als hundert Millionen der einkommensschwächsten US-Amerikaner zusammengerechnet.[21] Und acht Milliardäre haben mehr Besitz angehäuft, als die Hälfte der ärmsten Menschen der Welt gemeinsam ihr Eigen nennt.[22]

Unter diesem Aspekt, sagte Richard, lässt sich leicht nachvollziehen, warum die psychischen Probleme, unter denen so viele von uns heute leiden, nicht durch eine unkoordinierte Fehlfunktion unserer Hirnchemie ausgelöst werden. Nein, es ist »etwas, das ungeheuer viele von uns betrifft. Sehen wir es als normale menschliche Reaktion auf unsere Lebensumstände. Es ist nichts, was nur wir und sonst niemand auf der Welt erlebt. Unzählige andere empfinden es ähnlich.« Uns sollte klar sein, dass wir es nicht mit einem persönlichen Problem zu tun haben, sondern »mit einem Problem, das uns alle betrifft und das sich zurückführen lässt auf die Gesellschaftsform, in der wir leben«.

***

Die größte Untersuchung zu der Frage, welche Gruppen in Deutschland am stärksten von Depression betroffen sind – finanziert wurde die Studie durch das Bundesministerium für Gesundheit –, ergab, dass Menschen am unteren Ende der Einkommensskala ein deutlich höheres Risiko tragen, an Depressionen zu erkranken. Sie wurden finanziell und gesellschaftlich nach unten gedrückt – und als Folge davon fühlen sie sich psychisch bedrückt.

***

Nach der Rückkehr von seinem Aufenthalt bei der Kolonie wilder Paviane in den Savannen Kenias hatte Robert Sapolsky immer wieder denselben Traum.[23] Darin sitzt er in New York in der U-Bahn, als eine Gruppe Gangster auf ihn zukommt, unverkennbar entschlossen, ihn zusammenzuschlagen. Starr vor Entsetzen sieht Sapolsky den Kerlen entgegen.[24] Betrachtet man die Hierarchie in dieser Konstellation, befindet sich Sapolsky ganz unten. Er wird das Opfer der Gang werden – so wie der von Bisswunden übersäte Pavian Hiob, den jeder ungestraft attackieren durfte.

Sapolsky aber macht in seinem Traum etwas Unerwartetes. Er spricht mit den Schlägern. Er erklärt den Kerlen, die ihn angreifen wollen, warum diese Situation paradox ist und warum es nicht zwangsläufig so laufen muss. In manchen Nächten geht er auf die Ursache ihrer Schmerzen ein, die sie dazu bringen, anderen Menschen Schläge anzudrohen, und bietet ihnen sein Mitgefühl und eine spontane Kurztherapie an. In anderen macht er Witze, sodass sie mit ihm lachen können. Und immer kommen sie zu der Entscheidung, ihm nichts anzutun.

Ich glaube, dieser Traum zeigt, wie wir uns verhalten könnten.[25] Paviane sind in ihrem System der Hierarchie gefangen. Sie brauchen jemanden, der ganz unten steht und den sie demütigen und verprügeln können. Mit Witzen oder einer Therapiesitzung hätte Hiob bei Salomon keine bessere Behandlung durchsetzen können, und er hätte seine Artgenossen auch nicht zu einer fairen Form des Zusammenlebens bewegen können.

Doch wir Menschen haben die Wahl. Wie ich später erfahren sollte, können wir Methoden entwickeln, um Hierarchien aufzulösen und mehr Gerechtigkeit in unserem Umfeld herzustellen, sodass ein jeder von uns einen gewissen Status und Respekt genießt. Oder wir fahren damit fort, Hierarchien aufzubauen und Demütigungen einzustecken, so wie wir es heute tun.

Entscheiden wir uns für Letzteres, werden sich viele von uns fast schon körperlich niedergeschlagen fühlen und die entsprechende Unterwerfungsgeste zeigen: Wir senken den Kopf, lassen uns körperlich zusammensinken und sagen stumm: *Lasst mich zufrieden. Ihr habt mich geschlagen. Ich kann es nicht mehr ertragen!*

Kapitel 11

Ursache sechs: Abgeschnitten von der Natur

Isabel Behncke stand im Schatten eines Berges, sah mich an und sagte: »Ich werde Ihnen nur erklären, warum das Abgeschnittensein von der Natur zu Depressionen führen kann, wenn Sie jetzt mit mir da hinaufklettern.« Sie deutete auf den Tunnel Mountain, der sich über die kanadische Stadt Banff erhebt. Ich folgte mit den Augen argwöhnisch ihrer Handbewegung. Der Gipfel war nicht zu sehen, doch ich wusste von Ansichtskarten, dass er sich, bedeckt mit Schnee, irgendwo über mir befand und dahinter in der Ferne einige Seen lagen.

Ich hüstelte und erwiderte so höflich wie möglich, dass ich kein Naturliebhaber sei. Ich mag hübsche Betonwände mit Bücherregalen. Ich mag Wolkenkratzer und U-Bahn-Stationen, an denen ein Taco-Imbiss auf mich wartet. Der Central Park ist für mich schon zu viel des Guten, und ich nehme meist die Tenth Avenue, um ihn zu umgehen. In die Natur begebe mich nur dann, wenn mich die Jagd nach einer Story dazu zwingt.

Aber Isabel Behncke blieb dabei: keine Bergwanderung, kein Interview. »Auf geht's!«, sagte sie. »Schauen wir mal, ob wir etwas finden, wo wir ein Selfie davon machen können, wie wir gerade noch dem Tode entrinnen!« Und so stapfte ich widerwillig, nur von meiner Journalistenehre getrieben, los. In diesem Augenblick kam mir der Gedanke, dass Behncke von allen Menschen, die ich kenne, diejenige ist, die am wahrscheinlichsten eine Apokalypse überlebt. Sie ist auf einer Farm in Chile aufgewachsen, und deshalb »habe ich mich in der Natur immer seltsam wohlgefühlt«, sagte sie. »Mit zehn Jahren bin ich selbstständig auf Pferden geritten, auch wenn ich immer wieder hinunterfiel. Mein Vater hielt Adler, wir hatten drei Stück, die sich frei im Haus bewegten.«

»Adler? Im Haus?«, fragte ich nach. »Haben die euch nicht angegriffen?«

»Ja, mein Elternhaus war ziemlich außergewöhnlich«, erwiderte sie, während wir weiterwanderten. Ihre Familie glich einer Nomadengruppe, die durch die Natur streifte. Man machte tagelange Segeltörns auf dem Meer, und mit acht zeichnete Isabel die Killerwale, die sie mit eigenen Augen gesehen hatte. Schon bald wagte sie sich zum ersten Mal in den Regenwald.

Mit Anfang zwanzig studierte sie Evolutionsbiologie, und heute untersucht sie an der Oxford University »die Natur der menschlichen Natur«.[1] Momentan erforscht sie, wie wir Menschen wurden, was wir sind, mit anderen Worten, sie beschäftigt sich mit unseren evolutionären Vorfahren und Verwandten. Ihre erste Studie, bei der es um die Unterschiede zwischen Schimpansen und Bonobos in Gefangenschaft ging, führte sie im Twycross Zoo in Südengland durch. Bonobos sehen wie schlanke Schimpansen aus, haben eine lustige Frisur – das Kopfhaar ist in der Mitte geteilt und steht ab, sodass es an ein gerade abhebendes Flugzeug erinnert – und werden sehr groß. Ein erwachsenes Exemplar hat etwa die Größe eines zwölfjährigen Kindes. Bei ihren Beobachtungen bemerkte Behncke schon bald etwas, für das sie berühmt sind – sie, besser gesagt meist die Weibchen, bauen Bindungen auf, indem sie häufig Gruppensex haben.

Behncke gefiel es, wenn die Mütter unter den Zoobesuchern, nichts von dieser Angewohnheit der Bonobos ahnend, ihre Kinder zum Gehege führten und die Kleinen riefen: »Mama! Mama! Was machen die da?« Die Mütter drängten ihren Nachwuchs dann rasch weiter zu den Galapagos-Riesenschildkröten gegenüber. »Sie können sich nicht vorstellen, wie pornografisch« die in der Paarungszeit sein können, erklärte mir Behncke. »Wenn das Männchen das Weibchen besteigt, gibt es laute Stöhngeräusche von sich.«

Behncke musste immer kichern, wenn sie von ihrem Beobachtungsplatz aus zusah, wie bleiche englische Mütter von den Orgien der Bonobos zum Liebesspiel der Schildkröten wankten und murmelten: »Oh mein Gott, oh mein Gott.«

Behncke verliebte sich in die Bonobos und die Art und Weise, wie sie die Welt sahen. Besonders beeindruckt war sie, als sie bemerkte, dass eins der Bonoboweibchen einen Dildo anfertigte. »Eines Tages bekam es Futter in einem Plastikeimer, der in der Mitte durchgeschnitten war – einen blauen Eimer.« Sie rollte ihn zusammen, »nahm das Ding überallhin mit und masturbierte damit! Erstaunlich! Schließlich begriff ich – natürlich, Plastik ist weich. Im Gegensatz zu einem Ast. Es war eine geniale Lösung.«

Aber irgendetwas stimmte nicht mit diesen Bonobos – etwas, was Behncke erst später begriff.

Ihr wurde klar, dass sie, wollte sie wirklich etwas über diese Spezies erfahren, die Tiere in ihrem natürlichen Habitat beobachten musste, in Zentralafrika – etwas, was schon seit Jahren niemand mehr gemacht hatte. Ein schrecklicher Krieg hatte die Demokratische Republik Kongo in Schutt und Asche gelegt, doch mittlerweile schien sich dieser Krieg dem Ende zu nähern. Freunde und Kollegen, denen sie von ihren Plänen erzählte, hielten sie für verrückt. Aber Behncke ist eine Frau, der man schlecht etwas abschlagen kann. Und so landete sie – nachdem sie lange für ihr Projekt geworben hatte – im Herzen des kongolesischen Regenwalds, wo sie drei Jahre lang in einem Haus aus Lehm lebte und Tag für Tag einer Bonobogruppe nachstellte. Dabei legte sie täglich durchschnittlich siebzehn Kilometer zurück und wurde unter anderem von Wildschweinen angegriffen. In dieser Zeit lernte sie die Bonobos so gut kennen wie fast niemand sonst auf diesem Planeten. Und sie bemerkte etwas, was Folgen für uns Menschen hat.

***

Dort im Kongo stellte sie fest, dass viele Verhaltensweisen der Bonobos im Zoo, die sie für normal gehalten hatte, in ihrem natürlichen Lebensraum höchst ungewöhnlich waren.

Im Regenwald – der Landschaft, die im Lauf der Entwicklung zu ihrem Habitat geworden war – werden Bonobos gelegentlich von ihrer sozialen Gruppe schikaniert, woraufhin sie ihr Verhalten ändern: Sie kratzen sich zwanghaft, sitzen am Rand der Gruppe und starren in die Ferne, lausen sich nicht mehr so häufig und weigern sich, sich von ihren Artgenossen lausen zu lassen. Als Behncke das sah, wusste sie sofort, was hier passierte. Für sie waren das Symptome einer Depression – ausgelöst durch dieselben Ursachen, die ich im vorigen Kapitel beschrieben habe. Die Tiere wurden schlecht behandelt – worauf sie mit Traurigkeit reagierten und ihre Hoffnung verloren.

Doch etwas war merkwürdig. In der Wildnis ist, zumindest was Bonobos betrifft, das Maß dessen, wie weit eine Depression geht, begrenzt. Die Depressionen treten vor allem bei Hordenmitgliedern mit niedrigem Rang auf, aber es gibt eine Untergrenze, unter die auch diese Tiere nicht weiter hinabsinken. Hingegen deutete vieles darauf hin, dass Bonobos in den Zoos so depressiv wurden, wie es in der Wildnis niemals geschehen würde. Sie kratzten sich blutig, heulten, bekamen Tics oder wiegten sich wie besessen vor und zurück. In ihrem natürlichen Habitat entwickelten die Bonobos hingegen nie eine solche »ausgewachsene, chronische Depression« wie in den Zoos, erklärte mir Behncke.

Das Phänomen ist nicht auf Bonobos beschränkt. Nachdem wir über ein Jahrhundert lang in Gefangenschaft lebende, also ihres natürlichen Habitats beraubte Tiere beobachten konnten, wissen wir, dass sie häufig Symptome extremer Verzweiflung entwickeln. Papageien reißen sich Federn aus, Pferde wiegen sich unaufhaltsam hin und her. Elefanten schaben ihre

Stoßzähne – in der Wildnis ein stolz präsentiertes Zeichen der Stärke – an den Wänden ihrer Zellen zu verhutzelten Stümpfen ab. Manche sind so traumatisiert, dass sie jahrelang stehend schlafen und die ganze Zeit neurotisch hin und her schwanken.[2] Keine dieser Spezies verhält sich in der Natur so. Viele in Gefangenschaft lebende Tiere verlieren auch das Verlangen nach Sex – ein Grund, warum es so schwierig ist, Tiere in Zoos dazu zu bringen, sich fortzupflanzen.[3]

Behncke stellte sich nun die Frage: Warum litten Tiere außerhalb ihres natürlichen Lebensraums unter so schweren Depressionen?

***

Dann aber wurde diese Frage zu einer persönlichen, als sie an einem College in Oxford über ihre Forschungsarbeit schrieb. Den ganzen Tag in geschlossenen Räumen am Schreibtisch sitzend, wurde sie zum ersten Mal in ihrem Leben selbst depressiv. Sie konnte nicht mehr schlafen, und es gelang ihr nicht, sich darauf zu konzentrieren, wie sie sich von diesen schrecklichen Qualen befreien konnte. Sie nahm Antidepressiva, doch dies änderte wie bei den meisten Menschen nichts. Konnte es sein, überlegte sie, dass ihr Leiden etwas mit den Depressionen zu tun hatte, die sie bei den Bonobos im Käfig beobachtet hatte? Neigen Menschen vielleicht ebenfalls zu Depressionen, wenn sie keinen Zugang mehr zu der Landschaft haben, in der sich ihre Evolution vollzogen hat?[4] Ging es ihr deshalb so schlecht?

***

Es ist seit Langem bekannt, dass viele psychische Erkrankungen – auch so gravierende wie Psychosen und Schizophrenie – in Städten sehr viel häufiger vorkommen als auf dem Land.[5] Die psychischen Auswirkungen des Abgeschnittenseins von der Natur werden jedoch erst seit fünfzehn Jahren genauer untersucht.

Die bislang gründlichste Studie zu dieser Frage hat ein Wissenschaftlerteam an der University of Essex in Großbritannien durchgeführt. Die Forscher beobachteten über drei Jahre hinweg die psychische Gesundheit in über fünftausend Familien. Insbesondere zwei Typen von Familien interessierte sie – einerseits solche, die aus einem von Grün beherrschten ländlichen Gebiet in die Stadt gezogen waren, und andererseits solche, bei denen das Umgekehrte der Fall war. Die Frage war, ob sich im Hinblick auf das Auftreten von Depressionen dadurch etwas veränderte.

Das Ergebnis war eindeutig: Bei denjenigen, die aufs Land zogen, schwächte sich die Depression enorm ab, bei den anderen verstärkte sie sich im gleichen Maße.[6] Mittlerweile ist dies nicht die einzige Studie mit diesem Resultat.[7] Natürlich wissen Forscher, die sich mit dem Thema beschäftigen, dass alle möglichen anderen Faktoren bei dieser Entwicklung eine Rolle spielen können: Vielleicht ist der Grund, warum es den Menschen in ländlichen Regionen besser geht, gar nicht das viele Grün, sondern vielmehr die Tatsache, dass dort das Gemeinschaftsleben ausgeprägter ist und es weniger Kriminalität und Umweltverschmutzung gibt. Auch dies wurde in einer britischen Studie untersucht. Dabei verglich man soziale Brennpunkte, wo es Grünflächen gab, mit ähnlichen Brennpunkten ohne Grün. Alle anderen Variablen – wie beispielsweise der Grad der sozialen Kontakte unter den Bewohnern – waren gleich. Es stellte sich heraus, dass die Menschen in den grünen Vierteln weniger gestresst und verzweifelt waren.[8]

Eine Studie, die mir besonders erstaunlich erschien, war zugleich verblüffend einfach. In einem Experiment wurden Stadtbewohner dazu aufgefordert, einen Spaziergang in der Natur zu unternehmen, anschließend wurden ihre Gemütsverfassung und ihre Konzentrationsfähigkeit getestet. Wie zu erwarten fühlten sich alle wohler und konnten sich besser konzentrieren – doch die Wirkung bei den Menschen mit Depressionen war deutlich stärker als bei den anderen, und zwar um das Fünffache.[9]

Warum war das so? Was hatte sich da abgespielt?

***

Wir hatten die Hälfte des Aufstiegs hinter uns, und Behncke blickte in die Ferne zu den Seen. In diesem Augenblick gestand ich ihr etwas: Ich könne durchaus sehen, wie schön diese Szenerie sei, jedoch nur in einer abstrakten Weise. Ich sei so abgeschnitten von der Freude über solche Dinge, dass die Landschaft mir, ehrlich gesagt, wie ein Bildschirmschoner vorkam. Ein schöner Bildschirmschoner. Dabei empfand ich irgendwo in meinem Unterbewusstsein ein Kribbeln. Ich hatte das Gefühl, ich sollte lieber schnell eine Taste auf meinem Laptop drücken.

Behncke lachte, aber es war ein trauriges Lachen. »Ich fühle mich persönlich dafür verantwortlich, wenn Sie das als Bildschirmschoner empfinden! Ich denke, ich habe eine Mission. In meinen Augen ist es nicht integer, über diese Themen zu sprechen und [dann zu sagen]: Gehen wir heim und setzen uns wieder vor unseren Bildschirm.« Sie nahm mir das Versprechen ab, mit ihr den Gipfel zu erklimmen. Und so stapften wir weiter bergan. Im Lauf des weiteren Gesprächs erfuhr ich, dass Behncke aus einem breiten Spektrum wissenschaftlicher Untersuchungen drei Theorien herausdestilliert hatte. Sie räumte offen ein, dass sie noch sehr viel gründlicher überprüft werden müssten und sich teilweise überschnitten.

Um zu begreifen, warum wir uns in Landschaften wie dieser wohler fühlen, müssten wir mit etwas ganz Elementarem beginnen, meinte sie. »Die Sache ist die, dass wir Tiere sind. Das vergessen wir ständig«, und als solche … – sie deutete auf ihren Körper – »nun, das hier ist dazu gemacht, dass wir uns bewegen.« Wenn wir nach Lösungen für unser Unbehagen Ausschau halten, suchen wir in der Sprache und in den Symbolen danach, die wir als Spezies geschaffen haben. Aber in Anbetracht der langen Zeitspanne unserer Evolution sind sie noch jung. »Wir waren fünfhundert Millionen Jahre lang wirbellos, sind seit zweihundertfünfzig bis dreihundert Millionen Jahren Säugetiere und seit fünfundsechzig [Millionen Jahren] Primaten.« In all den Jahren, die Behncke im kongolesischen Regenwald verbracht und bei den Bonobos gelebt, geschlafen und gegessen hatte, war ihr klar geworden, wie nahe wir ihnen sind. »Der Zeitraum, in dem wir Tiere waren, die sich fortbewegten, ist viel länger als die Zeit, in der wir Tiere sind, die sprechen und Begriffe austauschen«, meinte sie. »Dennoch glauben wir immer noch, Depressionen auf dieser begrifflichen Ebene heilen zu können. Ich denke, [die erste Antwort ist] einfacher. Bringen wir zunächst die Physiologie wieder in Ordnung, indem wir rausgehen und uns bewegen.«

Es kommt selten vor, dass sich ein hungriges Tier, das einen niedrigen Rang in der Gruppe hat, depressiv durch sein natürliches Habitat bewegt – jedenfalls gibt es kaum Berichte darüber.[10] Es ist wissenschaftlich erwiesen, dass Bewegung zu einer signifikanten Milderung von Depressionen und Ängsten führt.[11] Behncke zufolge liegt das daran, dass uns Bewegung in einen natürlicheren Zustand zurückversetzt – in dem wir unser Körper sind, Tiere sind, die sich bewegen, und unsere Endorphine frei fließen. »Ich glaube nicht, dass man Kinder oder Erwachsene, die sich nicht für eine gewisse Zeit bewegen und in der Natur aufhalten, als vollkommen gesunde Tiere betrachten kann.«

Doch sie meint, es müsse noch etwas Tieferes mitspielen. Beim Vergleich zwischen Menschen, die in einem Fitnessstudio auf dem Laufband trainierten, und anderen, die in der Natur joggten, zeigte sich, dass bei beiden die Depressionen abnahmen – doch bei jenen, die in der Natur liefen, in höherem Maße.[12] Welche anderen Faktoren gibt es also noch?

Als wir hierauf zu sprechen kamen, stellte ich fest, dass wir uns auf dem Gipfel des Berges befanden. Zu beiden Seiten eröffnete sich mir ein grandioser Blick. »Jetzt«, erklärte Behncke, »gibt es Bildschirm[schoner] auf beiden Seiten. Wir sind umringt.«

***

Vorsichtig näherte sich uns ein Streifenhörnchen und kam bis auf wenige Zentimeter an meine Füße heran. Ich legte ein Stück Dörrfleisch auf den Boden, das ich an jenem Tag gekauft hatte.

Es gibt noch eine weitere wissenschaftliche Erklärung, warum der Aufenthalt in der Natur bei vielen Menschen eine Depression aufhellt, sagte Behncke. Der Biologe E.O. Wilson – im 20. Jahrhundert eine der wichtigsten Figuren auf seinem Gebiet – meinte, alle Menschen verfügten über etwas, was er als »Biophilie« bezeichnete.[13] Es handelt sich um eine angeborene Liebe zu Landschaften, in denen der Mensch die längste Zeit seiner Existenz auf diesem Planeten gelebt hat, sowie für das natürliche Gewebe des Lebens, das ihn umgibt und sein Dasein ermöglicht. Fast alle Tiere leiden, wenn sie der Landschaft beraubt werden, in der sie dank der Evolution entstanden sind. Ein Frosch kann an Land leben – aber es wird ihm hundeelend gehen, und er wird resignieren. Warum, fragt Behncke, sollte der Mensch die einzige Ausnahme von dieser Regel sein? Sie ließ den Blick schweifen und sagte: »Verdammter Mist – das ist unser Habitat.«

Diese These lässt sich nur schwer wissenschaftlich beweisen, aber ein Versuch wurde immerhin unternommen. Die Sozialwissenschaftler Gordon Orians und Judith Heerwagen zeigten Menschen in völlig unterschiedlichen Kulturen weltweit eine Reihe von Bildern verschiedener Landschaften, von der Wüste über Städte bis zur Savanne. Dabei stellte sich heraus, dass die Menschen ganz unabhängig von ihrer Kultur eine Vorliebe hatten: für Landschaften, die aussehen wie die afrikanischen Savannen. Daraus schlossen die Wissenschaftler, dass etwas an dieser Vorliebe angeboren sein muss.[14]

***

Dies führt uns zu einem weiteren Grund, warum Behncke glaubt, dass sich unter Depressionen oder Ängsten leidende Menschen in der Natur wohler fühlen. Wenn man depressiv ist, meint man – wie Behncke selbst erlebt hat –, dass »sich alles um einen selbst dreht«. Man sitzt in der Falle der eigenen Erzählung und der eigenen Gedanken, die mit dumpfer, bitterer Beharrlichkeit im Kopf herumgeistern. Depressiv oder ängstlich zu werden heißt, zum Gefangenen des eigenen Ichs zu werden, in das von außen keine frische Luft eindringt. Eine Reihe von Wissenschaftlern hat mittlerweile nachgewiesen, dass der Aufenthalt draußen in der Natur das exakte Gegenteil dieser Empfindung hervorruft – nämlich Ehrfurcht.[15]

Im Angesicht einer natürlichen Landschaft bekommt man ein Gefühl dafür, wie klein man ist mit seinen Sorgen und wie groß die Welt ist, und diese Erfahrung führt das Ego meist auf ein kontrollierbares Maß zurück. »Die Natur ist etwas Größeres als man selbst«, erklärte Behncke und sah sich erneut um. »Da ist etwas zutiefst, etwas animalisch Gesundes in diesem Gefühl. Die Menschen lieben es – diese kurzen, flüchtigen Augenblicke.« In solchen Augenblicken sieht man möglicherweise, dass man in tieferer und umfassenderer Weise mit allem, was einen umgibt, verbunden ist. »Es ist fast wie eine Metapher für die Zugehörigkeit zu einem größeren System«, meint sie. »Man ist stets in ein Netzwerk eingebettet«, auch wenn man es nicht merkt; man ist »einfach ein Knoten unter vielen« in diesem unendlichen Teppich.

Behncke fand es verständlich, dass sie in Oxford, abgetrennt von alldem, depressiv geworden war. Im Kongo, bei ihrem Leben mit den Bonobos, konnte sie gar nicht depressiv werden. Sicher, auch dort überfielen sie manchmal düstere Gedanken. »Beim Kampieren in der Savanne hört man Löwen brüllen und denkt sich: ›O Scheiße, ich bin reines Protein für sie.‹« Doch dieses Ausbrechen aus dem Kokon des eigenen Egos befreite sie von der Verzweiflung.

Das Streifenhörnchen beschnüffelte das Dörrfleisch, das ich auf den Boden gelegt hatte, wandte sich aber angewidert ab und hoppelte davon. Erst als ich mir die Packung näher ansah, wurde mir klar, dass ich ihm gedörrten Lachs angeboten hatte, den Kanadier offenbar freiwillig essen. »Das Streifenhörnchen hat einen hervorragenden Geschmackssinn«, erklärte mir Behncke, blickte entsetzt auf die Packung und führte mich den Berg wieder hinunter.

***

Quasi durch Zufall wurde in den Siebzigerjahren im Staatsgefängnis von Michigan zu diesem Thema eine interessante Entdeckung gemacht. Aufgrund der Bauweise der Anstalt blickte die Hälfte der Häftlinge von ihren Zellen aus auf hügeliges Ackerland und Wälder, die andere Hälfte hingegen auf nackte Ziegelsteinwände. Ein Architekt namens Ernest Moore, der die medizinischen Berichte über diese beiden Gefangenengruppen (die sich ansonsten nicht unterschieden) untersuchte, stellte dabei fest, dass die Gruppe derjenigen, die in die Natur blickten, im Vergleich zu den anderen Häftlingen mit vierundzwanzig Prozent geringerer Wahrscheinlichkeit körperlich oder psychisch erkrankte.[16]

»Ich muss sagen«, erklärte mir Professor Howard Frumkin, einer der weltweit führenden Experten auf dem Gebiet, »wenn wir Medikamente hätten, deren vorläufiges Ergebnis eine solche Effizienz verspräche, würden wir uns sofort auf ihre nähere Erforschung stürzen … Wir haben hier eine Behandlungsmethode mit sehr geringen Nebenwirkungen, die nicht teuer ist, nicht durch einen ausgebildeten und zugelassenen Mediziner verschrieben werden muss und deren Wirksamkeit bislang recht gut nachgewiesen ist.« Aber es ist äußerst schwierig, Gelder für entsprechende Studien aufzutreiben, da »ein Großteil der modernen biomedizinischen Forschung von der Pharmaindustrie gelenkt wird«, und die hat kein Interesse, weil »es äußerst schwierig ist, den Kontakt zur Natur zu kommerzialisieren«. Man kann ihn nicht vermarkten, also will man in dieser Richtung nicht weiterforschen.

***

Ich nahm all das in mich auf, und doch blieb für mich die Frage, warum ich mein Leben lang solche Widerstände gegen die natürliche Welt verspürt hatte. Erst als ich monatelang darüber nachgedacht und mir immer wieder die Aufzeichnungen von meiner Bergwanderung mit Isabel Behncke angehört hatte, wurde mir etwas klar. In der Natur spüre ich, wie mein Ego schrumpft, fühle, dass ich sehr klein bin und die Welt sehr groß ist, genau so, wie Behncke es beschrieben hatte. Doch den Großteil meines Lebens konnte ich dabei nicht erleichtert aufatmen, sondern nur Angst empfinden.

Ich *will* mein Ego. Ich will es nicht loslassen.

Erst später auf dieser Reise begriff ich es richtig – wie Sie gleich sehen werden.

***

Isabel Behncke hatte beobachtet, dass die Bonobos in Gefangenschaft depressive Symptome entwickelten, wie es in der Wildnis nie und nimmer der Fall gewesen wäre. Wir Menschen

»befinden uns in vielerlei Hinsicht in ebensolcher Gefangenschaft«, meinte sie. Die Botschaft, die die depressiven Bonobos ihr vermittelt hatten, war, wie sie sagte: »Bleib nicht in Gefangenschaft. Scheiß auf Gefangenschaft.«

Dort oben auf dem Gipfel jenes Berges oberhalb von Banff gibt es einen Felsvorsprung, von dem aus man in jeder Richtung den Blick auf die Weite der kanadischen Landschaft hat. Dieser Felsvorsprung löste Angst und Schrecken in mir aus, aber Isabel Behncke nahm mich an der Hand und führte mich bis an den Rand. Das Grausamste an Depressionen, erklärte sie mir, besteht darin, dass sie an dem Wunsch zehrt, so absolut lebendig zu sein wie in diesem Augenblick – Erfahrungen im vollsten Sinne zu machen. »Wir möchten uns lebendig fühlen.« Wir möchten es und haben das verzweifelte Bedürfnis danach. Später sagte sie: »Offensichtlich waren wir mit dem Tod konfrontiert, und doch haben wir uns lebendig gefühlt, nicht wahr? Sie waren vielleicht entsetzt – aber nicht deprimiert.«

Nein, ich war nicht deprimiert.

Kapitel 12

Ursache sieben: Abgeschnitten von einer hoffnungsvollen oder sicheren Zukunft

Noch etwas war mir im Lauf der Jahre an meiner Depression und meiner Angst aufgefallen. Sie machten mich oft auf merkwürdige Weise extrem kurzsichtig. Wenn sie sich einstellten, hatte ich nur noch die nächsten paar Stunden im Kopf: wie lang sie mir erscheinen und wie schmerzlich sie sein würden. Es war, als hätte ich keine Zukunft mehr.

Bei meinen Gesprächen mit depressiven oder unter schweren Ängsten leidenden Menschen fiel mir auf, dass sie häufig von ähnlichen Empfindungen berichteten. Eine Freundin erzählte mir, sie wüsste, dass ihre Depression nachließ, sobald sich das Gefühl einstellte, dass die Zeit sich wieder vor ihr erstreckte, und sie darüber nachdenken konnte, wo sie in einem Monat oder in einem Jahr sein würde.

Diese Besonderheit wollte ich verstehen und stieß bei meinen Recherchen auf einige bemerkenswerte Forschungsergebnisse. Sie waren von allen Erklärungen für Depressionen und Ängste, die ich kennenlernte, am schwersten zu begreifen – aber sobald es mir gelungen war, halfen sie mir, diversen Rätseln auf den Grund zu gehen.

***

Kurze Zeit vor seinem Tod saß Häuptling Plenty Coups in seinem Haus und schaute auf die sich vor ihm erstreckende Ebene, durch die sein Stamm einst in Gesellschaft der Büffel gezogen war. Jetzt war sie leer.[1] Als er geboren wurde, ging die Epoche, in der sein Volk – die Crow – noch als Nomaden und

Jäger gelebt hatten, gerade zu Ende.

Eines Tages kam ein weißer Cowboy zu ihm mit dem Anliegen, die Geschichte des Häuptlings zu erzählen – sie getreu in dessen eigenen Worten aufzuzeichnen und für kommende Zeitalter festzuhalten. Viele weiße Männer hatten Geschichten der amerikanischen Ureinwohner gestohlen und sie verfälscht, deshalb dauerte es lange, bis die beiden Vertrauen zueinander fassten. Aber als es so weit war, erzählte Häuptling Plenty Coup diesem Mann eine Geschichte. Sie handelte vom Ende der Welt.

Als er noch jung war, so erklärte er, war sein Volk zu Pferde durch die Great Plains gezogen, und ihr Leben hatte sich stets um zwei wesentliche Aktivitäten gedreht.[2] Sie gingen auf die Jagd, und sie rüsteten sich für Kriege gegen rivalisierende Stammesgruppen unter den Ureinwohnern. Alles, was sie taten, war dazu bestimmt, sich auf einen der beiden ordnenden Pole ihres Lebens vorzubereiten. Kochte man eine Mahlzeit, diente es der Vorbereitung auf die Jagd oder den Kampf. Führte man den zeremoniellen Sonnentanz auf, so bat man damit um Kraft für die Jagd oder für den Kampf. Selbst der eigene Name – und die Namen all derer, die man kannte – basierte auf seiner Rolle bei der Jagd oder im Kampf.

Das war die Welt.

Der Häuptling schilderte ihre zahlreichen Regeln. Zum Beispiel stand im Mittelpunkt der Crow-Weltsicht das Pflanzen des sogenannten Coup Stick. Zog man durch die Ebene, markierte man das Gebiet des eigenen Stamms durch diesen geschnitzten Holzstock, indem man ihn in den Boden rammte. Der Stock bedeutete: Jeder, der diesen Punkt überschreitet, ist ein Feind und wird angegriffen. Durch das Pflanzen und Verteidigen des Coup Stick erntete man bei den Crow größte Bewunderung. Dieser Vorgang stand im Zentrum der Wertvorstellungen des Stammes.[3]

Auch auf andere Regeln seiner untergegangenen Welt ging Häuptling Plenty Coups in allen Einzelheiten ein. Anschaulich schilderte er sein Leben, die spirituellen Werte seines Volks, dessen Beziehung zu den Büffeln und zu rivalisierenden Stämmen. Diese Welt war ebenso komplex wie die Kulturen Europas oder Chinas oder Indiens und ebenso reich an Regeln, Bedeutungsinhalten und Metaphern.

Aber es gab etwas an der Geschichte, was der Cowboy merkwürdig fand. Als die weißen Europäer kamen, die Büffel ausgerottet, die Crow umgebracht und die Überlebenden in Reservate gepfercht wurden, war der Häuptling erst ein Jugendlicher gewesen. Trotzdem endete seine Geschichte stets hier. Über den Rest, also den Großteil seines Lebens, gab es nichts zu erzählen. Es war alles gesagt.

Wenn er zu dem Punkt gelangte, an dem die Crow in Reservate gesperrt wurden, sagte er: »Danach geschah nichts.«[4]

Natürlich wusste der Cowboy ebenso gut wie jeder andere, dass der Häuptling in seinem Leben noch vieles mehr getan hatte. Eine Menge war geschehen. Aber in einem ganz realen Sinn war damals für ihn und sein Volk das Ende der Welt gekommen.

Gewiss konnte man im Reservat noch Stöcke in den Boden rammen, aber dieser Akt hätte jeden Sinn verloren. Wer sollte sie überschreiten? Wie sollten sie verteidigt werden? Gewiss konnten die Stammesangehörigen über Mut sprechen, der Wert, den sie am höchsten schätzten – aber wie sollten sie noch in einer Weise Mut zeigen, die ihnen einleuchtete, wenn sie nicht mehr jagen und kämpfen konnten? Gewiss konnten sie noch den Sonnentanz aufführen, aber warum sollten sie sich die Mühe machen, wenn es keine Jagd und keine Schlacht mehr gab, für die man um Erfolg bitten musste? Wie konnte man noch Ehrgeiz oder Tatkraft oder Tapferkeit beweisen?

Selbst die Alltagshandlungen schienen sinnlos. Zuvor hatten Mahlzeiten der Vorbereitung auf die Jagd oder den Kampf gedient. »Offensichtlich kochten die Crow weiterhin Mahlzeiten«, erklärt der Philosoph Jonathan Lear, als er darüber schrieb. »Und wenn man sie fragte, konnten sie sagen, was sie taten. Und wenn man nachhakte, konnten sie sagen, sie versuchten zu überleben, ihre Familie von einem Tag bis zum nächsten zusammenzuhalten.«[5] Aber »es gab keinen größeren Bedeutungszusammenhang, in den es sich gefügt hätte«.

***

Ein Jahrhundert später machte der Psychologieprofessor Michael Chandler eine Entdeckung.[6] Er hatte, ebenso wie viele seiner kanadischen Mitbürger, über die Nachrichten Jahr für Jahr grauenhafte Berichte verfolgt. In Kanada gab es über das ganze Land verteilt hundertsechsundneunzig First-Nations-Gruppen, die dortige Bezeichnung für die Ureinwohner, die es geschafft hatten, die europäische Invasion zu überleben – allerdings in Reservaten und desorientiert wie Häuptling Plenty Coups und seine Crow. Wie auch in den Vereinigten Staaten hatten kanadische Regierungen viele Jahre lang daran gearbeitet, die Kultur der First Nations zu zerstören, indem sie ihnen ihre Kinder wegnahmen und sie in Waisenhäusern aufzogen, ihnen verboten, ihre Muttersprache zu benutzen, und ihnen das Recht absprachen, ihre Lebensweise selbst zu wählen. Diese Praxis hielt sich bis vor einigen Jahrzehnten. In der Folge wiesen die Menschen, die all dies durchgemacht hatten – und ihre Kinder –, die höchsten Suizidraten im Land auf. Als sich 2016 in einer Nacht in einem einzigen Reservat elf Mitglieder der First Nations das Leben nahmen, schaffte es das Thema bis ganz nach vorne in den Schlagzeilen.

Chandler wollte verstehen, warum das so war. Deshalb begann er in den Neunzigerjahren, die Statistiken über Suizide bei den First Nations auszuwerten, und ermittelte, wo sie stattfanden. Dabei fiel ihm etwas Interessantes auf. Bei der Hälfte der Stammesgruppen gab es überhaupt keine Selbsttötungen, während sich bei anderen außerordentlich hohe Zahlen fanden. Warum verhielt sich das so? Was konnte den Unterschied erklären? Was geschah in den selbstmordfreien Stämmen, das in jenen mit hohen Suizidraten nicht passierte?

Er hatte eine Vermutung. »Regierungen haben die Ureinwohner in der Vergangenheit wie Kinder behandelt und quasi anstelle von Eltern die Kontrolle über deren Leben übernommen«, erklärte mir Chandler. Aber »in den letzten Jahrzehnten haben indigene Gruppen gegen diesen Ansatz gekämpft und versucht, die Kontrolle über ihr Leben zurückzugewinnen«. Einige erlangten die Aufsicht über ihre traditionellen Gebiete zurück, belebten ihre Sprache neu und übernahmen die Verwaltung ihrer Schulen, ihrer Gesundheitsversorgung, ihrer Polizei und besetzten die entsprechenden Führungspositionen durch Wahlen. Mancherorts hatten die Behörden der Selbstverwaltung durch die First Nations zugestimmt und ihnen einige Freiheiten eingeräumt, anderswo nicht.

Demnach bestand eine gewaltige Kluft zwischen den First-Nations-Gruppen, die nach wie vor uneingeschränkt von den Entscheidungen der kanadischen Regierung abhängig sind, und anderen, die eine gewisse Freiheit erlangt haben, eine Kultur wieder aufbauen zu können, die ihnen etwas bedeutet – und sich auf diese Weise eine Welt schaffen, in der sich, aus ihrer Sicht, etwas ereignet.

Chandler und seine Kollegen brachten Jahre mit der sorgfältigen Sammlung und Prüfung der Statistiken zu.[7] Zur Messung der Kontrolle, die eine Stammesgruppe ausübte, entwickelten sie neun Parameter, die sie über längere Zeiträume den Suizidstatistiken gegenüberstellten. Sie wollten herausfinden, ob es einen Zusammenhang gab.

Dann trugen sie die Ergebnisse zusammen. Es stellte sich heraus, dass die Gemeinschaften mit der weitestgehenden Kontrolle die niedrigsten Suizidraten aufwiesen, während die Gemeinschaften mit der geringsten Kontrolle die meisten Selbsttötungen verzeichneten. Wenn man diese beiden Faktoren in einer Grafik gegeneinander auftrug, ergab sich eine bemerkenswert gerade Linie – man konnte die Suizidraten durch einen Blick auf die Kontrollmöglichkeiten einer Gemeinschaft vorhersagen.

Diese Entdeckung barg an sich schon Sprengkraft. Aber sie veranlasste Chandler zu noch tiefer gehenden Überlegungen.

***

Bei der Auswertung der Ergebnisse aus der First-Nations-Studie erinnerte sich Chandler an eine Untersuchung, die er mehrere Jahre zuvor durchgeführt hatte. Sie ist ein wenig komplizierter als die Studien, die ich bisher vorgestellt habe, aber es lohnt sich, darauf genauer einzugehen.

Schon 1966, als er sein Psychologiestudium an der University of California in Berkeley abschloss, hatte ihn eine uralte Menschheitsfrage in den Bann gezogen: Wie entwickelt man ein Identitätsgefühl? Wie weiß man, wer man ist? Dies scheint unser Verständnis zu übersteigen. Andererseits betrachten wir einfach mal Folgendes: Was ist das verbindende Element zwischen dem Ich des Kleinkinds, das Kinderkrankheiten durchmachte, und der Person, die heute dieses Buch liest? Werden Sie in zwanzig Jahren noch dieselbe Person sein? Wenn Sie ihr begegnen, würden Sie sie erkennen? Welche Beziehung besteht zwischen Ihnen in der Vergangenheit und Ihnen in der Zukunft? Sind Sie stets derselbe Mensch?

Fast jeder tut sich schwer mit seiner Antwort. Wir haben instinktiv das Gefühl, unser Leben lang ein und dieselbe Person zu sein – aber es ist nicht leicht zu erklären, warum. Es gibt jedoch eine Gruppe, für die diese Aufgabe unlösbar scheint.

Chandler besuchte eine Einrichtung der Jugendpsychiatrie in Vancouver und führte über Monate Interviews mit den dort untergebrachten Teenagern. Sie lebten während der Behandlung in Zimmern mit Etagenbetten und bedeckten oft voller

Scham die Narben an ihren Armen. Er stellte ihnen viele Fragen über ihr Leben. Einige davon zielten auf den Kern dieses Themas: Wie bildet sich unser Identitätsgefühl? Chandler ging mit unterschiedlichen Methoden an das Thema heran – eine davon war ziemlich einfach. In Kanada gibt es eine Buchreihe, die klassische Literatur in Form von Comics herausbringt, darunter *Eine Weihnachtsgeschichte* von Charles Dickens. Wahrscheinlich kennen Sie die Handlung: Im Mittelpunkt steht ein alter Geizkragen namens Scrooge, der Besuch von drei Geistern bekommt, sich durch diese Erfahrung völlig verändert und unglaublich großzügig wird. Eine weitere Comicbearbeitung widmet sich Victor Hugos Klassiker *Die Elenden.* Die Handlung in Kurzform: Ein armer Mann namens Jean Valjean begeht ein Delikt, verbüßt eine langjährige Haftstrafe, entkommt nach einer erneuten Straftat der Verfolgung, gelangt unter anderem Namen zu Reichtum und wird sogar Bürgermeister seiner Stadt, muss erneut untertauchen – und wird unterdessen unerbittlich verfolgt von Inspektor Javert.

Chandler brachte zwei Gruppen aus der Jugendpsychiatrie dazu, diese Comics zu lesen. Eine Gruppe bestand aus Magersüchtigen in stationärer Behandlung, die andere aus Teenagern, die wegen Depressionen suizidgefährdet waren. Er bat beide Gruppen, über die Hauptfiguren nachzudenken. Wird Scrooge in Zukunft, nach der Begegnung mit den Geistern und seinem Sinneswandel, noch dieselbe Person sein? Wenn ja, warum? Wird Jean Valjean nach Flucht und Namensänderung noch derselbe Mensch sein? Sag mir, wieso.

Die Jugendlichen aus beiden Gruppen waren gleichermaßen krank, und ihre seelische Not war ähnlich groß. Dennoch konnten die magersüchtigen Teenager diese Fragen ganz normal beantworten, während die depressiven Jugendlichen nicht dazu in der Lage waren. »Fast ausschließlich bei der suizidalen Gruppe zu beobachten war ein generelles Unvermögen zu verstehen, wie ein Mensch weiterhin dasselbe Individuum sein kann«, erklärte mir Chandler. Die schwer depressiven Jugendlichen konnten die verschiedensten anderen Fragen ganz normal beantworten, doch wenn die Sprache darauf kam, was sie oder irgendein anderer in Zukunft sein würden, wirkten sie ratlos. Sie wussten, dass sie eigentlich in der Lage sein sollten, eine Antwort darauf zu finden. Aber sie sagten nur traurig: »Ich habe nicht die leiseste Ahnung.«

Das Interessante dabei ist: So wie sie nicht sahen, wer Jean Valjean in Zukunft sein würde, konnten sie auch nicht sehen, wer sie selbst in Zukunft sein würden. Für sie gab es keine Zukunft. Auf die Bitte, sich selbst in fünf oder zehn oder zwanzig Jahren zu beschreiben, reagierten sie verunsichert.[8] Es war wie ein Muskel, der ihnen den Dienst versagte.[9]

Auf einer tiefer gehenden Ebene hatte Chandler entdeckt, dass schwer depressive Menschen den Bezug zur Zukunft in einer Weise verloren haben, wie es andere Menschen in seelischen Notlagen nicht erleben. Aus dieser frühen Untersuchung ließ sich jedoch kaum ableiten, ob die Symptome der Jugendlichen Ursache oder Auswirkung der Störung waren. Beides war möglich. Vielleicht führt der Verlust des Konzepts Zukunft zu Suizidneigungen, oder eine massive Depression erschwert das Nachdenken über die Zukunft. Doch wie sollte Michael Chandler diese Frage klären?

Er war überzeugt, eine Antwort in den Forschungen zu den kanadischen First Nations zu finden. Lebte man in einer First-Nations-Gemeinschaft, die keinen Einfluss auf das eigene Schicksal hatte, war es schwer, gedanklich das Bild einer hoffnungsvollen oder sicheren Zukunft zu entwerfen. Man war fremden Kräften ausgeliefert, die das eigene Volk schon mehrfach zerstört hatten. Lebte man aber in einer First-Nations-Gemeinschaft, die das eigene Schicksal in der Hand hatte, konnte man ohne Weiteres die Vision einer hoffnungsvollen Zukunft konstruieren – weil man gemeinsam darüber entschied.

Chandler folgerte, dass es der Verlust der Zukunft war, der die Suizidraten nach oben trieb. Man fühlt sich sicher, wenn man glaubt, eine positive Zukunft zu haben. Tauchen dann irgendwann Probleme auf, kann man sich sagen: Das tut weh, aber es wird nicht ewig so bleiben. Wenn einem aber die Zukunft genommen ist, bekommt man leicht den Eindruck, dass der Schmerz niemals aufhören wird.

***

Nach diesen Forschungen sieht Chandler inzwischen wenig Sinn in unserer Annahme, dass Depressionen und Ängste hauptsächlich durch Defekte in unserem Gehirn oder unseren Genen verursacht werden. »Es ist eine Art Überbleibsel aus einer absolut verwestlichten, medikalisierten Sicht auf Gesundheit und Wohlbefinden«, erklärte er mir, und dabei »fehlt jedes ernsthafte Verständnis des kulturellen Zusammenhangs, in dem diese Dinge geschehen.« Wenn man sich so verhält, ignoriert man »die Berechtigung der Depression« vieler Menschen, denen die Hoffnung genommen wurde. Statt über diese Ursachen der Depression nachzudenken, haben wir den Menschen einfach Medikamente verordnet, und »daraus ist eine Industrie geworden«.

***

Zurück in London, verabredete ich mich mit einer alten Freundin aus Studientagen, zu der in den vergangenen zwölf Jahren der Kontakt abgerissen war. Ich nenne sie hier Angela. Als wir studierten, gehörte sie zu den Leuten, die mit vielen Bällen gleichzeitig jonglierten – sie spielte Theater, las Tolstoi, war bei allen beliebt, ging mit den attraktivsten Jungs aus. Ihr Leben glich einem Feuerwerk aus Adrenalin, Cocktails und alten Romanen. Von gemeinsamen Freunden hatte ich jedoch gehört, dass sie seit einigen Jahren ein ernstes Problem mit Depressionen und Ängsten hatte, und weil das in meinen Augen so gar nicht zu ihr passte, wollte ich mit ihr sprechen.

Ich lud sie zu einem ausgedehnten Mittagessen ein, und sie erzählte mir, was in ihrem Leben passiert war, seit wir uns zuletzt gesehen hatten.[10] Dabei sprach sie gehetzt und entschuldigte sich ständig, ohne zu erklären, wofür.

Angela berichtete, sie habe ihr Studium mit dem Master abgeschlossen, doch als sie begann, sich zu bewerben, bekam sie stets die gleiche Antwort: Sie sei überqualifiziert, und wenn man ihr eine Stelle gebe, würde sie bald wieder kündigen. Das zog sich über Monate hin. Schließlich war ein Jahr vergangen, und sie hatte immer noch kein Glück gehabt. Angela war es gewohnt, hart zu arbeiten, und arbeitslos zu sein erschien ihr seltsam. Am Ende konnte sie ihre Rechnungen nicht mehr bezahlen, also bewarb sie sich für einen Stundenlohn von acht Pfund (rund neun Euro), damals knapp über dem britischen Mindestlohn, bei einem Callcenter.

An ihrem ersten Tag betrat sie eine alte Farbenfabrik im Osten Londons. Dort waren wackelige Tische mit Kunststoffplatten aufgereiht, wie man sie in britischen Grundschulen findet, und darauf standen Computer. In der Mitte saß an einem größeren Schreibtisch ein Aufseher. Man sagte ihr, dass er jederzeit bei ihren Gesprächen mithören könne und ihr Feedback geben würde. Das Callcenter erledigte Anrufe für drei führende britische Wohltätigkeitsorganisationen, und Angela sollte in ihrem Auftrag Kaltakquise machen; es ging also darum, potenzielle Spender unaufgefordert anzurufen und ihnen drei Fragen zu stellen. Als Erstes fragte man nach einer großen Summe: Könnten Sie fünfzig Pfund im Monat entbehren? Antworteten sie mit Nein, dann bat man um einen kleineren Betrag: Wie steht es mit zwanzig Pfund? Wenn wieder verneint wird, fragte man: Wie wäre es mit zwei Pfund im Monat? Der

Anruf galt nur dann als Erfolg, wenn es gelang, alle drei Fragen zu stellen.

In diesem Callcenter gab es keinen »Arbeitsplatz« im herkömmlichen Sinn, wie es Angelas Großeltern, einstmals Dienstmädchen und Fabrikarbeiter, gekannt hatten. Wenn wir dich behalten, so der Boss, bekommst du einmal in der Woche eine E-Mail, in der deine Schichten für die folgende Woche stehen. Kann sein, dass du vier bekommst oder gar keine. Das hängt von mir ab und von deinen täglichen Leistungen.

Am Ende des ersten Tags erklärte ihr der Aufseher, sie mache bei ihren Anrufen alles falsch, und wenn das nicht besser werde, bekäme sie keine Schicht mehr. Sie müsse durchsetzungsfähiger werden. Angela brauchte eine hohe Rate von Angerufenen, die auf alle drei Fragen antworteten, und dann einen hohen Anteil, der zu einer Spende bereit war. In den folgenden Wochen erlebte sie, dass sie angeschrien wurde, sobald die Rate auch nur um zwei Prozent gegenüber der vorherigen Schicht abfiel, und der Aufseher drohte, das könne durchaus ihre letzte Schicht gewesen sein.

Manchmal hatte Angela Leute am Apparat, die ihr unter Tränen berichteten, sie könnten sich regelmäßiges Spenden nicht mehr leisten. »Ich weiß, dass die blinden Kinder mich brauchen«, schluchzte eine alte Frau. »Vielleicht kann ich ein günstigeres Hundefutter kaufen«, überlegte sie, damit sie die gesparten Pennybeträge für die Blinden spenden könne. Angela hatte die Anweisung, auf keinen Fall lockerzulassen.

Im ersten Monat dachte Angela noch, sie könne ihre Leistung steigern, was ihren Job erträglicher machen würde, bis sie eine richtige Arbeitsstelle fände. »Ich sagte mir, es gefällt mir nicht wirklich, aber es wird schon werden. Es wird schon«, erzählte sie mir. In den Wochen mit vier Schichten konnte sie endlich den Bus zur Arbeit nehmen und ein ganzes Hühnchen kaufen, aus dem sie dann mehrere Mahlzeiten zubereitete. In den Wochen, in denen sie nur eine, zwei oder gar keine Schicht bekam, aß sie Bohnen und ging zu Fuß zur Arbeit. Ihr Freund war gezwungen, eine ähnliche chronisch unsichere Arbeit anzunehmen, und eines Tages wurde er krank. Angela überkam die Wut, weil er sich nicht zwang, zur Arbeit zu gehen: Weißt du nicht, dass wir diese sechzig Pfund brauchen?

Am Anfang des zweiten Monats stellte Angela fest, dass sie auf dem Weg zur Arbeit im Bus zitterte. Sie wusste nicht, warum. Nach der Arbeit trank sie manchmal im Pub auf der anderen Straßenseite ein Bier, und zum ersten Mal in ihrem Leben fing sie in der Öffentlichkeit an zu weinen. Etwa zur selben Zeit bemerkte sie, dass sie eine Wut packte wie nie zuvor. Manchmal gab es mehrere neue Kollegen, und deshalb wurden ihr die Schichten gekürzt. »Man fängt an, die neuen Leute regelrecht zu hassen«, sagte sie. Sie und ihr Freund gerieten oft wegen irgendeiner Kleinigkeit miteinander in Streit.

Als ich sie bat zu beschreiben, wie sie sich bei der Arbeit fühlte, überlegte sie. »Es ist, als würde man zusammengequetscht – als würde man ständig versuchen, durch eine ganz enge Röhre zu kriechen. Oder wie auf einer Rutsche, wenn man begreift, dass es einem nicht gut geht und man nicht atmen kann, dass einem schlecht wird und man da nie wieder rauskommt. Zugleich fühlt man sich dumm – inkompetent wie ein Kind – wie ein Kind, das sein Leben nicht im Griff hat, also wird man in eine beschissene Welt verbannt, in der Leute einem sagen können, man wäre nicht gut genug, und einen einfach so« – sie schnippte mit den Fingern – »rausschmeißen können«.

Angelas Großmutter war als Dienstmädchen beschäftigt gewesen, und ihr Vertrag wurde jedes Jahr an Mariä Verkündigung (25. März) verlängert. Angelas Mutter gehörte der Mittelschicht an und arbeitete mit einem unbefristeten Vertrag. Angela hatte den Eindruck, dass sie sogar hinter das zurückfiel, was ihre Großmutter in den Dreißigerjahren gehabt hatte. In jeder Stunde, bei jedem Anruf stand ihre Stelle zur Disposition. Deshalb hatte sie »Angst, zur Arbeit zu gehen«, sagte sie, »weil ein schrecklicher Tag vor mir lag. Außerdem fürchtete ich, an diesem Tag wirklich alles zu vermasseln und meine Arbeit zu verlieren, denn dann steckten wir in der Klemme.«

Eines Tages wurde ihr klar, dass sie »dieses Gefühl, keine Zukunft zu haben«, niemals abschütteln konnte. Es war unmöglich, auch nur ein paar Tage im Voraus zu planen. Wenn sie hörte, wie Freunde über einen Wohnungskauf oder die Rente sprachen, klang das in ihren Ohren beinahe utopisch – Nachrichten aus einem Land, in dem sie nur Besucherin war. »Es nimmt einem jedes Identitätsgefühl, das man haben könnte, und ersetzt es durch Scham und Sorge und Angst ... Was bist du? Ich bin nichts.« Sie konnte kein Bild von sich selbst in der Zukunft heraufbeschwören, das anders aussah als das heutige. »Ich habe schreckliche Angst, dass wir mit über sechzig oder über siebzig Jahren so arm sind wie heute als Zwanzigjährige«, sagte sie. Es sei, als stecke man in »einem ewigen Verkehrsstau«, wo es keinen Zentimeter vorwärtsging. Sie fing an, abends billigen Alkohol zu trinken, weil sie vor Angst nicht einschlafen konnte.

Eine derartige Unsicherheit in Bezug auf das Arbeitsleben ist seit dreißig Jahren für immer mehr Menschen fast in der ganzen westlichen Welt gang und gäbe geworden. Rund zwanzig Prozent der Beschäftigten in Deutschland und den Vereinigten Staaten haben keinen Arbeitsvertrag und können ihre Beschäftigung kurzfristig verlieren. Der italienische Philosoph Paolo Virno sagt, wir hätten nicht länger ein »Proletariat« – eine solide Arbeiterschicht mit Festanstellung –, sondern ein »Prekariat«, eine sich wandelnde Masse von Menschen, deren Leben von chronischer Unsicherheit geprägt ist, die nicht wissen, ob sie nächste Woche noch eine Beschäftigung haben, und die womöglich niemals eine feste Anstellung finden werden.[11]

Damals, als wir Studenten waren, sah Angela eine hoffnungsvolle Zukunft vor sich, und ihre überschäumende

Positivität war ansteckend. Als sie mir jetzt gegenübersaß und davon sprach, dass jede Zukunftshoffnung erstickt sei, wirkte sie erschöpft und nahezu empfindungslos.

Es gab ein Zeitfenster, als den Menschen aus der Mittelschicht und der Arbeiterklasse ein gewisses Einkommen sicher war und sie Zukunftspläne schmieden konnten. Dieses Fenster hat sich zusehends geschlossen, und zwar als direkte Folge politischer Entscheidungen, die Vorschriften für Unternehmen aufhoben und es Arbeitnehmern erschwerten, sich zum Schutz ihrer Rechte zu organisieren. Das Gefühl, eine vorhersagbare Zukunft zu haben, ging dabei verloren. Angela wusste nicht, was sie erwartete. Ihre Arbeitsbedingungen führten dazu, dass sie kein Bild von sich selbst in ein paar Monaten, geschweige denn in ein paar Jahren oder Jahrzehnten aufbauen konnte.

Zunächst betraf dieses prekäre Gefühl der Verunsicherung Menschen mit den niedrigsten Löhnen. Inzwischen greift es jedoch immer weiter um sich. Heute erledigen viele Angehörige der Mittelschicht Einzelaufträge ohne jeden Vertrag und ohne Absicherung. Dafür erfinden wir schicke Namen: Wir sprechen von »Freiberuflern« oder der »Gig Economy« – als wären wir Kanye West, der im Madison Square Garden auftritt. Für die meisten von uns löst sich eine stabile Vision der Zukunft allmählich auf, und man erklärt uns, wir sollten es als eine Art Befreiung auffassen.

Es wäre anmaßend, die Situation der Beschäftigten im Westen mit jener der Ureinwohner Nord- und Südamerikas zu vergleichen, die einen Genozid und mehr als ein Jahrhundert der Verfolgung überlebt haben. Aber bei meinen Recherchen für dieses Buch habe ich auch einige Zeit in den USA in den verfallenden Industrieregionen des Rust Belt verbracht. Einige Wochen vor den Präsidentschaftswahlen von 2016 fuhr ich nach Cleveland, um Wähler zu mobilisieren und so zu verhindern, dass Donald Trump gewählt wird. An einem Nachmittag ging ich durch eine Straße im Südwesten der Stadt, wo ein Drittel der Häuser von den Behörden abgerissen worden war, ein Drittel leer stand und das letzte Drittel noch bewohnt und mit Stahlgittern an den Fenstern versehen war. Ich klopfte an eine Tür. Eine Frau, die ich auf Mitte fünfzig geschätzt hätte, öffnete mir. Sie fing an zu schimpfen – sie habe schreckliche Angst vor ihren Nachbarn, die Jugendlichen im Viertel »müssten verschwinden«, sie hoffe verzweifelt auf jemanden, der für bessere Verhältnisse sorgen würde, es gebe nicht einmal mehr einen Lebensmittelladen in der Nähe, und sie müsse mit dem Bus zweimal umsteigen, nur um einzukaufen. Nebenbei erwähnte sie zu meinem Erstaunen, sie sei siebenunddreißig Jahre alt.

Und dann sagte sie etwas, das mir noch lange nach der Wahl in Erinnerung blieb. Sie schilderte, wie das Viertel gewesen war, als ihre Großeltern hier gelebt hatten und man in einer Fabrik arbeiten konnte und zur Mittelschicht gehörte – ehe sie sich versprach. Sie hatte sagen wollen: »Als ich jung war.« Tatsächlich sagte sie aber: »Als ich noch gelebt habe.«

In diesem Moment fiel mir ein, was ein Stammesangehöriger der Crow in den 1890er-Jahren einem Anthropologen erklärt hatte: »Ich versuche, ein Leben zu führen, das ich nicht verstehe.«

Gleiches gilt für Angela und meine anderen Freunde, die vom Prekariat geschluckt wurden: Auch sie können ihr Leben nicht verstehen – ihre Zukunft wird immer weiter ausgehöhlt. Alle Erwartungen an das künftige Leben, mit denen sie aufgewachsen waren, sind im Begriff, sich aufzulösen.

Als ich Angela von Michael Chandlers Studien erzählte, lächelte sie traurig. Es leuchtete ihr intuitiv ein, sagte sie. Wenn man ein stabiles Bild von sich in der Zukunft hat, erklärte sie, dann hat man eine »Perspektive, nicht wahr? Du kannst sagen: ›Okay, ich habe einen beschissenen Tag. Aber ich habe kein beschissenes Leben.‹« Sie hatte nie erwartet, mit Jay-Z zu feiern oder eine Jacht zu besitzen. Aber sie hatte damit gerechnet, einmal im Jahr in Urlaub zu fahren. Sie hatte erwartet, dass sie – sobald sie Ende dreißig wäre – wüsste, bei wem sie in der folgenden Woche beschäftigt ist und auch in der Woche danach. Stattdessen sitzt sie in der Prekariatsfalle.

Und danach geschah nichts.

Kapitel 13

Ursachen acht und neun: Die wahre Geschichte über Gehirne und Gene

Die Geschichte, die uns immer wieder über unser Gehirn erzählt wird – die Depressionen und Ängste der Menschen hätten ihre Ursache schlicht und einfach in einem Mangel an Serotonin –, ist, wie ich ja nun wusste, nicht wahr. Aber ich sah auch, dass manche Menschen daraus schlossen, *keines* der biologischen Narrative zu diesem Thema entspreche der Wahrheit und die Ursache sei ausschließlich in sozialen und psychischen Faktoren zu suchen. Im persönlichen Gespräch betonten jedoch auch die vehementesten Verfechter der sozialen und Umweltursachen, biologische Ursachen existierten durchaus und seien ganz real.

Deshalb wollte ich nun der Frage nachgehen, welche Rolle diese biologischen Faktoren spielten. Wie wirkten sie sich aus? Und in welchem Verhältnis standen sie zu all dem, was ich bislang herausgefunden hatte?

***

Marc Lewis' Freunde dachten, er sei tot.[1]

Es war im Sommer 1969, als der junge Student in Kalifornien mit allen Mitteln versuchte, seine Verzweiflung zu verdrängen. Seit einer Woche schluckte, schnupfte oder injizierte er sich jedes Aufputschmittel, das er in die Finger bekam. Nachdem er sechsunddreißig Stunden ununterbrochen wach gewesen war, brachte er einen Freund dazu, ihm Heroin zu spritzen, damit er endlich Schlaf fand. Als er aufwachte, bemerkte er, dass seine Freunde nach einem hinreichend großen Sack suchten, in dem sie seinen Leichnam wegschaffen könnten.

Als er plötzlich zu sprechen begann, flippten sie aus. Sein Herzschlag, so erklärten sie ihm, habe mehrere Minuten lang ausgesetzt.

Ungefähr zehn Jahre nach diesem Vorfall verabschiedete sich Marc Lewis von den Drogen und begann mit dem Studium der Neurowissenschaften. Als ich ihn kennenlernte – es war in Sydney –, war er ein führender Experte auf diesem Gebiet und hatte eine Professur in den Niederlanden inne. Als Forscher beschäftigte ihn die Frage: Wie verändert sich das Gehirn, wenn man zutiefst verzweifelt ist?[2] Und erschweren es diese Veränderungen dem Betroffenen, wieder aus dem Tal herauszukommen?

Der Hirnscan eines depressiven oder unter schweren Ängsten leidenden Menschen, erklärte mir Lewis, sieht anders aus als der eines Menschen, der nicht mit solchen Problemen zu kämpfen hat. Die Hirnareale, die mit dem Gefühl des Unglücks oder der Wahrnehmung von Gefahr zu tun haben, leuchten dann wie Christbaumkerzen. Sie sind größer und aktiver. Er zeigte mir Schaubilder und zeichnete diese Teile des Gehirns für mich nach.

Das stimmt damit überein, erwiderte ich, was mir als Teenager mein Arzt gesagt hat – ich sei depressiv, weil mein Gehirn physisch kaputt sei, und es müsse mit Medikamenten repariert werden. War diese Geschichte also doch richtig?

Als ich das erzählte, schaute er mich traurig an und erklärte: Nein, es sei keineswegs richtig. Um das zu begreifen, müsse man ein wichtiges Konzept verstehen, nämlich die Neuroplastizität.[3] Wenn man mir vor fünfzehn Jahren eine Darstellung meines Gehirns gezeigt und mir beschrieben hätte, wie es aussieht, hätte ich – so wie die meisten Menschen – gedacht: Das bin also ich. Wenn Teile des Gehirns aktiver sind, die mit Unglücklichsein oder Angsthaben zu tun haben, dann bin ich als Mensch darauf festgelegt, unglücklicher oder ängstlicher zu sein. So wie jemand kurze Beine oder lange Arme hat, so habe ich ein Hirn, dessen aktivere Teile mit Angst und Beklemmung zusammenhängen; so ist das nun mal.

Aber heute wissen wir, dass dem nicht so ist. Sieh es einmal anders, erklärte mir Lewis. Wenn ich dir das Röntgenbild von den Armen eines Mannes zeige, könnten sie mager und schwach aussehen. Jetzt stell dir vor, er würde sechs Monate lang mit Hanteln trainieren und dann wieder eine Röntgenaufnahme machen. Seine Arme sähen nun anders aus. Sie sind nicht festgelegt. Sie würden sich verändern, je nachdem, wie er sie eingesetzt hat. Dein Gehirn, so sagte er, verhält sich genauso: Es ändert sich, je nachdem, wie du es nutzt. »Neuroplastizität ist die Neigung des Gehirns, sich auf der Basis von Erfahrungen immer wieder umzustrukturieren«, erklärte er. Zum Beispiel müssen Londoner Taxifahrer für ihren Taxischein den gesamten Londoner Stadtplan im Kopf haben, um einen äußerst schwierigen Test zu bestehen. Wenn man einen Hirnscan eines Londoner Taxifahrers macht, wäre die Hirnregion für räumliches Bewusstsein sehr viel größer als bei Ihnen oder mir.[4] Das heißt nicht, dass das seit seiner Geburt so ist. Es bedeutet nur, dass er sein Gehirn im Lauf seines Lebens anders genutzt hat. Ihr Gehirn wandelt sich stetig, um Ihre Bedürfnisse zu befriedigen. Das tut es auf zweierlei Weise: durch Zurechtstutzen der Synapsen, die Sie nicht benutzen, und durch Wachstum der Synapsen, die Sie nutzen. Wenn man zum Beispiel ein Baby in völliger Dunkelheit aufzieht, werden die Synapsen, die für das Sehen zuständig sind, aufgeben – das Gehirn meint, sie nicht zu benötigen und es sei besser, seine Kräfte anderswo einzusetzen.[5]

Die Neuroplastizität bleibt das ganze Leben lang bestehen, und das Gehirn »verändert sich ständig«, erklärte mir Lewis.[6] Aus diesem Grund sei das, was ich als Teenager über mein Hirn gehört habe, völlig falsch – das Urteil eines Arztes, der zu einem Depressiven sagt: »Sie haben ein kaputtes Hirn, denn es unterscheidet sich von einem normalen Hirn«, sei im heutigen Kontext Unsinn, weil wir wissen, dass das Gehirn seine Schaltkreise ständig verändert. Die Physiologie verläuft stets parallel zur Psychologie. So ist das nun mal.« Ein Hirnscan ist »ein Schnappschuss eines bewegten Bildes«, so Lewis. »Man kann von einem Fußballspiel jederzeit einen Schnappschuss machen – aber der sagt einem nicht, was als Nächstes passiert oder wohin sich das Gehirn bewegt.« Das Gehirn verändert sich, wenn man depressiv oder ängstlich wird, und es verändert sich erneut, wenn die Depression oder Angst verschwindet. Es verändert sich stets in Reaktion auf Signale aus der Welt.

In der Zeit seiner Drogensucht hätte Lewis' Hirnscan völlig anders ausgesehen als heute. Es würde deutlich werden, dass er sein Hirn inzwischen anders nutzt.

Als ich Lewis erzählte, dass man mir dreizehn Jahre lang Antidepressiva verordnet und immer wieder erzählt hatte, meine Verzweiflung werde nur durch ein Problem in meinem Hirn verursacht, meinte er: »Das ist verrückt. Sie hat *immer* mit deinem Leben und deinen persönlichen Umständen zu tun.« Die sieben sozialen und psychologischen Faktoren, die ich erforscht hatte, so Lewis, seien imstande, das Gehirn von Millionen Menschen physisch zu verändern. Wenn das Auswendiglernen eines Stadtplans das Gehirn verändert, dann wird es auch durch Einsamkeit, Isolation oder eine krass materialistische Einstellung verändert. Und das Entscheidende ist: Durch die Wiederherstellung von Verbindungen kann man es in den früheren Zustand versetzen. Wir hätten zu sehr vereinfacht, meint er. Man kann die Handlung von *Breaking Bad* nicht nachvollziehen, indem man seinen Fernseher zerlegt.[7] In ähnlicher Weise kann man die Ursache für seinen Schmerz nicht finden, indem man sein Gehirn zerlegt. Wenn man Genaueres wissen will, muss man die Signale betrachten, die der Fernseher – oder das Gehirn – erhält.

Depressionen und Ängste sind »nicht wie ein Tumor, der im Gehirn wächst, weil im Gewebe etwas kaputt ist, bevor es zu psychischen Problemen kommt«, sagte Marc Lewis. »So ist das nicht. Sie« – die von der Außenwelt verursachte Verzweiflung und die Veränderungen im Hirn – »treten gemeinsam auf«.

***

Aber Lewis erklärte auch, es gebe hier einen wichtigen Vorbehalt – denn das, was im Hirn geschieht, verändere für depressive und ängstliche Menschen tatsächlich die Situation.

Stellen Sie sich vor, Sie wären einigen der sieben Ursachen für Depressionen oder Ängste ausgesetzt. Sobald dieser Prozess beginnt, verursacht er – so wie alles andere, das uns passiert – reale Veränderungen im Gehirn, und diese können eine Eigendynamik entwickeln, die die Wirkung der Außenwelt verstärkt.

»Stell dir vor«, sagte Lewis zu mir, »deine Ehe ist gescheitert, du hast deinen Arbeitsplatz verloren und weißt du, was noch? Deine Mutter hatte gerade einen Schlaganfall. Es ist ziemlich viel auf einmal.« Weil man über einen langen Zeitraum heftigen Schmerz empfindet, wird das Hirn annehmen, dies sei der Zustand, in dem man von nun an überleben muss – es könnte also von nun an die Synapsen stilllegen, die mit erfreulichen und vergnüglichen Dingen zu tun haben, und die Synapsen verstärken, die mit Angst und Verzweiflung verbunden sind. Das ist einer der Gründe, warum man oft das Gefühl hat, in einem Zustand der Depression oder Angst zu verharren, obwohl die ursprünglichen Ursachen des Leids schon eine Weile zurückliegen. John Cacioppo, der Wissenschaftler, der diesen Vorgang im Zusammenhang mit Einsamkeit entdeckt hat, bezeichnete dies, wie bereits erwähnt, als Schneeballeffekt.

Also, so Lewis, sei es zwar falsch zu behaupten, der Ursprung dieser Probleme liege allein im Gehirn, es wäre aber ebenso falsch zu sagen, die Reaktionen im Gehirn könnten sie nicht verschlimmern. Sie können es. Der Schmerz, den ein unglücklich verlaufendes Leben verursacht, kann eine Reaktion auslösen, die »so stark ist, dass [das Gehirn] dazu neigt, eine Weile [in einer schmerzvollen Reaktion] zu verharren, bis etwas eintritt, das es aus dieser Ecke herausholt und an einen anpassungsfähigeren Ort verschiebt«. Wenn die Welt einem aber weiterhin tiefen Schmerz zufügt, bleibt man natürlich lange Zeit in dieser Situation gefangen, und der Schneeball wird immer größer.

Wenn man depressiven Menschen allerdings sagt, ihr Leiden werde einfach schon immer durch ihr Gehirn verursacht, dann gibt man ihnen eine falsche Landkarte, die einem gar nichts nützt, wenn man wissen will, warum man sich so fühlt und wie man da wieder herausfindet. Sie kann sogar dazu führen, dass man in der Falle gefangen bleibt.[8]

***

In seiner ersten und einzigen Antrittsrede als amerikanischer Präsident forderte John F. Kennedy bekanntlich: »Frage nicht, was dein Land für dich tun kann, frage, was du für dein Land tun kannst.« Lewis erklärte mir: Wenn du die Ursachen der Depression begreifen willst und in welcher Beziehung sie zum Gehirn stehen, dann halte dir vor Augen, was der Psychologe W.M. Mace vor Jahren in Anlehnung an Kennedy formuliert hat: »Frage nicht, was in deinem Kopf los ist, frage, was um deinen Kopf herum los ist.«[9]

***

Es gibt eine weitere physische Ursache von Depressionen und Ängsten, die allgemein bekannt ist.

Meine Mutter machte vor meiner Geburt (und danach) Zeiten schwerer Depressionen durch. Meinen beiden Großmüttern war es ähnlich ergangen – obwohl damals niemand diesen

Begriff gebrauchte. In all den Jahren, in denen ich Antidepressiva schluckte, nahm ich folglich an, es gebe neben einer Fehlfunktion des Gehirns noch eine Ursache für meine Depression, und die liege in den Genen. Manchmal stellte ich mir die Depression als einen verlorenen Zwilling vor, der neben mir im Mutterleib entstanden war. Im Lauf der Jahre hörte ich Ähnliches oft von anderen Menschen. »Ich bin mit Depressionen zur Welt gekommen«, erklärte mir ein Freund, der über lange Zeiträume suizidgefährdet gewesen war, in einer langen Nacht, als ich versuchte, mit ihm darüber zu sprechen, warum es sich lohnt zu leben.

Also wollte ich wissen, inwieweit Depressionen über die Gene vererbt werden. Als ich dieser Frage nachging, stellte ich fest, dass Wissenschaftler bisher weder ein spezielles Gen noch eine Gengruppe für Depressionen und Ängste gefunden haben. Wir wissen aber, dass ein bedeutender genetischer Faktor vorhanden ist, was sich auf recht einfache Weise überprüfen lässt.

Dazu benötigt man große Gruppen identischer Zwillinge und große Gruppen nicht identischer Zwillinge, die man miteinander vergleicht.[10] Alle Zwillinge sind genetisch ähnlich, aber identische Zwillinge stehen sich genetisch noch bedeutend näher, denn sie entstammen derselben Eizelle. Wenn also identische Zwillinge bei Eigenschaften wie roten Haaren, Suchtneigung oder Adipositas mehr Übereinstimmungen aufweisen als nicht identische Zwillinge, dann weiß man, dass die Gene hierbei eine größere Rolle spielen. Aus dem Ausmaß der Unterschiede kann man nach Ansicht von Wissenschaftlern Rückschlüsse darauf ziehen, inwieweit die Eigenschaft genetisch bedingt ist.

Genau das wurde im Hinblick auf Depressionen und Ängste untersucht.[11] Die US-amerikanischen National Institutes of Health bieten eine Übersicht zu den besten Zwillingsstudien, der zufolge Depressionen zu siebenunddreißig Prozent vererbt werden, während der Wert für schwere Ängste zwischen dreißig und vierzig Prozent liegt.[12] Zum Vergleich: Die Körpergröße ist zu neunzig Prozent genetisch bedingt, ob man Englisch sprechen kann, hingegen zu null Prozent.[13] Die Fachleute, die sich mit der genetischen Basis von Depressionen und Ängsten beschäftigen, haben daraus gefolgert, dass die Gene nicht unbeteiligt sind, aber keine Hauptrolle spielen. Allerdings gibt es in dieser Geschichte eine überraschende Wendung.

Eine besonders detaillierte Studie zur Genetik der Depression stammt von einem Team um den Psychologen und Neurowissenschaftler Avshalom Caspi. Fünfundzwanzig Jahre lang begleiteten die Wissenschaftler in Neuseeland Tausende Kinder von ihrer Geburt bis ins Erwachsenenalter. Unter anderem wollten sie herausfinden, welche Gene die Anfälligkeit für Depressionen erhöhen.

Nach jahrelanger Forschungsarbeit entdeckten sie etwas Erstaunliches: Zwischen einer Variante des Gens 5-HTT und der Entstehung von Depressionen besteht tatsächlich ein Zusammenhang.

Die Sache hatte aber einen Haken. Wir alle kommen mit einem genetischen Erbe zur Welt – aber unsere Gene werden durch die Umwelt aktiviert. Sie können ein- oder ausgeschaltet werden, je nachdem, was uns widerfährt. Und Avshalom Caspi entdeckte – wie Professor Robert Sapolsky es erklärt –, »dass jemand, der eine bestimmte Variante von 5-HTT besitzt, ein erheblich erhöhtes Depressionsrisiko trägt, aber *nur in einer bestimmten Umgebung*«. Wenn Sie dieses Gen tragen, so zeigte die Studie, dann steigt für Sie die Wahrscheinlichkeit, depressiv zu werden – aber nur, wenn Sie eine schrecklich belastende Erfahrung oder ein schweres Kindheitstrauma durchgemacht haben. (Die meisten anderen Ursachen für Depression, die ich hier erörtert habe, wie etwa Einsamkeit, wurden nicht untersucht – wir wissen also nicht, ob auch hier eine Wechselwirkung mit Genen stattfindet.)

Wenn Sie *nicht* solche schlimmen Erlebnisse haben, dann ist für Sie das Depressionsrisiko nicht höher als für andere Menschen.[14] Gene erhöhen also Ihre Anfälligkeit, und zwar teilweise erheblich. Aber sie sind – für sich genommen – nicht die Ursache.

Das heißt, wenn 5-HTT so funktioniert wie andere Gene – und es sieht ganz danach aus –, dann ist niemand wegen seiner Gene dazu verdammt, depressiv oder ängstlich zu sein. Ihre Gene können Ihre Anfälligkeit erhöhen, aber sie bestimmen nicht Ihr Schicksal. Wir alle wissen, wie es beim Körpergewicht läuft. Manche Menschen tun sich schwer mit dem Zunehmen: Sie können regelmäßig Burger und Pommes futtern und bleiben trotzdem wahre Bohnenstangen. Andere hingegen (hüstel, hüstel) gönnen sich nur einen Mini-Schokoriegel, und schon sehen sie aus wie ein Walbaby. Wir alle hassen diese mageren Burger-Fresser – aber wir wissen auch, dass wir, selbst wenn wir zu Übergewicht neigen, ein großes Nahrungsangebot brauchen, damit unsere genetische Veranlagung durchschlägt. Würden wir ohne Lebensmittel im Regenwald oder in der Wüste stranden, würden wir abnehmen, und zwar ganz unabhängig von unseren Genen.

Bei Depressionen und Ängsten verhält es sich nach dem Stand der Wissenschaft ähnlich. Die genetischen Faktoren, die zu Depressionen und Ängsten beitragen, sind durchaus real, aber auch sie benötigen einen Auslöser in unserer Umwelt oder der eigenen Psyche. Gene können dann diese Faktoren verstärken, aber sie können sie nicht hervorbringen.

***

Aber als ich weiter nachforschte, wurde mir klar, dass die Frage nach der Rolle von Gehirn und Genen für mich damit noch nicht ganz beantwortet war.

Wie ich bereits erklärt habe, dachte man früher, bestimmte

Depressionstypen würden durch Ereignisse in unserem Leben verursacht und daneben gebe es eine andere, reinere Form der Depression, die durch schlimme Fehlfunktionen im Gehirn ausgelöst würde. Den ersten Typ der Depression nannte man »reaktiv«, während die zweite, rein interne Form als »endogen« bezeichnet wurde.[15]

Also wollte ich wissen, ob es Depressive gibt, deren Leiden tatsächlich so zustande kommt, wie mein Arzt es mir erklärt hatte – durch Fehlschaltungen im Gehirn oder einen anderen angeborenen Defekt. Und wenn es dieses Leiden gibt, wie verbreitet ist es? Die einzige wirklich wissenschaftliche Studie, auf die ich stieß und die ich bereits erwähnt habe, stammt von George Brown und Tirril Harris, die als Erste eine Untersuchung der sozialen Ursachen von Depression mit Frauen in Südlondon durchführten. Sie befragten Menschen, die wegen reaktiver Depression in stationärer Behandlung waren, und verglichen sie mit Personen, bei denen eine endogene Depression diagnostiziert worden war. Es stellte sich heraus, dass ihre Lebensumstände praktisch identisch waren: Beide Gruppen hatten gleich viel Schlimmes erlebt, das ihre Verzweiflung erklären konnte. Somit erschien die Unterscheidung den Wissenschaftlern damals, basierend auf ihren Erkenntnissen, sinnlos.

Aber das heißt nicht unbedingt, dass die endogene Depression nicht existiert. Es könnte einfach bedeuten, dass die damaligen Ärzte den Unterschied nicht erkannten.[16] Soweit ich sehe, liegen dazu keine aussagekräftigen Forschungsergebnisse vor. Also fragte ich mehrere Fachleute, die mit der Behandlung von Depressiven zu tun haben, ob sie glauben, dass endogene Depressionen – ausgelöst durch eine Fehlfunktion von Gehirn oder Körper – existieren. Aber in diesem Punkt herrschte Uneinigkeit. Joanna Moncrieff glaubte überhaupt nicht an die Existenz einer endogenen Depression. David Healy meinte, es handle sich um »eine verschwindend geringe Zahl von Menschen – nicht mehr als hundert von denen, die als depressiv bezeichnet werden, vielleicht weniger«. Saul Marmot erklärte mir, die Diagnose treffe wohl auf einen von zwanzig Patienten zu, die ihn wegen Depressionen aufsuchten.

Aber alle stimmten darin überein, dass es sich, wenn überhaupt, um eine kleine Minderheit unter den Depressiven handle. Das heißt, es ist keine gute Idee, wenn man allen an Depressionen Leidenden eine Geschichte erzählt, die sich ausschließlich auf diese physischen Ursachen beschränkt – warum, werde ich gleich erläutern.

Aber wie verhält es sich bei einer bipolaren oder manischen Depression? Hier scheint schon eher eine physische Komponente vorzuliegen. Joanna Moncrieff erklärte, das sei wohl richtig – man solle es aber nicht überbetonen. Betroffen sei eine sehr kleine Gruppe, bei der »die Depression, wie ich meine, eine biologische Komponente hat«. Eine manische Episode sei ein bisschen, als habe man eine Menge Amphetamine geschluckt, und danach folgt ein Tief, das Ähnlichkeit mit einem Speedabsturz hat. Aber davon sollten wir uns nicht irreführen lassen, so die Professorin. Selbst wenn es, wie in diesen Fällen, eine reale biologische Komponente gibt, sei das Bild damit sicher nicht vollständig – und mehrere Studien haben gezeigt, dass die sozialen Ursachen von Depressionen und Ängsten dennoch Auswirkungen auf die Schwere und Häufigkeit dieser Depressionsform haben.[17]

Es gibt noch andere Umstände, unter denen nach heutigem Kenntnisstand eine biologische Disposition zu höherer Anfälligkeit führt. Menschen mit Drüsenfieber oder Schilddrüsenunterfunktion haben ein deutlich erhöhtes Risiko, depressiv zu werden.

Es wäre Unsinn zu leugnen, dass es bei Depressionen und Ängsten eine reale biologische Komponente gibt (und es kann auch andere biologische Faktoren geben, die wir noch nicht kennen) – ebenso unsinnig wäre es aber zu behaupten, dass sie die einzige Ursache darstellt.

***

Warum klammern wir uns also hartnäckig an eine Geschichte, die sich ausschließlich auf das Gehirn konzentriert? Ich habe mit vielen Menschen über diese Frage gesprochen und bin dabei auf vier Hauptgründe gestoßen. Zwei sind durchaus verständlich, zwei weitere sind unverzeihlich.

Jede Leserin und jeder Leser kennt wohl jemanden, der Depressionen oder Ängste entwickelt, aber scheinbar keinen Anlass hat, unglücklich zu sein. Es kann einem Rätsel aufgeben: Jemand, der den Eindruck macht, er hätte allen Grund, glücklich zu sein, fällt plötzlich in völlige Verzweiflung. Ich kenne viele solche Menschen. Zum Beispiel hatte ich einen älteren Freund, der eine liebevolle Partnerin, eine schöne Wohnung, eine Menge Geld und einen leuchtend roten Sportwagen hatte. Eines Tages überfiel ihn tiefe Traurigkeit, und wenige Monate später bat er seine Partnerin, ihn zu töten. Es kam ganz plötzlich über ihn und hatte offenbar so gar nichts mit seinem Leben zu tun. Es schien, als müsste eine körperliche Ursache vorliegen. Wo sonst sollte die Erklärung liegen?

Meine Meinung über ihn – und die vielen Menschen, denen es ähnlich ergeht – änderte ich erst, als ich durch Zufall begann, mich in Klassiker des Feminismus aus den Sechzigerjahren zu vertiefen,[18] denn dabei ging mir etwas auf.

Stellen Sie sich eine Hausfrau der Fünfzigerjahre vor der Epoche des Feminismus vor. Sie sucht ihren Arzt auf, um zu berichten, mit ihr stimme etwas von Grund auf nicht. Sie könnte sagen: »Ich habe alles, was sich eine Frau nur wünschen kann. Ich habe einen guten Ehemann, der für mich sorgt. Außerdem habe ich ein hübsches Haus mit Garten, zwei gesunde Kinder, ein Auto. Ich habe keinen Grund, unglücklich zu sein. Aber sehen Sie mich an – mir geht es miserabel. Bei mir ist innen drin etwas kaputt. Bitte, können Sie mir Valium verschreiben?«[19]

In der klassischen feministischen Literatur werden solche Frauen häufig beschrieben. Es gab Millionen, die sich ähnlich äußerten. Sie meinten es ernst. Wenn wir aber heute mit einer Zeitmaschine zurückreisen und mit diesen Frauen sprechen könnten, dann würden wir sagen: »Du hast alles, was sich eine Frau nur wünschen kann, *nach den Maßstäben deiner Kultur*. Du hast keinen Grund, unglücklich zu sein, *nach den Maßstäben deiner Kultur*.« Aber wir wissen heute, dass die Maßstäbe dieser Kultur falsch waren. Frauen brauchen mehr als ein Haus, ein Auto, einen Ehemann und Kinder. Sie brauchen Gleichberechtigung, eine sinnvolle Arbeit und Unabhängigkeit.

Du bist nicht kaputt, würden wir ihnen versichern. Die Kultur ist kaputt.

Und wenn die Maßstäbe der Kultur damals falsch waren, so ging mir auf, dann könnten sie auch heute falsch sein. Man kann alles haben, was eine Person nach den Maßstäben unserer Kultur braucht – aber diese Maßstäbe könnten völlig falsche Auskunft darüber geben, was ein Mensch tatsächlich braucht, um ein gutes oder auch nur erträgliches Leben zu führen. Die Kultur kann ein Bild dessen schaffen, was man »braucht«, um glücklich zu sein – anhand all der falschen und schlechten Werte, die auch mir nahegebracht worden waren. Aber das muss gar nichts damit zu tun haben, was man *wirklich* braucht.[20]

Da fiel mir wieder mein älterer Freund ein, den plötzlich die Verzweiflung überkam. Er sagte, er hätte das Gefühl, dass ihn niemand braucht und sich niemand für einen alten Mann interessiert. Er meinte, sein Leben werde von nun an davon bestimmt, dass man ihn ignoriert, und das sei demütigend, er könne es nicht ertragen. Ich wollte das als Fehlfunktion des Gehirns auffassen, weil ich nicht sehen wollte, was unsere Kultur ihm antat. Ich war wie ein Arzt, der einer Hausfrau in den Fünfzigerjahren erzählt, der einzige Grund, warum sich eine

Frau unglücklich fühlen könne – ohne Arbeit, ohne Kreativität und ohne Kontrolle über das eigene Leben –, sei ein Defekt in ihrem Hirn oder ihren Nerven.

***

Der zweite Grund, warum wir an der Vorstellung festhalten, diese Erkrankungen würden lediglich durch unser Hirn verursacht, greift noch tiefer. Lange Zeit hat man depressiven und ängstlichen Menschen versichert, ihre Verzweiflung sei nicht real – sie beruhe nur auf Faulheit oder Schwäche, oder sie ließen sich gehen. Mir wurde dies in meinem Leben mehrfach vorgehalten. Die rechtsgerichtete britische Kritikerin Katie Hopkins sagte unlängst, Depression sei »der ultimative Freibrief für Ich-Sucht. Reißt euch zusammen, Leute«, meinte sie, verbunden mit der Aufforderung, joggen zu gehen und mit dem Gejammere aufzuhören.[21]

Derartigen Gemeinheiten sind wir bisher mit der Feststellung begegnet, Depression sei eine Krankheit. Man würde ja Krebspatienten auch nicht mit dem Rat drangsalieren, sie sollten sich zusammenreißen, und genauso grausam sei es, so mit den Leuten umzuspringen, die unter der Krankheit der Depression oder schweren Ängste leiden. Um der Stigmatisierung zu entgehen, haben wir immer wieder geduldig erklärt, es handle sich um ein physisches Leiden wie Diabetes oder Krebs.

Ich fürchtete also, durch die Beweise, dass Depressionen nicht primär durch ein Problem im Gehirn oder Körper ausgelöst werden, solchen Verhöhnungen wieder Tür und Tor zu öffnen. Sieh an! Sogar du gibst zu, dass es keine Krankheit wie Krebs ist. Also reiß dich zusammen!

Wir glauben mittlerweile, der Stigmatisierung könnten wir nur entgehen, wenn wir den Leuten erklären, dass es sich um eine biologische Krankheit mit rein biologischen Ursachen handelt. Ausgehend von diesem positiven Motiv, haben wir uns daher bemüht, die biologischen Auswirkungen zu finden und hochzuhalten, um die Spötter zu widerlegen.

Mit dieser Frage plagte ich mich monatelang. Eines Tages diskutierte ich sie mit Marc Lewis, und er fragte mich, warum ich annehme, die Aussage, Depression sei eine Krankheit, würde das Stigma vermindern, das sie umgab. Jeder habe schließlich von Anfang an gewusst, dass Aids eine Krankheit ist. Aber das habe nichts an der Stigmatisierung dieser Krankheit geändert. »Menschen mit Aids sind noch heute stigmatisiert, und zwar ganz erheblich«, sagte er. Niemand hat bezweifelt, dass Lepra eine Krankheit ist, und dennoch wurden Leprakranke jahrtausendelang verfolgt.

Darüber hatte ich mir noch nie Gedanken gemacht, und es brachte mich aus dem Konzept. Trägt es wirklich zum Ende der Stigmatisierung bei, wenn wir den Stigmatisierten als krank bezeichnen? Da entdeckte ich, dass ein Team an der Auburn University in Alabama genau diese Frage untersucht hatte. Die Teamleiterin, Professor Sheila Mehta, die ich später interviewte, hatte ein Experiment dazu entwickelt.

Die Teilnehmer des Experiments wurden in einen Raum geführt und erfuhren, es gehe darum, herauszufinden, wie Menschen neue Informationen aufnehmen. Dann wurden sie gebeten, ein wenig zu warten, bis alles vorbereitet sei. Während der Wartezeit fing ein weiterer »Teilnehmer«, bei dem es sich in Wirklichkeit um einen Schauspieler handelte, ein Gespräch mit dem Probanden an.

Nebenbei erwähnte er, er leide an einer seelischen Erkrankung, und erklärte entweder, es sei »eine Krankheit wie jede andere« und darauf zurückzuführen, dass seine »Biochemie« nicht richtig funktioniere, oder er sagte, sein Leiden hänge mit Ereignissen in seinem Leben zusammen, etwa einer unglücklichen Kindheit.

Dann wurde der erste Teilnehmer in einen anderen Raum gebracht und erfuhr, der Test würde nun beginnen.

Der Teilnehmer lernte, in einem komplizierten Muster Tasten zu drücken, und anschließend sollte er dieses Muster wiederum dem anderen Teilnehmer beibringen – von dem er nicht wusste, dass er ein Schauspieler war. Es ging angeblich darum, herauszufinden, wie gut Menschen solche Dinge lernen. Und dann kam der Clou an der Geschichte: Wenn die andere Person die Tasten nicht im richtigen Muster drückte, sollte der erste Teilnehmer einen großen roten Knopf drücken, womit er dem anderen einen elektrischen Schlag verpasste. Der würde ihn nicht verletzen oder gar töten, ihm aber durchaus wehtun.

Weil der Schauspieler die Muster nicht richtig eintippte, gab der erste Teilnehmer ihm mehrere kleine Stromschläge. In Wirklichkeit tat er nur so, als würde er Stromschläge erhalten – aber das wussten die Probanden nicht. Sie meinten, sie würden dem anderen wehtun.

Was Sheila Mehta und ihr Team wirklich wissen wollten, war: Bestand ein Unterschied, wie häufig und wie heftig Stromschläge erteilt wurden, je nachdem, welchen Grund der Schauspieler für seine Depression angegeben hatte?[22]

Es stellte sich heraus, dass man anderen mit höherer Wahrscheinlichkeit wehtat, wenn man davon ausging, dessen seelisches Leiden sei biochemisch bedingt, als wenn man es auf Lebensereignisse zurückführte. Die Annahme, Depressionen seien eine Krankheit, verminderte die Feindseligkeit nicht, sie erhöhte sie vielmehr.

Auch dieses Experiment verwies also auf eine wichtige Schlussfolgerung: Lange Zeit wurde uns versichert, es gebe nur zwei Sichtweisen auf die Depression. Entweder sie ist ein moralisches Versagen – ein Zeichen von Schwäche –, oder sie ist eine Erkrankung des Gehirns. Beide Deutungen haben wenig dazu beigetragen, Depressionen zu lindern und der damit verbundenen Stigmatisierung ein Ende zu setzen. Aber alle meine Recherchen lassen darauf schließen, dass es eine dritte

Option gibt – und sie besteht darin, Depressionen weitgehend als Reaktion auf unsere Lebensumstände zu sehen.

Wenn sie eine angeborene biologische Krankheit wären, dürften die Betroffenen von anderen bestenfalls Mitleid erwarten – also das Gefühl, dass sie mit ihrem Anderssein allenfalls großherzige Freundlichkeit verdienen. Wenn Depressionen aber eine Reaktion auf Lebensumstände sind, wird den Erkrankten etwas Wertvolleres entgegengebracht: Mitgefühl – weil das Leiden jeden von uns befallen kann. Das ist nichts Fremdartiges, Unmenschliches. Es ist ein allgemein menschlicher Quell der Verletzlichkeit.

Forschungsergebnisse deuten darauf hin, dass Marc Lewis recht hat – eine solche Sichtweise der Depression macht Menschen weniger grausam gegenüber sich selbst und anderen.

***

Eine große Mehrheit der Deutschen glaubt, die Stigmatisierung der Depression (und anderer psychischer Leiden) habe in den letzten zwanzig Jahren abgenommen – tatsächlich aber ergab eine ausführliche Untersuchung der Universität Leipzig, dass sie unverändert anhält und sich in manchen Bereichen sogar verschlimmert hat. Etwa 31,5 Prozent der Deutschen glauben heute, Depressionen seien, wenigstens teilweise, auf »Charakterschwäche« zurückzuführen (und sogar siebzehn Prozent aller Depressiven teilen diese Meinung).

Ich vermute, dass wir gegen die Stigmatisierung so wenig ausrichten konnten, liegt – teilweise – daran, dass wir die falsche Taktik verfolgt haben. Bei den Anti-Stigmatisierungskampagnen wurde ein Schwerpunkt auf die Biologie der Depression gelegt – man hätte aber dem Sinn der Depression mehr Aufmerksamkeit schenken sollen.

***

Das Seltsame ist, dass die meisten meiner neu gewonnenen Erkenntnisse eigentlich weder kontrovers noch für irgendjemanden neu sein sollten. Wie bereits geschildert, werden Psychiater in ihrer Ausbildung seit Jahrzehnten mit dem bereits erwähnten Bio-Psycho-Sozial-Modell vertraut gemacht.[23] Man erklärt ihnen, Depressionen und Ängste hätten dreierlei Ursachen: biologische, psychologische und soziale.[24] Und doch wurde fast niemand, den ich kenne und der an Depressionen oder schweren Ängsten leidet, von seinem Arzt darauf aufmerksam gemacht. Bei den meisten beschränkte sich die Therapie auf die chemischen Vorgänge im Gehirn.

Ich wollte wissen, warum, also traf ich mich mit Laurence Kirmayer, dem Leiter der Fakultät für Sozialpsychiatrie an der McGill University in Montreal, der sich diesen Themen mit außergewöhnlicher Besonnenheit gewidmet hat.

»In der Psychiatrie ist vieles anders geworden«, sagte er – und dann nannte er mir zwei wesentliche Gründe, warum wir nur Geschichten über unsere Gene und unser Gehirn zu hören bekommen.[25] »Die Psychiatrie hat im Hinblick auf den Bio-Psycho-Sozial-Ansatz eine starke Einengung erfahren. Manche legen noch ein Lippenbekenntnis dazu ab, die etablierte Psychiatrie aber arbeitet mittlerweile fast nur noch biologisch.« Er runzelte die Stirn. »Das ist höchst problematisch.« Wir sind bei einem »grob übersimplifizierenden Bild« der Depression angelangt, das »soziale Faktoren nicht berücksichtigt … Grundlegende menschliche Prozesse auf einer tieferen Ebene bleiben unberücksichtigt.«

Ein Grund dafür ist, dass es »größere Herausforderungen an die Politik« stellt, wenn man der Ansicht folgt, dass sich so viele Leute wegen unserer Gesellschaft, so wie sie heute funktioniert, elend fühlen.[26] In unser System des »neoliberalen Kapitalismus« passt es viel besser, wenn man sagt: »Schön, wir bringen Sie dazu, effizienter zu funktionieren, aber bitte fangen Sie nicht an, Fragen zu stellen ... denn damit würde ein Großteil des Systems ins Wanken geraten.«

Diese Beobachtung passt auch zu einem weiteren bedeutenden Grund: »Die Pharmazie[branche] hat großen Einfluss auf weite Teile der Psychiatrie, weil das ein Riesengeschäft ist – es geht um Milliarden Dollar ... Sie legen das Geld auf den Tisch, also geben sie auch weitgehend den Ton an, und offensichtlich möchten sie, dass unser Schmerz als chemisches Problem mit einer chemischen Lösung gesehen wird. Das Ergebnis ist, dass wir als Kultur in eine verzerrte Wahrnehmung unserer eigenen Verzweiflung hineingeraten sind.« Kirmayer sah mich an. Die Tatsache, dass »das gesamte Programm der psychiatrischen Forschung so aussehen soll«, sagte er, »ist wirklich beunruhigend«.

***

Einige Monate später erklärte mir der britische Psychologe Dr. Rufus May, es habe verschiedene gefährliche Konsequenzen, wenn man den Menschen erzählt, ihre Verzweiflung sei weitestgehend oder ausschließlich auf eine biologische Fehlfunktion zurückzuführen.

Als Erstes wird sich die Person, der so etwas erzählt wird, »machtlos fühlen und meinen, sie sei nicht gut genug – weil ihr Gehirn nicht gut genug ist«. Der zweite Punkt ist, laut May, dass es »uns dazu verleitet, Teile unserer Persönlichkeit zu bekämpfen«. Es wird uns suggeriert, dass in unserem Kopf ein Krieg stattfindet. Auf der einen Seite steht das Gefühl der Verzweiflung, verursacht durch Fehlfunktionen im Gehirn oder die Gene. Auf der anderen Seite steht der gesunde Teil. Und es bleibt nur die Hoffnung, den inneren Feind durch Medikamente zur Unterwerfung zu zwingen – für immer.

Aber dabei passiert noch etwas Tiefergreifenderes. Wir hören, wir seien grundlos verzweifelt – es handle sich nur um defektes Körpergewebe. Aber »ich glaube, dass wir aus gutem Grund verzweifelt sind«, sagt May.

Das, so wurde mir klar, war der größte Unterschied zwischen der alten Geschichte über Depressionen und Ängste und der neuen Geschichte. Die alte Geschichte behauptet, unsere Verzweiflung sei im Wesentlichen irrational, verursacht durch eine fehlerhafte Apparatur in unserem Kopf. Der neuen Geschichte zufolge ist unsere Verzweiflung – so schmerzlich sie auch sein mag – in Wirklichkeit rational und gesund.

May erklärt den Patienten, die ihn aufsuchen, weil sie tief depressiv oder voller Angst sind: Sie sind nicht verrückt, wenn Sie sich so verzweifelt fühlen. Sie sind nicht kaputt. Sie haben keinen Defekt. Manchmal zitiert er den indischen Philosophen Jiddu Krishnamurti, der schrieb: »Es ist kein Maßstab für Gesundheit, wenn man an eine kranke Gesellschaft gut angepasst ist.«[27]

Ich sah jetzt, dass es meine Aufgabe war, meinem Schmerz – unserem Schmerz – wieder Sinn zu geben.

Teil III

Wiederverbundensein – eine andere Art von Antidepressiva

Kapitel 14

Die Kuh

Zu Beginn des 21. Jahrhunderts landete der südafrikanische Psychiater Dr. Derek Summerfield mit dem Flugzeug in einem Landstrich Kambodschas, dessen Bild allen Klischees von Südostasien entsprach – friedliche Reisfelder, die sich in Wellen bis zum Horizont erstreckten. Die meisten Menschen hier waren Bauern, die wie Generationen ihrer Vorfahren von den Erträgen der Landwirtschaft lebten. Aber sie hatten ein Problem. Immer wieder kam es vor, dass jemand auf eine Unebenheit im Boden trat und dann eine Explosion über die Felder hallte. Überall lagen noch Landminen, die amerikanische Soldaten in den Sechziger- und Siebzigerjahren hinterlassen hatten.[1]

Summerfield war gekommen, um zu untersuchen, wie diese ständige Gefahr die psychische Gesundheit der Bewohner beeinträchtigte. (Im Lauf meiner Recherchen für dieses Buch bin auch ich dorthin gereist.) Zufällig waren nicht lange vor seinem Eintreffen erstmals Antidepressiva auf dem kambodschanischen Markt erhältlich, doch die Pharmaunternehmen, die sie produzierten, hatten ein Problem. Es gab nämlich keine adäquate Übersetzung für das Wort »Antidepressivum« in die Khmer-Sprache. Offenbar war der Gedanke, dass es derartige Medikamente geben sollte, für Kambodschaner nicht nachvollziehbar.

Summerfield versuchte, es ihnen zu erklären. Depressionen seien Gefühle tiefer Traurigkeit, die man nicht abschütteln könne. Die Kambodschaner dachten sorgfältig darüber nach und erwiderten darauf, ja, es gebe Menschen unter ihnen, auf die diese Beschreibung zutreffe, und sie nannten ein Beispiel:

ein Bauer, dessen linkes Bein durch eine Landmine weggerissen worden war, der einen Arzt aufgesucht und eine Prothese bekommen hatte, aber nicht wieder froh wurde. Er hatte ständig Angst vor der Zukunft und war zutiefst verzweifelt.

Summerfields Gesprächspartner meinten, in Kambodscha brauche man diese neumodischen Mittel nicht, weil sie bereits über Antidepressiva für Menschen wie diesen Bauern verfügten. Summerfield wurde neugierig und bat sie, ihm mehr darüber zu erzählen.

Als offensichtlich wurde, dass dieser Mann ständig niedergeschlagen war, setzten sich die Ärzte und Nachbarn mit ihm zusammen und sprachen mit ihm über sein Leben und seine Probleme. Dabei stellte sich heraus, dass ihm seine alte Tätigkeit – die Arbeit auf dem Reisfeld – trotz seines neuen künstlichen Beins einfach zu schwer fiel und dass er ständig gestresst war und Schmerzen hatte. Deshalb wollte er einfach nicht mehr leben.

Schließlich kamen sie gemeinsam auf eine Idee. Sicher war er ein absolut fähiger Milchbauer, und als solcher müsste er nicht mehr so viel auf seinem künstlichen Bein herumlaufen und Schmerzen erleiden und es würden ihn seltener die beunruhigenden Erinnerungen plagen. Also kauften sie ihm eine Kuh.

In den folgenden Monaten und Jahren veränderte sich sein Leben. Seine schweren Depressionen verschwanden. »Sehen Sie, Doktor, die Kuh war ein Schmerzmittel und ein Antidepressivum«, erklärten sie Summerfield. Nach Meinung der Kambodschaner konnte ein Mittel, das die chemischen Vorgänge im Gehirn beeinflusste, keine Abhilfe bei Depressionen schaffen. Dieser Gedanke schien in ihrer Kultur geradezu bizarr. Ein geeignetes Mittel bestand für sie darin, dass die Gemeinschaft den depressiven Menschen mit vereinten Kräften in die Lage versetzte, sein Leben zu verändern.

Eigentlich, dachte Summerfield, traf dies auch auf seine eigene psychiatrische Praxis zu Hause in einem Londoner

Krankenhaus zu. Als er an die Menschen dachte, die dort zu ihm kamen, wurde ihm plötzlich klar: »Wenn ich etwas erreiche, dann indem ich mich mit ihrer sozialen Situation befasse, und nicht mit dem, was zwischen ihren Ohren geschieht«, erzählte er mir später bei einem Bier.[2]

Im Zeitalter der chemischen Antidepressiva kommt das den meisten von uns seltsam vor. Uns wurde erzählt, Depressionen würden durch ein chemisches Ungleichgewicht verursacht, sodass uns der Gedanke an eine Kuh als Antidepressivum fast wie ein Witz erscheint. Doch jetzt kommt das Interessante: Jener kambodschanische Bauer war tatsächlich nicht mehr depressiv, als sich seine Lebensumstände veränderten. Es war keine individualistische Lösung, man sagte ihm nicht, das Problem sei sein Hirn und er müsse sich zusammenreißen oder eine Pille schlucken. Es war eine kollektive Lösung. Allein wäre er niemals zu der Kuh gekommen; allein hätte er sein Problem nicht lösen können, weil er viel zu niedergeschlagen war, und außerdem hatte er gar nicht das Geld dafür. Aber die Kuh war die Lösung, und sein Leiden wurde geheilt.

Als ich nach meinem langen Gespräch mit Derek Summerfield in Südostasien Menschen in ähnlichen Situationen kennenlernte, fragte ich mich zum ersten Mal: Was, wenn wir ein falsches Verständnis von Antidepressiva haben? Für uns sind nur Pillen, die wir ein oder mehrere Male am Tag schlucken, Antidepressiva. Was, wenn wir etwas ganz anderes darunter verstehen würden? Was, wenn wir auch die Veränderung unserer Lebensweise – konkret, gezielt, evidenzbasiert – als Antidepressivum auffassen würden?

Müssten wir nicht unsere Vorstellung von dem, was ein Antidepressivum ist, ausweiten?

Kurz darauf besprach ich alles, was ich in Erfahrung gebracht hatte, mit der klinischen Psychologin Dr. Lucy Johnstone. Sie fand vieles davon überzeugend, doch jetzt müsse ich mich einer anderen Frage zuwenden, meinte sie. »Was wäre anders, wenn ein Arzt die ›Diagnose Abgeschnittensein‹ stellen würde?«[3] Was würde daraus folgen?

***

Da wir das Problem nicht korrekt erfasst haben, haben wir auch nur mangelhafte Lösungen gefunden. Wenn es sich vorwiegend um eine Hirnstörung handelt, ist es plausibel, in erster Linie im Gehirn nach Antworten Ausschau zu halten. Wenn es sich aber in einem erheblichen Maß um ein Problem handelt, das mit unserer Lebensweise zu tun hat, müssen wir den Blick auf die Dinge außerhalb unseres Gehirns richten, auf die Dinge in unserem Leben. Wo sollte ich anfangen?

Klar war, dass wir, wenn Abgeschnittensein der Hauptgrund unserer Depressionen und Ängste ist, Wege finden müssen, um wieder Verbindungen aufzubauen. Und so reiste ich Tausende von Kilometern auf der Suche nach Gesprächspartnern, die etwas dazu sagen konnten.

Schon bald entdeckte ich, dass diese Frage noch viel weniger Aufmerksamkeit gefunden hatte als die nach den Gründen für Depressionen und Ängste. Mit den Studien über das Geschehen im Gehirn eines depressiven Menschen könnte man ganze Flugzeughangars füllen. Die Untersuchungen über die sozialen Ursachen von Depressionen und Ängsten würden hingegen in ein Flugzeug passen. Für die Aufbewahrung von Studien über den Wiederaufbau von Verbindungen würde ein Modellflugzeug reichen.

Doch im Lauf der Zeit konnte ich sieben Lösungswege ausmachen, die ersten Belegen zufolge heilende Wirkung bei Depressionen und Ängsten haben können. Ich nenne sie soziale oder psychische Antidepressiva im Gegensatz zu den chemischen Antidepressiva, die uns bisher angeboten werden. Wenn ich heute auf die sieben Auswege schaue, auf die ich gestoßen bin, sind mir zwei Dinge klar, nämlich, dass sie womöglich einerseits unbedeutend klein und andererseits unerreichbar groß erscheinen.

Einerseits sind diese sieben Auswege nur erste tastende Schritte, die auf vorläufigen ersten Untersuchungen beruhen. Ich möchte betonen, dass sich unser Wissen darüber noch im Anfangsstadium befindet. Es weist zwar vieles darauf hin, dass sie im Kampf gegen unsere Depressionen und Ängste sehr hilfreich sind, doch selbst wenn wir sie alle beschreiten, bleibt noch eine Menge zu tun. Ich glaube aber, dass uns ein genauer Blick auf diese Lösungsansätze den Weg in eine ganz neue Richtung weisen kann. Sie stellen kein Programm dar, sondern nur Punkte auf einem Kompass.

Andererseits scheinen sie jedoch allzu kühn, weil sie grundlegende Veränderungen erfordern – in unserem persönlichen Leben wie in unserer Gesellschaft insgesamt –, und das zu einer Zeit, da wir den Glauben an unsere Fähigkeit, kollektiv etwas zu verändern, verloren haben. Manchmal fragte ich mich, ob ich nicht zu viel verlange. Doch dann wurde mir klar, dass die Kühnheit der jetzt notwendigen Veränderungen nichts mit mir zu tun hat. Sie offenbart lediglich, wie tief greifend dieses Problem ist. Wenn die notwendigen Veränderungen groß erscheinen, so heißt das nur, dass es sich um ein großes Problem handelt.

Und ein großes Problem ist nicht notwendigerweise unlösbar.

***

Ich möchte ehrlich sein und nicht verbergen, wie es mir bei meiner Recherche erging. Wenn ich meinen Journalistenhut aufsetzte und Leute befragte, war ich fasziniert; doch sobald ich in mein Hotelzimmer zurückkehrte und darüber nachdenken musste, wie das alles mit meinem eigenen Leben zusammenhing, gab es mir oft einen Stich. All diese Wissenschaftler, die ich interviewte, sagten mir – jeder auf seine Weise –, dass ich seit meiner Jugend an den falschen Stellen nach Erklärungen für meine Depressionen und Ängste gesucht hatte. Das war schmerzlich für mich. Mein Denken so auszurichten, dass ich die Quellen des Leids erkennen konnte, von denen mir die Experten erzählten, war nicht leicht.

In dieser Gemütsverfassung fuhr ich nach Berlin, als es Winter wurde. Ich weiß eigentlich nicht genau, warum. Manchmal frage ich mich, ob es uns nicht alle – unausgesprochen – an die Orte zieht, wo unsere Eltern am glücklichsten waren. Meine Eltern hatten im Schatten der Mauer in Westberlin gelebt, und mein Bruder wurde dort geboren. Vielleicht fand ich mich aber auch in dieser Stadt wieder, weil mehrere meiner Freunde in den vergangenen Jahren aus London oder New York geflohen waren und hofften, in Berlin ein gesünderes Leben zu führen. Eine Freundin von mir, die Schriftstellerin Kate McNaughton, hatte mir am Telefon immer wieder versichert, Berlin sei eine Stadt, in der Menschen wie wir – die langsam auf die vierzig zugingen – weniger arbeiteten und mehr lebten. Sie kenne niemanden, der von neun bis fünf in irgendeinem Büro hocke. Es sei ein Ort, wo die Leute atmen könnten – ganz anders als in den Städten, in denen ich mich aufhielt und in denen ein ständiger Druck herrschte. Berlin kam ihr vor wie eine lange Party ohne Türsteher und Eintrittsgeld. Komm zu uns, sagte sie.

Und so geschah es, dass ich jeden Morgen in einer Wohnung im anonymen Bezirk Berlin-Mitte von der Katze ihrer Mitbewohnerin geweckt wurde. Wochenlang zog ich durch die Stadt und unterhielt mich planlos mit Menschen. Stunden um Stunden sprach ich mit älteren Berlinern, die schon fast ein Jahrhundert lang in der Stadt überlebt hatten. Sie hatten gesehen, wie die Welt wiederaufgebaut, zerstört und erneut wiederaufgebaut wurde. Eine alte Dame namens Regina Schwenke führte mich zu dem Bunker, in dem sie als Kind mit ihrer Familie bei Bombenangriffen Zuflucht gesucht und gebetet hatte, sie möge überleben.[4] Eine andere ging mit mir dort entlang, wo einst die Mauer stand.

Und dann erzählte mir eines Tages jemand von einem Ort in Berlin, der sein Leben verändert hatte. Am nächsten Tag begab ich mich dorthin. Ich blieb sehr lange und befragte Dutzende Menschen, und in den folgenden drei Jahren suchte ich diesen Ort immer wieder auf.

Es war, denke ich, der Ort, der mich lehrte, wie man es anfängt, zerstörte Verbindungen wiederaufzubauen.

Kapitel 15

Wir haben diese Stadt erbaut

In einer Betonsiedlung des sozialen Wohnungsbaus quälte sich im Sommer 2011 eine dreiundsechzigjährige Frau mit Kopftuch aus ihrem Rollstuhl, um einen Zettel an ihr Fenster zu heften.[1] Darauf stand, dass sie einen Räumungsbefehl bekommen habe, weil sie mit ihrer Miete im Rückstand sei. Bevor in genau einer Woche der Gerichtsvollzieher käme, werde sie sich deshalb umbringen. Sie bat nicht um Hilfe, denn sie wusste, dass sie keine erhalten würde. Sie wollte einfach nur, dass die Leute den Grund ihres Todes erfuhren. Später sagte sie zu mir: »Ich spürte, dass ich am Ende war – dass das Ende bevorstand.«

Nuriye Cengiz kannte ihre Nachbarn ebenso wenig wie die Nachbarn sie. Das Haus mit den Sozialwohnungen befand sich am Kotti, in der Bronx von Berlin, einem Viertel, vor dessen Besuch – zumindest abends – Eltern der Mittelschicht ihre Kinder warnten. Die Sozialwohnungen glichen denen, die ich, von East London bis West Baltimore, überall auf der Welt gesehen hatte – ein großer anonymer Komplex, wo die Bewohner rasch in ihre Wohnungen eilten und dann den Schlüssel dreimal umdrehten. Nuriyes Verzweiflung war nur ein Indiz unter vielen, dass dies kein Ort zum Leben war. Über dem Komplex lag die Aura von Angst und Antidepressiva.

Es dauerte nicht lange, bis andere Bewohner an Nuriyes Tür klopften und vorsichtig fragten, ob alles in Ordnung sei. Ob sie Hilfe brauche. Sie war misstrauisch. »Ich dachte, es wäre nur flüchtiges Interesse und dass sie mich einfach für eine dumme Frau mit Kopftuch hielten.«

Menschen, die jahrelang aneinander vorbeigehuscht waren, sahen sich in den Fluren und auf der Straße vor Nuriyes Wohnung plötzlich in die Augen. Sie verstanden nur allzu gut, was Nuriye so weit gebracht hatte. Die Mieten stiegen überall in Berlin, aber in diesem Viertel waren die Bewohner aufgrund eines historischen Ereignisses mit besonders krassen Mieterhöhungen konfrontiert. Als 1961 quasi über Nacht die Mauer errichtet worden war, die die Stadt in zwei Hälften teilte, wurde ihr Verlauf ziemlich willkürlich festgelegt und wies einige seltsame Windungen auf. So kam es, dass dieses Westberliner Viertel um das Kottbusser Tor, den Kotti, wie die Anwohner sagen, wie ein Zahn in den Ostteil der Stadt hineinragte. Das hieß, es lag an der Frontlinie: Wenn die Sowjets einmarschierten, würde es ihnen als Erstes in die Hände fallen. Folglich wurde das Viertel zur Hälfte niedergerissen, und die Einzigen, die inmitten der Überreste wohnen wollten, waren die Menschen, die von anderen Berlinern gemieden wurden: türkische Arbeiter und Arbeiterinnen wie Nuriye, linke Hausbesetzer und Aktivisten sowie Angehörige der LGBT.

Bei ihrem Einzug bauten die türkischen Arbeiter das halb verlassene Viertel wieder auf, und die Hausbesetzer und die Schwulenbewegung hinderten die Berliner Behörden daran, es wegen einer Schnellstraße ganz niederzureißen. Sie waren die Retter des Kiezes um den Kotti.

Doch die verschiedenen Bevölkerungsgruppen begegneten einander jahrelang mit Misstrauen. Obwohl die Mittellosigkeit sie einte, gab es ansonsten kaum irgendwelche Gemeinsamkeiten. Dann fiel die Mauer, und plötzlich war die Gegend um den Kotti keine Gefahrenzone mehr, sondern im Gegenteil ein Spekulationsobjekt erster Güte – ungefähr so, als würden die New Yorker eines Morgens aufwachen und die South Bronx läge mitten in Manhattan. Im Zeitraum von zwei Jahren stiegen die Preise für Wohnungen, für die man zuvor sechshundert Euro bezahlt hatte, auf achthundert Euro.

Die meisten Menschen in den Sozialwohnungen mussten über die Hälfte ihrer Einkünfte für die Miete hinlegen. Die Folge war, dass manchen Familien gerade einmal zweihundert Euro zum Überleben blieben. Viele Bewohner waren gezwungen, auszuziehen und das Viertel zu verlassen, in dem sie aufgewachsen waren.

Als sie Nuriyes Zettel am Fenster sahen, blieben die Nachbarn plötzlich wie angewurzelt stehen. Sie empfanden nicht nur Mitgefühl, sondern konnten sich mit ihr identifizieren.

In den Monaten bevor Nuriye den Zettel an ihr Fenster klebte, hatten bereits verschiedene andere Bewohner des Viertels versucht, ihre Wut zum Ausdruck zu bringen. Es war das Jahr der Revolution auf dem Kairoer Tahrir-Platz (und bald auch der Occupy-Bewegung), und als Bilder davon über die Bildschirme flackerten, hatte einer eine Idee. Es gibt eine große breite Straße, die an den Wohnhäusern vorbei in die Innenstadt führt. Dort hatten sich von Zeit zu Zeit bereits Anwohner aufgestellt, um gegen die Mietsteigerungen zu protestieren.

Wie wäre es, überlegte man nun, wenn wir die Straße mit Stühlen und Brettern blockierten und die Leute, die aus dem Viertel gedrängt werden sollen wie Nuriye, kämen heraus und stellten sich auf die leere Straße? Nuriye könnte in ihrem großen elektrischen Rollstuhl in der Mitte sitzen, und wir würden uns um sie scharen und verkünden, dass wir nicht mehr weggehen, bis sie in ihrer Wohnung bleiben kann.

Wir würden Aufmerksamkeit gewinnen; wahrscheinlich würden sich die Medien blicken lassen, und vielleicht würde sich Nuriye nicht umbringen.

Die meisten waren skeptisch, aber eine kleine Gruppe ging zu Nuriye und schlug ihr vor, zu ihrem notdürftig errichteten Protestcamp zu kommen, das die Straße versperrte. Anfangs hielt sie das für ziemlich verrückt. Doch eines Morgens verließ sie ihre Wohnung und stellte sich direkt an die Hauptkreuzung. Eine ältere Frau mit Kopftuch, die im Rollstuhl mitten auf der Straße neben notdürftig errichteten Barrikaden saß, war etwas, das aus der Reihe fiel. Und auf einen Hinweis hin erschienen tatsächlich die Berliner Medien, um der Sache auf den Grund zu gehen. Anwohner mit höchst unterschiedlichem Hintergrund erzählten vor laufender Kamera ihre Geschichten. Sie berichteten, dass ihre Mittel kaum noch zum Leben reichten und dass sie Angst hatten, rausgeworfen zu werden und in einen Vorort ziehen zu müssen, wo es noch mehr Vorurteile gegen Türken, linke Aktivisten oder Angehörige der LGBT gab. Eine der türkischen Frauen, die wegen der Armut dreißig Jahre zuvor ihre Heimat verlassen hatte, erklärte mir später: »Wir haben schon den Ort verloren, aus dem wir stammen. Wir ertragen es nicht, noch einmal so einen Verlust zu erleiden.«

Ein türkisches Sprichwort lautet: Ein Baby, das nicht schreit, bekommt keine Milch. Die Bewohner erklärten, sie würden protestieren, weil sie sich nur auf diese Weise Gehör verschaffen könnten.

Doch kurz darauf rückte die Polizei an. Gut, sagten die Beamten, ihr habt euren Spaß gehabt, aber jetzt wird es Zeit, dass ihr die Straße räumt und nach Hause geht. Die Protestierenden erwiderten, sie hätten keine Zusicherung, dass Nuriye in ihrer Wohnung bleiben könne, und, was noch entscheidender war, keine Garantie, dass sämtliche Mieten eingefroren würden. Sandy Kaltenborn, dessen Eltern Bauarbeiter aus Afghanistan waren, sagte: »Wir haben diese Stadt erbaut. Wir sind nicht die Ärsche der Gesellschaft. Wir haben ein Recht auf diese Stadt, weil wir dieses Viertel aufgebaut haben … Nicht die Investoren [die jetzt höhere Mieten verlangen] haben diese Stadt zu einem lebenswerten Ort gemacht, sondern wir.«

Da sie befürchteten, die Polizei würde in der Nacht die Stühle und Bretter wegschaffen, die sie aufgetürmt hatten, entwarfen sie spontan einen Plan. Eine Frau aus dem Kiez – Taina Gärtner – besaß zufällig eine laute Hupe, die sie nun aus ihrer Wohnung holte. Sie schlug vor, einen Schichtplan für den Schutz der Barrikade aufzustellen, und wenn die Polizei käme, sollte derjenige, der gerade Wache hielt, einen Riesenlärm mit der Hupe veranstalten. So wären alle alarmiert und könnten sich gemeinsam der Polizei in den Weg stellen.

Die Leute drängten sich darum, ihre Namen für die Tag- und Nachtschichten einzutragen. Niemand wusste, mit wem er Wache schieben würde – nur, dass es ein Nachbar war, den er noch nicht kannte.

»Ich dachte, dass wir keine drei Tage durchhalten würden«, erinnerte sich Uli Hamann, die an jenem Abend dabei war.

Das glaubten fast alle.

***

Es war mitten in einer eiskalten Berliner Nacht, und Nuriye stand mit ihrem Rollstuhl auf der Straße. Im Kiez am Kotti hatten die Bewohner Angst, in der Dunkelheit nach draußen zu gehen, sie aber sagte: »Ich dachte: Ich habe nichts zu tun und kein Geld; wenn mich jemand umbringen will, dann bin ich eben tot. Ich habe keine Angst.«

Damals sah alles danach aus, dass sich das Protestcamp rasch auflösen würde, weil durch die zufällige Auswahl Leute mit Nachbarn zusammenarbeiten würden, gegen die sie lange Misstrauen gehegt hatten. Nuriye wurde zuerst Taina zugeordnet, einer sechsundvierzigjährigen alleinerziehenden Mutter mit blondierten Haaren, deren Brust und Arme mit Tätowierungen bedeckt waren und die stets, auch im bitterkalten Berliner Winter, einen Minirock trug. Die beiden Frauen wirkten wie ein Comedy-Duo, ein krasser Gegensatz, wie er für Berlin typisch ist: auf der einen Seite die gläubige Türkin, auf der anderen die deutsche Hipster-Frau.

So saßen sie nebeneinander und bewachten die Barrikade. Taina glaubte, alles im Kiez zu kennen, doch jetzt in der

Dunkelheit nahm sie plötzlich ganz andere Dinge wahr, die Stille der Nacht oder das trübe Licht der Straßenlaternen.

Anfangs tippte Taina verlegen auf ihrem Laptop herum. Doch im weiteren Verlauf der Nacht kamen die beiden allmählich miteinander ins Gespräch und erzählten sich von ihrem Leben. Und dabei machten sie eine Entdeckung. Sie waren beide als sehr junge Frauen in das Viertel gekommen – und beide auf der Flucht gewesen.

Als Nuriye aufwuchs, war es normal, dass man das Essen auf einem offenen Feuer kochte, denn in dem Armenviertel, in dem sie lebte, gab es weder Strom noch fließend Wasser. Mit siebzehn wurde sie verheiratet und bekam ihr erstes Kind. Sie war entschlossen, dafür zu sorgen, dass ihr Nachwuchs es einmal besser hatte. Deshalb gab sie vor, ein paar Jahre älter zu sein, als sie tatsächlich war, damit sie nach Deutschland emigrieren konnte. Dort arbeitete sie in einer Fabrik und setzte irgendwelche Teile zusammen. Und sie sparte Geld, um ihren Mann nachkommen zu lassen. Aber als es so weit war, erfuhr sie von ihren Angehörigen in der Türkei, ihr Mann sei unerwartet gestorben. So stand sie, noch eine Jugendliche, plötzlich allein da, allein in Deutschland, weit weg von der Heimat, und musste zwei Kinder großziehen.

Nuriye arbeitete unablässig. Wenn ihre Schicht in der Fabrik zu Ende war, wusch sie sich, ging nach Hause, um ein paar Stunden zu schlafen, stand dann in der Morgendämmerung auf und trug Zeitungen aus.

Taina kam mit vierzehn Jahren in das Viertel, nachdem ihre Mutter sie rausgeworfen hatte. Sie wollte nicht in einem Kinderheim landen, und außerdem: »Ich war immer schon neugierig auf das Leben in Kreuzberg 36 [das Viertel um den Kotti]«, sagte sie mir. Ihre Mutter hatte ihr nämlich erzählt, wer sich dort hinwage, »endet mit einem Messer im Rücken«, und das erschien ihr unheimlich aufregend. Sie stellte fest, dass »alle Häuser mehr oder weniger noch wie gleich nach dem Zweiten

Weltkrieg aussahen. Sie alle waren leer und kaputt … Also begannen wir, die Häuser im Schatten der Mauer zu besetzen. Damals gab es hier nur ein paar Leute wie mich und einige Türken, die in den ihnen zugewiesenen Dreckshäusern wohnten. Manchmal war es wirklich gespenstisch in den verlassenen Wohnungen mit all den Möbeln und der ganzen Ausstattung. Wir fragten uns, was hier passiert war.« Jedenfalls gründete Taina mit ein paar Freunden eine Kommune und lebte in den Hinterlassenschaften der ehemaligen Bewohner. »Damals waren wir Punks, politische Punks. In vielen Häusern befanden sich Clubs von uns, in denen unsere Bands spielten. Der Eintritt war quasi kostenlos – nur ein, zwei Mark, damit wir der Band etwas geben konnten, und der Preis für Bier und andere Getränke war sehr niedrig.«

Nach ein paar Jahren stellte sie fest, dass sie schwanger war, und das in einem besetzten Haus. »Für mich war das sehr schwierig. Plötzlich stand ich mit meinem Sohn allein da. Es gab niemanden, der mir half. Es war wirklich schlimm für mich.«

Taina und Nuriye, zwei alleinerziehende Mütter, waren beide an einem ihnen unbekannten Ort auf sich gestellt gewesen.

Am Tag, an dem die Mauer fiel, schob Taina ihren kleinen Sohn in einem Buggy durch die Straßen, und plötzlich sah sie zwei ostdeutsche Punks durch ein Loch in der Mauer krabbeln. »Wissen Sie, wo hier ein Plattenladen ist?«, fragten sie Taina. »Wir wollen Punk-Platten kaufen.«

»Es gibt einen ganz in der Nähe«, antwortete sie, »aber ich glaube, ihr könnt euch das nicht leisten.« Sie fragten nach den Preisen, doch als sie hörten, wie viel die Platten kosteten, fiel ihnen die Kinnlade runter. Taina hatte damals fast kein Geld, dennoch öffnete sie ihr Portemonnaie und gab ihnen alles, was sie hatte. »Hier, Leute, das reicht für eine Platte«, sagte sie zu ihnen. »Und jetzt los mit euch.«

Als Nuriye Taina so reden hörte, dachte sie: »Auch so eine Verrückte wie ich!« Sie hatte es noch nie jemandem erzählt, aber jetzt vertraute sie ihrer neuen Bekanntschaft an, dass ihr Mann nicht an Herzproblemen gestorben war, wie sie immer gesagt hatte, sondern an Tuberkulose. »Ich habe mich einfach zu sehr deswegen geschämt«, bekannte sie. »Es ist eine Armutskrankheit. Er hatte nicht genug zu essen, und er bekam keine medizinische Hilfe. Das ist einer der Gründe, warum ich hierhergekommen bin – ich dachte, dass er medizinisch behandelt würde und ich ihn nachholen könnte. Aber es war bereits zu spät.«

Nach Nuriyes und Tainas Nachtschicht war Mehmet Kavlak an der Reihe, ein siebzehnjähriger Deutschtürke in Baggy-Jeans. Er hörte viel Hip-Hop, und ihm drohte der Rausschmiss aus der Schule. Als Mehmets Partner für die Wache kam ein pensionierter deutscher Lehrer namens Detlev hinzu, ein Kommunist der alten Schule, der Mehmet mürrisch erklärte: »Das ist gegen alle meine Überzeugungen.« Für ihn war diese »reformistische« Politik – also der Versuch, allmählich Veränderungen herbeizuführen – unsinnig. Aber immerhin machte er mit. In den Nächten erzählte Mehmet ihm von seinen Problemen in der Schule. Nach einer Weile schlug Detlev ihm vor, seine Hausaufgaben mitzubringen, vielleicht könne er ihm helfen. Im Lauf der Wochen und schließlich Monate »wurde er eine Art Großvater für mich«, erzählte mir Mehmet. Seine Hausaufgaben wurden nun ordentlich erledigt, und schließlich drohte die Schule nicht mehr, ihn rauszuwerfen.

***

Der Sonnenschirm, der dieses kleine improvisierte Protestcamp schützte, war eine Spende von Südblock, einem LGBT-Café und Club, der ein paar Jahre zuvor eröffnet hatte und dem Komplex mit den Sozialwohnungen direkt gegenüberlag.

Anfangs stieß das Lokal bei den türkischen Bewohnern auf krasse Ablehnung, und nachts wurden die Fenster des Lokals zerschmettert. »Ich fand, in meinem Viertel sollte kein Scheiß-Schwulencafé aufmachen«, erklärte mir Mehmet.

Richard Stein – ein ehemaliger Krankenpfleger, dem der Club gehörte – trug einen kleinen Spitzbart. Er stammte aus einem Dorf in der Nähe von Köln und war mit Anfang zwanzig in den Kiez am Kotti gekommen. Wie Nuriye und Taina betrachtete auch er sich als Flüchtling. »Wenn man in einem kleinen Nest in Westdeutschland aufwächst«, sagte er, »und schwul ist, muss man irgendwann gehen. Ich hatte keine andere Wahl.« Er kam hierher, als der Weg nach Westberlin noch über eine holprige, streng kontrollierte Autobahn aus Betonplatten führte. »Westberlin war die Insel im kommunistischen Meer«, sagte er, und der Kiez »war umgeben von der Mauer«. Der Kotti war deshalb für ihn eine kaputte Insel auf einer kaputten Insel. Der wahre Berliner, meinte er, sei der, der von anderswo zugezogen sei. Und das hier war sein wahres Berlin.

Richards erste Bar, die er in den 1990er-Jahren eröffnet hatte, hieß Café Anal. (Er hatte auch den Namen Gay Pig in Erwägung gezogen.) Es gab Transvestitenabende, und in den Jahren nach dem Fall der Mauer, als die Welt nach Berlin stürmte, um im neuen Wilden Westen Party zu machen, galten die Abende in seinem Etablissement als so ziemlich die geilsten der Stadt. Als Richard dann hier im Kiez sein Café Südblock eröffnete und die Nachbarn zu Kaffee und Kuchen einlud, reagierten sie misstrauisch – oder schlimmer. Manche bedachten ihn mit bösen Blicken.

Richard und seine Leute stellten die Stühle und den Schirm, die Getränke und das Essen für die Protestaktion zur Verfügung – alles kostenlos, versteht sich. Als er vorschlug, dass sich die Beteiligten, wann immer sie wollten, im Südblock trafen und ihre Versammlungen abhielten, »waren manche von uns sehr skeptisch«, erzählte mir Matthias Clausen, einer der Bewohner, »weil es hier eine Menge konservative Leute gibt«. Und Sandy Kaltenborn fügte hinzu: »Viele von ihnen waren sogar homophob.« Deshalb befürchteten sie, es würde niemand zu den Versammlungen kommen.

Doch zum ersten Treffen fanden sie sich, wenn auch zögerlich, alle ein: Ältere Frauen mit Kopftüchern und fromme Männer setzten sich mit Punkerinnen in Miniröcken an einen Tisch, und das in einem Schwulenclub. Auf allen Seiten herrschte Nervosität, denn auch in der LGBT-Gemeinde hatten manche Angst, es könne die Bewohner spalten, wenn die türkischen Teilnehmer zu sehr unter Druck gesetzt würden. Aber die Notwendigkeit, gegen die Mietpreiserhöhungen zu kämpfen, war stärker, wie es schien. »Alle gaben sich große Mühe«, erinnert sich Sandy Kaltenborn.

Einigen der dezidiert linken Bewohner, die schon zuvor an Protestaktionen teilgenommen hatten, fiel zu Beginn der Treffen etwas auf. »Wir sprachen buchstäblich verschiedene Sprachen«, sagte mir Matthias. Wenn sie das Standardvokabular des linken Aktivismus benutzten – wie sie es gewöhnlich taten, wenn sie unter ihresgleichen waren –, wussten die anderen nicht, was sie meinten, und schauten sie nur fragend an. Deshalb, sagte Matthias, »mussten wir erst einmal lernen, so zu sprechen, dass uns alle verstehen konnten. Das zwang uns – mich –, darüber nachzudenken, was ich sagen wollte, statt Zuflucht zu gut formulierten Phrasen zu suchen, die am Ende gar nichts aussagen.« Und er lernte auch, Menschen zuzuhören, denen er noch nie zugehört hatte.

Immerhin stand das gemeinsame Ziel fest – die Mieten waren zu hoch und mussten gesenkt werden. »Es war der Zeitpunkt, als den Leuten klar wurde, so geht es nicht weiter«, erklärte mir einer der Bewohner. »Wir leben hier. Wir sind das Viertel, und wir wollen hier nicht weg.«

Manche der Bauarbeiter im Kiez um den Kotti vermuteten, dass es ein langer Kampf werden würde, und schlugen vor, das Protestcamp aus ein paar Stühlen und einem Schirm in ein dauerhafteres Konstrukt zu verwandeln. So wurden Bretterwände hochgezogen und ein Dach darübergebaut. Jemand schenkte den Protestierenden einen schönen alten Samowar (das in der Türkei weitverbreitete Gerät, mit dem man Wasser für Tee und andere Heißgetränke erhitzt). Und die Demonstranten gaben sich auch einen Namen: Kotti und Co. Zuvor hatte eine Handvoll Bewohner von sich aus Kontakt mit Berliner Politikern aufgenommen, um sich über die Mieterhöhungen zu beschweren, aber man hatte sie mit einem Achselzucken abblitzen lassen. Jetzt kamen Menschen aus der ganzen Stadt, um sich vor Ort umzusehen, und die Protestler erschienen auf den Titelseiten der Zeitungen. Nuriye wurde zu ihrem Symbol. Schließlich ließen sich auch Politiker am Kotti blicken und versprachen, sich der Sache anzunehmen.

Menschen, die zuvor völlig isoliert gewesen waren – die zur Arbeit eilten und die Blicke anderer mieden –, begannen mit einem Mal, Augenkontakt aufzunehmen. »Plötzlich suchte man Tag für Tag einen Raum auf, den man zuvor nie betreten hätte«, sagte Sandy zu mir. »Man muss besser zuhören … Wir haben Leute kennengelernt, die wir sonst nie kennengelernt hätten.« Eines Abends schilderten zwei ältere Männer, wie es war, in der Türkei seinen Militärdienst abzuleisten. Solche Aspekte im Leben seiner Nachbarn hatte er noch nie bedacht.

Nuriye wunderte sich, dass überhaupt jemand auf den Zettel in ihrem Fenster reagiert hatte. »Die Leute schienen mich zu mögen. Ich weiß nicht genau, warum«, erzählte sie. »Sie kamen immer wieder, um mit mir Zeit zu verbringen.«

Nach ein paar Monaten sahen Kotti und Co., dass sie ihre Proteste verstärken mussten, und organisierten eine Demonstration. Nuriye hatte noch nie an einer Demonstration teilgenommen und wollte lieber im Hintergrund bleiben. Aber Taina – in ihrem Minirock – meinte, das sei Quatsch. Im Gegenteil, sie solle den Marsch ganz vorn anführen. So war es dann auch. Die Teilnehmer schlugen auf Töpfe und Pfannen, und die Menschen im Kiez jubelten ihnen zu. Eine Familie hatte ein Spruchbanner aus dem Fenster gehängt, auf dem stand: WIR BLEIBEN HIER.

Zugleich begannen die Bewohner mit Nachforschungen, was eigentlich der Grund für die Mietsteigerungen war. Dabei entdeckten sie, dass in den Siebzigerjahren eine Reihe seltsamer Grundstücksgeschäfte getätigt worden waren. Damals gab es eine stetige Abwanderung aus Westberlin, und die Bundesregierung fürchtete den für den Westen peinlichen Tatbestand, dass dieses Schaufenster der Freiheit inmitten eines sozialistischen Landes nur aus verlassenen Wohnungen bestehen würde. Aus diesem Grund garantierte man Bauträgern bemerkenswert großzügige, von Staatsseite über Generationen hinweg gesicherte Mieten, wenn sie im Gegenzug an der Mauer Wohnungen bauten. Die Protestler errechneten, dass die Baukosten mit diesen Einnahmen inzwischen bereits fünfmal abgedeckt waren. Und dennoch sollten die Bewohner immer mehr Miete zahlen.

Die Proteste hielten über Monate an. Manchmal mit großer, manchmal mit weniger großer Beteiligung.

Eines Tages brach eine der engagiertesten Bewohnerinnen bei einer Versammlung in Tränen aus. Sie war erschöpft. Trotz all der Nachtwachen und der vielen Aktionen hatte sich nichts getan. »Du siehst so müde aus, ganz niedergeschlagen«, sagte ihr eine andere Teilnehmerin. »Wir sollten aufhören – wir sollten aufhören mit den Protesten und nach Hause gehen. Es lohnt sich nicht, dass wir uns hier fertigmachen.« Sie kam zu der Schlussfolgerung: »Wir sollten aufhören, wenn das der Preis ist.«

»Wir sahen uns an«, erinnerte sich Uli, »und die Frage stand im Raum, wie viel wir noch ertragen konnten.«

***

Etwa drei Monate nach Beginn der Proteste tauchte eines Tages ein Mann bei Kotti und Co. auf. Sein Name war Tuncai, er war Anfang fünfzig, hatte nur noch wenige Zähne und einen missgebildeten Gaumen, der ihm das Sprechen erschwerte. Zweifellos war er schon seit einer Weile obdachlos. Ohne dass ihn irgendjemand darum gebeten hätte, begann er im Camp aufzuräumen. Dann fragte er, ob er noch etwas tun könne.

Tuncai hing ein paar Tage bei ihnen herum, reparierte hier und da etwas, schleppte Wasser vom Schwulenclub über die Straße zum Camp, bis Mehmet – der junge Hip-Hop-Fan aus der Nachtschicht – ihm sagte, er dürfe gern in ihrem Protestcamp übernachten. In den folgenden Wochen kam Tuncai mit einigen der traditionsbewussten türkischen Bewohner ins Gespräch, die sich bislang von den Protesten ferngehalten hatten. Sie brachten ihm Kleidung und Essen und blieben von da an gelegentlich auch länger im Camp.

Bald wurde das Camp tagsüber von türkischen Frauen aus dem Viertel geführt – jenen Frauen, deren Rolle es oft gewesen war, tagsüber allein zu Hause zurückzubleiben. Sie mochten Tuncai.

»Wir brauchen dich hier auf Dauer«, erklärte Mehmet Tuncai irgendwann. Sie bauten ihm ein Bett, und alle legten zusammen, um ihn zu versorgen, bis ihm das Café Südblock auf der anderen Straßenseite einen bezahlten Job gab. Tuncai wurde zu einer der wichtigsten Figuren des Camps: Wenn jemand niedergeschlagen war, umarmte er ihn, und er nahm mit einer Trillerpfeife an vorderster Front an den Protestmärschen teil.

Eines Tages erschien während einer Demonstration die Polizei. Tuncai, der Streit hasste, glaubte, es würde sich eine Auseinandersetzung entwickeln. Deshalb trat er auf einen der Beamten zu und umarmte ihn. Daraufhin nahm man ihn fest.

Kurz danach stellte sich heraus, dass Tuncai etliche Monate zuvor aus einer psychiatrischen Anstalt entwichen war, in der man ihn fast sein ganzes Erwachsenenleben lang festgehalten hatte. Die Polizei brachte ihn dorthin zurück. Psychiatriepatienten werden auf die geschützten Bereiche in den entsprechenden Einrichtungen nach dem Anfangsbuchstaben ihres Nachnamens verteilt, und Tuncai landete am anderen Ende der Stadt. Er wurde in einen Raum gesperrt, in dem es außer einem Bett keine Möbel gab und das Fenster verriegelt war. »Man kommt nie raus, weil draußen ein Wärter steht«, erklärte er mir. »Man kommt nie raus.« Dann fügte er hinzu: »Das Schlimmste war die Isolation. Man ist von allem abgeschnitten.«

Die Leute von Kotti und Co. begannen mit Nachforschungen nach Tuncais Verbleib. Die türkischen Frauen marschierten ins Café Südblock und erklärten Richard, dem Geschäftsführer: »Sie haben Tuncai mitgenommen! Wir müssen ihn zurückholen. Er gehört zu uns.«

Von der Polizei erfuhren die Bewohner zunächst nichts. Nach hartnäckiger Suche fanden sie jedoch heraus, wo Tuncai festgehalten wurde. Daraufhin zogen dreißig Mitglieder von Kotti und Co. zur Anstalt und forderten Tuncai zurück. Als man ihnen erklärte, er müsse in Verwahrung bleiben, erwiderten sie: »Das kann nicht sein. Tuncai ist kein Mensch, den man wegsperren muss. Wir wollen ihn gleich mitnehmen.«

Nun verwandelten sich die Proteste in eine Bewegung zur Befreiung Tuncais. Man setzte eine Petition auf und ließ sich in großen Gruppen immer wieder in der psychiatrischen Anstalt blicken, verlangte, ihn zu sehen und ihn mitzunehmen. Die Einrichtung war mit Stacheldraht umzäunt, und die Sicherheitsmaßnahmen, denen sich Besucher unterziehen mussten, glichen denen am Flughafen. »Wir kennen ihn alle persönlich, und wir lieben ihn«, erklärten sie den Psychiatern.

Die Leitung des Hauses war perplex. Einen Massenprotest zur Freilassung eines Anstaltsinsassen hatte es bisher noch nie gegeben. »Für sie war es neu, dass jemand an einem der sogenannten Klienten interessiert war«, meinte Uli. »Indem wir am Ball blieben und nicht akzeptieren wollten, dass dieses

Schweinesystem so lange brauchte, übten wir Druck aus.« Die Leute von Kotti und Co. erfuhren, dass Tuncai schon fünfmal entflohen und immer wieder zurückgebracht und eingesperrt worden war. »Niemand gab ihm eine Chance«, meinte Sandy. »Es ist ein typisches Beispiel dafür, dass eine Menge Menschen keine Chance bekommen.«

Schließlich – nach acht Wochen des Protests – erklärte sich die verantwortliche Behörde bereit, Tuncai unter bestimmten Bedingungen freizulassen. Er musste eine Wohnung und eine feste bezahlte Anstellung vorweisen. »Jeder, der Tuncai kennt, weiß, das ist das Letzte, was er will«, sagte mir Uli. »Was er brauchte, war eine Gemeinschaft, der er sich zugehörig fühlte und für die er nützlich sein konnte. Er brauchte etwas Sinnvolles, ein Ziel, das ihm zusagte und das er mit anderen teilte. Aber das haben die einfach nicht kapiert.« Aber gut, wenn's denn sein musste. Der Schwulenclub Café Südblock bestätigte Tuncai eine feste Anstellung. Und er bekam die Wohnung eines älteren Herrn, der wegzog, nachdem sein Fernsehgerät in Flammen aufgegangen war. Die Gemeinschaft renovierte sie, stattete sie aus und hieß Tuncai schließlich in seinem neuen Heim willkommen.

Als ich mit Tuncai im Protestcamp zusammensaß, sagte er zu mir: »Sie haben mir so viel gegeben – Kleidung und warmes Essen, eine Unterkunft. Als ich in der Klinik war, haben sie eine Petition eingereicht – ich weiß gar nicht, wie ich das wiedergutmachen kann. Es war unglaublich.« Und später: »Ich bin unheimlich glücklich mit meiner Familie – mit Uli und Mehmet und all den anderen, die hinter mir stehen – einfach unheimlich glücklich … hier zu sein oder drüben im Café Südblock – das ist es.«

»Mit seinen dreiundfünfzig Jahren«, erzählte mir Uli, »hatte er zum ersten Mal ein Zuhause gefunden.«

Vielen der Menschen, die sich an den Protesten um den Kotti beteiligten, ging es ähnlich. Matthias, der als Student ebenfalls in einer der Sozialwohnungen lebte, erzählte mir:

»Seit frühester Kindheit bin ich alle vier oder sechs Jahre umgezogen, und ich habe mich noch nie so zu Hause gefühlt wie hier. Ich habe noch nie Kontakt zu so vielen Nachbarn gehabt, es ist einfach etwas ganz Besonderes – ich hatte nie in meinem Leben ein solches Verhältnis zu irgendeinem meiner Nachbarn, und so ist es auch bei den meisten anderen hier.«

Im Kampf um niedrigere Mieten, im Kampf um Tuncai veränderten sich die Protestler gegenseitig. Dass sich ihnen der Schwulenclub angeschlossen hatte, um einen Not leidenden Türken zu retten, beeindruckte seine Landsleute im Viertel. Mehmet, der sich anfangs massiv gegen den Schwulenclub gestellt hatte, sagte: »Als ich sie kennenlernte, begriff ich, dass jeder das Recht hat zu leben, wie er will. Wir bekommen viel Unterstützung vom Südblock … Das hat meine Einstellung grundlegend verändert.« Und im Hinblick auf die gesamte Bewegung meinte er: »Am meisten war ich von mir selbst überrascht. Mir wurde klar, wozu ich imstande bin, wo meine Fähigkeiten liegen.«

Wenn irgendjemand daherkam und sein Befremden zum Ausdruck brachte – über diese Koalition aus Muslimen und Schwulen, Hausbesetzern und Frauen in Hidschabs –, spotteten die Leute um den Kotti. »Das ist nicht mein Problem! Das ist das Problem der Leute, die so denken!«, erklärte mir Nuriye. »Das betrifft mich nicht. Wenn jemand die Stirn runzelt über Tainas kurze Röcke und mein Kopftuch, gehe ich darüber hinweg. Wir glauben, dass wir zusammenpassen.« Sie lachte. »Wenn das jemand nicht normal findet, sollte er zum Psychologen gehen! Wir sind Freundinnen. Meine Kultur und meine Erfahrungen haben mich gelehrt, dass es nicht auf das Aussehen ankommt. Was zählt, ist das Innere.«

Allerdings verlief der Weg zu mehr Toleranz nicht geradlinig, sondern eher im Zickzackkurs. »Jeder kann machen, was er will, solange er mich nicht zu bekehren versucht«, sagte Nuriye. »Ich weiß nicht, wie ich reagieren würde, wenn ich von meinen Kindern erführe, sie wären schwul – ich weiß es nicht.« Als das Café Südblock anbot, das Fußballteam türkischer Mädchen zu sponsern, meinten die Eltern, es ginge zu weit, wenn ihre Töchter mit dem Namen des Schwulenclubs auf ihren Trikots herumlaufen würden.

Eines Tages – die Protestaktionen waren schon lange im Gange – betrat eine der tiefreligiösen türkischen Bewohnerinnen – sie trug sogar einen Niqab, einen Gesichtsschleier – Richard Steins Schwulenclub und schenkte ihm eine Schachtel mit Plätzchen. Eins davon hatte sie mit einem Fähnchen aus Zuckerguss in Regenbogenfarben verziert.

***

Doch während sich Kotti und Co. formierte, ging es mit den Räumungen weiter. Einmal lernte Nuriye eine Frau kennen, der es ähnlich ergangen war wie ihr. Rosemarie war in ihren Sechzigern, musste meist im Rollstuhl sitzen und sollte aus ihrer Wohnung ausziehen, weil sie die Miete nicht mehr bezahlen konnte. »Sie hatte in Ostdeutschland sehr unter dem Regime gelitten. Man hatte sie gefoltert, sie war nicht gesund, sie war psychisch und körperlich krank«, erzählte Nuriye. »Es berührte mich, dass diese Frau einfach rausgeschmissen wurde.« Deshalb ergriff sie nun konkretere Maßnahmen. Wenn sie von einer Zwangsräumung hörte, begab sie sich zu der entsprechenden Adresse – oft auch mit Taina – und blockierte mit ihrem großen elektrischen Rollstuhl die Eingangstür, um den Gerichtsvollziehern den Weg zu versperren.

»Ich war so wütend, dass ich beschloss, den Hauseingang zu blockieren, auf welche Art auch immer«, sagte sie. Als die Polizei kam und sie wegschaffen wollte, erklärte sie, ihr sei gerade erst die Gallenblase entfernt worden – was tatsächlich stimmte. »Ich sagte, wenn ihr mich anrührt, wenn mir irgendwas passiert, dann habe ich all diese Leute hier als Zeugen, und das wird sehr schlecht für euch ausgehen … Ich werde keinen Widerstand leisten, ich werde euch nicht verfluchen, aber was ihr macht, ist nicht richtig. Rührt mich nicht an.«

»Man konnte von ihren Gesichtern ablesen, dass sie das nicht erwartet hatten«, fügte Taina hinzu. »Eine solche Art von Protest, und das von einer Muslimin in einem Rollstuhl, die sich nicht vom Fleck bewegte und keine Angst vor ihnen hatte. Sie waren in voller Montur gekommen, sahen aus wie Darth Vader, und sie sitzt einfach in ihrem Rollstuhl da und sagt lächelnd: ›Ich werde mich nicht von der Stelle bewegen.‹«

Trotzdem musste Rosemarie ihre Wohnung verlassen. Zwei Tage später starb sie in einem kalten Obdachlosenheim an einem Herzinfarkt.

Nicht lange danach wurde auch Nuriye gezwungen, ihre Wohnung aufzugeben – aber nach einer zeitaufwendigen, fieberhaften Suche fand die Gemeinschaft für sie nicht weit entfernt ein neues Zuhause.

In der Folge steigerten Kotti und Co. ihre Aktivitäten. Sie protestierten heftiger. Sie stritten mehr. Sie demonstrierten häufiger. Sie zogen mehr Medien an. Sie vertieften sich noch mehr in die Geschäfte der Unternehmen, denen ihre Wohnungen gehörten – und entdeckten dabei, dass selbst die Politiker der Stadt die grotesken Verträge nicht verstanden, die vor so langer Zeit abgeschlossen worden waren.[2]

Etwa ein Jahr nach Beginn der Protestaktionen kam Bewegung in die Sache. Dank des politischen Drucks, den Kotti und Co. aufgebaut hatten, sollten ihre Mieten eingefroren werden. Man würde ihnen garantieren, dass sie auf dem bisherigen Niveau blieben. In keinem anderen sozialen Wohnbaukomplex wurde etwas Vergleichbares erreicht. Es war die unmittelbare Folge ihrer Aktionen.

Die Beteiligten waren aus dem Häuschen – doch als ich mit ihnen darüber sprach, erklärten sie mir, bei ihrem Protest sei es nicht nur um die Mieten gegangen. Neriman Tuncer, eine der Deutschen türkischer Herkunft, sagte, sie habe etwas viel Wichtigeres erreicht als eine niedrigere Miete. Ihr sei »klar geworden, wie viele wunderbare Menschen um mich herum leben, als meine Nachbarn«. Obwohl sie schon so lange hier wohnten, hatten sie nie miteinander gesprochen. Aber nun waren sie alle zusammengekommen. Früher in der Türkei war das ganze Dorf ihre »Wohnung« gewesen. Aber in Deutschland mussten sie feststellen, dass die Wohnung nur noch aus den eigenen vier Wänden und dem Raum dazwischen bestand – eine eingeengte, beschränkte Auffassung von einem Zuhause. Doch als die Proteste ausbrachen, erweiterte sich ihre Sicht wieder – und das Bild von einem Zuhause umfasste den gesamten Wohnkomplex und das dichte Netzwerk der Menschen, die darin lebten.

Als mir Neriman das erzählte, fragte ich mich, wie viele Menschen in unserer Kultur nach den Maßstäben von Kotti und Co. obdachlos sind. Wie viele von uns hätten, würden sie aus ihrer Wohnung geworfen oder in eine psychiatrische Anstalt gesteckt, Dutzende Menschen hinter sich, die sie schützten. »Das ist der Kern dieses Protests: Wir alle gehen über unsere Grenzen hinaus, um uns umeinander zu kümmern«, sagte einer der Protestler zu mir. »Indem wir das tun, entwickeln wir uns weiter.«

Bei einem Tee aus dem Samowar gestand mir Mehmet, ohne die Protestbewegung wäre er aus der Schule geflogen. »Das hier ist etwas, an das man sich anlehnen kann, und gemeinsam sind wir stark. Ich bin so froh, dass ich so viele wunderbare Menschen kennengelernt habe.« Und Taina meinte: »Wir haben alle eine Menge gelernt – jetzt kann ich die Dinge mit den Augen eines anderen sehen, und das gibt meinem Leben einen neuen Sinn … Wir sind eine Familie.«

Sandy fand, die Proteste hätten gezeigt, wie absurd es sei, dass wir alle voneinander getrennt lebten und nur unsere eigene kleine Geschichte verfolgten, in den eigenen kleinen

Fernseher starrten und nichts von den Menschen in unserer unmittelbaren Umgebung wüssten. »Denn es ist ein natürliches Bedürfnis«, sagte er, »sich um andere zu kümmern.«

***

Manchmal denke ich, die Leute von Kotti und Co. müssen mich für verrückt halten, weil ich immer wieder bei ihnen auftauchte, mit ihnen zusammensaß, mir ihre Geschichten anhörte und irgendwann anfing zu weinen.

Sandy hatte schon lange vor den Protesten bemerkt, dass »viele Leute niedergeschlagen waren. Sie zogen sich zurück, waren hochgradig depressiv. Nahmen Medikamente. Aber was sie krank, furchtbar krank machte, waren all diese Probleme.« Wie Nuriye, die so verzweifelt gewesen war, dass sie sich hatte umbringen wollen. Doch dann »wurden sie durch die Protestaktionen zu politischen Menschen«. Und er fügte leise hinzu: »Für uns ist das wie eine Therapie.«

Uli meinte, in den Protesten um den Kotti »they made themselves public«, sie hatten sich selbst öffentlich gemacht. Erst dachte ich, das sei eine ziemlich unbeholfene Formulierung in ihrem sonst perfekten Englisch. Doch nach einigem Nachdenken wurde mir klar, dass sie genau die richtigen Worte für ihr Handeln gefunden hatte. Die Bewohner hatten aufgehört, sich als Privatpersonen zu betrachten. Sie saßen nicht mehr allein da. Sie hatten sich öffentlich gemacht. Und nur dadurch – indem sie sich in etwas Größeres eingebunden und somit befreit hatten – hatten sie sich von ihrem Leid befreien können.

***

Zwei Jahre nachdem Nuriye ihren Zettel ans Fenster geklebt hatte, besuchte ich das Camp erneut. Mittlerweile hatten sich die Bewohner um den Kotti mit anderen Aktivisten in ganz Berlin zusammengetan, um ihren Kampf zu intensivieren. In der deutschen Hauptstadt kann jeder normale Bürger ein Referendum beantragen, sofern er genügend Unterschriften dafür zusammenbekommt. Und so schwärmten die Menschen, die ich am Kotti kennengelernt hatte, aus und sprachen die Berliner an, mit ihrer Unterschrift eine Abstimmung über bezahlbare Mieten für alle zu ermöglichen. Die Forderung sollte eingebunden sein in eine Reihe von Maßnahmen – mehr Unterstützung, gewählte Gremien zur Kontrolle des sozialen Wohnungsbaus, die Verpflichtung, die Gewinne daraus in weitere preisgünstige Sozialwohnungen zu investieren, sowie ein Ende der Räumungsbefehle für Mittellose.

Sie sammelten die größte Zahl von Unterschriften für ein Referendum, die es je in Berlin gegeben hatte. Entsetzt über die Radikalität der Forderungen, suchten Mitglieder des Berliner Abgeordnetenhauses die Leute um den Kotti und andere Organisatoren des Referendums auf und boten ihnen einen Deal an. Wenn ihr auf das Referendum verzichtet, werden wir den Großteil eurer Vorschläge annehmen. Wenn ihr weitermacht und gewinnt, werden wir wegen Verstoßes gegen das Europäische Wettbewerbsrecht vor den Europäischen Gerichtshof ziehen, was die Reformen um Jahre hinauszögern würde.

Die Abgeordneten boten ein Paket von Veränderungen an. Arme, die ihre Miete nicht aufbringen konnten, sollten eine Beihilfe von hundertfünfzig Euro pro Monat erhalten – viel Geld für eine bedürftige Familie. Zwangsräumungen würden nur eine allerletzte Maßnahme sein und selten vorkommen. Und in den Verwaltungsräten der Wohnungsbauunternehmen sollten von nun an auch gewählte Delegierte der Bewohner sitzen. »Das entsprach nicht unseren Forderungen«, sagte Matti, aber es ist »'ne Menge. Das ist definitiv 'ne ganze Menge.«

***

An meinem letzten Tag am Kotti saß ich mit Taina, die in der kalten Sonne fröhlich eine Zigarette nach der anderen rauchte, vor dem Café Südblock und sah auf der Straße viele der Figuren, die im Mittelpunkt dieser Geschichte stehen. Das Zentrum des Protests auf der anderen Seite ist heute ein festes Gebäude, das bleiben wird. Türkische Frauen tranken Kaffee, während ein paar Kinder um sie herum Fußball spielten.

Taina zog an ihrer Zigarette. Wenn man in der modernen Gesellschaft ganz unten sei, werde einem »das Gefühl vermittelt, dass es allein an einem selbst liegt. Man ist selber schuld. Weil du keinen Erfolg hast – keinen Job, in dem du viel Geld verdienst. Es ist dein eigenes Versagen. Du bist ein schlechter Vater. Aber als wir dann auf die Straße gingen, merkten viele Leute plötzlich: ›He, denen geht es genauso! Und ich dachte, ich wäre der Einzige ...‹ Viele haben mir das gesagt – ich hatte mich so verloren gefühlt und war so deprimiert, aber dann, okay ... Ich bin eine Kämpferin. Ich fühle mich wohl. Man kommt aus seiner Ecke, in der man sitzt und heult, und fängt an zu kämpfen.«

Sie blies den Rauch weg von mir in die Luft. »Es verändert einen«, sagte sie. »Man fühlt sich mit einem Mal stark.«

Kapitel 16

Ausweg eins: Gemeinschaft mit anderen Menschen

In weiten Teilen der westlichen Welt hätte man Nuriye erklärt, mit ihrer Hirnchemie sei etwas nicht in Ordnung. Ähnlich wäre es jedem anderen am Kotti ergangen. Sie hätten ihre Pillen geschluckt und allein in ihrer kleinen Wohnung gesessen, bis man sie hinausgeworfen hätte und sie in alle Winde zerstreut worden wären. Nirgends ist mir schärfer zu Bewusstsein gekommen, dass diese Geschichte falsch ist, als am Kotti. Dort habe ich gelernt, wenn Menschen einander wiederentdecken, sehen Probleme, die vorher unlösbar schienen, mit einem Mal lösbar aus. Nuriye war suizidgefährdet. Tuncai wurde in die Psychiatrie gesperrt. Mehmet stand in der Schule vor dem Rauswurf. Und wodurch wurden ihre Probleme gelöst? Ich hatte den Eindruck, es waren die Menschen, die ihnen beistanden und sich verpflichteten, mit ihnen einen gemeinsamen Weg zu gehen und dabei gemeinsam Lösungen zu finden. Sie brauchten keine Medikamente. Sie brauchten Gemeinschaft.

Aber das war alles nur ein Eindruck. Am Ende stellten sich mir zwei Fragen: Gibt es – abgesehen von den Geschichten der Menschen, die ich dort kennenlernte – wissenschaftliche Nachweise dafür, dass durch solche Veränderungen Depressionen und Ängste vermindert werden? Und können wir so etwas nachmachen, unabhängig von den ungewöhnlichen Umständen am Kotti?

Nachdem ich mich in die Forschungsliteratur zu einem wichtigen Aspekt dieses Themas eingelesen hatte, fuhr ich nach Kalifornien, um mit einer Frau zu sprechen, die an entsprechenden Studien mitgearbeitet hat – die brillante Sozialwissenschaftlerin Brett Ford. Wir trafen uns in einem Café im Herzen von Berkeley, einem Ort, der bei Außenstehenden als Inbegriff des Linksradikalismus gilt, aber auf dem Weg zu unserem Treffen sah ich sehr viele junge Obdachlose, die bettelten, jedoch von ihren Mitmenschen kaum beachtet wurden. Ford hämmerte auf ihren Laptop ein, als ich eintraf. Sie sei gerade dabei, sich eine neue Stelle zu suchen. Mit ihren Kolleginnen Maya Tamir und Iris Mauss – beide Professorinnen – hatte sie einige Jahre zuvor zu einer grundlegenden Frage geforscht.

Sie wollten wissen: Kann es funktionieren, wenn man ganz bewusst versucht, glücklicher zu werden?[1] Wenn Sie sich – hier und heute – dafür entscheiden, einen größeren Teil Ihres Lebens der Glückssuche zu widmen, werden Sie dann in einer Woche oder in einem Jahr tatsächlich glücklicher sein? Das Team ging dieser Frage in vier Ländern nach: den Vereinigten Staaten, Russland (an zwei Orten), Japan und Taiwan. Sie verfolgten die Entwicklung von Tausenden Teilnehmern, von denen sich einige bewusst entschieden hatten, ihr Glück zu fördern, andere nicht.

Als die Wissenschaftlerinnen die Ergebnisse verglichen, machten sie eine Entdeckung, mit der sie nicht gerechnet hatten. Wenn jemand bewusst versucht, glücklich zu werden, wird er *nicht* glücklicher – sofern er in den Vereinigten Staaten lebt. In Russland, Japan oder Taiwan wird er hingegen durchaus glücklicher. Die Forscherinnen wollten nun herausfinden, woran das lag.

Sozialwissenschaftler wissen schon seit Längerem, dass zwischen den Menschen in westlichen Gesellschaften und den Bewohnern weiter Teile Asiens – grob gesprochen – ein erheblicher Unterschied in der Selbstwahrnehmung besteht. Es gibt eine Menge kleiner Experimente, bei denen man das beobachten kann. So zeigte man zum Beispiel einer Gruppe von Freunden aus dem Westen ein Bild von einem Mann, der zu einer Menschenmenge spricht. Anschließend wurden sie gebeten zu beschreiben, was sie sahen. Dann ging man auf eine Gruppe chinesischer Touristen zu, zeigte ihnen dasselbe Bild und bat sie um eine Beschreibung. Die Menschen aus dem Westen beschrieben fast immer zuerst die Person, die vor der Menge steht, und zwar in allen Einzelheiten – dann erst beschäftigten sie sich mit der Menge. Bei Asiaten verhält es sich genau umgekehrt, sie beschrieben in der Regel die Menge und dann, eher nebenbei, widmeten sie sich dem Mann, der die Rede hält.[2]

Oder nehmen Sie das Bild eines Mädchens, das inmitten einer Gruppe anderer kleiner Mädchen, die traurig aussehen, fröhlich lächelt. Zeigen Sie es Kindern und fragen Sie: Sieht das Mädchen in der Mitte für euch glücklich oder traurig aus? Kinder aus dem Westen denken, sie sei glücklich. Asiatische Kinder finden, sie sei traurig. Warum? Weil westliche Kinder kein Problem damit haben, ein Individuum von der Gruppe zu isolieren, während asiatische Kinder davon ausgehen, dass ein Kind, das von Kummer umgeben ist, ebenfalls unglücklich ist.

Mit anderen Worten: Im Westen haben wir weitgehend eine individualistische Sicht aufs Leben. In Asien ist die Sichtweise eher kollektiv.

Als Ford und ihre Kolleginnen genauer nachforschten, schien das die beste Erklärung für die Unterschiede zu bieten, die sie festgestellt hatten. Wenn sich jemand in den Vereinigten Staaten oder Großbritannien für die Glückssuche entscheidet, sucht er das Glück für sich selbst – weil er glaubt, dass es so funktioniert. Er macht, was ich die meiste Zeit gemacht habe: Er kauft Sachen für sich, verbessert seine Leistungsbilanz, er baut sein Ego auf. Jemand, der in Russland oder Japan oder China lebt und sein Glück sucht, macht etwas ganz anderes. Er versucht, das Leben für seine Gruppe besser zu machen – für die Menschen in seinem Umkreis. Er denkt, das sei Glück, also erscheint es ihm als der offensichtliche Weg. Diese Vorstellungen vom Glück stehen in einem fundamentalen Widerspruch zueinander. Und aus den bereits früher genannten

Gründen stellt sich heraus, dass unsere westliche Vorstellung vom Glück praktisch nicht funktioniert – während die Vision vom gemeinschaftlichen Glück Erfolg verspricht.

»Je stärker man überzeugt ist, dass Glück etwas Soziales ist, desto besser ist man dran«, fasste Ford für mich ihre Ergebnisse und die Erkenntnisse anderer sozialwissenschaftlicher Untersuchungen zusammen.

Während sie mir die Forschungsergebnisse erklärte, wurde mir klar, was ich im Grunde bereits am Kotti beobachtet hatte. Die Bewohner hatten die individualistische Sicht aufs Leben – schließ dich in deiner Wohnung ein, horte dort Sachen für dich selbst – durch eine gemeinschaftliche Sicht ersetzt: Wir sind eine Gruppe, wir gehören zusammen, wir bilden eine Gemeinschaft. Wir im Westen haben unser Selbstgefühl auf unser Ego reduziert (oder allenfalls auf unsere Kleinfamilie), und das hat unseren Schmerz wachsen und unser Glück schrumpfen lassen.

Diese Erkenntnisse legen nahe, dass es Einfluss auf unsere Gefühle hat, wenn wir unsere Not und unsere Freude wieder als etwas sehen, das wir mit einem Netzwerk von Freunden und Nachbarn teilen.

***

Und dennoch: Etwas in mir sträubte sich dagegen, was ich nur ungern eingestehe. Als ich mit der Arbeit an diesem Buch begann, wollte ich schnelle Lösungen für meine Depressionen und Ängste – Lösungen, die ich selbstständig und schnell umsetzen konnte. Ich wollte etwas, das ich jetzt, für mich, tun konnte, damit es *mir* besser ginge. Ich wollte eine Pille, und wenn Pillen nicht funktionierten, dann wollte ich etwas, das so rasch wirkt wie Pillen. Sie als Leser, die Sie sich für ein Buch über Depressionen und Ängste entschieden haben, wollen wahrscheinlich dasselbe.

Als ich über einige der Ideen sprach, von denen dieses Buch handelt, meinte ein Bekannter, ich hätte einfach die falsche Pille genommen – du solltest stattdessen Alprazolam (Xanax) probieren. Ich geriet in Versuchung. Aber dann fragte ich mich: Wie können wir behaupten, die Lösung für all die verständlichen Schmerzen und Qualen, die ich schildere, sei die Einnahme eines Beruhigungsmittels, und Millionen Menschen sollten es auf unbegrenzte Zeit schlucken?

Aber wenn ich ehrlich bin, war das die Lösung, nach der ich mich sehnte. Etwas Individuelles, etwas, das man allein tun kann, ohne jede Anstrengung, etwas, das man allmorgendlich in kürzester Zeit einnehmen kann, um mit dem Leben so weiterzumachen wie bisher. Wenn Chemie nicht half, dann wünschte ich mir einen anderen Trick, einen Schalter, den ich umlegen könnte, und alles wäre gut.

Diese Ergebnisse sagten mir jedoch, dass die Suche nach schnellen individuellen Lösungen eine Falle ist. Die Suche nach individuellen Lösungen ist sogar mitverantwortlich dafür, dass wir in dieses Schlamassel geraten sind. Wir sind in unserem eigenen Ego gefangen, sitzen hinter Mauern, wo wir keine echte Gemeinschaft aufbauen können.

So fing ich an, über ein extrem banales, offensichtliches Klischee nachzudenken: Sei du. Sei du selbst. Wir sagen das ständig zueinander. Wir teilen Memes darüber. Wir wollen Menschen damit aufmuntern, wenn sie niedergeschlagen sind oder nicht weiterwissen. Sogar auf der Shampooflasche steht es – weil du es dir wert bist.

Ich habe jedoch Folgendes gelernt: Wenn du nicht mehr depressiv sein willst, sei nicht du selbst.[3] Fixiere dich nicht darauf, was du dir wert bist. Das Nachdenken über dich, dich, dich hat dazu beigetragen, dass du dich so elend fühlst. Sei nicht du. Sei uns. Sei wir. Sei Teil der Gruppe. Mach, dass die Gruppe es wert ist. Der wahre Weg zum Glück, so wurde mir gesagt, wird frei, wenn wir unsere Ego-Mauern niederreißen – wenn wir uns auf die Geschichte anderer Menschen einlassen und ihre Geschichte in unsere einfließen lassen, wenn wir unsere Identitäten zusammenwerfen und erkennen, dass du nie du warst – allein, heroisch und traurig.

Nein, sei nicht du. Tritt mit deinen Mitmenschen in Kontakt. Sei Teil des Ganzen. Strebe nicht danach, der Typ zu sein, der zu der Menge spricht. Strebe danach, die Menge zu sein.

Wollen wir unsere Depressionen und Ängste überwinden, so ist der erste Schritt – und einer der wichtigsten –, dass wir zusammenkommen, so wie am Kotti, und praktisch sagen: Was wir bisher hatten, ist nicht genug. Das Leben, in das wir gedrängt wurden, das uns (von der Propaganda) angepriesen wird, entspricht nicht unseren psychischen Bedürfnissen – nach Gemeinschaft, Sicherheit oder Zusammengehörigkeit. Wir verlangen etwas Besseres, und wir werden gemeinsam für das Bessere kämpfen. Das Schlüsselwort in diesem Satz – und in ihrem Denken – ist »wir«. Der gemeinsame Kampf *ist* die Lösung oder wenigstens die unverzichtbare Grundlage dafür. Am Kotti haben die Bewohner einen Teil dessen erreicht, was sie zu Beginn gefordert hatten – aber nicht alles. Und doch hat das Erlebnis, sich zusammenzuschließen und dafür zu kämpfen, ihnen das Gefühl gegeben, dass sie keine kaputten Individuen sind, sondern ein Kollektiv.

Mir ist bewusst, dass dieses Buch in manchen Buchläden in der Selbsthilfeabteilung stehen wird. Aber jetzt sehe ich, dass diese ganze Denkweise Teil des Problems ist. Wenn ich mich schlecht fühlte, habe ich bisher meist versucht, mir selbst zu helfen. Ich habe mich an das Selbst gewandt. Ich dachte, mit dem Selbst sei etwas nicht in Ordnung und die Lösung bestehe darin, das Selbst zu reparieren und zu stärken. Ich habe es aufgeblasen. Aber es stellt sich heraus: Das Selbst ist nicht die Lösung. Die Antwort liegt jenseits des Selbst.

Mein privater und persönlicher Wunsch nach einer Lösung – als psychologisches Äquivalent zu einer Pille – war in Wirklichkeit ein Symptom der Geisteshaltung, die meine Depressionen und Ängste überhaupt erst verursacht hatte.

***

Nachdem mir das klar geworden war, traf ich die bewusste Entscheidung, etwas anders zu machen. Bis dahin verspürte ich, sobald sich Depressionen und Ängste einstellten, das panische Bedürfnis, den Kopf über Wasser zu halten – also versuchte ich, etwas für mich zu tun. In der Regel kaufte ich etwas oder schaute einen Film an, den ich mochte, oder las ein Buch, das mir gefiel, oder redete mit einem Freund über meine Verzweiflung. Das war ein Versuch, das isolierte Selbst zu behandeln, und es funktionierte nur selten. Tatsächlich rutschte ich oft noch tiefer ab.

Aber nachdem ich auf Brett Fords Forschungsergebnisse gestoßen war, erkannte ich den Irrtum, dem ich unterlegen war. Wenn ich heute das Gefühl habe, dass ich in ein Tief gerate, tue ich nichts für mich – ich versuche, etwas für andere zu tun. Ich besuche Freunde, konzentriere mich intensiv auf ihren Zustand und überlege, wie ich ihre Stimmung heben kann. Ich versuche, etwas für mein Netzwerk oder meine Gruppe zu tun – oder sogar Fremden zu helfen, die verzweifelt wirken. Ich habe etwas gelernt, was ich anfangs nicht für möglich gehalten hätte. Selbst wenn man leidet, kann man fast immer dafür sorgen, dass es jemand anderem ein bisschen besser geht. Manchmal versuche ich auch, mich direkt politisch zu betätigen und mich für eine bessere Gesellschaft einzusetzen.

Wenn ich diese Technik anwende, stelle ich fest, dass sie oft – wenn auch nicht immer – die Talfahrt bremst. Sie funktioniert wesentlich besser als der Versuch, mich am eigenen Schopf aus dem Sumpf zu ziehen.

***

Um diese Zeit erfuhr ich von einer anderen Studie, die für diese Frage von Bedeutung ist – also beschloss ich, die Menschen, mit denen sie sich beschäftigt, selbst aufzusuchen. Mein erstes amisches Gespann erspähte ich auf den weiten Ebenen Indianas, als ich in einem Auto mit hundert Stundenkilometern vorüberbrauste. Neben dem Highway saß ein Mann mit langem Bart und schwarzer Kleidung auf einem Pferdewagen. Hinter ihm sah ich ein Kind und zwei Frauen mit Hauben, die aussahen, als wären sie einem Historiendrama über die Zeit des 17. Jahrhunderts entsprungen. Vor dem Hintergrund der endlosen Weiten des Mittleren Westens der USA, wo am Horizont nichts zu sehen ist außer noch mehr Horizont, wirkten sie fast wie Gespenster.

Dr. Jim Cates und ich waren zwei Stunden zuvor aus Fort Wayne, der nächstgelegenen Stadt, aufgebrochen und hatten die amische Siedlung Elkhart-LaGrange erreicht. Cates ist Psychologe und erstellt psychologische Gutachten für Amische, die mit dem Gesetz in Konflikt geraten sind. Er ist zwar ein »Englischer« – die amische Bezeichnung für Leute außerhalb ihrer Gruppe –, gehört aber zu den wenigen Außenstehenden, die jahrelang in der Gemeinschaft gelebt haben. Er hatte sich bereit erklärt, mich mit den Amischen in der Siedlung bekannt zu machen.

Wir begannen mit einem Spaziergang durch den Ort, sahen überall Pferde und begegneten Frauen, die im selben Stil gekleidet waren wie ihre Vorfahrinnen vor vierhundert Jahren. Als die Amischen in die Vereinigten Staaten auswanderten, brachten sie eine schlichte fundamentalistische Vision des Christentums mit und waren entschlossen, jede neue Entwicklung abzulehnen, die im Widerspruch dazu stand. An dieser Entschlossenheit halten sie heute noch fest. Die Menschen, die ich nun kennenlernte, beziehen keinen Strom aus dem Netz, sie haben kein Fernsehen, kein Internet, fast keine Konsumgüter. Untereinander verständigen sie sich in einem süddeutschen Dialekt.

Mit Nicht-Amischen kommen sie selten zusammen. Nicht nur ihr Schulsystem, auch ihr Wertesystem ist von den Vorstellungen im Rest der Vereinigten Staaten scharf abgegrenzt.

Als ich ein Kind war, lebte ich in der Nähe einer Gemeinde ultraorthodoxer Juden, die in gewisser Weise Ähnlichkeit mit den Amischen hatten, und wenn sie mir auf der Straße begegneten, war ich immer verdutzt. Wie konnte man nur so leben wollen? Mit zunehmendem Alter entwickelte ich – wenn ich ehrlich bin – Verachtung für jede Gruppe, die all die Vorteile der modernen Welt ablehnte. Ich sah sie als Verrückte an, die aus der Zeit gefallen waren.[4] Aber als ich nun über die Schwachstellen in unserer Lebensweise nachdachte, überlegte ich, ob ich von ihnen nicht doch etwas lernen konnte – und zwar vor allem wegen einer wichtigen Forschungsarbeit.

Freeman Lee Miller wartete vor einem Restaurant auf uns. Er war Ende zwanzig und trug einen mittellangen Bart: Amische Männer lassen sich nach ihrer Heirat einen Bart stehen. Noch bevor unser Gespräch begann, deutete er auf etwas in der Nähe. »Dort drüben, das rot-grüne Dach, die Scheune. Da bin ich aufgewachsen«, sagte er. Als Kind lebte er in einem der Häuser, die dort beisammenstanden, gemeinsam mit vier Generationen seiner Familie, einschließlich seiner Urgroßeltern. Strom kam aus Batterien oder wurde mit Propangas erzeugt, und reisen konnte man nur so weit, wie man zu Fuß oder mit dem Pferdefuhrwerk kam.

Das hieß, wenn ein Erwachsener nicht da war, »gab es jemand anderen, der einem zeigte, wo's langgeht«. Immer waren Erwachsene oder andere Kinder in der Nähe: »Also bekam ich auf jeden Fall genug Aufmerksamkeit«, sagte er. Die Idee, Zeit mit der Familie zu verbringen, gab es nicht, weil man ständig mit der Familie zusammen war. Zeit mit der Familie zu verbringen hieß oft »rausgehen und auf dem Feld arbeiten oder die Kühe melken«. Aber man nahm auch die Mahlzeiten gemeinsam ein und besuchte gesellschaftliche Veranstaltungen.

Eine amische Familie ist anders als eine englische Familie, erklärte er. Sie besteht nicht nur aus Mom und Dad und den Geschwistern. Sie ist eine große, vernetzte Sippe von ungefähr hundertfünfzig Leuten – das sind alles Amische, die man von zu Hause aus zu Fuß oder mit dem Fuhrwerk erreichen kann. Ein Kirchengebäude haben die Amischen nicht. Zum Sonntagsgottesdienst versammelt man sich reihum bei den Leuten daheim. Es gibt keine dauerhafte Hierarchie – das Los bestimmt, wer Pastor wird.

»Diesen Sonntag findet der Gottesdienst bei uns zu Hause statt«, sagte Freeman, dazu erscheinen seine Verwandten, aber auch andere Amische, die er teilweise sehr gut, teilweise nur flüchtig kennt, »dadurch entsteht einfach eine andere Beziehung … In unserer Gemeinschaft dreht sich alles um Verbindungen und um Zuneigung. Und ich denke, an sie wenden wir uns, wenn es Schwierigkeiten gibt – im Nullkommanichts sind die Leute bei dir.«

Mit sechzehn Jahren müssen die Amischen eine Reise antreten – auf der sie lernen, sich ein solides Urteil über unsere Kultur zu bilden. Sie ziehen aus und leben für ein paar Jahre in der »englischen« Welt. Das nennt man »Rumspringa«, und sie sind dabei für rund zwei Jahre von den strengen amischen Regeln entbunden. Sie betrinken sich, besuchen Striplokale (zumindest Freeman hat das getan), sie benutzen Handys und das Internet. (Freeman meinte, Rumspringa wäre doch ein guter Name für einen Rum.) Und dann, am Ende ihrer wilden Jahre, müssen sie eine Entscheidung treffen. Wollen sie das alles hinter sich lassen, heimkehren und sich der amischen Gemeinde anschließen – oder wollen sie draußen in der Welt bleiben? Wenn man draußen in der Welt bleibt, kann man noch zu Besuch kommen, aber man ist kein Amischer mehr. Rund achtzig Prozent treten der Gemeinde bei.[5] Diese Erfahrung der Freiheit ist einer der Gründe, warum die Amischen nie als Sekte betrachtet wurden. Es gibt echte Wahlfreiheit.

Freeman Lee hat vieles an der Welt dort draußen gefallen, erklärte er mir – er würde sich gern hin und wieder Baseballspiele im Fernsehen ansehen oder die neuesten Popsongs hören. Aber er ist unter anderem deshalb zurückgekehrt, weil er glaubt, eine amische Gemeinde sei ein besserer Ort, um Kinder aufzuziehen und um Kind zu sein. Er fand, da draußen in der Welt sei »man immer gehetzt. Man hat keine Zeit für die Kinder.« Er konnte sich nicht vorstellen, was in einer solchen Kultur mit den Kindern passiert. Wie wachsen sie auf? Was für ein Leben ist das? Ich fragte ihn, wie sich seine Beziehung zu seinen Kindern verändern würde, wenn er (zum Beispiel) einen Fernseher hätte. »Wir könnten gemeinsam fernsehen«, sagte er achselzuckend. »Wir hätten gemeinsam Spaß beim Fernsehen. Aber das kann es nicht damit aufnehmen, draußen etwas gemeinsam zu unternehmen. Und wenn wir nur den Pferdewagen sauber machen. Wirklich kein Vergleich.«

Später besuchte ich Lauron Beachey, einen Amischen Anfang dreißig, der als Auktionator arbeitet und häufig Dinge aus Haushaltsauflösungen verkauft. Wir saßen in seinem Wohnzimmer, umgeben von den Büchern, die er liebt (William Faulkner ist sein Lieblingsautor), und er erklärte mir, dass man den Unterschied zwischen der Welt der Amischen und der Welt da draußen nur versteht, wenn man begreift, dass sich die Amischen bewusst entschieden haben, sich bei allem Zeit zu lassen – und sie das nicht als Verlust empfinden. Er wusste, dass ich eine Flugreise von mehreren Tausend Kilometern hinter mir hatte, und meinte: »Ich würde gern einmal ins Heilige Land fliegen, aber unsere Kirche ist sich einig, dass wir nicht fliegen. So führen wir ein langsameres Leben. Die Familie bleibt zusammen – denn wenn wir fliegen würden, dann könnte ich nach Kalifornien reisen, eine Auktion veranstalten und dann wieder zurückkommen, während das jetzt nicht praktikabel ist, also sind wir häufiger daheim.«

Aber warum, wollte ich wissen, entscheidest du dich für

die Langsamkeit? Ja, meinte Lauron, man verliert etwas, wenn man langsam macht – aber er findet, dass man mehr gewinnt. »Du gewinnst dieses Gefühl der unmittelbaren Nachbarschaft, die einen umgibt. Wenn wir Autos hätten, dann würde sich unser Kirchenbezirk über einen Umkreis von dreißig Kilometern ausdehnen. Wir würden nicht mehr direkt nebeneinanderwohnen. Die Nachbarn würden nicht mehr so oft zum Essen vorbeikommen ... Da ist eine physische Nähe, und als Folge davon entsteht auch eine spirituelle oder geistige Nähe. Die Automobile und Flugzeuge sind ungemein praktisch, und wir sehen den Komfort, den die Geschwindigkeit bietet, aber als Gruppe haben wir beschlossen, das abzuwehren, [zugunsten] einer engen Gemeinschaft.«

Wenn man überall sein kann – in Fahrzeugen oder online –, endet man, so glaubt er, im Nirgendwo. Die Amischen haben hingegen immer »das Gefühl, zu Hause zu sein«. Um das zu veranschaulichen, wählte er ein Bild: Das menschliche Leben ist wie ein großes, warmes Feuer, das aus glühenden Kohlen besteht. Wenn du aber eine Kohle rausnimmst und sie isolierst, dann verglüht sie bald. »Wir halten einander warm«, sagte er, »indem wir zusammenbleiben. Ich wäre gern Fernfahrer geworden. Das Land sehen und bezahlt werden, ohne dass ich schwitzen muss. Ich hätte auch gern jeden Abend die NBA-Ausscheidungsspiele angeschaut. Und ich sehe gern *That '70s Show* – die finde ich saukomisch. Aber es ist nicht schwer, darauf zu verzichten.«

Bei unserem Gespräch verglich er die Amischen mit Gruppen draußen in der englischen Welt, wie etwa die Weight Watchers, die zusammenkommen, um sich gegenseitig beim Abnehmen zu unterstützen. Man wäre nie imstande, ganz allein all dem Essen zu widerstehen; aber als Gruppe, wenn man sich zusammentut, einander bremst, einander ermutigt, merkt man, dass man es schafft. Ich sah ihn an und versuchte zu verarbeiten, was er sagte.

»Also«, fragte ich, »die Amischengemeinde ist fast so etwas wie eine Selbsthilfegruppe, um den Versuchungen einer individualistischen Zivilisation zu widerstehen?«

Lauron dachte kurz darüber nach und erwiderte mit einem Lächeln: »Das ist einer der großen Vorteile, ja.«

***

Nach allem, was ich in Erfahrung gebracht hatte, wirkte mein Aufenthalt bei den Amischen irritierend auf mich. Als ich noch jünger war, hätte ich ihren ganzen Lebensstil als rückständig abgetan. Aber eine umfangreiche wissenschaftliche Studie zur seelischen Gesundheit der Amischen, die in den Siebzigerjahren durchgeführt wurde, zeigte, dass sie deutlich seltener an Depressionen leiden als andere Amerikaner. Durch mehrere kleinere Studien wurde dieses Ergebnis mittlerweile bestätigt.[6]

In Elkhart-LaGrange hatte ich den Eindruck, ganz klar sehen zu können, was wir in der modernen Welt verloren haben – und gleichzeitig, was wir gewonnen haben. Die Amischen haben ein profundes Zusammengehörigkeitsgefühl, das ihr Leben mit Sinn erfüllt. Aber ich erkannte auch, dass es absurd wäre, ihre Lebensweise als Patentrezept zu empfehlen. Jim Cates und ich verbrachten einen Nachmittag bei einer Frau, die die Gemeinde gebeten hatte, ihr zu helfen, wenn ihr Mann gegen sie und ihre Söhne gewalttätig wurde. Die Kirchenälteren beschieden ihr, es sei die Aufgabe einer amischen Frau, sich ihrem Mann unter allen Umständen zu unterwerfen. Sie ertrug die Misshandlungen noch jahrelang, ehe sie endlich ging – was bei vielen Gemeindemitgliedern Anstoß erregte.

Der Gruppenzusammenhalt wirkt inspirierend – aber er verdankt sich auch einer in vielerlei Hinsicht extremen und brutalen Theologie. Frauen sind nicht gleichgestellt; Homosexuelle werden abscheulich behandelt; Kinder zu schlagen wird für gut erachtet. Elkhart-LaGrange erinnerte mich an das Dorf meines Vaters in den Schweizer Alpen. Dort fühlte man sich in seiner Gemeinde daheim; aber dieses Zuhause hatte häufig grausame Hausregeln. Es ist ein Zeichen dafür, wie machtvoll Gemeinschaft und ein sinnerfülltes Leben sind, dass sie, in die Waagschale geworfen, selbst das reale und schreckliche Leid aufzuwiegen schienen, das durch solches Unrecht entsteht.

Ist das ein unausweichlicher Kompromiss? fragte ich mich. Bedeutet das Erstreiten von Individualität und Rechten unausweichlich, dass Gemeinschaft und ein sinnerfülltes Leben untergraben werden? Müssen wir zwischen der schönen, aber brutalen Zusammengehörigkeit von Elkhart-LaGrange und der offenen, aber deprimierenden Kultur von Edgware wählen? Ich will die moderne Welt nicht aufgeben und in eine mystische Vergangenheit zurückkehren, die einerseits mehr Gemeinschaft bietet, andererseits aber gewalttätige Züge aufweist. Ich will herausfinden, ob uns eine Synthese gelingen kann, in der wir uns dem Zusammengehörigkeitsgefühl der Amischen annähern, ohne darunter zu ersticken oder uns extremen Ideen zuzuwenden, die mir abschreckend erscheinen. Was müssten wir auf dem Weg dahin aufgeben, und was könnten wir gewinnen?

Auf meiner weiteren Reise entdeckte ich Orte und Techniken, die Ansätze zu einer Antwort bieten könnten.

***

Mitten im Land der Amischen erklärte mir Freeman Lee, er wüsste, dass seine Welt mir seltsam vorkommen würde. »Ich kann mir vorstellen, wie euch das alles erscheint«, sagte er. »Aber unser Denken ist: Du kannst hier auf Erden ein bisschen Himmel haben, wenn du einfach mit anderen Menschen im Austausch bist. Weil wir uns das nämlich so vorstellen: Wenn das Leben zu Ende geht und du in den Himmel kommst, nun, der Himmel, das ist das Zusammensein und der Austausch mit anderen Menschen. So sehen wir das.« Wenn dein Bild von einem perfekten Jenseits darin besteht, immer mit den Menschen zusammen zu sein, die du liebst, fragte er mich, warum entscheidest du dich dann nicht schon heute – solange du noch am Leben bist – dafür, wirklich da zu sein für die Menschen, die du liebst? Warum solltest du dich also in einem Nebel aus lauter Ablenkungen verlieren?

Kapitel 17

Ausweg zwei: Social Prescribing

Ich konnte selbst miterleben, wie die Leute um den Kotti von Depressionen und Ängsten befreit wurden – aber die Umstände schienen mir ungewöhnlich. Wie, fragte ich mich, kann man ihren Schritt aus der Isolation hin zur Gemeinschaft auf andere Situationen übertragen? Bald zeigte sich, dass die Antwort – oder zumindest erste Hinweise auf eine Antwort – schon während der Zeit meiner Depressionen gleich bei mir um die Ecke zu finden gewesen wären, nämlich in einer kleinen Praxis im ärmsten Teil Londons. Die Ärzte dort glauben, ein Modell dafür gefunden zu haben, wie man solche Erfahrungen auf breiterer Basis umsetzen kann.

***

Lisa Cunningham setzte sich ins Sprechzimmer ihres Arztes in East London und erklärte ihm, sie könne gar nicht depressiv sein. Dann brach sie in Tränen aus und konnte nicht mehr aufhören zu weinen. »Ach du meine Güte«, sagte der Arzt, »Sie sind doch depressiv, nicht wahr?« Während der Schmerz aus ihr hervorbrach, dachte sie: Das kann nicht sein. Ich bin Krankenschwester in der Psychiatrie, und es ist meine Aufgabe, Probleme wie dieses zu lösen, statt ihnen selbst zu unterliegen.

Sie war Mitte dreißig, und ihre Kraft war erschöpft. Bis zu diesem Tag in den Neunzigerjahren hatte sie mehrere Jahre als Krankenschwester auf einer psychiatrischen Station in einem führenden Londoner Krankenhaus gearbeitet. Jener Sommer war einer der heißesten in der Geschichte der Stadt, und es gab auf der Station keine Klimaanlage – offenbar wollte man sparen –, und sie musste schwitzend zusehen, wie die Dinge mehr und mehr schiefliefen. In ihrer Abteilung wurden Menschen mit psychischen Erkrankungen behandelt, die so schwer waren, dass sie die Unterbringung in einem Krankenhaus erforderten, von Schizophrenie über bipolare Störungen bis hin zur Psychose. Lisa war Krankenschwester geworden, weil sie genau solchen Menschen helfen wollte, doch mit der Zeit wurde ihr klar, dass in dem Krankenhaus, in dem sie arbeitete, die Patienten einfach bis zu den Ohren mit Medikamenten vollgestopft wurden.

Einmal wurde ein junger Mann mit einer Psychose eingeliefert, und man verabreichte ihm eine so hohe Dosis, dass seine Beine unentwegt zitterten und er nicht mehr gehen konnte. Lisa beobachtete, wie der Bruder des Patienten ihn auf dem Rücken aus seinem Zimmer trug, um ihn an einen Tisch zu setzen und zu füttern. Einer von Lisas Kollegen machte sich über ihn lustig, indem er sich auf einen alten Monty-Python-Sketch bezog: »O, wir sind hier wohl im Ministerium für alberne Gänge! Schaut euch seine Beine an!«, erzählte sie mir. Ein anderes Mal wurde eine Patientin inkontinent, und eine Schwester schalt sie vor allen anderen: »Schaut euch das an – sie hat sich selbst bepisst. Mein Gott, kannst du nicht rechtzeitig zur Toilette gehen?«

Als sich Lisa beschwerte, die Patienten würden nicht wie Menschen behandelt, sagte man ihr, sie sei »überempfindlich«, und es dauerte nicht lange, bis die anderen Pflegerinnen und Pfleger sie attackierten. Lisa war in einem Elternhaus aufgewachsen, in dem Aggressionen an der Tagesordnung waren, daher war für sie die Dynamik von Schikanen und Mobbing sowohl vertraut als auch unerträglich. »Eines Tages dachte ich auf dem Weg zur Arbeit, ich halte es dort nicht mehr aus«, erzählte sie mir. »Ich saß an meinem Schreibtisch und starrte auf den Computerbildschirm. Ich konnte nichts mehr machen. Ich meine körperlich, ich konnte überhaupt nichts mehr machen. Dann habe ich gesagt: ›Ich fühle mich nicht wohl. Ich muss nach Hause.‹« Dort angekommen, machte sie die Tür hinter sich zu, kroch ins Bett und weinte. So brachte sie im Wesentlichen die nächsten sieben Jahre zu.

An einem typischen Tag in ihrer langen Depression wachte sie krank vor Angst gegen Mittag auf. »Echte, richtige Angst« habe sie überfallen, sagte sie. Wie unter Zwang dachte sie ständig: »Was sollen die Leute von mir denken? Kann ich überhaupt das Haus verlassen? Wissen Sie, ich wohnte im East End. Man konnte nicht aus dem Haus treten, ohne Leuten zu begegnen.« Tag für Tag legte sie Make-up auf, schlich sich zur Haustür, schminkte sich dann wieder ab und ließ sich ins Bett fallen. Hätte sie nicht Futter für ihre Katzen besorgen müssen, wäre sie vielleicht einfach zu Hause geblieben und verhungert. Aber so hastete sie zu dem kleinen Laden fünf Häuser weiter, besorgte sich einen Vorrat an Katzenfutter und ungeheure Mengen Schokolade und Eis und eilte nach Hause zurück. Kurz bevor sie krankgeschrieben wurde, hatte sie mit der Einnahme von Fluoxetin (Prozac) begonnen und daher enorm zugenommen, bis sie es schließlich auf über hundert Kilogramm brachte. Sie aß zwanghaft – »Schokoeistorte, Schokoriegel und sonst kaum etwas anderes den ganzen Tag«, bekannte sie.

Als ich Jahre später mit Lisa zusammensaß, fand sie es immer noch schwierig, jene Jahre zu schildern. »Ich war absolut arbeitsunfähig. Die Selbstverständlichkeit, mit der ich bis zu diesem Punkt alles Mögliche unternommen hatte, [war dahin]. Ich war immer gern zum Tanzen gegangen. Als ich nach London zog, hatte ich den Ruf, in den Clubs als Erste auf die Tanzfläche zu gehen, deshalb hatte ich meist freien Eintritt. ›Ah, ist das Lisa? Sie braucht keinen Eintritt zu bezahlen. Sie wird sofort anfangen zu tanzen.‹ Doch jetzt litt ich die ganze Zeit unter Depressionen. Ich hatte das Gefühl, dass ich mich verloren hatte … Ich hatte alles verloren, was mich ausmachte.«

Dann erzählte ihr Arzt ihr eines Tages, jemand habe ein neues Konzept entwickelt, und fragte sie, ob sie nicht an diesem Projekt teilnehmen wolle.

***

An einem Nachmittag Mitte der Siebzigerjahre arbeiteten zwei Siebzehnjährige auf einer Werft an der grauen westlichen Küstenlinie Norwegens. Sie gehörten zu einem Team, das ein großes Schiff baute. Am Abend zuvor hatte ein starker Wind geweht, und um einen Kran zu sichern, hatte man ihn mit einem Wurfanker an einem großen Felsen befestigt. Doch am nächsten Morgen dachte niemand mehr daran, und als ein Arbeiter den Kran in Bewegung setzen wollte, hörten die jungen Männer ein lautes, knarrendes Geräusch, und der Kran stürzte auf sie zu. Einem der beiden – Sam Everington – gelang es, sich mit einem Sprung zu retten, aber er musste zusehen, wie sein Kumpel unter dem Kran begraben wurde.

»Es gibt Schlüsselmomente im Leben, in denen man denkt: ›Mist, das war's, ich werde sterben‹«, sagte er zu mir. Nachdem er seinen Freund hatte sterben sehen, schwor er sich, nicht als Schlafwandler durchs Leben zu gehen, sondern es in vollen Zügen auszukosten. Und das hieß für ihn, nicht den Drehbüchern anderer zu folgen und stattdessen zu dem vorzudringen, was wirklich zählt.

Daran dachte Sam Everington, als er sich als junger Arzt in London unbehaglich fühlte, weil ihm immer wieder etwas auffiel, was er eigentlich nicht bemerken sollte. Viele Patienten kamen mit Depressionen und Ängsten zu ihm, und in seiner Ausbildung hatte er gelernt, wie damit umzugehen sei. »Im Studium«, erklärte er mir, »drehte sich alles um Biomedizin, und was als Depression bezeichnet wurde, führte man auf Neurotransmitter zurück, also auf ein chemisches Ungleichgewicht.« Die Behandlung bestand daher darin, den Betroffenen entsprechende Medikamente zu verschreiben. Aber er konnte diese Methode nicht mit dem in Einklang bringen, was er sah. Denn wenn er sich mit seinen Patienten hinsetzte, sich mit ihnen unterhielt und ihnen zuhörte, zeigte sich, dass das anfänglich vermutete Problem – etwas im Gehirn läuft falsch – »nur selten die entscheidende Rolle spielte«. Fast immer gab es etwas Tieferliegendes, und wenn er nachfragte, erzählten ihm die Patienten davon.

Eines Tages suchte ihn ein junger Mann aus dem Londoner East End auf, der zutiefst niedergeschlagen war. Everington griff zum Rezeptblock, verschrieb dem Mann Tabletten und gab ihm eine Überweisung zu einem Sozialarbeiter. Aber der sah ihn an und sagte: »Ich brauche keinen verdammten Sozialarbeiter. Ich brauche das Gehalt eines Sozialarbeiters.« Everington erwiderte seinen Blick und dachte: Er hat recht. Was ich hier mache, ist völlig daneben. Ihm wurde klar, dass in seiner Ausbildung »etwas gefehlt hatte«. Das ganze Studium, sagte er zu mir, hatte nur dazu geführt, dass nun »ein Großteil der Lösung fehlte«. Viele seiner Patienten waren depressiv, weil ihnen nichts mehr geblieben war, was das Leben lebenswert machte. Und da fiel ihm sein Schwur als junger Mann wieder ein. Wenn wir wirklich aufrichtig gegen Depressionen angehen wollen, dachte er sich, was muss ich dann tun?

***

Lisa betrat zum ersten Mal das Ärztezentrum, an dessen Aufbau Sam Everington beteiligt war. Das Bromley by Bow Centre befindet sich in einer Betonschlucht East Londons, eingequetscht zwischen hässlichen Sozialwohnungsbauten nah am Ausgang eines großen Autotunnels. Lisa fühlte sich schrecklich befangen, hatte sie doch jahrelang kaum das Haus verlassen. Sie hatte ihre Haare einfach wachsen lassen, es war lockig und ungekämmt, und sie glaubte, sie sähe aus wie Ronald McDonald. Außerdem hatte sie ihre Zweifel, ob das neue Programm ihr helfen und ob sie es längere Zeit unter Menschen aushalten würde.

Sam Everington hatte gemeinsam mit einem Team Gleichgesinnter einen schlichten Plan ersonnen. Wenn bei seinen depressiven Patienten weder im Gehirn noch im Körper etwas falschlief, sondern in ihrem Leben, und wenn er dazu beitragen wollte, dass es ihnen besser ging, musste er ihnen helfen, ihr Leben zu verändern. Sie brauchten einen Ausweg zum Wiederverbundensein. Er und seine Kollegen starteten ein nie dagewesenes Experiment und öffneten die Tore dieser Arztpraxis in East London für gemeinnützige Projekte aller Art.[1] Die Patienten, die kamen, erhielten nicht einfach Tabletten. Ihnen wurde eine von mehr als hundert verschiedenen Möglichkeiten verschrieben, wieder Verbindungen aufzubauen – mit den Menschen in ihrem Umfeld, mit der Gesellschaft und mit Werten, die wirklich zählten.

Lisa wurde etwas verordnet, was auf den ersten Blick verblüffend unscheinbar wirkt. Gleich um die Ecke befand sich ein hässlicher Betonweg mit wild wachsendem Gestrüpp, den die Anwohner »Dog Shit Alley« (»Hundekackeweg«) nannten – dreckig, voller Unkraut, mit einem heruntergekommenen Pavillon und (wie schon der Name vermuten lässt) einer Menge Hundehaufen. Eins der Programme, die Everington und sein Team entwickelten, bestand darin, diese hässliche Brache in einen Garten mit Blumen und Gemüse zu verwandeln. Es gab einen Koordinator, ansonsten aber blieb das Projekt der Gruppe von etwa zwanzig Patienten mit Depressionen oder anderen psychischen Störungen überlassen. Nehmt es selbst in die Hand und macht was Schönes draus, hieß es.

Als Lisa an diesem ersten Tag die kleine Wildnis sah und die anderen Freiwilligen anblickte, machte ihr der Gedanke, ihre Gruppe solle die Verantwortung dafür übernehmen, panische

Angst. Wie sollten sie an zwei Tagen pro Woche irgendetwas zustande bringen? Ihr Herz raste.

Nervös und zögerlich sprach sie mit den anderen Gruppenmitgliedern. Dabei lernte sie einen weißen Arbeiter namens Phil kennen, der schon als ganz junger Mensch aus der Schule geflogen war. Später erklärten ihr die Ärzte, er komme schon seit Jahren zu ihnen und habe sich oft so aggressiv und bedrohlich verhalten, dass sie lange darüber nachgedacht hätten, ob sie ihn überhaupt in das Programm aufnehmen sollten. Sie lernte Mr. Singh kennen, einen älteren Herrn asiatischer Herkunft, der sagte, er habe die ganze Welt bereist, und ihr fantastische Geschichten aus fremden Ländern erzählte.[2] Ferner gehörten der Gruppe zwei Personen mit schweren Lernproblemen an und einige Angehörige der Mittelschicht, die einfach ihre depressive Stimmung nicht abschütteln konnten. Lisa dachte: Es gibt keinen anderen Ort in ganz London, wo wir alle miteinander reden würden. Aber sie hatten auch ein gemeinsames Ziel – sie würden diesen Streifen zu einem hübschen Park machen, den die Leute gern aufsuchten.

In den ersten Monaten machten sie sich mit verschiedenen Samen und Pflanzen vertraut und diskutierten darüber, wie der Park aussehen sollte. Sie alle waren Städter und hatten nicht die geringste Ahnung von Gartenbau. Bald wurde ihnen klar, dass sie sich überhaupt erst einmal Wissen über die Natur aneignen mussten. Es war ein langwieriger Prozess. Einmal setzten sie Pflanzen und erwarteten, dass sie wachsen würden, aber es tat sich nichts. Erst als sie den Finger in den Boden steckten und feststellten, dass sie auf Tonerde gepflanzt hatten, erkannten sie ihren Fehler. Im Lauf der Wochen wurde ihnen bewusst, dass sie sich mit dem Rhythmus der Jahreszeiten und der Erde unter ihren Füßen beschäftigen mussten.

Irgendwann beschlossen sie, Narzissen zu setzen, Stauden und Saisonpflanzen. Anfangs ging es nur langsam voran, und alles schien schwierig. Sie begriffen, dass »die Natur etwas

Eigenes ist«, erzählte mir Lisa. »Man kann sie nicht beeinflussen, das kann nur das Wetter. Oder die Jahreszeiten. Wenn man etwas pflanzt, wird es misslingen oder nicht. Man muss lernen, wie man es am besten macht. Man muss lernen, Geduld zu haben. Es gibt keine raschen Lösungen. Einen Garten anzulegen braucht Zeit, und man muss viel Energie investieren und sich einlassen ... Vielleicht glaubt man, in einer Saison nicht viel erreicht zu haben, aber wenn man über eine gewisse Zeit jede Woche daran arbeitet, sieht man, wie es sich allmählich verändert.« Kurz: Sie musste lernen, dass »es um Engagement für eine Sache geht, die lange Zeit in Anspruch nimmt, und dass man Geduld aufbringen muss«.

Normalerweise werden depressive oder ängstliche Menschen – sofern sie eine Behandlung erhalten, die sich nicht auf Medikamente beschränkt – dazu angehalten, ihre Gefühle zu beschreiben, aber das ist meist das Letzte, was sie wollen. Denn ihre Gefühle sind unerträglich. Hier aber konnten sie etwas tun, langsam und stetig, und es herrschte kein Druck, über etwas anderes als ihren kleinen Park zu sprechen. Doch mit wachsendem Vertrauen zueinander sprachen sie auch über ihren Gemütszustand – und zwar in einem Maße, das ihnen angenehm war. Und so erzählte Lisa den Mitgliedern der Gruppe, die sie mochte, ihre Geschichte. Und umgekehrt hörte sie die Geschichte der anderen.

Dabei wurde ihr klar, dass es bei jedem von ihnen plausible Gründe dafür gab, dass sie sich so elend fühlten. Einer der Männer in der Gruppe offenbarte Lisa halb flüsternd, er schlafe nachts im Bus Nummer 25; die Fahrer wüssten, dass er obdachlos sei, und würfen ihn nicht hinaus. Lisa sah ihn an und dachte sich: Wie kann jemand in einer solchen Situation nicht depressiv werden? So wie die Ärzte in Kambodscha erkannten, dass der Bauer eine Kuh brauchte, erkannte auch Lisa, dass viele der Mitglieder in ihrem Gärtnertrupp praktische Lösungen brauchten. Also griff sie zum Telefon und piesackte den

Stadtrat so lange, bis er sich bereit erklärte, dem Mann eine Wohnung zu geben. In den folgenden Monaten flauten seine Depressionen ab.

Schließlich konnte die Gruppe sehen, wie ihre Blumen blühten und Leute den Park aufsuchten. Viele bedankten sich bei ihnen – die so lange mit dem Gefühl, nutzlos zu sein, in Isolation gelebt hatten – für ihre Arbeit. Eine ältere Dame, die stets auf ihrem Weg vom Einkaufen nach Hause vorbeischaute, gab den Bengalinnen in der Gruppe jedes Mal Geld für weitere Blumen. Mr. Singh, der ältere Bengale, erklärte den anderen, dass diese Pflanzen mit dem ganzen Universum verbunden und Teil eines kosmischen Plans seien. So machten sie nach und nach die Erfahrung, dass sie eine Aufgabe erfüllten und etwas verändern konnten.

Eines Tages fragte ein Mitglied der Gruppe Lisa, warum sie depressiv geworden sei, und als sie es ihm erzählte, erwiderte er: »Du wurdest in der Arbeit gemobbt? Ich auch.« Später meinte er zu ihr, dass dies ein wichtiger Augenblick in seinem Leben gewesen sei. »Ich erkannte, dass es dir genauso geht wie mir«, sagte er.

Als sie mir das erzählte, wurden ihre Augen feucht. »O mein Gott, aber darum ging es ja gerade in dem Projekt.«

Bei vielen Mitgliedern der Gruppe konnten zwei Formen des Abgeschnittenseins geheilt werden. Zunächst das Abgeschnittensein von anderen Menschen. Im Café des Bromley by Bow Centres, das Sam Everington führte, saßen sie nach der Arbeit meist noch zusammen, und nach ein paar Monaten stellte Lisa fest, dass sie hätte schreien können vor Erleichterung darüber, nach so langer Zeit endlich wieder echte Gespräche zu führen. Sie hatte Angst gehabt, aus dem Haus zu gehen, und war schrecklich unsicher im Umgang mit anderen gewesen; aber jetzt hatte man ihr über diese anfängliche Schwelle hinweggeholfen. »Ich sehnte mich fast verzweifelt danach, wieder mit Menschen in Kontakt zu sein.« Während sie sich auf die Probleme, aber auch die Freude der anderen einließ, »dachte ich nicht mehr zwanghaft über mich nach. Ich musste mich um andere kümmern.«

Phil, der zornige junge Mann, vor dem die Ärzte ein wenig Angst hatten – und bei dem sie lange überlegt hatten, ob sie ihn überhaupt in das Programm aufnehmen sollten –, nahm die beiden Patienten mit Lernschwierigkeiten unter seine Fittiche. Er half ihnen und sorgte als Erster dafür, dass sie sich an allem beteiligen konnten. Und er schlug ihnen vor, eine Gartenbau-Ausbildung zu machen – worauf sich gleich die ganze Gruppe dazu anmeldete.

Die zweite Form des Abgeschnittenseins, die hier geheilt wurde, war laut Lisa die Entfremdung von der Natur. »Es hat etwas, wenn man sich in einem natürlichen Umfeld engagiert, selbst wenn es nur ein kleiner Flecken in einem absolut städtischen Areal ist … Ich konnte mich einfach wieder mit der Erde verbinden, und ich nahm auch die kleinen Dinge wahr. Man hört die Flugzeuge und den Verkehr nicht mehr, und man bekommt ein Gefühl dafür, wie klein wir sind und wie unbedeutend.« Und dann sagte sie: »Ich habe mir buchstäblich die Hände schmutzig gemacht«, und das half ihr, »ein Gefühl für den Ort« zu bekommen. »Es ging nicht mehr nur um mich. Da war der Himmel, die Sonne … Es dreht sich nicht alles nur um mich, klar? Es geht nicht nur um meinen Kampf gegen Ungerechtigkeiten. Hier gewinnt man ein breiteres Bild, und ich habe das Bedürfnis, wieder ein Teil davon zu sein. So habe ich empfunden, als ich, die Hände im Blumenbeet, in diesem Garten auf dem Pflaster hockte.«

Dieses bescheidene kleine Projekt hatte bewirkt, dass »die zwei Dinge, zu denen ich komplett den Kontakt verloren hatte« – zu Menschen und zur Natur – »wieder Teil meines Lebens wurden«.

Lisa gewann den Eindruck, dass die Mitglieder der Gruppe im selben Maße wieder zum Leben erwachten, wie der Park zum Leben erwachte. Zum ersten Mal seit Jahren waren sie stolz auf das, was sie gemacht hatten. Sie hatten etwas Wunderbares geschaffen. Als ich einen Spaziergang durch ihren Garten machte, verspürte ich in dieser kleinen grünen Oase mit dem sprudelnden Brunnen eine Ruhe inmitten des polternden, verpesteten Knotens von East London, wo ich so lange gewohnt hatte.

Nach ein paar Jahren in dem Projekt kam Lisa ohne Fluoxetin zurecht, und in den folgenden Jahren nahm sie fast dreißig Kilogramm ab. Sie lernte einen Gärtner kennen, in den sie sich verliebte, einen Mann namens Ian, und nach einiger Zeit zogen die beiden in ein Dorf in Wales. Als ich mich mit ihr traf, stand sie im Begriff, ein Gartencenter zu eröffnen. Sie hat noch Kontakt zu einigen Leuten aus der Gärtnergruppe. Sie hätten sich gegenseitig gerettet, sagte sie zu mir. Sich und den Boden.

***

Als ich in East London bei einem Frühstück mit Würstchen und Pommes mehrere Stunden mit Lisa sprach, erklärte sie mir, manch einer könne vielleicht die falschen Lehren aus dem Projekt ziehen. »Es ist nichts, was einfach passiert. Wenn man depressiv ist, kann man sich nicht einfach ein Stück Garten suchen, sich darüber hermachen und erwarten, dass es einem dann besser geht. Das Ganze muss organisiert und unterstützt werden.« Wenn einem jemand sagt: »Ach, setz dich einfach in den Park, dann wird es besser; mach einen Spaziergang im Wald, du wirst sehen, das hilft – nun ja, das stimmt natürlich, aber man braucht jemanden, der einen auf dem Weg dorthin unterstützt.«

Allein hätte sie es nie geschafft. Ein Arzt musste es ihr verschreiben – musste ihr vorsichtig den medizinischen Nutzen erklären und sie behutsam drängen. Ohne all das, fürchtete sie, würde sie sich wahrscheinlich immer noch in ihrer

Wohnung einschließen, einen Becher Eis nach dem anderen löffeln, Angst vor fremden Blicken haben und langsam immer mehr abbauen.

***

An der Empfangstheke des Bromley by Bow Centres wird man entweder an einen Arzt weitergeleitet oder aber an eins der über hundert sozialen Projekte, die hier koordiniert werden und vom Töpfern über Sportkurse bis hin zu Gemeindearbeit und Hilfe für andere die verschiedensten Tätigkeiten anbieten. Wird man zu einem Arzt geschickt, fällt einem sofort auf, dass dessen Sprechzimmer ein wenig anders aussieht als in anderen Arztpraxen. Der Arzt sitzt nicht vor einem Computerbildschirm hinter einem Schreibtisch, sondern nimmt neben seinem Besucher Platz. Das, erklärte mir Sam Everington, bringe bereits eine andere Haltung zu Krankheit und Gesundheit zum Ausdruck als üblich.

Als Arzt war er dazu ausgebildet worden, »die Person zu sein, die etwas weiß«. Der Patient tritt ein, beschreibt Symptome, der Arzt führt Untersuchungen durch und verkündet dann, was dem Patienten fehlt und wie man das beheben kann. Es gebe durchaus Fälle, in denen das der richtige Weg sei, meinte Everington. »Zum Beispiel braucht jemand, der eine Brustkorbinfektion hat, Antibiotika und – bum-bum – ist alles klar.« Aber in »der großen Mehrheit der Fälle« sei es nicht so einfach. Die meisten Menschen suchten ihren Arzt auf, weil sie niedergeschlagen seien. Selbst handfeste körperliche Schmerzen – etwa im Knie – werden weitaus schlimmer empfunden, wenn der Betroffene nichts sonst in seinem Leben hat, wenn er sich abgeschnitten fühlt. In den Sprechstunden gehe es fast immer auch um die seelische Gesundheit des Patienten, meinte Everington. Die wichtigste Aufgabe des Arztes bestehe darin, zuzuhören.

Er habe gelernt, insbesondere bei Depressionen und Ängsten, nicht mehr zu fragen: »Was fehlt Ihnen?«, sondern: »Was ist wichtig für Sie?« Wenn man eine Lösung finden will, muss man in Erfahrung bringen, was der depressive oder ängstliche Patient in seinem Leben vermisst, und ihm dann helfen, einen Weg zu finden, wie er es bekommen kann.

Die Ärzte im Bromley by Bow Centre verschreiben durchaus auch chemische Antidepressiva, verteidigen deren Anwendung und glauben, dass sie wirken. Doch diese Medikamente stellen in ihren Augen nur einen kleinen Teil des Bildes dar und sind auch keine langfristige Lösung. Saul Marmot, ebenfalls Arzt in dem Zentrum, sagte zu mir: »Es hat keinen Sinn«, die Schmerzen des Patienten »mit Pflastern zuzukleben«. Nein: »Man muss an die Gründe heran, warum er überhaupt gekommen ist.« Später meinte er noch: »Es ist nicht zielführend, weiter Antidepressiva zu verschreiben, wenn sich nichts geändert hat, sodass sie nach der Einnahme von Antidepressiva wieder dort landen, wo sie vorher waren … Es muss sich etwas ändern, sonst fällt man wieder zurück.«

Häufig glauben die Patienten – so wie ich es einst tat –, ihre Depressionen seien rein physischer Natur und Folge einer Fehlfunktion des Gehirns. Als Erstes erklärt Everington seinen Patienten zwei Dinge, die sie meist überraschen. Zunächst teilt er ihnen mit, dass Ärzte wenig Ahnung von Depressionen und Ängsten haben. Es handle sich aber um ein komplexes Problem, und man müsse diesem Problem zusammen mit dem Patienten auf den Grund gehen. »Die Basis [unserer] Philosophie besteht darin, dass wir die Bescheidenheit besitzen müssen, auch einmal sagen zu können: ›Ich weiß es nicht.‹ Das ist wirklich wichtig. Ja, es ist das Wichtigste. Und nebenbei stärkt man damit das Vertrauen des Patienten in den Arzt.«

Zweitens erzählt er ihnen, dass er nach seiner Scheidung vor einigen Jahren ständig furchtbare Ängste hatte, jahrelang. Das könne jedem passieren. Sie seien also nicht allein damit. »Es geht darum, ihnen klarzumachen, dass es in Ordnung ist. Ich zögere, das Wort ›normal‹ zu verwenden, aber es ist normal.«

Würde Everington ihnen hingegen erklären, dass ihr Gehirn erkrankt sei, »können sie keinen Einfluss darauf ausüben, sie können nichts daran ändern. Aber das ist natürlich barer Unsinn. Und wie wird es sich langfristig auswirken? ... Wenn jemand depressiv ist«, meinte Sam Everington, »befindet er sich an einem sehr dunklen Ort. Kann man ihm den Vorgeschmack auf eine Besserung geben, und sei sie noch so klein, nur eine geringe Hoffnung, ein kleines bisschen Hoffnung, ist das von absolut entscheidender Bedeutung, aber man weiß ja zunächst nicht, woher die Hoffnung kommen könnte.« Deshalb legt er ihnen ein großes, breites Spektrum kleiner Schritte hin zum Wiederaufbau von Verbindungen vor.

Everington versucht, in den Gesprächen mit seinen Patienten eine solche Verbindung herzustellen. Ein Teil seiner Aufgabe bestehe darin, »ein Freund zu sein«, sagt er. Er wohnt nur ein paar Hundert Meter entfernt und ist immer erreichbar. Und dann ist da noch ein anderer wichtiger Aspekt in der Philosophie des Zentrums: »Es gibt immer einen Vorwand für eine Party.« Sie finden stets einen Anlass zum Feiern, und alle Patienten werden dazu eingeladen.

Everingtons Methode, das sogenannte »Social Prescribing« (SP; in etwa: soziale Medikation), hat eine echte Kontroverse ausgelöst.[3] Die potentiellen Vorteile liegen auf der Hand. Allein Everingtons Stiftung gibt jährlich eine Million Pfund (1,3 Millionen Euro) für die Verteilung von Antidepressiva an siebzehntausend Patienten aus – mit begrenztem Erfolg. Er vermutet, dass man mit SP bei deutlich niedrigeren Kosten bessere Ergebnisse erzielen könnte. So sammeln das Bromley by Bow Centre und andere Gruppen, die mit dieser Methode arbeiten, eifrig Daten in der Hoffnung, dass Wissenschaftler Studien dazu durchführen. Doch bislang ist in dieser Hinsicht wenig geschehen.

Warum? Es ist dieselbe Geschichte, die ich fast überall zu hören bekomme. Der Verkauf von Medikamenten gegen Depressionen und Ängste floriert weltweit und spült eine Menge Geld in die Kassen der Pharmariesen, sodass enorme Summen für – wie ich erfuhr, häufig verzerrte – Studien auf diesem Gebiet zur Verfügung stehen. Mit dem Social Prescribing könnte man, auch wenn es erfolgreich ist, längst nicht so viel Geld machen. Im Gegenteil, es würde ein Loch in den milliardenschweren Pharmamarkt reißen – und die Gewinne würden einbrechen. Deshalb haben die Investoren kein Interesse, diese Methode zu erforschen.

Allerdings gibt es mittlerweile eine Reihe wissenschaftlicher Studien zum »therapeutischen Gärtnern«, das heißt zu dem Versuch, Menschen zur Gartenarbeit zu bewegen, um ihre psychische Gesundheit zu fördern.[4] Die Studien wurden alle anhand kleinerer Gruppen und über relativ kurze Zeiträume durchgeführt, zudem sind sie nicht wirklich gut strukturiert, aber die Ergebnisse legen nahe, dass sich gründlichere Untersuchungen lohnen würden. So ergab eine Studie in Norwegen, dass bei einem Projekt wie dem von Sam Everington depressive Probanden im Durchschnitt um 4,5 Punkte auf der Depressionsskala hochkletterten – ein Erfolg, der den von chemischen Antidepressiva um mehr als das Doppelte überstieg. Eine andere Studie mit jungen, unter schweren Ängsten leidenden Frauen führte zu ähnlichen Resultaten. Dies weist darauf hin, dass solche Projekte zumindest gut geeignet sind, die Saat der Forschung aufgehen zu lassen.[5]

***

Ich suchte erneut den Sozialwissenschaftler Michael Marmot auf, der als Erster erkannte, dass uns sinnlose Arbeit depressiv macht. Ausgangspunkt seiner Reise war, wie Sie sich vielleicht erinnern, eine Klinik in Sydney, wo er beobachtete, wie depressive Menschen, die ein elendes Leben führten, Hilfe suchten und mit einer Flasche eines weißen Gebräus abgespeist und nach Hause geschickt wurden. Ich wusste, dass Marmot im Lauf der Jahre mehrmals das Bromley by Bow Centre besucht und informell beraten hatte, und so wollte ich gern hören, was er davon hielt. Er meinte, was sie dort machten, sei im Grunde sehr einfach. Wenn jemand mit einem körperlichen Problem zu ihnen kommt, behandeln sie ihn entsprechend. Aber die Gründe, warum wir einen Arzt aufsuchen, sind größtenteils anderer Natur. »Wenn jemand mit einem Problem in seinem Leben zu ihnen kommt, dann wenden sie sich ebendiesem Problem im Leben des Patienten zu.«

***

In hundert Jahren, so vermutet Sam Everington, werden wir vielleicht die Entdeckung, dass wir die emotionalen Bedürfnisse depressiver oder ängstlicher Patienten erfüllen müssen, wenn wir zur Heilung ihres Leidens beitragen wollen, als entscheidenden Augenblick in der Medizingeschichte betrachten. Bis in die 1850er-Jahre kannte niemand die Ursache für Cholera, die zahlreiche Opfer forderte.[6] Dann entdeckte ein Arzt namens John Snow (zufälligerweise nur wenige Kilometer von Everingtons Praxis entfernt), dass die Krankheit über das Trinkwasser übertragen wurde – und so wurden entsprechende Abwassersysteme geschaffen. Seither gibt es in den Ländern der westlichen Welt keine Choleraepidemien mehr.

Ein Antidepressivum ist nicht unbedingt eine Pille, wie man hier erkannt hat. Es kann alles sein, was einem aus der Verzweiflung heraushilft. Die Belege dafür, dass chemische Antidepressiva bei den meisten Menschen keine Wirkung zeigen, sollten uns nicht von dem Konzept des Antidepressivums abbringen. Aber sie sollten uns dazu bewegen, nach besseren Antidepressiva Ausschau zu halten – und die werden vermutlich ganz anders aussehen als die Mittel, die uns die Pharmaindustrie ständig als einzige Lösung nahezubringen versucht.

Saul Marmot, einer der Allgemeinärzte in Everingtons Praxis, sagte zu mir, die Vorteile der hier entwickelten Methode seien »so offensichtlich, dass ich nicht weiß, warum ich sie nicht schon früher gesehen habe, und ich verstehe auch nicht, warum die Gesellschaft als Ganze sie nicht sieht«.

***

Unser Gespräch führten Sam Everington und ich im stark frequentierten Café des Zentrums, und ständig unterbrach uns jemand, um ihm etwas zu sagen oder ihn zu umarmen. Das ist die Frau, die den Leuten beibringt, wie man Fenster streicht, sagte er an einer Stelle zu mir. Ein anderes Mal: Das ist der Mann, der einmal Polizist war, als solcher hierhergeschickt wurde, sich in unser Zentrum verliebte und jetzt hier arbeitet. Es ist schon lustig, wenn Teenager zu ihm kommen und ihm die hypothetische Frage stellen, was jemand tun sollte, um ein hypothetisches Verbrechen nicht zu begehen.

Während Everington jemandem zuwinkte, meinte er, eines sei ihm bei seiner Arbeit bewusst geworden. Wenn es jemandem gelingt, sich mit anderen Menschen in seinem Umfeld zu verbinden, sei das »die Wiederherstellung der menschlichen Natur«. Mitten in diesem Netz aus wieder zum Leben erweckten Verbindungen lächelte ihn eine Frau am Nachbartisch, die unserem Gespräch gelauscht hatte, an und schmunzelte.

Er schaute sie an und lächelte ebenfalls.

Kapitel 18

Ausweg drei: Sinnvolle Arbeit

Sobald ich Chancen dafür sah, dass die Vorbildprojekte am Kotti in Berlin oder am Bromley by Bow Centre in East London eine gewisse Leuchtkraft entfalten könnten, stieß ich auf ein enormes Hindernis, und ich rätselte lange, wie wir es überwinden könnten. Den Großteil unserer Zeit verbringen wir mit der Arbeit – und bei siebenundachtzig Prozent der Menschen löst sie das Gefühl der Entfremdung oder Wut aus. Die Wahrscheinlichkeit, dass man seinen Job hasst oder liebt, beträgt zwei zu eins, und wenn man den beruflichen E-Mail-Austausch berücksichtigt, dehnt sich die Arbeitszeit mehr und mehr aus – fünfzig bis sechzig Stunden pro Woche sind bei Weitem kein Einzelfall, sondern der Berg, der bei vielen Menschen im Mittelpunkt des Lebens aufragt. Dorthin fließt unsere Zeit, unser Leben.

Ja, sicher, man kann den Leuten sagen, sie sollten nach Alternativen suchen – über den Tellerrand schauen –, aber wann sollen sie das denn tun? In den vier Stunden, die ihnen abends bleiben, wenn sie erschöpft aufs Sofa gesunken sind und sich ein wenig mit ihren Kindern beschäftigen, bis sie ins Bett fallen, bevor am nächsten Tag wieder alles von vorn beginnt?

Doch nicht dieses Hindernis gab mir am meisten zu denken. Vielmehr war es die Tatsache, dass auch sinnlose Arbeit getan werden muss. Es ist nicht wie bei den anderen Gründen für Depressionen und Ängste, die ich dargestellt habe, etwa bei Kindheitstraumata oder bei extremem Materialismus, bei denen es sich um unnötige Fehlfunktionen im umfassenderen System handelt. Arbeit ist unverzichtbar. Ich dachte an die verschiedenen Tätigkeiten meiner Verwandten. Meine Großmutter mütterlicherseits war Toilettenfrau, ihr Mann arbeitete auf der Werft; meine Großeltern väterlicherseits waren Bauern, mein Vater war Busfahrer, meine Mutter arbeitete in einem Frauenhaus; meine Schwester ist Krankenpflegerin, mein Bruder ist für den Warenbestand eines Supermarkts verantwortlich. All dies sind notwendige Arbeiten. Wenn niemand sie mehr erledigte, würden wichtige Teile unserer Gesellschaft zusammenbrechen. Und wenn diese Arbeit – die meist mit Gängelungen, Vorschriften und Disziplinierung durch die Bedingungen des Marktes verbunden ist – unverzichtbar ist, muss sie weiter getan werden, auch wenn sie zu Depressionen und Ängsten führt. Es sah ganz so aus, als sei dies eine Zwickmühle, aus der es keinen Ausweg gab.

Mag sein, dass Einzelne dieser Zwickmühle entkommen. Wenn Sie zu einem Arbeitsplatz wechseln können, bei dem Sie weniger kontrolliert werden und mehr selbst bestimmen können oder der Ihrer Ansicht nach gesellschaftlich sinnvoll ist, greifen Sie zu. Wahrscheinlich werden Ihre Depressionen und Ängste nachlassen. Aber in einem System, in dem nur dreizehn Prozent der Beschäftigten einer Tätigkeit nachgehen, die ihnen sinnvoll erscheint, klingt dieser Rat fast zynisch. Die meisten von uns werden unter diesen Bedingungen nach Lage der Dinge keine Arbeit finden, die sie persönlich für bedeutsam halten. Während ich dies schreibe, muss ich an eine Frau denken, die ich sehr gern mag, eine alleinerziehende Mutter, die einen schlecht bezahlten, ungeliebten Job angenommen hat, damit sie die Wohnungsmiete für sich und ihre Kinder aufbringen kann. Ihr zu sagen, sie brauche eine befriedigendere Tätigkeit, wo sie doch kämpfen muss, ihre Stelle auch nur zu behalten, wäre nicht nur schäbig, sondern auch zwecklos.

Einen Weg, wie wir diese Hürde umgehen könnten, fand ich an einem ziemlich prosaischen Ort. Es handelte sich um einen kleinen Laden in Baltimore, wo Fahrräder verkauft und repariert werden. Die dort Beschäftigten erzählten mir eine

Geschichte. Und durch diese Geschichte erfuhr ich von einer umfassenderen Debatte und erhielt Hinweise, wie wir der Arbeit mehr Sinn und Bedeutung verleihen und ihr viel von ihrem deprimierenden Charakter nehmen können – und zwar nicht nur für ein paar privilegierte Einzelne, sondern für die ganze Gesellschaft.

***

Als Meredith Mitchell ihre Kündigung einreichte, zweifelte sie an ihrem Verstand. Sie arbeitete in der Fundraising-Abteilung einer gemeinnützigen Aktionsgruppe in Maryland. Es war ein typischer Bürojob. Sie erhielt Aufgaben, die sie in einer bestimmten Frist erledigen musste, ansonsten galt es, den Kopf einzuziehen und zu tun, was man ihr sagte. Wenn sie gelegentlich Verbesserungsvorschläge vorbrachte, hieß es nur, sie solle weiter einfach ihre Aufgaben erledigen. Ihre Chefin wirkte eigentlich ganz nett, aber sie war launisch, und Meredith wusste nie, woran sie bei ihr war. Theoretisch war Meredith klar, dass ihre Arbeit wahrscheinlich Gutes bewirkte, aber sie hatte keinen Bezug dazu. Für sie war es wie ein Karaoke-Leben – so als müsste sie ein Lied nach einer Vorlage singen, die ein anderer geschrieben hatte. Sie würde nie ihr eigenes Lied komponieren können.[1] Mit vierundzwanzig Jahren sah sie vor sich, wie es die nächsten vierzig Jahre weitergehen würde.

Um diese Zeit fing es an, dass sie von einer allumfassenden Angst geplagt wurde, die sie sich nicht so recht erklären konnte. An den Sonntagabenden spürte sie, wie ihr Herz in der Brust hämmerte, und sie sah voller Furcht der kommenden Woche entgegen.[2] Bald konnte sie auch unter der Woche nicht mehr schlafen. Ständig wurde sie wach und empfand eine lähmende Nervosität, wusste aber nicht, warum.

Doch als sie kündigte, war sie sich überhaupt nicht sicher, ob das der richtige Schritt war. Sie war in einer politisch konservativen Familie aufgewachsen, und was sie vorhatte, erschien ihren Angehörigen radikal und seltsam – und, wenn sie ehrlich war, auch ihr selbst.

Merediths Mann Josh hatte einen Plan. Seit er sechzehn Jahre alt war, arbeitete er in Fahrradgeschäften, und er fuhr seit vielen Jahren in seiner Freizeit Rad. Er hatte eine Schwäche für die 20-Zoll-Kunstfahrräder, mit denen man in der Stadt herumflitzen und Stunts auf schrägen Flächen ausführen konnte. Doch mit der Arbeit in einem Fahrradladen, so viel war ihm klar, konnte man nur schwer seinen Lebensunterhalt bestreiten. Man verdient nicht viel. Man bekommt keinen Arbeitsvertrag, kein Krankengeld, keinen bezahlten Urlaub. Auch ist die Arbeit manchmal monoton. Kurz: Es ist ein durch und durch prekärer Job. Man kann nichts planen und nicht aufsteigen – im Grunde bleibt man immer auf der untersten Stufe der sozialen Leiter. Wollte man eine Lohnerhöhung, einen freien Tag oder zu Hause bleiben, weil man krank war, musste man beim Chef darum betteln.

Josh hatte ein paar Jahre in einem typischen Fahrradladen gearbeitet. Der Besitzer war auf der persönlichen Ebene kein schlechter Kerl, aber die ganze Lebensarbeitszeit in seinem Laden abzuleisten war aus den genannten Gründen eine ziemlich erbärmliche Aussicht. Als Teenager war es noch erträglich gewesen, aber mit über zwanzig sah man, wenn man über die Zukunft nachdachte, nur ein großes Loch vor sich.

Zunächst bestand Joshs Lösung darin, etwas zu versuchen, was in den Vereinigten Staaten weitgehend unüblich geworden war. Er trat an seine Kollegen heran – zehn an der Zahl – und fragte sie, ob sie nicht einmal darüber nachdenken wollten, einen Betriebsrat zu gründen, um bessere Bedingungen verlangen zu können. Es dauerte eine Weile, bis er die Kollegen überzeugt hatte, aber Josh ist ein Mann, der begeistern kann, und alle trugen sich für das Vorhaben ein. Sie stellten eine Liste elementarer Forderungen auf, die ihnen das Leben erleichtern würden. Sie wollten schriftliche Verträge und Lohnsteigerungen für zwei der Arbeiter, damit alle auf demselben Niveau waren. Und sie wollten auf jährlichen Versammlungen über ihren Lohn sprechen. Es waren bescheidene Anliegen, aber sie würden ihnen viel von ihrer Angst nehmen und mehr Sicherheit geben.

Aber die Liste der Forderungen war – in Wahrheit – mehr als nur eine Liste. Sie war eine Art zu sagen: Wir sind keine Teile in einer Maschine wie die Schrauben, die wir bei Reparaturen verwenden. Wir sind Menschen mit Bedürfnissen. Wir sind Partner und verdienen Respekt. Damals, sagte Josh später, hätte er es noch nicht so formulieren können, aber es ging um die Wiederherstellung der Würde von Menschen aus der Arbeiterklasse, denen man immer wieder sagte, sie seien im Grunde nicht viel wert und jederzeit austauschbar. Josh glaubte dennoch, dass sie sich in einer starken Position befanden, weil er wusste, dass das Geschäft ohne sie nicht lief.

Joshs Chef fühlte sich von den Forderungen überrumpelt, versprach aber, darüber nachzudenken. Wenige Tage später beauftragte er einen gewerkschaftsfeindlichen Anwalt, womit ein langer Prozess begann, der ihnen das Recht, sich zu organisieren, absprechen sollte. In den monatelangen Auseinandersetzungen zeigte sich, dass das ganze amerikanische Rechtssystem darauf ausgelegt war, die Bildung von Gewerkschaften zu erschweren und die Zerschlagung gewerkschaftlicher Gruppierungen zu erleichtern. Die Arbeiter konnten sich keinen Anwalt leisten. Ihr Chef stellte neue Kräfte ein, um die gewerkschaftlich organisierte Gruppe zu schwächen. Josh wusste, dass das Gesetz dem Arbeitgeber verbot, ihn und seine Kollegen rauszuwerfen, andererseits war ihm – und seinem Chef – auch klar, dass sie keine langwierige juristische Auseinandersetzung durchhalten würden, um ihr Recht geltend zu machen.

In dieser Situation kam Josh eine Idee. Er wusste, wie man einen Fahrradladen führt. Und seine Kollegen ebenfalls –

schließlich erledigten sie buchstäblich die ganze Arbeit. Und so überlegte er sich, dass sie selbst einen Laden eröffnen könnten, ohne den Chef. Wie in der oft erzählten amerikanischen Aufstiegsgeschichte machte sich Josh selbstständig, eröffnete seinen eigenen Laden und wurde zum Jeff Bezos der Fahrräder (zumindest konnte er sich bald ein Strandhaus an der Küste von New Jersey leisten). Aber Josh wollte kein Boss sein, derjenige, der allen anderen Anweisungen erteilte. Denn in der Zeit, als er in verschiedenen Fahrradläden gearbeitet hatte, war ihm etwas aufgefallen: Der Chef ist isoliert. Selbst wenn er ein netter Kerl ist, wird er in die absurde Lage gedrängt, die anderen zu kontrollieren, was es ihm schwer macht, mit ihnen in normalen menschlichen Kontakt zu treten. Genau dieses System – ein Mann steht an der Spitze und erteilt Befehle – erschien Josh ziemlich ineffizient. Die Jungs, die in der Werkstatt arbeiteten, hatten eine Menge gute Verbesserungsvorschläge. Sie sahen Dinge, die der Chef nicht sehen konnte. Aber das spielte keine Rolle. Was sie dachten, war bedeutungslos. Und das schadete dem Geschäft, vermutete Josh.

Nein, Josh wollte Teil eines Unternehmens sein, das nach den Prinzipien eines anderen amerikanischen Ideals geführt wurde: der Demokratie. Er las sich in die Geschichte der sogenannten Kooperativen (oder Genossenschaften) ein und stellte fest, dass die Form der Arbeit, die wir heute alle für selbstverständlich halten – in Unternehmen, die wie Armeen geführt werden, mit einer Person an der Spitze, die den Truppen in den unteren Rängen Anweisungen erteilt, ohne dass diese ein Mitspracherecht hätten – eigentlich ziemlich jung war. Erst im 19. Jahrhundert wurde dies zur üblichen Art der Arbeitsorganisation. Anfangs stieß sie auf massiven Widerstand. Viele wiesen darauf hin, so entstünde ein System der »Lohnsklaverei«, in dem die Menschen ständig kontrolliert und emotional verelenden würden. So schlugen manche vor, die Arbeit nach völlig anderen Grundsätzen zu organisieren, nämlich in sogenannten demokratischen Kooperativen.[3] Und manche von diesen Kooperativen, erfuhr Josh, waren ziemlich erfolgreich gewesen.

So sprach er mit engen Freunden über seine Idee, mit Menschen, mit denen er lange zusammengearbeitet hatte, und er diskutierte sie mit seiner Frau Meredith. Machen wir einen eigenen Fahrradladen auf, und zwar als Kooperative. Das bedeutet, wir teilen uns die Arbeit, aber auch den Gewinn. Entscheidungen werden demokratisch getroffen. Es gibt keinen Boss – denn wir alle zusammen sind der Boss. Wir werden hart arbeiten müssen – aber unsere Arbeit wird anders aussehen. Und es wird uns damit wahrscheinlich besser gehen. Meredith fand, das klinge verlockend. Und doch fragte sie sich, als sie ihre alte Stelle aufgab: War es realistisch? Würde es funktionieren?

***

Baltimore Bicycle Works liegt am Rande der Innenstadt und sieht aus wie jeder andere Fahrradladen. Im Parterre glänzten auf einem Betonboden zahllose Räder und Zubehör, und Meredith stand an der Kasse, als ich eintraf. Sie führte mich nach oben, wo eine Reihe von Drahteseln an einer Art Flaschenzug aufgehängt war. Die Mechaniker, die daran arbeiteten, sahen aus, als würden sie chirurgische Eingriffe vornehmen. Die Räder waren zum Teil auseinandergebaut, wurden mit Schraubendrehern und Werkzeugen bearbeitet, die ich noch nie gesehen hatte. Bilder von George Clooney, der in der Serie *Emergency Room* am Herzen eines Patienten herumklempnert, schossen mir durch den Kopf.

Alex Ticu, ein Mann Ende zwanzig mit einem großen buschigen Schnauzbart, erzählte mir, ohne seine Arbeit zu unterbrechen, von seinem Leben, bevor er Partner in diesem Geschäft wurde. Er hatte für eine Catering-Firma gearbeitet, wo er alle zwei Wochen morgens einen Anruf von seiner Chefin erhielt, bei dem sie »mich entweder anschrie oder ihre Enttäuschung zum Ausdruck brachte, und dasselbe passierte noch einmal am Abend … Aber sie hatte keine Ahnung, was ich machte, sodass ich nie verstand, wie sie überhaupt enttäuscht sein konnte.« Wie viele Menschen in einem der üblichen Jobs erzählte auch er mir: »Ich bin mitten in der Nacht gestresst aufgewacht. Es war ziemlich schlimm. Mein ganzes Leben hat darunter gelitten.«

Aber hier, sagte er, laufe es anders. Bei Baltimore Bicycle Works findet an jedem Dienstagmorgen eine Versammlung statt, in der über anstehende betriebliche Entscheidungen diskutiert wird. Die Arbeit ist in sieben verschiedene Blöcke aufgeteilt – vom Marketing bis zur Wartung von Rädern –, und jeder trägt die Verantwortung für mindestens zwei dieser Bereiche. Wenn jemand einen Verbesserungsvorschlag hat oder meint, man solle etwas anders machen, so kann er es bei dieser Gelegenheit vortragen. Findet er dafür Unterstützer, so wird darüber debattiert und schließlich abgestimmt – etwa, wenn jemand eine neue Fahrradmarke ins Sortiment aufnehmen möchte.

In dem Betrieb gibt es sechs voll haftende Partner, die sich den Gewinn teilen. Als ich ihn besuchte, hatten sie zusätzlich drei Lehrlinge, die ein Jahr hier verbrachten und dann – vorausgesetzt, alle fanden, dass sie ins Unternehmen passten – ebenfalls Partner werden konnten. Am Ende des Jahres nimmt jeder eine Beurteilung der anderen vor. Damit soll erreicht werden, dass sich alle Mitglieder im selben Maße für die Kooperative einsetzen und den bestmöglichen Beitrag zu ihr leisten.

Es ist nicht leicht, ein Unternehmen zu gründen, und Meredith erklärte mir, im ersten Jahr habe sie Tag für Tag zehn Stunden gearbeitet. Sie trug mehr Verantwortung als in ihrem früheren Job, aber ihr blühte eine Überraschung. Schon nach kurzer Zeit hörte das Aufwachen mit Herzklopfen und

Ängsten in der Nacht auf, und es war seither nicht mehr wieder aufgetreten.

Ich fragte sie, wie sie sich das erklärte. Was sie sagte, passte genau zu meinen bisherigen Erkenntnissen über Depressionen und Ängste. Zuvor hatte sie bei jeder Beschäftigung die »Erfahrung [gemacht], keinen Einfluss ausüben zu können«. Es »wurde ignoriert, wenn man eine gute Idee hatte – hatte diese nichts mit dem eigenen Aufgabenbereich zu tun, zeigte eigentlich niemand echtes Interesse daran. Man bekam seinen Platz zugewiesen, machte seine Arbeit, kam in die Warteschlange und wurde nach vielleicht fünf Jahren befördert, und dann machte man ungefähr fünf Jahre lang den nächsten Job.« Hier aber, sagte sie, zählten ihre Ideen und die aller anderen. »Hier ist es ganz anders. Wenn ich eine gute Idee habe oder einer Frage weiter nachgehen will, habe ich die Freiheit und das Recht, dies zu tun, und ich kann sehen, wie meine Ideen Früchte tragen.« Schlägt Meredith eine andere Werbestrategie vor, entdeckt einen Fehler, der bei der Reparatur eines bestimmten Fahrradtyps gemacht wurde, oder möchte einen neuen Artikel ins Sortiment aufnehmen, kann sie entsprechende Vorschläge machen und sieht das Ergebnis.

Als ich mich mit Meredith unterhielt und bei den Reparaturarbeiten zusah, die um uns herum durchgeführt wurden, fiel mir wieder ein, was Michael Marmot gesagt hatte, der Sozialwissenschaftler, der am Beispiel britischer Regierungsbeamter nachweisen konnte, dass Arbeit uns physisch und psychisch krank machen kann. Er hatte mir erklärt: Nicht die Arbeit an sich macht einen krank, vielmehr sind drei andere Faktoren dafür verantwortlich: das Gefühl, unter Kontrolle zu stehen, ein bedeutungsloses Rädchen im System zu sein; das Gefühl, dass man unabhängig davon, wie hart man arbeitet, immer gleich behandelt wird und die Leistung nicht zählt – dass also ein Ungleichgewicht zwischen Engagement und Belohnung besteht; und schließlich das Gefühl, in der

Hierarchie weit unten zu stehen – ein Mensch mit niedrigem Status zu sein, der im Vergleich zu dem großen Mann im Eckbüro nicht zählt.

Bei Baltimore Bicycle Works sagten alle, sie seien entschieden zufriedener, weniger von Ängsten geplagt und weniger depressiv als zu ihrer Zeit in einem Top-down-Unternehmen, wie sie in unserer Gesellschaft vorherrschend sind.

Nun aber zu dem, was mich am meisten fasziniert und mir einen Weg aufgezeigt hat, wie wir das scheinbar unüberwindbare Hindernis umgehen können. Für die meisten hier ist die eigentliche, täglich geleistete Arbeit grundsätzlich dieselbe wie zuvor in anderen Betrieben. Die Leute, die vorher Fahrräder repariert haben, tun es auch jetzt. Die Leute, die vorher Werbung gemacht haben, tun es auch jetzt. Doch die neue Struktur hat die Gefühle hinsichtlich ihrer Arbeit drastisch verändert. Als ich Josh an einem anderen Tag interviewte, erklärte er mir, warum das seiner Ansicht nach so ist. »Ich sehe einen deutlichen Zusammenhang zwischen Depressionen und Ängsten einerseits und der Tatsache, dass Menschen wirklich zutiefst verunsichert und hilflos sind ... Ich glaube, es ist schwer, in einer Gesellschaft zu leben, in der man in keiner Hinsicht Einfluss ausüben kann ... Man hat keine Kontrolle über die wirtschaftlichen Aspekte des eigenen Lebens, berücksichtigt man, dass es fraglich ist, ob man überhaupt einen Job bekommt, und dass man, wenn man einen hat, vierzig, fünfzig, sechzig oder gar achtzig Stunden pro Woche damit verbringt. Man hat keine Meinungsfreiheit. Es gibt keine Mitbestimmung.« Für Josh sind Depressionen und Ängste »verständliche Reaktionen auf diese Situation und keine biologische Störung«.

Die Lebens- und Arbeitsweise bei Baltimore Bicycle Works sei ein Versuch, dieses Problem anzugehen.[4] Wenn man bei der Arbeit kein Mitspracherecht hat, wird sie inhaltsleer und sinnlos. Hat man aber Einfluss darauf, kann man sie mit Sinn füllen. Sie wird deine Arbeit. Und wenn es etwas bei der

Arbeit gibt, was einen depressiv macht, kann man dafür eintreten, dass es abgeschafft oder mit sinnvolleren Tätigkeiten abgewechselt wird, und hat gute Chancen, Gehör zu finden.

Vielleicht klingt es prätentiös, wenn man über einen Fahrradladen so spricht, aber in meinen Augen hatte dieses Kollektiv eine Arbeitsweise gefunden, die eher dem Dasein der partizipatorischen Sippen in den afrikanischen Savannen gleicht, in denen sich der Mensch vor Millionen Jahren entwickelte: Jeder wird gebraucht und jeder hat eine Rolle inne, die ihm sinnvoll erscheint. (Ansonsten hat diese Kooperative natürlich zahlreiche Vorteile gegenüber dem Leben der Frühmenschen – bei Baltimore Bicyle Works besteht keinerlei Gefahr, von Großwild gefressen zu werden, und alle werden wahrscheinlich deutlich über dreißig Jahre alt.)

Solche Arbeitsstrukturen bieten gleichzeitig verschiedene Möglichkeiten, Verbindungen wiederaufzubauen. Zunächst zur Arbeit selbst, weil man sie selbst wählt, die Ergebnisse sieht und unmittelbar davon profitiert. Dann hinsichtlich des eigenen Status – man wird nicht gedemütigt, niemand kommandiert einen herum oder sagt einem, was man zu tun hat. Und schließlich im Hinblick auf die Zukunft – anstatt jederzeit damit rechnen zu müssen, dass man gefeuert wird, weiß jeder, dass er auch in einem oder in fünf Jahren noch hier arbeiten wird, sofern er es will und sich entsprechend ins Zeug legt.

Natürlich haben sie auch hier schlechte Tage, wie mir alle versicherten. Tage, an denen sie sich gegenseitig zur Arbeit antreiben müssen; Tage, an denen sie das Gefühl haben, sie wären lieber zu Hause geblieben; es gibt Aspekte der Arbeit, die ihnen wie eine lästige Pflicht erscheinen. Einer der ursprünglichen Partner meinte, er habe die Last als zu groß empfunden – weil man teilweise für den ganzen Laden die Verantwortung trug – und habe daher wieder einen konventionellen Bürojob angenommen. Die Kooperative ist kein magisches Allheilmittel. Aber: »Als ich hier zu arbeiten anfing, hatte ich keine Schlafstörungen mehr«, meinte Meredith, und mehrere ihrer Kollegen konnten dasselbe von sich sagen.

Außerdem fanden sie diese Arbeitsform effizienter und meinten, ihr Fahrradladen sei wirklich besser als ein herkömmlicher Betrieb. Im alten System beschäftigt sich ein menschliches Gehirn mit jedem einzelnen Problem und kann vielleicht, wenn es Glück hat, noch andere fragen. Hier beschäftigten sich neun menschliche Gehirne mit einem Problem.

***

Wenn Meredith in Kneipen oder auf Partys anderen von ihrer Arbeit erzählt, reagieren sie oft ungläubig. »Die Leute wundern sich immer – sie verstehen nicht, wie man einen Betrieb überhaupt so führen kann«, erzählte sie mir. Aber sie erklärt es ihnen: Alle haben Erfahrungen mit Gruppen, alle haben eine Familie oder waren schon einmal Teil eines Teams. Sie wissen, wie so etwas funktioniert. »Aber dann, wenn es ums Geldverdienen oder ein eigenes Unternehmen geht, wird es ihnen zu schwierig. Ich finde es gar nicht so kompliziert. Die Leute wollen es sich aber kompliziert vorstellen … Es geht nicht einmal in ihren Kopf, wie Leute gemeinsam einfache Entscheidungen treffen … Ich sage dann meist, es ist eine demokratische Organisation. Das ist doch etwas, das ihnen vertraut sein müsste. Sie leben in Amerika. Wir sagen, dass wir eine Demokratie sind, aber die Leute sind von diesem Gedanken sehr weit entfernt.«

Unsere Politiker singen ständig Hymnen auf die Demokratie als das beste System – das hier ist aber einfach die Ausdehnung der Demokratie auf den Ort, an dem wir die meiste Zeit verbringen. Josh meinte, es sei ein enormer Sieg für ihre Propaganda, dass wir in einem Umfeld arbeiten, das wir oft kaum ertragen – und das auch noch für den Großteil unserer wachen

Stunden –, dass wir zusehen, wie die Erträge unserer Arbeit von jemandem an der Spitze abgeschöpft werden, und wir uns trotz alldem »als freie Menschen betrachten«.

Jene Menschen, denen Meredith auf Partys oder in der Kneipe begegnet, sagen oft, ohne Chef würden doch sicher alle nur herumsitzen und nichts tun. Aber, erwidert sie dann, »der Laden ist unsere Lebensgrundlage, und wenn wir alle nur herumsäßen und nichts täten, würde nichts passieren und wir würden nichts verdienen«. Doch sie meint, dass es um mehr geht. In der Kooperative hat sie erkannt, dass »die Menschen arbeiten wollen. Alle wollen arbeiten. Alle wollen das Gefühl haben, nützlich zu sein, einen Zweck zu erfüllen.«[5] Die Demütigung und die Kontrolle, die so viele Arbeitsplätze prägen, stehen diesem Wunsch entgegen oder treiben ihn den Leuten aus, aber er ist immer da und kommt im richtigen Umfeld wieder ans Licht. Die Menschen »möchten das Gefühl haben, dass sich das, was sie tun, auf andere auswirkt – dass sie auf die eine oder andere Weise die Welt besser machen«.

Tatsächlich gibt es belastbare Hinweise, dass diese Methode auf lange Sicht Erfolg verspricht. Wissenschaftler der Cornell University untersuchten in einer großen Studie dreihundertzwanzig Kleinunternehmen. Die Hälfte dieser Firmen arbeitete nach einem Top-down-System, in der anderen Hälfte bestimmten die Beschäftigten ähnlich wie bei Baltimore Bicycle Works ihre Agenda selbst. Die Unternehmen, die eher dem demokratischen Modell folgten, wuchsen gegenüber den anderen im Durchschnitt um das Vierfache.[6] Warum? Alex Ticu, der immer noch an einem Fahrrad herumoperierte, bekannte, er empfinde zum ersten Mal »Stolz auf die Arbeit, die ich mache«. Scott Myers, ein anderer Fahrradmechaniker, meinte: »Es ist ausgesprochen befriedigend, hier anzukommen, ohne zu denken, dass du nur hier bist, um deine Stunden abzuarbeiten, sondern du siehst etwas vor dir, was du selbst mit aufgebaut hast.«

Manchmal, sagte Meredith, während wir auf die vielen Fahrräder in der Werkstatt blickten, habe sie das Gefühl, wir befinden uns am Beginn eines kulturellen Wandels. Warum soll man noch in den alten Strukturen arbeiten, fragen sich die Leute bei Baltimore Bicycle Works, wenn man doch die Kontrolle über die Arbeit wieder selbst in die Hand nehmen und sie mit Sinn erfüllen kann?

***

Ich stellte fest, dass es weltweit Zehntausende demokratisch organisierte Unternehmen wie Baltimore Bicycle Works gibt. Immer wieder haben angesehene Sozialwissenschaftler versucht, Fördergelder für Studien darüber zu bekommen, wie sich die Arbeit in demokratischen Unternehmen auf die psychische Gesundheit der Beschäftigten auswirkt, aber sie wurden alle abgewiesen, sodass wir nur über wenig Datenmaterial verfügen.[7] Aber es liegen viele Beweise dafür vor, dass – wie ich zuvor dargelegt habe – das Gefühl, bei der Arbeit kontrolliert und herumkommandiert zu werden und auf der untersten Stufe der Hierarchie zu stehen, zu Depressionen und Ängsten führen kann.[8] Daher scheint die Annahme gerechtfertigt, dass die Arbeit in Kooperativen eine antidepressive Wirkung hat – was allerdings noch viel gründlicher untersucht werden muss.

Mir wurde klar, dass diese Rezeptur für psychische Gesundheit auf einen Dreiwortsatz heruntergebrochen werden kann: *Wähle deinen Chef* – und zwar wählen im Sinne von »für jemanden stimmen« (elect), nicht nur »auswählen« (choose). Die Arbeit wäre keine Tortur mehr, die einem zugefügt wird, etwas, das man erdulden muss. Stattdessen wäre der Betrieb, in dem man arbeitet, eine demokratisch organisierte Sippe, deren Teil man ist und die man gemeinsam durchs Leben navigiert. Eine der beliebtesten politischen Parolen der letzten Jahre lautete: »Take Back Control« – Übernimm wieder das Steuer.

Die Menschen tun gut daran, diesem Slogan zu folgen – die Kontrolle ist ihnen entglitten, und sie haben das große Bedürfnis, sie wiederzugewinnen –, aber diese Forderung wurde von politischen Kräften wie den Unterstützern des Brexits oder Donald Trump missbraucht, die den Bürgern noch weniger Kontrolle überlassen wollen. Das hier, dachte ich, ist ein Weg, dem Slogan seine ursprüngliche Bedeutung zurückzugeben, und könnte dazu beitragen, dass die Menschen bekommen, wonach sie sich zu Recht sehnen.

***

Bevor ich mich endgültig von Meredith verabschiedete, meinte sie noch, sie glaube, diese Sehnsucht nach sinnvoller Arbeit – mitreden zu können bei dem, womit man die meiste Zeit im Leben verbringt – sei bei allen vorhanden, sie liege direkt unter der Oberfläche. »Glück bedeutet, das Gefühl zu haben, dass man etwas Positives für andere bewirkt. Ich denke, viele Menschen möchten, dass dies auch für die Arbeit gilt.« Sie ließ den Blick durch die Werkstatt wandern, die sie selbst mit aufgebaut hatte und nun zusammen mit ihren Kollegen betrieb, dann sah sie mich wieder an und sagte: »Du weißt, was ich meine, oder?«

Kapitel 19

Ausweg vier: Sinnvolle Werte

Immer wieder ging mir durch den Kopf, was ich bei Tim Kasser gelernt hatte – dass wir in unserer Kultur vermittelt bekommen, die falschen Dinge zu schätzen, und wir deshalb unsere Zeit damit zubringen, hinter etwas herzujagen, was uns nicht befriedigt, und dabei das wirklich Wichtige im Leben verpassen. Also stellte sich mir die Frage, ob es eine Möglichkeit gibt, diese wertlosen Werte über Bord zu werfen und uns wieder sinnvolle Werte zu eigen zu machen.

***

Kasser hat zwei Methoden erforscht. Wenn die Luft verschmutzt ist und wir uns deshalb krank fühlen, beseitigen wir die Ursache: Wir verbieten den Fabriken, Blei freizusetzen. Werbung, sagt er, ist eine Form der geistigen Umweltverschmutzung. Also liegt die Lösung auf der Hand: Beschränken oder verbieten wir sie genauso wie die Verpestung der Luft.

Das ist keine abstrakte Idee. Sie wurde bereits vielerorts erprobt. Zum Beispiel in São Paulo, das förmlich unter Werbetafeln erstickte. Sie bedeckten jede nur denkbare Fläche – knallbunte Logos dominierten die Skyline, wohin man auch blickte. Sie verschandelten die Stadt, und die Werbebotschaften gaben auch den Menschen das Gefühl, hässlich zu sein, indem sie ihnen überall entgegenriefen, sie sollten gefälligst konsumieren.

Also wagte die Stadtregierung im Jahr 2007 einen mutigen Schritt: Sie verbot jegliche Werbung im öffentlichen Raum.[1] Per Gesetz wurde die Entfernung der Werbeschilder angeordnet, und die Menschen entdeckten, wie schön die alten

Gebäude waren, die nun endlich wieder zum Vorschein kamen. Die unentwegte Reizung des Egos durch die Aufforderung, Geld auszugeben, entfiel und wurde durch Kunst im Raum ersetzt. Rund siebzig Prozent der Bewohner finden, dass ihre Stadt damit schöner geworden ist. Ich bin dort gewesen, und fast jeder meinte, sie wirke irgendwie sauberer und klarer als zuvor.

Ausgehend von dieser Einsicht können wir noch weiter gehen. Mehrere Länder, darunter Schweden und Griechenland, haben Werbung verboten, die sich an Kinder richtet. Während meiner Arbeit an diesem Buch entstand eine Kontroverse um eine Firma, die in der Londoner U-Bahn für Diätprodukte warb. Auf den Werbetafeln stand die Frage: Ist Ihr Körper schon strandtauglich? Daneben war das Bild einer unglaublich schlanken Frau im Bikini zu sehen. Die Botschaft lautete: Wenn Sie zu den 99,9 Prozent der Menschen gehören, die nicht ganz so durchtrainiert aussehen, dann ist Ihr Körper nicht strandtauglich. Das löste heftige Gegenreaktionen aus, und die Werbetafeln wurden letztlich verboten.[2] Eine Protestwelle hatte ganz London erfasst, und die Plakate wurden vielfach mit den Worten »Werbung scheißt euch in den Kopf« beschriftet.

Das machte mich nachdenklich: Stellen Sie sich vor, wir hätten eine strenge Werbeaufsicht und diese würde keinerlei Werbung dulden, die bewirkt, dass wir uns irgendwie schlecht fühlen? Wie viele Plakate, Anzeigen und Werbespots würden übrig bleiben? Das ist ein erreichbares Ziel – und es würde uns von einer Menge geistiger Umweltverschmutzung befreien.

Das ist an sich schon etwas wert – aber ich glaube, der Kampf für dieses Ziel könnte eine tiefer gehende Debatte auslösen. Werbung ist nichts weiter als das PR-Team für ein Wirtschaftssystem, das nur funktioniert, weil es uns das Gefühl vermittelt, wir seien unzulänglich und müssten deshalb ständig Geld ausgeben. Wenn wir wirklich darüber sprechen würden, welche Folgen das für unsere seelische Gesundheit hat, würden wir das

Ausmaß der Veränderungen erkennen, die stattfinden müssen.

Ein Hinweis darauf, wie diese Entwicklung in Gang kommen könnte, liefert ein Experiment, das etwas tiefer reichte – es ging nicht nur darum, was passiert, wenn die schlechten Botschaften ausgeblendet werden, die in uns den Wunsch nach Konsumschrott wecken, sondern zu sehen, ob wir unsere positiven Werte ans Licht holen können.

***

Die Jugendlichen versicherten Nathan Dungan immer wieder eins: Sie brauchten Sachen. Sie brauchten Konsumgüter. Und sie waren frustriert – regelrecht wütend –, weil sie das Zeug nicht bekamen. Die Weigerung ihrer Eltern, ihnen bestimmte Turnschuhe oder Designerklamotten oder die neuesten technischen Spielereien zu kaufen, die sie unbedingt haben mussten, löste bei ihnen existenzielle Panik aus. Wussten ihre Eltern denn nicht, wie wichtig es war, diese Dinge zu besitzen?

Auf solche Gespräche war Dungan nicht vorbereitet. Er war seit vielen Jahren in Pennsylvania als Anlageberater in der Finanzbranche tätig. Eines Tages unterhielt er sich mit einer Lehrerin, die ihm erklärte, ihre Schülerinnen und Schüler – aus der Mittelschicht, nicht gerade reich – hätten ein Problem. Sie glaubten, Status und Sinn entstünden durch Kaufen. Wenn sich ihre Eltern diese Sachen nicht leisten konnten, verfielen sie in echte Verzweiflung. Deshalb bat sie Dungan, in den Unterricht zu kommen und die Schüler ihrer Mittelstufenklasse über die Realitäten der Finanzwelt aufzuklären.

Er ließ sich zögernd darauf ein. Diese Entscheidung sollte ihm jedoch zu einer steilen Lernkurve verhelfen – und sie brachte ihn dazu, vieles infrage zu stellen, was er für selbstverständlich gehalten hatte.

***

Dungan betrat das Klassenzimmer in der Überzeugung, eine klare Aufgabe vor sich zu haben. Er sollte den Jugendlichen, und ihren Eltern, erklären, wie man mit Geld haushalten und innerhalb der eigenen finanziellen Möglichkeiten zurechtkommen kann. Aber dann stieß er auf diese Mauer der Bedürfnisse – diesen Heißhunger auf Sachen. Für ihn kam das überraschend. Warum brauchten die Kinder das Zeug so dringend? Was unterscheidet Turnschuhe mit dem Nike-Swoosh von denen ohne dieses Logo? Warum sollte der Unterschied so gravierend sein, dass er Jugendliche in Panik versetzt?

Er überlegte sich, ob er – statt übers Haushalten zu reden – nicht lieber diskutieren sollte, warum die Teenager diese Dinge überhaupt wollten. Und er grub noch tiefer. Der Anblick der Teenager, die nach anscheinend bedeutungslosen materiellen Dingen gierten, warf für Dungan die Frage auf, ob wir, als Erwachsene, so anders sind?

Dungan hatte keine Ahnung, wie er in das Gespräch einsteigen sollte – also improvisierte er. Und das führte zu einem verblüffenden wissenschaftlichen Experiment, zu dem er sich mit Tim Kasser zusammentat.

Kurze Zeit später kam Dungan in einem Konferenzsaal in Minneapolis mit den Familien zusammen, die im Mittelpunkt seines Experiments stehen sollten. Die Gruppe bestand aus sechzig Eltern mit ihren Kindern im Teenageralter, die vor ihm auf Stühlen saßen. Im Lauf der nächsten drei Monate standen ihnen mehrere lange Sitzungen mit Dungan bevor, in denen diese Probleme und mögliche Lösungen zur Sprache kommen sollten. (An dem Experiment nahm zur gleichen Zeit eine ebenso große Gruppe teil, die sich weder mit Dungan traf noch sonstige Hilfe erhielt – die Kontrollgruppe des Experiments.)

Dungan teilte zunächst Arbeitsblätter mit einer Liste ergebnisoffener Fragen oder Sätze aus. Er erklärte, eine richtige Antwort gebe es nicht, er wolle nur zum Nachdenken über diese Themen anregen. Einer der Sätze lautete: »Für mich ist Geld …« Die Teilnehmer sollten die Leerstelle ausfüllen.

Anfangs waren die Leute ratlos. So eine Aufgabe war ihnen noch nie gestellt worden. Viele schrieben, Geld sei knapp. Oder es verursache Stress. Oder es sei etwas, über das sie möglichst nicht nachdenken. Dann taten sich jeweils acht Teilnehmer in einer Gruppe zusammen, um – zögernd – ihre Antworten zu diskutieren. Viele der Jugendlichen hatten ihre Eltern noch nie über Geldsorgen reden hören.

Anschließend wandten sie sich der Frage zu: »*Warum* gebe ich Geld aus?« Zunächst listeten sie die Gründe auf, warum sie das Lebensnotwendige kaufen (die liegen auf der Hand: Man muss essen), es folgten die Gründe, warum sie Sachen erwerben, die nicht notwendig sind. Manche Leute sagten, sie kauften Unnötiges, wenn es ihnen schlecht gehe. Teenager erklärten oft, sie seien so erpicht auf die Sachen, weil sie dazugehören wollten – die Markenklamotten gäben einem das Gefühl, von der Gruppe akzeptiert zu werden oder einen höheren Status zu besitzen.

Im Gespräch wurde ziemlich bald klar – ohne dass Dungan etwas dazu gesagt hätte –, dass es beim Geldausgeben häufig nicht um den Gegenstand selbst ging, sondern vielmehr darum, einen Seelenzustand zu erreichen, in dem es einem besser ging. Diese Einsichten waren nicht gerade tief vergraben, sie kamen recht schnell ans Licht – allerdings wirkten die Teilnehmer, sobald sie laut darüber sprachen, ein wenig überrascht. Sie wussten es irgendwie, aber man hatte sie noch nie aufgefordert, dieses latente Gefühl in Worte zu fassen.

Als Nächstes bat Dungan die Teilnehmer, die Dinge aufzulisten, die ihnen wirklich etwas bedeuten – die im Leben am wichtigsten sind. Häufig lautete die Antwort, für die Familie zu sorgen oder die Wahrheit zu sagen oder anderen Menschen zu helfen. Ein vierzehnjähriger Junge schrieb einfach »Liebe«, und als er es laut vorlas, wurde es plötzlich ganz still, man hätte eine Stecknadel fallen hören, erzählte Dungan. »Was er damit ansprach, war im Grunde: Wie wichtig ist Verbundensein für mich.«

Nur diese beiden Fragen zu stellen – »*Warum* gebe ich Geld aus?« und »Was bedeutet mir wirklich etwas?« – machte für die meisten Teilnehmer deutlich, welche Kluft zwischen den Antworten bestand, über die sie sprachen. Sie sparten, um Dinge zu kaufen, die letztlich nicht das waren, was nach ihrer tiefsten Überzeugung wirklich zählte. Warum war das so?

Dungan hatte die wissenschaftliche Literatur zu diesem Thema gelesen. Dabei hatte er festgestellt, dass Amerikaner im Durchschnitt bis zu fünftausend Werbebotschaften am Tag ausgesetzt sind – von Plakatwänden über Logos und T-Shirts bis zu TV-Spots. Wir schwimmen in einem Meer aus Werbung. Und »das Narrativ lautet, dass du glücklicher bist, wenn du das Ding [kaufst] – und mit dieser Botschaft wirst du tausendmal am Tag konfrontiert«, erklärte er mir. Für ihn stellte sich die Frage: »Wer erzählt diese Geschichte?« Es sind keineswegs Leute, die tatsächlich herausgefunden haben, was uns glücklich macht, und die aus Freundlichkeit ihre Erkenntnisse verbreiten. Es sind Leute, die nur ein Motiv haben: Sie wollen uns dazu bringen, ihr Produkt zu kaufen.

Allmählich gelangte Dungan zu der Überzeugung, dass wir in unserer Kultur wie ferngesteuert auf einen materialistischen Kurs gebracht werden. Unaufhörlich werden wir mit Botschaften bombardiert, die besagen, wir würden uns besser fühlen (und weniger stinken, eine weniger abstoßende Figur haben, insgesamt weniger wertlos sein), wenn wir nur ein bestimmtes Produkt kaufen, und noch ein wenig mehr, und es dann erneut kaufen und so weiter, bis am Ende unsere Familie unseren Sarg kauft. Dungan aber überlegte: Wenn wir aufhören würden, so zu denken, wenn wir über Alternativen diskutieren, so wie seine Gruppe es tat, könnten wir dann nicht die Fernsteuerung abstellen und das Ruder wieder selbst übernehmen?

Bei der nächsten Sitzung bat er die Teilnehmer, eine kurze Übung durchzuführen, bei der jeder ein Objekt nennen sollte, von dem er geglaubt hatte, es sofort haben zu müssen. Jeder sollte beschreiben, um was es sich gehandelt, wo er zuerst davon gehört, warum er es sich so sehnlich gewünscht, wie er sich gefühlt hatte, als er es bekam, und wie es ihm ergangen war, als er es schon eine Weile besaß. Für viele Teilnehmer wurde bei dieser Diskussion etwas deutlich. Das Vergnügen bestand häufig in der Sehnsucht und in der Vorfreude. Wir alle haben schon die Erfahrung gemacht, dass wir endlich das heiß begehrte Ding haben, es nach Hause tragen und uns dann merkwürdig ernüchtert fühlen, nur um festzustellen, dass nach kürzester Zeit der Zyklus der Gier erneut beginnt.

Die Leute sprachen darüber, wie sie ihr Geld ausgaben – und allmählich erkannten sie, worum es dabei eigentlich ging. Oft – nicht immer – bestand das Motiv darin, »ein Loch zu stopfen. Es füllt die Leere der Einsamkeit.« Aber durch den Schubs hin zu dem schnellen, rasch verfliegenden Hoch rückten die Teilnehmer auch weg von den Dingen, die ihnen wirklich etwas bedeuteten und die langfristig Zufriedenheit versprachen. Sie hatten das Gefühl, hohl zu werden.

Einige Leute in der Gruppe – sowohl Jugendliche als auch Erwachsene – widersprachen dem vehement. Sie erklärten, die Sachen machten sie glücklich und sie wollten daran festhalten. Aber die meisten Teilnehmer waren mehr als bereit, ihre Einstellung zu ändern.

Als Nächstes nahmen sie sich das Thema Werbung vor. Anfangs meinten fast alle, es könne ja sein, dass andere auf Werbung hereinfielen, sie selbst ließen sich jedoch davon kaum beeinflussen. »Jeder will schlauer sein als die Werbung«, erklärte mir Dungan später. Aber er erinnerte die Teilnehmer an die Objekte, die sie ersehnt hatten. Es dauerte nicht lange, und die Leute kamen der Sache auf die Spur: »Es kann nicht sein, dass sie Milliarden Dollar dafür ausgeben, wenn es nicht wirkt. Das machen die bestimmt nicht. Keine Firma würde das tun.«

Bisher war es darum gegangen, die untauglichen Werte infrage zu stellen, die uns so lange eingetrichtert worden waren. Jetzt aber folgte der wichtigste Teil des Experiments.

Dungan erklärte den Teilnehmern den bereits erwähnten Unterschied zwischen intrinsischen und extrinsischen Werten und bat sie, eine Liste ihrer intrinsischen Werte zusammenzustellen – der Dinge, die für sie persönlich einen Wert an sich besitzen, auch ohne dass man etwas dafür bekommt. Dann fragte er: »Wie würde sich Ihr Leben ändern, wenn Sie Ihr Handeln an diesen Werten ausrichten würden?« Die Gruppen diskutierten.

Und sie staunten. Wir werden ständig aufgefordert, über extrinsische Werte zu reden, aber es kommt nur selten vor, dass man uns bittet, über unsere intrinsischen Werte zu sprechen. Manche sagten zum Beispiel, sie würden gern weniger arbeiten und mehr Zeit mit den Menschen verbringen, die sie lieben. Dungan enthielt sich jeglicher Wertung. So führten ein paar offene Fragen dazu, dass sich die meisten spontan dazu äußerten.

Unsere intrinsischen Motivationen sind immer da, sie »schlummern in uns. Und nun kamen sie ans Licht«, stellte Dungan fest. Solche Gespräche, so viel wurde ihm klar, finden in unserer Kultur heute nicht einfach statt. »Wir geben diesen wirklich kritischen Gesprächen keinen Raum oder schaffen keinen Raum dafür – und damit nimmt die Isolation immer mehr zu.«

Nachdem die Teilnehmer herausgearbeitet hatten, wie sie durch wertlose Werte betrogen worden waren, und ihre intrinsischen Werte identifiziert hatten, wollte Dungan wissen, ob die Gruppe bereit sei, sich – gemeinsam – vorzunehmen, ihre intrinsischen Ziele zu verfolgen. Waren die Teilnehmer bereit, im Hinblick auf ihre wichtigsten Werte Rechenschaft gegenüber den anderen abzulegen, die sich das ebenfalls vornahmen? Konnten sie ganz bewusst sinnvolle Werte umsetzen?

Da jeder Teilnehmer seine intrinsischen Ziele bereits herausgefunden hatte, vereinbarten sie, bei den folgenden Treffen zu berichten, was jeder unternommen hatte, um sie zu erreichen: Sie legten voreinander Rechenschaft ab. Jetzt hatten sie einen Raum, in dem sie darüber nachdenken konnten, was sie im Leben wirklich wollten und wie sie es erreichen könnten. Sie sprachen zum Beispiel darüber, wie sie es anstellten, weniger zu arbeiten und mehr Zeit für ihre Kinder zu haben. Oder dass sie ein Musikinstrument erlernten. Oder dass sie anfingen zu schreiben.

Allerdings wusste niemand, ob all das tatsächlich Wirkung zeigen würde. Konnten diese Gespräche wirklich ihre materialistische Haltung zurückdrängen und die intrinsischen Werte stärken?

Unabhängige Sozialwissenschaftler hatten die materialistische Haltung der Teilnehmer zu Beginn gemessen und maßen sie noch einmal nach Abschluss des Experiments. Dungan wartete nervös auf die Ergebnisse. Es war ja nur ein kleiner Eingriff mitten in einem Leben des unaufhörlichen konsumistischen Bombardements. Zeigte es überhaupt irgendeine Wirkung?

Die Ergebnisse versetzten Dungan und Kasser in Begeisterung. Kasser hatte bereits gezeigt, dass eine starke Korrelation zwischen Materialismus und zunehmenden Depressionen und Ängsten besteht. Dieses Experiment bewies erstmals, dass es möglich ist, in das Leben von Menschen so einzugreifen, dass ihr materialistisches Denken deutlich abgeschwächt wurde. Die Menschen, die an diesem Experiment teilgenommen hatten, zeigten sich erheblich weniger materialistisch und waren sehr viel selbstbewusster. Es war ein starker, messbarer Effekt.[3]

Es war ein erster Nachweis, dass es funktioniert, wenn man den entschlossenen Versuch unternimmt, die Werte aufzugeben, die uns so unglücklich machen.

Die Probanden der Studie hätten diese Veränderungen allein nicht bewerkstelligen können, meint Dungan. »In der Verbundenheit und der Gemeinschaft mit anderen liegt sehr viel Kraft – die Isolation und die Angst verschwinden. Das Thema ist stark mit Angst befrachtet.« Nur gemeinsam, als Gruppe, waren die Teilnehmer in der Lage, »diese Schichten abzuschälen, um tatsächlich zum Sinn, zum Kern vorzudringen: zu dem, was Sinn stiftet«.

Ich fragte Dungan, ob wir das in unser Alltagsleben integrieren können – wenn wir alle uns wie die Anonymen Alkoholiker zu Gruppen gegen ungesunde Werte zusammentun und einen Raum schaffen würden, um an die Stelle des Depressionen erzeugenden Denkens, das uns eingetrichtert wurde, unsere intrinsischen Werte zu setzen. »Ich würde sagen: zweifellos«, erwiderte er. Die meisten von uns ahnen, dass wir schon viel zu lange den falschen Dingen großen Wert beimessen. Er rät, einen »Gegenton« gegen die schlechten Werte anzuschlagen, die uns psychisch krank machen. In seinem schmucklosen Konferenzsaal in Minneapolis konnte Dungan beweisen, dass wir über eine Technik verfügen, mit der wir einen Anfang machen können, und dass sie wirksam ist.

Kapitel 20

Ausweg fünf: Mitfühlende Freude und die Überwindung der Selbstsucht

Ich hatte meine Freundin Rachel fast drei Jahre nicht gesehen, als sie mein Hotelzimmer in einer Kleinstadt im Herzen Amerikas betrat, sich aufs Bett legte und lachte.

Als ich nach New York zog, war Rachel Shubert eine der Ersten, zu denen ich eine engere Beziehung aufbaute. In einem Seminar an der New York University saßen wir nebeneinander, und die Stadt und das Leben hatten uns beide ein bisschen aus dem Konzept gebracht. Rachel war verheiratet, aber die Ehe lief aus vielerlei Gründen nicht gut. Sie wollte sich beruflich unabhängig machen und sollte, wie sich herausstellte, bald zum ersten Mal schwanger werden. Ich war durch eine Reihe von Krisen zerrissen und erschöpft. Wir hatten ein paar Dinge gemeinsam – unter anderem meckerten wir gern über alles Mögliche. Sie hatte zwei lange Jahre in der Schweiz gelebt; da mein Vater von dort stammte, war ich als Kind im Sommer immer dorthin verbannt worden. Also frotzelten wir über die Schweiz. Aber auch über die anderen Seminarteilnehmer und über unseren Dozenten. Wir lachten viel. Aber häufig – wenn auch nicht immer – war es ein bitteres Lachen, die Art von Lachen, bei dem man sich nicht recht wohlfühlt. Wir hatten viel Freude miteinander – die Liebe zur britischen Komödie verband uns auf ewig –, aber in der ersten Zeit unserer Freundschaft war da auch eine Menge Wut.

Als Rachels Ehe schließlich zu Bruch ging, zog sie wieder in die Kleinstadt im ländlichen Illinois, aus der sie stammte, und wir verloren uns für eine Weile aus den Augen. Doch als ich sie besuchte, bemerkte ich recht bald, dass sich ihr Charakter verändert hatte. Sie schien unbeschwerter und war offensichtlich nicht mehr so depressiv. Als ich sie fragte, was geschehen sei, erzählte sie mir, sie habe nach ihrer Rückkehr Antidepressiva genommen und anfangs ein Hoch gehabt, doch dann sei es ihr wieder schlecht gegangen. Doch statt die Dosis zu erhöhen, wie der Arzt ihr riet, dachte sie viel darüber nach, wie sie ans Leben heranging. Nach umfassender Lektüre fand sie schließlich einige wissenschaftlich erprobte Mittel, ihr Leben anders zu gestalten.

Rachel hatte erkannt, dass sie viel zu oft wütend und neidisch war. Es war ihr peinlich, das einzugestehen, weil es so klang, als wäre sie ein schlechter Mensch. Aber sie hatte, um ein Beispiel zu nennen, eine Verwandte, die sie schon seit Jahren in den Wahnsinn trieb. Diese Verwandte war nett, und Rachel hatte keinen Grund, sie nicht zu mögen. Doch jeder Erfolg dieser Frau – ob in der Arbeit oder in der Familie – kam ihr vor wie ein Schlag ins Gesicht, was bei Rachel eine tiefe Abneigung gegen die Verwandte weckte, und das wiederum bewirkte, dass sie sich selbst verachtete. Dieser Neid zog sich wie ein roter Faden durch ihr Leben und schlug sich Tag für Tag auf ihre Stimmung nieder. Sie sah darin einen der Hauptgründe für ihre Depressionen und Ängste. Selbst Facebook fand sie mittlerweile unerträglich, weil sie den Eindruck hatte, dort stelle jeder seine Überlegenheit zur Schau und ihr »Neid-Monster«, wie sie es nannte, laufe Amok.

Im Lauf der Jahre versuchte sie auf eigene Faust, diesen Teufelskreis mit kleinen Tricks zu durchbrechen. Wenn sie jemanden traf, der Neid bei ihr auslöste, dachte sie sich einen Grund aus, warum die Person eigentlich nicht zu beglückwünschen war. Gut, du bist großartig, aber dein Mann ist hässlich. Mag sein, du hast eine tolle Karriere hingelegt, aber du bekommst deine Kinder kaum zu Gesicht. Es war, wie sie meinte, ihre »unbeholfene Art, ihren Neid im Zaum zu halten«. Daraufhin ging es ihr etwas besser, aber nur für kurze Zeit.

Sie glaubte, es stimme etwas nicht mit ihr. Doch als sie dann Literatur zum Thema Neid las, wurde ihr klar, dass unsere Kultur diese Gefühle förderte. Sie war dazu erzogen worden, ständig mit anderen zu konkurrieren und sich mit ihnen zu vergleichen. »Wir sind zutiefst individualistisch«, meinte sie, und man redet uns dauernd ein, das Leben sei ein »Nullsummenspiel. Es gibt nur so und so viele Kuchenstücke, und wenn der eine Erfolg hat oder schön ist oder was auch immer, bleibt für die anderen weniger übrig. Kann man es aber selbst bekommen, ist es nicht mehr so bedeutsam, wenn die anderen es auch haben.« Man bringt uns bei, zu denken, das Leben sei ein Kampf um knappe Ressourcen – »selbst bei der Intelligenz, obwohl die menschliche Intelligenz weltweit unendlich zunehmen kann«. Wenn ein anderer klüger wird, werde ich selbst damit nicht weniger klug – aber wir werden geprägt, es so zu empfinden.

Rachel wusste also, wenn sie sich (beispielsweise) hinsetzte und ein wunderbares Buch schrieb und die Verwandte, die ständig ihren Neid erregte, ebenfalls ein wunderbares Buch schrieb, »nahm es mir praktisch den Wind aus den Segeln, auch wenn damit mein Buch, in dem es ja um etwas ganz anderes ging, nicht schlechter wurde«. Schließlich schwanken wir ständig zwischen Neidgefühlen und dem Versuch, andere neidisch zu machen, hin und her. »Es ist, als hätten wir mit den Jahren viel von den Werbeleuten gelernt. Wir sind zu Experten der Selbstvermarktung geworden und wissen einfach, wie wir unser Leben präsentieren und vermarkten können – aber das ist kein bewusster Prozess. Wir lernen es durch unsere Kultur.« Also stellt man sein eigenes Leben auf Instagram oder in Gesprächen zur Schau, als wäre man der Marketingchef des eigenen Ichs, »und versucht, andere zum Kauf von nichts Geringerem als dem Gedanken zu bringen, dass wir selbst super und beneidenswert sind. Verstehst du?«

Dass bei ihr etwas falschlief, merkte sie, als ihr eines Tages zu Ohren kam, dass jemand sie beneidete und sie sich riesig darüber freute. »Ich gebe das nur ungern zu, doch es war so«, meinte sie.

Aber Rachel wollte nicht so sein. Sie ist wie ich äußerst kritisch und rational, und so hielt sie nach Techniken Ausschau, die sich in wissenschaftlichen Studien als einigermaßen tragfähig erwiesen hatten. Dabei stieß sie unter anderem auf eine erprobte Methode namens »liebevolles Mitgefühl«, für deren Wirksamkeit erstaunliche neue wissenschaftliche Beweise vorlagen.[1]

Es ist, meinte sie, ganz einfach. Es handle sich um eine Methode, mit der »das Gegenteil von Eifersucht und Neid« eingeübt werde. »Einfach gesagt geht es darum, sich für andere Menschen zu freuen.« Rachel führte mich durch eine Übung.

Man schließt die Augen und visualisiert sich selbst. Dann stellt man sich vor, dass einem etwas Gutes widerfährt – dass man sich verliebt oder etwas geschrieben hat, auf das man stolz ist. Man spürt die Freude, die damit verbunden ist, und lässt diese Freude durch sich hindurchfließen.

Dann visualisiert man jemanden, den man liebt, und stellt sich vor, ihm geschehe etwas Wunderbares. Man spürt die Freude darüber und lässt auch diese durch sich hindurchfließen.

So weit, so einfach. Nun visualisiert man jemanden, den man nicht näher kennt – etwa die Verkäuferin im Lebensmittelladen –, und stellt sich vor, ihr sei etwas Wunderbares geschehen. Und man versucht, Freude für sie zu empfinden – echte Freude.

Von nun an wird es schwieriger. Man visualisiert jemanden, den man nicht mag, versucht, sich vorzustellen, dass dieser Person etwas Gutes widerfährt, und Freude für sie zu empfinden. Es sollte dieselbe Freude sein, die man für sich selbst oder jemanden, den man liebt, empfunden hat. Man stellt sich vor, wie gut dieser Person das tut und wie gerührt sie ist.

Dann visualisiert man jemanden, den man wirklich verabscheut oder beneidet; Rachel stellte sich die Verwandte vor, auf die sie neidisch war. Und man versucht, sich auch für diese Person zu freuen. Wahre, echte Freude für sie zu empfinden. »Es kann sein, dass man beim Meditieren überhaupt nicht dieses Gefühl entwickelt. Vielleicht bringt es einen fast um, diese Dinge zu sagen«, erklärte mir Rachel. »Man hasst vielleicht die Person und ihren Erfolg immer noch – aber man sagt es.«

Das macht man fünfzehn Minuten lang jeden Tag. In den ersten Wochen hielt Rachel es für zwecklos. Nichts veränderte sich. Doch dann merkte sie allmählich: »Ich spürte nicht mehr diesen Schlag, bei dem sich mir der Magen umdreht. Das ist einfach weg.« Nach und nach klangen die giftigen Gefühle ab. Der Neid überfiel sie nicht länger mehrmals am Tag. Je mehr Zeit verstrich, desto mehr ebbten diese Gefühle ab. Und wenn sie an ihre Verwandte dachte, mit der sie besondere Probleme hatte? »Das bedeutet nicht, dass ich überhaupt keinen Neid mehr auf sie empfinde. Aber er ist so weit heruntergeschraubt, dass es nicht mehr so wehtut.«

Bei der Meditation geht es darum, »sich das Ziel zu setzen, anders zu empfinden«, erklärte sie mir. »Fast als würde ich sagen: ›Ich möchte, was dich betrifft, anders fühlen‹, und es so oft aussprechen, bis es wirklich eintritt. Ich glaube, das läuft unterhalb der Bewusstseinsebene ab.«

Mit der Zeit stellte sie aber auch noch etwas anderes fest. Durch die Meditation empfindet man nicht nur weniger Neid, ein viel wichtigerer Aspekt besteht darin, dass man das Glück anderer nicht mehr als Vorwurf gegen sich selbst auffasst, sondern als Quelle eigener Freude. Eines Tages sah Rachel in einem Park, wie eine Braut und ihr Bräutigam für Fotos posierten. Früher hätte sie der Neid gepackt, und sie hätte sich nur beruhigen können, indem sie irgendeinen Makel an der Braut oder dem Bräutigam ausfindig gemacht hätte. Jetzt aber überkam sie eine Woge der Freude, die für den Rest des Tages ihre Stimmung hob. Sie hatte nicht das Gefühl, dass das Glück der Braut ihrem eigenen Glück Abbruch tat, im Gegenteil, es wurde gesteigert. Und sie stellte auch keinen Vergleich mehr zwischen dem Bild der Braut und ihrem eigenen Aussehen bei ihrer eigenen Hochzeit an. Sie würde das Paar nie wiedersehen, dennoch war sie erfüllt von liebevollem Mitgefühl.

Ich fragte sie, wie es ihr bei alldem ging. »Es ist Glück, Wärme – und es hat etwas Zärtliches«, antwortete sie. »Es ist fast so, als wären die Leute meine Kinder. Dasselbe zartliebende, warme Glück, das man empfindet, wenn die eigenen Kinder Spaß haben und glücklich sind oder etwas bekommen, das ihnen gefällt; man kann das Gefühl auch einem völlig Fremden gegenüber empfinden, ganz unglaublich. Es ist fast, als würde man sie mit den Augen liebender Eltern sehen, die sich einfach wünschen, dass jemand, den sie lieben, glücklich ist und schöne Dinge bekommt, und für mich hat das etwas Zärtliches.«

Sie war überrascht, dass sie sich in dieser Weise wandeln konnte. »Man denkt ja, dass man an bestimmten Dingen nichts ändern kann«, meinte sie, aber »dann stellt sich heraus, dass es doch geht. Man kann ein absolutes Eifersuchtsungeheuer sein und glauben, das sei ein Teil der eigenen Persönlichkeit, und dann entdeckt man, dass man das ändern kann, [indem man einfach] ein paar grundlegende Dinge tut.«

Rachel und ich verbrachten ein paar Tage zusammen, machten Spaziergänge und gingen essen. Dabei konnte ich bei ihr eine echte Veränderung beobachten und begann – die Ironie dabei entging mir nicht –, sie darum zu beneiden. Rachel sah mich an und sagte: »Ich bin mein ganzes Leben dem eigenen Glück hinterhergejagt, jetzt bin ich es müde und fühle mich meinem Ziel kein bisschen näher – wo soll das schließlich enden? Die Latte rutscht immer weiter nach oben.« Diese andere Geisteshaltung hingegen bringt echte Freude mit sich und eröffnet einen Pfad, der von den deprimierenden, Angst auslösenden Gedanken wegführt, die sie gequält hatten. »Es wird immer irgendeinen Mist im Leben geben, über den man unglücklich ist. Wenn man aber Glück für andere empfinden kann, hat man stets einen Vorrat an Freude zur Verfügung. Jeden Tag gibt es Millionen Gelegenheiten, Freude über das Glück anderer zu empfinden. Wenn man will, kann man jeden Tag glücklich sein, egal, was einem passiert.«

Als sie sich diese Geisteshaltung zu eigen machte, stellte sie fest, dass dies ein radikaler Bruch mit allem war, was man ihr eingetrichtert hatte. Sie weiß, dass man das für eine Loser-Philosophie halten könnte – du schaffst es selbst nicht, also musst du einen Kick kriegen, wenn es einem anderen gelingt. Du lässt stark nach. Du wirst im Wettlauf um Erfolg zurückfallen. Aber Rachel findet, dass damit ein falscher Gegensatz aufgebaut wird. Warum kann man sich nicht für andere freuen und gleichzeitig auch selbst glücklich sein? Warum sollte es einen stärker machen, wenn man von Neid zerfressen wird?

Sie meint, allmählich begreife sie, dass die Dinge, auf die sie kulturell bedingt neidisch war, in Wirklichkeit völlig wertlos sind. »Wer ist neidisch auf den guten Charakter eines anderen? Wer beneidet jemanden, der wunderbar mit seinem Ehepartner umgeht? Nein, auf so etwas ist man nicht neidisch. Man bewundert es allenfalls, aber Neid, nein. Man beneidet andere nur um Dinge, die eigentlich Mist sind: um das, was sie an materiellem Besitz haben, oder um ihren gesellschaftlichen Status.« Im Lauf der Jahre wurde Rachel durch die Meditationen klar, dass all diese Dinge sie gar nicht glücklich machen würden. Sie waren nicht das, was wirklich zählte.

»Ich glaube, dieses Denken könnte unheimlich vielen depressiven Menschen helfen«, sagte Rachel und wies mich auf die wissenschaftliche Literatur hin, die ich anschließend gründlich studierte. Die größte wissenschaftliche Studie zu Meditationen als Behandlungsmethode bei Depressionen zeigt etwas höchst Interessantes: Depressive Menschen, die ein achtwöchiges Meditationsprogramm durchliefen, erholten sich mit weitaus höherer Wahrscheinlichkeit von ihrer Erkrankung als die Kontrollgruppe, die nicht daran teilnahm. Etwa achtundfünfzig Prozent derer in der Kontrollgruppe wurden erneut depressiv, in der Meditationsgruppe hingegen nur achtunddreißig Prozent – ein enormer Unterschied.[2] Andere Studien ergaben, dass die Meditation bei Menschen mit Ängsten ähnlich wirksam ist. Eine differenziertere Untersuchung ergab, dass die Meditation besonders gut bei Menschen wirkt, die aufgrund von Missbrauch in der Kindheit eine Depression entwickelt haben – bei ihnen liegt die Besserungsrate um zehn Prozent höher als bei anderen.[3]

Aber natürlich war ich besonders neugierig auf die wissenschaftlichen Untersuchungen über die spezielle Meditation, die Rachel mir beigebracht hatte. Ich wollte wissen, ob die damit erzeugte Geisteshaltung die Menschen tatsächlich verändert. Bei einer großen Studie über eine ähnliche Methode wurden die Probanden nach dem Zufallsprinzip in zwei Gruppen aufgeteilt: Die eine nahm an Meditationen über liebevolle Freundlichkeit teil, die andere erhielt keinerlei Unterstützung. Die Meditationen fanden über mehrere Wochen einmal pro Tag statt. Für den Test wurde zunächst ein Spiel gespielt, um sich ein wenig aufzuwärmen. Die Probanden wussten nicht, dass zwei der Teilnehmer in Wirklichkeit Schauspieler waren. Während der Spiele ließ einer von ihnen heimlich und unangekündigt etwas fallen oder gab zu verstehen, dass er in anderer Weise Hilfe benötigte. Die Forscher wollten herausfinden, ob sich die Probanden, die an den Meditationen teilgenommen hatten, hilfsbereiter zeigen würden als andere.

Wie sich herausstellte, war die Hilfsbereitschaft bei denjenigen, die an der Meditation über liebevolle Freundlichkeit teilgenommen hatten, doppelt so groß wie bei den anderen. Dies war ein erster Hinweis darauf, dass Rachel recht hatte: Man kann sein Mitgefühl um hundert Prozent steigern, wenn man diese Übungen auch nur über einen kurzen Zeitraum durchführt.[4] Und das wiederum bewirkt, dass man sich stärker mit anderen Menschen verbunden fühlt. Es ist, als ob durch diese Meditation ein Muskel trainiert würde, der uns veranlasst, dem Schlimmsten in unserer Kultur zu widerstehen und aktiv entgegenzuwirken. Dabei spielt weniger eine Rolle, was in den fünfzehn Minuten geschieht – Rachel hatte den Eindruck gewonnen, dass »man während des Meditierens Samen ausstreut, die dann im Lauf des Tages und des Lebens mit einem Mal aufgehen«.

***

In diesem Buch habe ich mehrfach erwähnt, dass es nach den bisherigen wissenschaftlichen Erkenntnissen dreierlei Gründe für Depressionen und Ängste gibt: biologische, psychische und soziale. Gleich zu Beginn habe ich darauf hingewiesen, dass biologische Interventionen – in Gestalt von Antidepressiva – bei den meisten von uns nicht viel ausrichten. Dann habe ich die sozialen Veränderungen im Umfeld der Betroffenen geschildert, die uns vielleicht helfen könnten.

Doch was Rachel mir beigebracht hatte, war etwas anderes. Sie hatte eine psychische Veränderung vorgeschlagen.

Es gibt aber noch andere psychologische Techniken, mit denen es Betroffene versuchen können. Eine davon ist das Gebet; wir haben Belege dafür, dass Menschen, die beten, seltener depressiv werden.[5] (Ich bin Atheist, deshalb kommt diese Lösung für mich nicht infrage.) Eine weitere ist die kognitive Verhaltenstherapie (KVT), bei der sich die Patienten negative Muster oder Gedanken abtrainieren und an ihre Stelle positivere setzen. Studien zeigen, dass diese Therapieform nur eine geringe Wirkung zeigt, die zudem nicht lange anhält – dennoch ist die Wirkung nachweisbar. (Der Gerechtigkeit halber möchte ich hinzufügen, dass der Hauptverfechter der KVT, Professor Richard Layard, einräumt, die besten Ergebnisse seien zu erzielen, wenn die Anwendung dieser Methode mit Veränderungen im Umfeld der Betroffenen einhergeht.)[6] Eine weitere Methode ist die Psychotherapie. Es ist schwierig, (wissenschaftlich) zu messen, ob sie hilfreich ist – es ist schlicht nicht möglich, ein klinisches Experiment durchzuführen, in dem man eine Gruppe eine Pseudotherapie durchlaufen lässt und sie mit einer vergleicht, die eine echte Therapie bekommt. Dennoch gibt es erstaunliche Belege zum Wert einer Psychotherapie für Menschen, die eine traumatische Kindheit hatten. Ich werde im nächsten Kapitel darauf zurückkommen.

Ich möchte daher betonen, dass nicht nur Veränderungen im sozialen Leben der Betroffenen hilfreich sind. Wenn man sich in einer echten Sackgasse befindet und wirklich nicht in der Lage ist, in seiner Umwelt etwas zu verändern, sollte man die genannten Methoden in Erwägung ziehen. Ich hege die starke Vermutung, dass man, wenn mithilfe dieser Techniken die eigenen Depressionen und Ängste aufgehellt werden, auch sein Umfeld mehr verändern kann, als man es sich zugetraut hätte – indem man sich mit anderen Menschen zusammentut.

Vor meiner Erfahrung mit Rachel war ich immer skeptisch gewesen, was Meditation betraf. Dafür gab es, wie mir hinterher klar wurde, zwei Gründe. Erstens hatte ich Angst davor, schweigend mit meinen Gedanken allein zu sein – für mich war dieser Zustand selbst mit Depressionen und Ängsten verbunden.

Zweitens hielt ich viele der Argumente, die in den letzten Jahren für das Meditieren ins Feld geführt wurden, für problematisch. Es gibt Selbsthilfe-Gurus, die ein Vermögen damit machen, dass sie den Leuten erzählen, sie könnten durch Meditation bessere kleine Arbeitsbienen werden und eher damit zurande kommen, ständig und unter großem Stress arbeiten zu müssen. Für meine Begriffe war dies nur eine weitere individualistische »Lösung«, die an der Sache vorbeiging, nämlich der Frage, warum sich überhaupt so viele Menschen ausgebrannt und gestresst fühlen und wie wir dem ein Ende setzen können.

Jetzt aber weiß ich, dass es eine ganze Reihe verschiedener Meditationstechniken gibt. Rachels Sitzungen sind das Gegenteil jener individualistischen Meditation, die meinen Widerstand hervorruft. Denn es geht nicht darum, mit der Verzweiflung und dem Stress des Abgeschnittenseins ein wenig besser zurechtzukommen. Es geht darum, einen Weg zu finden, wie man wieder Verbindungen herstellen kann.

***

Was mich an Rachel und ihrer Wandlung am meisten faszinierte, war, wie sie die veränderte Beziehung zu ihrem eigenen Ego beschrieb. Sie ließ sich durch die ständige Bearbeitung des Egos in unserer Kultur – durch Werbung, durch die sozialen Medien, durch das Konkurrenzverhalten der Menschen in ihrem Umfeld – nicht (mehr) verunsichern. Sie hatte eine Möglichkeit gefunden, sich davor zu schützen – indem sie neue Verbindungen aufgebaut hatte.

Also überlegte ich, was wir noch tun könnten, um uns vor den »Depressiva« zu schützen, die unsere Umwelt verschmutzen. Was könnten wir noch tun, um unsere Egos zu verkleinern und unsere Verbindungen zu stärken? Im Zuge meiner weiteren Beschäftigung mit der Meditationsforschung vertiefte ich mich in eine andere Reihe von Studien, denen ich ehrlich gesagt anfangs sehr skeptisch gegenüberstand. Die Leser meines vorherigen Buchs *Chasing the Scream* (dt. *Drogen*) wissen, dass ich mich ziemlich ablehnend dazu geäußert habe.

Dennoch verfolgte ich die neuesten wissenschaftlichen Ergebnisse, und die waren verblüffend, weshalb ich mich auf eine Reise in dieses Gebiet einließ. Was ich dort erfuhr, mag zunächst sonderbar klingen. Auch mir schien es merkwürdig. Doch folgen Sie mir.

***

Roland Griffiths wollte meditieren, aber es gelang ihm nicht. Nach wenigen Minuten hatte er das Gefühl, vor ihm erstreckten sich quälende Stunden. Am Ende fühlte er sich nur frustriert, und so gab er auf. Es sollte zwanzig Jahre dauern, bis er einen neuen Versuch unternahm – als er gemeinsam mit Kollegen etwas nicht nur für ihn, sondern für uns alle Entscheidendes entdeckte.

In der Zeit seiner scheiternden Meditationsversuche arbeitete Griffiths an seiner Promotion und stand am Anfang einer steilen Karriere in wissenschaftlicher Psychologie. Nach seinem raschen Aufstieg wurde er schließlich Professor an der medizinischen Fakultät der Johns Hopkins University in Maryland, einer der führenden wissenschaftlichen Einrichtungen der Welt. Als ich ihn kennenlernte, hatte er sich in der Erforschung des Drogenkonsums, insbesondere von Koffein, als Kapazität weltweit einen Namen gemacht. Bei unserem Gespräch in seinem Büro erklärte er mir, in den zwanzig Jahren seiner Laufbahn bis zur Professur sei er »zwar nicht nachweislich ein Workaholic geworden, aber ich war nahe daran«.

»Meine Karriere verlief gut«, aber er hatte den Eindruck, dass ihm etwas fehlte. »Ich hatte das Gefühl, als würde ich in der Wissenschaft und als erfolgreicher Wissenschaftler nur mechanisch arbeiten.« In dieser Situation fielen ihm – er wusste selbst nicht, warum – die hilflosen Meditationsversuche seiner Jugendjahre wieder ein. In seiner Disziplin galt es als Häresie, von einem tieferen inneren Selbst zu sprechen. Er war Experte auf einem Gebiet der Psychologie, in dem man so etwas als Hippie-Spinnerei abtat, mit der sich ernst zu nehmende wissenschaftliche Psychologen auf keinen Fall beschäftigen sollten. Aber »für mich ging eine offenkundige Faszination von der jahrtausendealten Meditationstechnik aus, bei der man sich darauf konzentriert, die tieferen Erfahrungen des Geistes, des Selbst, des Bewusstseins – wie auch immer man es nennen mag – auszuloten«.

Griffiths hatte einen Freund, der regelmäßig einen Ashram, einen spirituellen Rückzugsort, im nördlichen Teil des Staates New York aufsuchte, um dort in einer Gruppe zu meditieren, und eines Tages fragte Griffiths ihn, ob er einmal mitkommen könne. Anders als bei seinen Versuchen viele Jahre zuvor gab es dort jemanden, der ihn anleitete und mit ihm durchsprach, wie er vorgehen sollte. Und schließlich waren seine Versuche von Erfolg gekrönt. Als er danach jeden Tag meditierte, stellte er zu seiner Überraschung fest, dass »sich diese innere Welt allmählich öffnete – und damit auch ich selbst ... Mit der Zeit fand ich es ehrlich gesagt richtig spannend.« Das Leben der Menschen, die er jetzt kennenlernte und die schon seit Jahren meditierten, schien für ihn eine spirituelle Dimension zu haben, von der sie in jeder Hinsicht profitierten. Sie wirkten auf ihn ausgeglichen, glücklich und angstfrei. Mit der Zeit entdeckte er, dass es Aspekte bei ihm – und bei jedem Menschen – gab, die er vernachlässigt hatte und die nicht ausreichend wissenschaftlich untersucht wurden.

Er begann, sich ein paar grundlegende Fragen zu stellen. Was geschieht, wenn jemand meditiert? Was verändert sich in seinem Inneren? Die meisten Menschen – wie auch meine Freundin Rachel – stellen, sofern sie lange genug und konzentriert meditieren, fest, dass sie eine spirituelle Veränderung erleben: Sie bewerten die Dinge anders. Sie sehen die Welt mit neuen Augen. Warum war das so? wollte Griffiths wissen. Warum hatten die Leute das Gefühl, dass sie sich durch die Meditation in einer Weise veränderten, die einem mystisch erscheint – und was bedeutete das überhaupt?

Griffiths begab sich auf die Suche nach wissenschaftlichen Studien über Menschen, die das Gefühl hatten, mystische Erlebnisse zu haben. Wie sich herausstellte, gab es einen ganzen Berg von Literatur dazu, die allerdings ziemlich kurios erschien. Zwischen der Mitte der Fünfziger- und Ende der

Sechzigerjahre hatten verschiedene wissenschaftliche Teams etwas herausgefunden: Wenn man Menschen unter klinischen Bedingungen psychedelische Drogen verabreichte – meist LSD, das damals noch legal war –, hatten sie mit großer Wahrscheinlichkeit Erlebnisse, die mit spirituellen Erfahrungen vergleichbar waren. Sie hatten das Gefühl, ihr Ego und ihre Alltagsbelange zu transzendieren und sich intensiv mit etwas viel Größerem zu verbinden: mit anderen Menschen, mit der Natur, sogar mit dem Wesen der Existenz. Das galt für die überwiegende Mehrheit der Probanden, die zudem diese Erfahrung als tief greifend beschrieben.[7]

Eines fiel Griffiths bei seiner Lektüre besonders auf. Die Schilderungen dieser Erfahrungen durch die Versuchsteilnehmer glichen verblüffend denen der Menschen, die regelmäßig intensiv meditierten.

Zur Zeit dieser Untersuchungen sahen die Wissenschaftler offenbar viele Einsatzmöglichkeiten für die Drogen, sofern sie unter klinischen Bedingungen verabreicht wurden. Gab man sie chronischen Alkoholikern, hörte eine erstaunliche Zahl von ihnen mit dem Trinken auf.[8] Bei den chronisch Depressiven fühlten sich viele nach der Einnahme deutlich besser oder waren überhaupt nicht mehr depressiv.[9] Diese wissenschaftlichen Experimente wurden nicht nach den heutigen Standards durchgeführt, und man sollte die Ergebnisse daher mit Vorsicht genießen, aber sie erregten doch Griffiths' Aufmerksamkeit.[10] Aber gegen Ende der Sechzigerjahre wurden die Vereinigten Staaten von panischer Angst vor Psychedelika gepackt. Manche Menschen hatten unter Einfluss dieser Drogen schlimme Erfahrungen gemacht, statt den erhofften Rausch zu erleben; hinzu kam, dass zahllose frei erfundene Geschichten kursierten, die dazu gedacht waren, die Drogen zu dämonisieren.[11] So wurde beispielsweise behauptet, wenn man LSD nähme, könne es passieren, dass man in die Sonne schaue und blind werde. Im Lauf dieser Debatte wurde LSD verboten, alle

Studien über Psychedelika wurden abrupt eingestellt, und die Spur verlor sich.

Aber Griffiths betrachtete diese Studien in den Neunzigerjahren mit frischem Blick. Er wollte wissen, ob es zwischen den Erfahrungen regelmäßig Meditierender und denen von Menschen, die Psychedelika verabreicht bekamen, einen Zusammenhang gab. Wenn beides dieselben Gefühle auslöste, könnten wir dann nicht herausfinden, was sich da wirklich abspielte? Also beantragte Griffiths die Finanzierung des ersten klinischen Versuchs mit einem Psychedelikum seit dem Verbot von LSD eine Generation zuvor.[12] Er wollte unbescholtenen Bürgern, die noch nie Drogen genommen hatten, Psilocybin verabreichen, einen natürlich vorkommenden Stoff, der in sogenannten Zauberpilzen (magic mushrooms) zu finden ist, und sehen, ob sie mystische Erlebnisse hatten und welche langfristigen Folgen sich daraus ergaben.

»Ich muss ehrlich sagen, dass ich skeptisch war«, sagte er, als wir uns in Maryland unterhielten. Er glaubte nicht, dass die Einnahme der Droge dieselbe Erfahrung auslösen würde wie die intensive, regelmäßige, über Jahrzehnte praktizierte Meditation im Ashram. Und er glaubte auch nicht, dass diese Droge darüber hinaus noch weitere Wirkungen entfalten könnte. Seit dem Abbruch der Studien in den Sechzigern hatte kein Wissenschaftler mehr die Genehmigung für eine derartige Untersuchung erhalten, aber Griffiths besaß ein solches Renommee und war so unanfechtbar, dass er zum Erstaunen der meisten Kollegen grünes Licht bekam. Viele glauben, dies sei nur deshalb geschehen, weil die Behörden annahmen, er werde nachweisen, dass die Droge bei den Menschen furchtbaren Schaden anrichtete. Jedenfalls rekrutierten Griffiths und sein Team in Maryland Dutzende normale Berufstätige. Wir wollen, sagte man ihnen, dass sie etwas Ungewöhnliches tun.

***

Mark wusste nicht, was ihn erwartete, als er durch Griffiths' Labor in einen Raum trat, der wie ein Wohnzimmer in einem normalen Haushalt eingerichtet war – mit einem Sofa, beruhigenden Bildern an den Wänden und einem Teppich.[13] Mark war Finanzberater, neunundvierzig Jahre alt und lebte ziemlich puritanisch. Er war in einer Zeitung auf eine Anzeige gestoßen, in der Probanden für eine neue Studie über Spiritualität gesucht wurden. Er hatte noch nie ein Psychedelikum geschluckt, ja, nicht einmal Cannabis geraucht.

Er meldete sich, weil er nach der Scheidung von seiner Frau depressiv geworden war. Vier Monate lang hatte er ein Antidepressivum genommen – Paxil, wie ich auch –, aber es hatte ihn nur träge und lustlos gemacht. Seitdem er es eineinhalb Jahre zuvor abgesetzt hatte, machte er sich Sorgen um sich. »Ich konnte keinen Kontakt zu Menschen herstellen«, erklärte er mir. »Ich hielt einfach alle auf Abstand. Ich habe mich nie richtig wohlgefühlt, wenn mir Leute nahe kamen.« Es hatte angefangen, als Mark zehn Jahre alt war und sein Vater Probleme mit dem Herzen bekam; wie sich herausstellte, handelte es sich um einen Herzklappenfehler. Eines Tages hatte er so starke Schmerzen, dass er ins Krankenhaus musste, und als Mark ihn beim Abschied sah, war ihm instinktiv klar, dass er ihn nie wiedersehen würde. Marks Mutter versank in so tiefe Trauer, dass sie nicht mit ihm über den Tod ihres Mannes reden konnte, und auch sonst sprach niemand mit ihm darüber. »Ich war ganz allein auf mich gestellt, als ich versuchte, es zu verstehen und im Leben weiterzukommen, und ich denke, ich habe alles weggesteckt. Ich glaube, ich bin in den Verdrängungsmodus gegangen.« Und so entstand bei ihm ein Muster: Er verbarg seine Gefühle, um sich zu schützen.

Im Lauf seines Lebens führte dieses Gefühl der Distanz zu vielfältigen sozialen Ängsten. Wenn er eingeladen wurde, etwa zu einer Party, ließ er sich stets einen Grund einfallen, warum er nicht kommen konnte. Und wenn er sich dazu zwang, hinzugehen, stand er verlegen am Rande. »Ich achtete genau darauf, was ich sagte, und beobachtete mich ständig selbst.« Unablässig führte er einen inneren Monolog der Art: War es dumm, das zu sagen? Was soll ich als Nächstes sagen? Wird es wieder so was Blödes sein? Und was sage ich danach?

Verständlicherweise loderte seine Angst wieder auf, als er an jenem Tag in dem vorgetäuschten Wohnzimmer auf dem Sofa lag. Es sollte die erste von drei Sitzungen sein, in denen man ihm Psilocybin gab. Zur Vorbereitung hatte er – mit Bill Richards, einem Psychologen der Johns Hopkins University – ein paar Monate lang Meditationsübungen gemacht. Und man gab ihm ein Mantra – *om mani padme hum* –, das er chanten sollte, um sich zu stabilisieren, falls er während der Drogenerfahrung die Orientierung verlor oder Panik bekam. Richards versprach, er werde während der ganzen Sitzung dabei sein, um ihn zu beruhigen und anzuleiten.

In seiner Jugend hatte Mark zwar schon von Psychedelika gehört, aber immer nur insofern, als sie angeblich geisteskrank machten. In der baptistischen Kirche, der er angehörte, gab man den Teenagern kleine Comicstrips über einen Mann, der nach der Einnahme von LSD glaubte, sein Gesicht schmölze zusammen. Er konnte den Film nicht stoppen und musste in eine psychiatrische Klinik gebracht werden, aber er wurde nicht wieder normal. Mark hätte nie gedacht, dass er einmal im Herzen einer international hoch angesehenen Universität eine solche Droge schlucken würde.

Man hatte ihm geraten, ein paar Gegenstände mitzubringen, die eine Bedeutung für ihn hatten, und er entschied sich für Fotos von seinen Eltern – inzwischen war auch seine Mutter gestorben – und seiner neuen Freundin Jean sowie eine Kastanie, die er an dem Tag, als seine Scheidung vollzogen wurde, auf dem Boden gefunden und, ohne zu wissen, warum, aufbewahrt hatte. Mark legte sich also auf das Sofa, und als er es sich bequem gemacht hatte, reichte man ihm eine kleine Psilocybin-Pille. Er nahm sie und sah sich zusammen mit Richards schweigend Landschaftsbilder in einem Buch an. Dann legte Richards ihm eine Augenbinde an und setzte ihm Kopfhörer auf, aus denen sanfte Musik erklang. Nach etwa fünfundvierzig Minuten spürte Mark, dass sich etwas veränderte.

»Ich konnte fühlen, wie ich mich geistig entspannte«, erzählte er mir. »Ich spürte, dass da etwas war – eine sich anbahnende Veränderung, wie man sagt –, ich konnte deutlich spüren, wie sie auf mich zukam.«

Und dann, ganz plötzlich, flippte Mark aus. Er wusste nicht, wie ihm geschah. Er stand auf und wollte gehen. Ihm war klar geworden, dass er seiner Freundin gegenüber nicht ganz ehrlich gewesen war, was seine Gefühle für sie betraf. Er wollte zu ihr, um es ihr zu sagen.

Richards sprach vorsichtig mit ihm, und nach ein paar Minuten war Mark bereit, sich wieder aufs Sofa zu setzen. Und während er sein Mantra sang, um sich zu zentrieren und zu entspannen, hatte er das Gefühl, »tiefer und tiefer gehen« und diesem Gefühl vertrauen zu müssen. In dem langen Vorbereitungsprozess hatten die Wissenschaftler ihm erklärt, diese Drogen als »Halluzinogene« zu bezeichnen sei eigentlich falsch. Zu einer echten Halluzination gehört, dass man etwas sieht, was nicht da ist, und es für so real hält wie dieses Buch, das Sie in Händen halten – ein physisches Objekt in der Welt. Tatsächlich komme das sehr selten vor. Es sei korrekter, von Psychedelika zu sprechen, ein Begriff, der aus dem Griechischen stammt und so viel bedeutet wie »die Seele offenbarend«. Diese Substanzen ziehen Inhalte aus dem Unterbewusstsein und bringen sie ins Bewusstsein. Daher halluziniert man nicht, sondern sieht Dinge eher wie im Traum, nur dass man bei Bewusstsein und jederzeit in der Lage ist, mit dem Begleiter – in diesem Fall Bill Richards – zu sprechen; man weiß, dass er physisch präsent ist und die Dinge, die man wegen der Droge sieht, es nicht sind.

»Es ist kein visuelles Erleben von einstürzenden Mauern oder Ähnlichem«, meinte Mark. »Es ist vollkommen dunkel. Und man hört nur die Musik, die dazu dient, einen zu erden – es ist eher eine innere Visualisierung ... Ich würde sagen, [es ist wie] ein Wachtraum«, nur dass er sich hinterher lebhaft an alles erinnern konnte – »so lebhaft wie an nichts sonst in meinem Leben«.

Als er wieder auf dem Sofa lag, hatte Mark das Gefühl, in einem großen, kühlen See zu paddeln. Er fuhr hin und her und entdeckte verschiedene Höhlen, aus denen Wasser in den See floss. Intuitiv – wie in einem Traum – erkannte er, dass dieser See die ganze Menschheit symbolisierte. Wir entleeren all unsere Gefühle, all unser Sehnen, all unsere Gedanken in diesen See.

Er beschloss, eine der Höhlen zu erforschen, sprang von Felsen zu Felsen, immer stromaufwärts, wobei ihn etwas aufforderte, weiter und weiter in diese Landschaft vorzudringen. Dann kam er zu einem zwanzig Meter hohen Wasserfall und betrachtete ihn ehrfurchtsvoll. Er merkte, dass er hinaufschwimmen konnte, und dachte, wenn er bis ganz oben auf den Wasserfall käme, wäre er an dem Ort, den er in seinem Leben erreichen wollte, wo immer das auch sein mochte – »dass die Antwort dort für mich bereitläge«.

Er teilte Bill Richards mit, was geschah. »Nimm es tief in dich auf«, sagte dieser.

Als Mark das obere Ende des Wasserfalls erreichte, sah er ein kleines Rehkitz, das sich am Wasser labte. Es blickte Mark an und sagte: »Es gibt hier etwas Unerledigtes, um das du dich kümmern musst«, es stammt aus deiner Kindheit. »Wenn du dich weiterentwickeln und wachsen willst, musst du dich damit beschäftigen.« Mark empfand dies als eine Art Offenbarung, dass »ich bestimmte Erlebnisse verdrängt hatte. Erlebnisse zu Beginn meines Lebens, und ich hatte versucht, sie zuzudecken und so gut wie möglich im Leben klarzukommen.«

Oben auf dem Wasserfall hatte Mark zum ersten Mal in seinem Leben das Gefühl, er könne sich gefahrlos der Trauer stellen, die er seit seinem zehnten Lebensjahr verdrängt hatte. Er folgte dem Kitz flussabwärts und stieß auf ein Amphitheater. Und dort wartete sein Vater auf ihn, in der Gestalt, in der Mark ihn das letzte Mal gesehen hatte.

Der Vater erklärte ihm, er werde ihm ein paar Dinge sagen, die er ihm schon lange habe mitteilen wollen. Vor allem wollte er Mark wissen lassen, dass es ihm gut gehe. »Dass er hat gehen müssen«, erzählte Mark, »und er deswegen Gewissensbisse hatte, aber dann [sagte er]: Mark, du bist, so wie du bist, perfekt, und du hast alles, was du brauchst.«

Mark weinte bei diesen Worten, wie er nie zuvor um seinen Vater geweint hatte. Sein Vater umarmte ihn und sagte: »Mark, versteck dich nicht. Mach dich auf die Suche.«

Da wusste Mark: »Diese ganze Reise, alles, was ich dabei erlebt hatte, dieser Anstoß sollte mir sagen: Das Leben ist da, um es zu leben. Geh und lebe. Geh und erforsche die Welt und nimm einfach alles in dich auf.« Besonders intensiv war das Gefühl, wie schön es ist, am Leben zu sein, ein Mensch zu sein – »wie großartig all das ist, wie weise, es war überwältigend«. Aber er empfand auch etwas anderes sehr stark: »Das Verrückte daran ist, dass dies nicht von irgendwo da draußen kam. Das kommt einfach aus meinem Inneren, verstehen Sie? Es ist nicht die Droge, die all das mit einem macht. Es ist einfach so, dass die Droge einen anderen Raum in mir geöffnet hat«, einen Raum, der die ganze Zeit da war, unterhalb des Verlustgefühls.

Dann merkte er, dass die Wirkung nachließ, und es war, als »wäre ich wieder im eigenen Ego«, wie er es ausdrückte. Er war um neun Uhr an der Johns Hopkins University eingetroffen und verließ sie um halb sechs. Als seine Freundin Jean ihn abholte und ihn fragte, wie es gelaufen sei, wusste er nicht, was er sagen sollte.

In den folgenden Monaten stellte Mark fest, dass er über seinen Vater sprechen konnte, wie es ihm nie zuvor möglich gewesen war. Und dabei wurde ihm klar: »Je offener ich bin, je mehr ich preisgebe, desto mehr bekomme ich.« An die Stelle seiner Ängste waren in hohem Maße Verwunderung und Staunen getreten. »Ich spürte, dass ich ein bisschen menschlicher im Umgang mit anderen geworden war«, und er ging sogar mit seiner Freundin zum Tanzen, während er sich früher mit Händen und Füßen dagegen gewehrt hätte.

In drei Monaten stand die nächste Sitzung bevor. Sie verlief genauso wie die erste – aber dieses Mal tauchten zahlreiche unzusammenhängende Bilder auf, die ihm nicht besonders bedeutsam vorkamen. »Das war keine Poesie – es war Prosa, verstehen Sie?« Er war enttäuscht.

Aber dann kam die dritte Sitzung, und die »hat mein Leben komplett verändert«.

***

Bei diesen Experimenten wird den Probanden nicht mitgeteilt, ob sie die geringe, mittlere oder hohe Dosis bekommen, aber Mark ist sich sicher, dass er in dieser letzten Sitzung die hohe Dosis erhalten hat.

Als die Wirkung einsetzte, fand er sich erneut in einem ganz anderen Raum wieder. Jetzt war es aber keine Landschaft, die ihm vertraut vorkam wie der Wasserfall. Es war etwas radikal anderes, etwas jenseits all seiner bisherigen Erfahrungen. Er hatte das Gefühl, in einem Nichts zu schwimmen – »in einem unendlichen Irgendwo« im All. Als er herauszufinden versuchte, wo er sich befand, tauchte neben ihm ein Wesen auf, eine Art Hofnarr. Mark wusste instinktiv, dass dieses Wesen ihn bei seiner Reise führen würde. In der Ferne tauchte langsam ein großes zylinderförmiges Objekt auf, und er spürte intuitiv, dass es das gesamte Wissen des Universums enthielt.

Und dass dieses Wissen, wenn er aufnahmebereit war, auf ihn übergehen würde.

Anfangs sagte er bei diesem Anblick: »Ich weiß. Ich weiß.« Dann hörte er einen ganzen Chor anderer Stimmen, denen er sich anschloss: »Wir wissen. Wir wissen.«

Dieses »Wir wissen« erschien ihm viel stärker als sein »Ich weiß«. »Es war fast, als ob dieser ganze Tanz des Universums, der sich in der zylindrischen Gestalt auf mich zubewegte, plötzlich zum Stillstand kam, und mein Begleiter sagte: ›Wir müssen uns erst um etwas anderes kümmern.‹ Er griff in mich hinein und zog dieses bebende, furchtsame, ängstliche Wesen, das in mir war, heraus und kommunizierte mit ihm. [Er sagte:] ›Mark, wir müssen mit diesem Teil von dir sprechen.‹ [Und er sagte zu diesem Wesen:] Du hast Mark hervorragende Dienste geleistet. Du hast ihn beschützt. Du hast unglaubliche Kunstwerke für ihn geschaffen – diese schönen Mauern, die du für Mark gebaut hast, diese Gräben, dieses Gerüst, das Mark so viele, viele Jahre vor Schlimmem bewahrt und ihn hierhergebracht hat. Wir müssen dafür sorgen, dass es für dich in Ordnung ist, wenn wir diese [Mauern] niederreißen, damit du erfahren kannst, was dahinterliegt.«

»Und das geschah mit sehr viel Liebe«, sagte Mark. »Keine Wertungen, kein ›Schrecklich, dass es dich gibt.‹« Und die ängstlichen Teile Marks willigten ein, dass die Mauern niedergerissen wurden. Und dabei sah Mark neben sich Menschen, die er geliebt hatte und die gestorben waren – seinen Vater, seine Tante – und die ihm nun Beifall spendeten.

Dann spürte Mark, dass er offen war für jegliche Weisheit, die das Universum für ihn bereithielt, dass sie durch ihn hindurchfloss und er Glück dabei empfand.

»Wissen Sie, bei jedem von uns gibt es einen Teil des Selbst, der stets wertet, der stets von außen auf uns und auf andere blickt und alles überwacht«, sagte er zu mir. »[In diesem Augenblick], an diesem Ort war mein Ego einfach verschwunden.

Man nennt [das] ja Tod des Egos. Aber ›ich‹ hatte dabei keinen Platz. Es war völlig ausgesperrt.« Und zum ersten Mal in seinem Leben spürte er: »Es gibt kein Urteil. Nur Mitgefühl, unglaubliches Mitgefühl mit mir selbst und allen anderen im Universum.« Es war ein intensives Gefühl der Einheit alles Lebendigen, verbunden durch die Natur.

Als er in die Freude darüber eintauchte, wandte er sich an den Narren, an seinen Vater und seine Tante und fragte: »Wer ist der eine, wahre Gott?« Sie sahen ihn an, zuckten die Achseln und erwiderten: »Wir wissen es nicht. Wir wissen viel. Aber das nicht.« Und dabei lachten sie alle, und Mark lachte mit ihnen in dem reinsten Glück, das er je erfahren hatte.

Nach dieser Sitzung fühlte sich Mark nicht mehr wie der, der er vorher gewesen war. Das Erlebnis habe ihm klargemacht, dass die Menschen das Gefühl brauchen, »akzeptiert zu werden, eine Bedeutung zu haben und geliebt zu werden. Und das kann ich jederzeit jedem geben, es ist ganz einfach. Es geht schlicht darum, aufmerksam zu sein. Mit Leuten zusammen sein. Lieben.«

Und dann, etwas später, geschah noch etwas anderes mit Mark.

***

Als skeptischer Wissenschaftler, der das Experiment leitete, war es Griffiths' Aufgabe, nach zwei Monaten alle zu befragen, die Psilocybin erhalten hatten. Ihre Antwort war fast durchweg dieselbe: Es sei, meinten sie, »eine der bedeutendsten [Erfahrungen] meines Lebens« gewesen, und sie verglichen sie mit der Geburt eines Kindes oder dem Tod eines Elternteils. Mark war in dieser Hinsicht ein typischer Fall. »Anfangs leuchtete es mir ganz und gar nicht ein«, sagte Griffiths zu mir. »Ich dachte sofort: Was haben diese Menschen [vor dem Experiment] für Erfahrungen gemacht? Es handelte sich doch um bestens funktionierende, im Beruf erfolgreiche Menschen, also waren sie zweifellos glaubwürdig … So etwas hatte ich überhaupt nicht erwartet. Ich konnte es einfach nicht fassen.«

Etwa achtzig Prozent derjenigen, die die höchste Dosis Psilocybin erhalten hatten, sagten zwei Monate später, dies sei eins der fünf wichtigsten Ereignisse in ihrem Leben gewesen. Aber Griffiths und sein Team untersuchten auch, welche Veränderungen bei den Teilnehmern stattgefunden hatten. Eine große Mehrheit hatte »eine positivere Haltung sich selbst gegenüber und zum Leben sowie bessere Beziehungen zu anderen und [sie waren] mitfühlender geworden«. Genau das konnte auch bei Meditierenden nachgewiesen werden. Griffiths war sprachlos.

Als ich die Personen befragte, die an diesem und ähnlichen Experimenten teilgenommen hatten, verspürte ich eine seltsame Erregung. Viele erzählten von lang vergrabenen Kindheitstraumata, über die sie endlich sprechen, oder von einer Angst, die sie hatten überwinden können. Und manch einer weinte dabei vor Freude.

Anfangs hatte er nicht damit gerechnet, aber mit der ersten wissenschaftlichen Untersuchung über Psychedelika seit einer Generation hatte er ein Tor aufgebrochen, das lange verschlossen gewesen war. Und angesichts seiner verblüffenden Ergebnisse beschritten auch andere Wissenschaftler diesen Weg. Griffiths' Experiment war nur das erste von Dutzenden, die folgten. Um mehr darüber zu erfahren, reiste ich nach Los Angeles, Maryland, New York, London, Aarhus, Oslo und São Paulo und sprach mit den Forschungsteams, die nun ebenfalls Studien zu Psychedelika durchgeführt hatten.[14] Vor allem aber wollte ich wissen, was das, was hier passierte, für die Überwindung von Depressionen und Ängsten bedeuten könnte.

Ein Team, das an der Johns Hopkins University mit Roland Griffiths zusammenarbeitet, wollte herausfinden, was geschah, wenn man chronischen Rauchern, die schon mehrmals vergeblich versucht hatten aufzuhören, Psilocybin verabreichte. Nach lediglich drei Sitzungen – wie bei Mark – gaben achtzig Prozent das Rauchen auf und brauchten auch sechs Monate später keine Zigaretten mehr.[15] Das ist im Vergleich zu allen anderen Techniken die höchste Erfolgsrate. Ein Team am University College London gab die Substanz Probanden mit schweren Depressionen, bei denen bis dahin keine andere Behandlung angeschlagen hatte.[16] Es handelte sich nur um eine Vorstudie, deshalb sollte man sie nicht überbewerten, doch es zeigte sich, dass bei annähernd fünfzig Prozent der Patienten in der dreimonatigen Laufzeit des Versuchs die Depressionen völlig verschwanden.

Aber die Forscher entdeckten dabei etwas noch Wichtigeres. Die positive Wirkung hing von einem bestimmten Umstand ab. Die Wahrscheinlichkeit, von Depressionen oder einer Sucht befreit zu werden, stieg mit der Intensität der spirituellen Erfahrung in den Sitzungen.[17] Je intensiver die spirituelle Erfahrung, desto besser das Ergebnis.

Alle beteiligten Wissenschaftler warnten zu Recht vor einer Verallgemeinerung kleiner Stichproben. Dennoch, die ersten Ergebnisse waren bemerkenswert – und sie schienen die Erkenntnisse zu bestätigen, die man damals in den Sechzigerjahren gewonnen hatte. Allmählich glaubte Griffiths, dass »die Wirkungen wirklich lebensverändernd in einem sehr grundlegenden Sinne sein könnten«.

Was also geschah bei diesen Experimenten? Und wo lag der Haken?

***

Um Antworten auf diese Fragen zu finden, warfen die Forscher einen Blick über den Tellerrand – sie betrachteten die Übereinstimmungen und Unterschiede zwischen den Erfahrungen, die bei ihren Versuchen beziehungsweise in der

Tiefenmeditation gemacht wurden. Fred Barrett, Assistenzprofessor an der Johns Hopkins University, führt gegenwärtig gemeinsam mit Roland Griffiths eine Studie durch, in der sie Menschen, die seit mehr als zehn Jahren mindestens eine Stunde am Tag Tiefenmeditation üben – und schon an monatelangen Retreats teilgenommen haben –, Psilocybin verabreichen.[18] Menschen wie Mark, die vorher nicht meditiert und noch nie zuvor Psychedelika genommen haben, erklärte er mir, finden in der Regel (zumindest anfangs) keine Worte, um zu beschreiben, was sie unter dem Einfluss der Droge erleben, und können nichts Vergleichbares in ihrem Leben nennen. Die Leute hingegen, die schon lange meditieren, verfügen über ein reichhaltiges Vokabular dafür, weil sie die Droge, wie sie sagen, an »denselben Ort« führt, wie es manchmal die echte Tiefenmeditation vermag. »Im Großen und Ganzen«, erklärte mir Barrett, »meinen sie, dass diese Orte ähnlich, wenn nicht sogar identisch sind.«

So lag die Frage nahe: Was geschieht bei diesen beiden Prozessen? Was haben sie gemeinsam? Als wir in einem Thai-Restaurant zusammensaßen, lieferte Barrett mir eine Erklärung, die mich aufhorchen ließ.

Sie durchbrechen beide, sagte er, unsere »Selbstsucht«. Wenn wir geboren werden, als Babys, haben wir kein Ichgefühl. Beobachtet man einen Säugling, wird man bald feststellen, dass er sich ins Gesicht schlägt, weil er die Grenzen des eigenen Körpers noch nicht kennt. Das ändert sich dann mit dem Wachstum. Er wird Grenzen aufbauen. Das ist weitgehend gesund und notwendig. Man braucht Grenzen, um sich zu schützen. Doch manche entfalten mit der Zeit keine rein positive Wirkung. Mark hatte als einsamer Zehnjähriger Mauern errichtet, um sich von der Trauer um seinen Vater, über die er mit niemandem sprechen konnte, abzuschirmen. Doch mit zunehmendem Alter wurden diese schützenden Mauern zum Gefängnis und hinderten ihn daran, in vollen Zügen zu leben.

Unser Ego, unser Selbst hat stets diese beiden Seiten – es beschützt uns und hält uns gefangen.

Doch sowohl die Tiefenmeditation als auch psychedelische Erlebnisse versetzen uns in die Lage, zu sehen, welch große Anteile dieses Selbst – dieses Egos – konstruiert sind. Mark konnte plötzlich erkennen, dass seine Sozialangst ein Mittel war, sich zu schützen – und dass er sie nicht mehr brauchte. Meine Freundin Rachel begriff, dass ihr Neid ein Instrument war, sich vor der Trauer zu schützen – und die Meditationen versetzten sie in die Lage, zu sehen, dass er kein unveränderlicher Aspekt ihrer Persönlichkeit war: Sie konnte sich auch durch Positivität und Liebe schützen.

Beide Prozesse, erklärte mir Griffiths, »bewirken eine ganz neue Beziehung zum Bewusstsein«. Das Ego ist ein Teil des Menschen, nicht der ganze Mensch. In Augenblicken, in denen das Ego sich, wie er es ausdrückte, »auflöst und mit einem größeren Ganzen zusammenfließt«, in den Strom der Menschheit eingeht, den Mark in seiner Vision vor sich sah, kann man über das eigene Ego hinausschauen und bekommt eine radikal andere Perspektive auf das eigene Selbst. Solche Erfahrungen, meinte Barrett, »zeigen uns, dass wir nicht durch unser Selbstkonzept kontrolliert werden müssen«.

»Wenn die Meditation der bewährte und wahre Weg [für diese Entdeckung] ist«, sagte Griffiths, »ist Psilocybin zweifellos der Crashkurs.«

Alle meine Interviewpartner, die an klinischen Versuchen mit Psychedelika teilgenommen hatten, hoben hervor, dass diese Substanzen oft zu einem tiefen, anhaltenden Gefühl des Verbundenseins führen – mit anderen Menschen, mit der Natur und mit einem tieferen Sinn. Es ist das Gegenteil der sinnlosen Werte, mit denen wir überschüttet werden.

»Ein sehr häufig auftauchendes Thema«, wenn Probanden nach einer Psilocybin-Erfahrung von der Couch aufstehen, sagte Barrett zu mir, »ist Liebe. Sie haben die Verbindung zwischen sich und anderen erkannt … Sie fühlen sich stärker motiviert, Kontakt zu anderen aufzunehmen. Stärker motiviert, in gesunder Weise mit sich selbst umzugehen und nicht destruktiv.« Bei diesen Worten musste ich an die sieben Ursachen von Depressionen und Ängsten denken, die ich identifiziert hatte – die Parallelen waren offensichtlich. Diese Erfahrungen zeigen den Menschen, dass das ganze Zeug, mit dem wir uns tagtäglich wie unter Zwang beschäftigen – Shoppen, Status, belanglose Taschenspielertricks – eigentlich unbedeutend ist. Die neuen Erfahrungen ermöglichen den Menschen, ihre Kindheitstraumata in einem anderen Licht zu sehen. Sie bieten ihnen, wie Griffiths es ausdrückte, »einen Perspektivwechsel, der ihnen die Augen dafür öffnet, dass sie nicht Sklaven ihrer Gedanken, Emotionen oder Gefühle sind – dass sie eigentlich in jedem Moment die Wahl haben und dass das Freude macht«. Das ist der Grund, warum achtzig Prozent der chronischen Raucher nach dieser Erfahrung von ihrer Sucht befreit waren. Dabei ist es nicht so, dass ein chemischer Schalter in ihrem Gehirn umgelegt wurde. Vielmehr denkt man, wenn man zurückblickt und die Großartigkeit des Lebens erkennt: *Zigaretten? Gier? Darüber bin ich erhaben. Ich entscheide mich für das Leben.*

Es hilft uns außerdem zu verstehen, warum der kleine erste Versuch am University College London bei schwer depressiven Menschen so bemerkenswerte Ergebnisse brachte. »Depressionen sind eine Art eingeschränktes Bewusstsein«, sagte Bill Richards, der die Experimente an der Johns Hopkins University leitete. »Man könnte sagen, dass die Menschen vergessen haben, wer sie sind, wozu sie fähig sind, dass sie sich festgefahren haben … Viele depressive Menschen sehen nur ihr Leid, ihre Verletzungen, ihre Verbitterung und ihre Fehler. Sie können den blauen Himmel und die gelben Blätter nicht sehen, verstehen Sie?« In diesem Prozess, in dem das Bewusstsein wieder geöffnet wird, kann der Teufelskreis durchbrochen werden – und damit werden auch die Depressionen aufgebrochen. Er reißt die Mauern des Egos nieder und macht die Menschen offen dafür, Kontakt aufzunehmen zu den Dingen, die zählen.

Und »auch wenn die Wirkung [der Droge] nachlässt«, meinte Griffiths, »die Erinnerung an das Erlebnis hält an«, und sie kann zu einem neuen Begleiter auf dem Weg durchs Leben werden.

***

Aber es gibt zwei Haken an der Sache, und die dürfen nicht unerwähnt bleiben.

Der erste besteht darin, dass manche Menschen es als befreiend empfinden, von ihrem Ego loszukommen, andere hingegen von schrecklichen Erlebnissen erzählen. Etwa fünfundzwanzig Prozent der Teilnehmer der Studien an der Johns Hopkins University berichteten von zumindest gelegentlichen Augenblicken furchtbarer Angst. Bei den meisten verging sie wieder, doch eine Handvoll erlebte einen sechs Stunden währenden Horrortrip. Eine Frau schilderte, wie sie durch eine trostlose Landschaft gewandert war, in der nur Leichen herumlagen. Viele der in den Sechzigerjahren kursierenden Behauptungen über Psychedelika – etwa, dass sie einen vergessen machen, wie gefährlich es ist, in die Sonne zu schauen und man sich dabei die Hornhaut verbrennen kann – sind schlichtweg falsch; aber der »schlechte Trip« war kein Mythos. Viele Menschen können ein Lied davon singen.

Als ich mich mit diesen Fragen beschäftigte, fiel mir wieder ein, dass mir Isabel Behncke damals auf jenem Berg in Kanada erklärt hatte, unser Abgeschnittensein von der Natur verstärke unsere Depressionen und Ängste. In der Natur aber werde uns oft klar, wie klein wir sind. Was uns unser Ego einflüstert – Du bist unheimlich wichtig! Deine Anliegen sind furchtbar dringlich! –, erscheint plötzlich banal. Auf diese Weise schrumpft das Ego, und das macht viele Menschen frei. Ich konnte ihr zustimmen und spürte es auch auf jenem Berg – nur dass ich es nicht als befreiend empfand, sondern als bedrohlich. Ich wollte mich dieser Erfahrung widersetzen. Aber mir war völlig schleierhaft, warum. Behncke hatte doch gemeint, es werde meine Depressionen und Ängste vermindern, und ich kannte auch all die wissenschaftlichen Belege dafür.

Nachdem ich die Literatur über Meditation und Psychedelika gelesen und vor allem nachdem ich mich mit Mark darüber unterhalten hatte, wie die beiden Methoden dazu beigetragen hatten, seine Trauer um seinen Vater zu überwinden, glaubte ich, meinen Widerstand zu verstehen. Ich hatte mein Ego aufgebläht – mein Gefühl, wichtig zu sein –, um mich zu schützen, und zwar auch in durchaus gefährlichen Situationen. Wenn man jemanden sieht, der unter dem Einfluss von Psychedelika steht, begreift man, warum wir ein Ego benötigen. Sein Ego ist ausgeschaltet – und er ist buchstäblich wehrlos; man würde ihn nicht allein auf die Straße lassen. Unser Ego schützt uns. Es bewacht uns. Es ist notwendig. Doch wenn es zu groß wird, schneidet es uns von der Möglichkeit ab, uns zu verbinden. Es ist daher nicht ratsam, einmal so nebenbei ein Psychedelikum einzunehmen. Für Menschen, die sich nur hinter Mauern sicher fühlen, wäre der Abbruch dieser Mauern keine Befreiung aus einem Gefängnis; für sie wäre es eher eine Invasion.

An jenem Tag, draußen in der Natur, war ich nicht bereit, die Mauern meines Egos niederzureißen, weil sie für mich notwendig waren.

Das ist der Grund, warum es keiner von den Leuten, mit denen ich sprach, für eine gute Idee hielt, wenn sich depressive oder ängstliche Menschen einfach ein paar Psychedelika besorgen und sie einwerfen, ohne sich darauf vorzubereiten und ohne sich dafür Begleitung zu suchen. Psychedelika sind stark. Bill Richards meinte, es sei wie beim Skifahren: Es ohne

Anleitung zu tun sei dumm. Aber es wäre gut, wenn die Leute für eine Änderung der gegenwärtigen Gesetze kämpften, damit diese Drogen zu medizinischen Zwecken – unter den richtigen Rahmenbedingungen – bei Menschen eingesetzt werden können, die davon profitieren könnten.

Das Ziel sei nicht, so erläuterte mir Richards, das Ego auf lange Sicht auszuschalten, sondern uns zu einem gesunden Verhältnis dazu zurückzuführen. Um das zu erreichen, müssen wir uns geborgen genug fühlen, für eine Weile die dicksten Mauern niederzureißen – in einem sicheren Raum und mit Menschen, denen wir vertrauen.

***

Der zweite Haken ist, wie ich glaube, noch bedeutsamer. Dr. Robin Carhart-Harris gehörte zu den Wissenschaftlern, die an dem Experiment in London beteiligt waren, bei dem schwer depressiven Menschen Psilocybin gegeben wurde. Als wir in einem Café in Notting Hill saßen und stundenlang darüber diskutierten, schilderte er mir eine Beobachtung seines Teams. Die Psychedelika hatten in den ersten drei Monaten eine bemerkenswerte Wirkung: Die meisten Probanden fühlten sich viel stärker verbunden und damit auch insgesamt erheblich besser. Doch es gab insbesondere eine Patientin, die auf einen breiteren Trend hinwies.

Nach dem außergewöhnlichen Erlebnis führte sie ihr normales Leben weiter. Sie arbeitete unter ziemlich entwürdigenden Bedingungen als Rezeptionistin in einer öden englischen Kleinstadt. Und dann kam dieses Erwachen – die Erkenntnis, dass materielle Dinge nicht zählen, wir alle gleich und unsere Differenzierung nach Status unsinnig sind. Danach kehrte sie in eine Welt zurück, die uns allen ständig eintrichtert, dass materialistisches Denken das Allerwichtigste ist, wir nicht gleich sind und man Statusunterschiede zu respektieren hat. Es war ein Wiedereintauchen in das kalte Bad des Abgeschnittenseins. Und nach und nach wurde sie wieder depressiv: Die Erkenntnisse, die sie bei dem psychedelischen Experiment gewonnen hatte, waren in der äußeren Welt, mit der wir gegenwärtig konfrontiert sind, wertlos.

Doch erst als ich mit Dr. Andrew Weil sprach, der an den Untersuchungen in den Sechzigerjahren beteiligt gewesen war, begriff ich, was das tatsächlich bedeutete. Niemand behauptet, dass Psychedelika so wirken, wie es in den Neunzigerjahren von Antidepressiva behauptet wurde: Sie greifen nicht in die Hirnchemie ein und »korrigieren« sie. Nein. Sie geben einem – wenn die Sitzung gut läuft – für kurze Zeit ein bemerkenswertes Gefühl des Verbundenseins. »Der Wert dieser Erfahrung«, meinte Well, besteht darin, dass sie »einen spüren lässt«, welche Wirkung dieses Gefühl hat. Danach hängt es von dem Betroffenen ab, andere Wege zu finden, wie er diese Wirkung aufrechterhalten kann. Im Grunde ist es keine Drogen-, sondern eine Lernerfahrung. Und man muss ständig auf die eine oder andere Weise weiterüben.

Wenn man nach einer solch intensiven Erfahrung in den Zustand des Abgeschnittenseins zurückkehrt, kann sie keine nachhaltige Wirkung haben. Anders ist es, wenn man auf dieser Grundlage ein tieferes, lang anhaltendes Gefühl des Verbundenseins – jenseits von materialistischem Denken und Ego – entwickelt. Es zeigt uns, was wir verloren haben, aber immer noch benötigen.

Das ist die Lehre, die Mark, der im Rahmen der Johns-Hopkins-Studie so lebhafte Eindrücke gewinnen konnte, aus dem Experiment gezogen hat. Nach der dritten und letzten Psilocybin-Sitzung fragte er den verantwortlichen Professor: »Roland, was um alles in der Welt mache ich jetzt damit? … Ich brauche etwas in meinem Leben, mit dem ich festigen kann, was ich gelernt habe.« Und Griffiths – der einst so tief in seiner Arbeitssucht versunken gewesen war, dass er nicht mehr als ein paar Minuten meditieren konnte – kannte inzwischen die Lösung. Er empfahl Mark ein Zentrum, in dem Techniken der Tiefenmeditation praktiziert werden. Als ich Mark interviewte, ging er seit fünf Jahren regelmäßig dorthin. Er weiß, dass er nicht vollständig in dem Raum leben kann, den er bei der Psilocybin-Sitzung entdeckt hat, und er will es auch nicht, vielmehr möchte er die gewonnenen Erkenntnisse in sein Alltagsleben integrieren. »Ich wollte meine Eindrücke bewahren«, sagte er zu mir.

Roland Griffiths hatte nicht damit gerechnet, dass er einmal Meditation und Psychedelika empfehlen würde, und Mark hatte sich nicht vorstellen können, dass er einmal begierig einem solchen Rat folgen würde. Für beide war dies eine nahezu undenkbare Wendung in ihrem Leben – allein das Gewicht der Beweise und die Tiefe ihrer Erfahrung bewog sie dennoch dazu.

***

Inzwischen führt Mark selbst Menschen durch Meditationssitzungen. Mithilfe dieser Technik hat er seine Sozialangst, die ihn einst so quälte, verloren. Er ist offen für das, was die Welt ihm bietet. Am Ende unseres Gesprächs sagte er zu mir, er empfinde jetzt »ein Verbundensein, das nicht mehr verschwinden wird«, ein tiefes Gefühl mitfühlender Freude. Er denkt nicht mehr an chemische Antidepressiva. Sie waren ohnehin nicht das Richtige für ihn, und er braucht sie auch nicht mehr.

***

Nicht jeder müsse genau diesen Weg gehen, um so weit zu kommen, erklärte Mark. Wir können dem, was uns zerreißt – den wertlosen Werten und dem Egoismus, der ihre Folge ist –, in vielerlei Weise den Boden entziehen. Manche werden zu

Psychedelika greifen, mehr noch die Meditation der liebevollen Freundlichkeit praktizieren, aber wir müssen noch viele andere Techniken erforschen. Doch wofür man sich auch entscheidet, so Mark, »es ist keine Sinnestäuschung, sondern eine Öffnung des Bewusstseins, die uns die Dinge sehen lässt, die bereits in uns existieren«.

»Es öffnet nur die Tür«, sagte er beim Rückblick auf seine lange Reise, zu dem, was wir wirklich brauchen. Und was wir wirklich brauchen, haben wir eigentlich die ganze Zeit gewusst.

Kapitel 21

Ausweg sechs: Das Kindheitstrauma annehmen und überwinden

Vincent Felitti wollte sich nicht damit begnügen, eine traurige Tatsache aufzudecken, er wollte eine Lösung finden. Er ist – wie ich bereits dargestellt habe – der Arzt, der die erschreckende Rolle von Kindheitstraumata als Ursache für später auftretende Depressionen und Ängste erkannte. Wie er nachgewiesen hat, erhöht ein Kindheitstrauma ganz erheblich die Wahrscheinlichkeit, dass jemand als Erwachsener depressiv wird oder unter schweren Ängsten leidet. Felitti fuhr kreuz und quer durch die Vereinigten Staaten, um seine Befunde bekannt zu machen, und inzwischen herrscht weitgehend Einigkeit darüber, dass er recht hat. Doch für ihn ging es nicht darum, den Menschen, die traumatisiert waren, klarzumachen, dass sie kaputt und zu einem eingeschränkten Leben verdammt seien, weil sie als Kinder keinen angemessenen Schutz genossen hatten. Er wollte sie von ihrem Leid befreien. Aber wie?

Wie ich bereits dargelegt habe – das liegt Hunderte Seiten zurück, also machen Sie sich keine Sorgen, wenn Sie eine Gedächtnisauffrischung benötigen –, gewann er seine Erkenntnisse durch Fragebögen, die er an Patienten des Gesundheitsunternehmens Kaiser Permanente verschickt hatte. Darin wurden zehn mögliche traumatische Erfahrungen in der Kindheit aufgeführt und dem gegenwärtigen Gesundheitszustand der Teilnehmer gegenübergestellt. Nach der Auswertung dieser Fragebögen, bei der sich im Lauf eines Jahres deutliche Ergebnisse abzeichneten, kam ihm eine Idee.

Was würde passieren, wenn der Arzt, dessen Patient auf

dem Fragebogen angekreuzt hatte, er habe in der Kindheit ein Trauma erlitten, bei dessen nächstem Besuch in der Sprechstunde nach diesem Trauma fragte? Wie würde sich das auswirken?

Um dies herauszufinden, führten er und sein Team ein Experiment durch. Jeder Arzt, der einen Patienten von Kaiser Permanente behandelte – sei es wegen Hämorrhoiden, eines Ekzems oder Schizophrenie –, wurde gebeten, sich dessen Trauma-Fragebogen anzusehen und, sofern der Patient ein Kindheitstrauma erlitten hatte, einer einfachen Anweisung zu folgen. Er sollte etwas sagen wie: »Ich sehe, dass Sie als Kind X oder Y erlebt haben. Das tut mir leid – das hätte nicht passieren dürfen. Möchten Sie über diese Erlebnisse sprechen?« Wenn der Patient dies bejahte, sollte der Arzt seinem Mitgefühl Ausdruck verleihen und fragen: »Glauben Sie, dass das langfristig negative Auswirkungen auf Sie hatte? Ist das für Ihren gegenwärtigen Gesundheitszustand von Bedeutung?«[1]

Die Absicht war, dem Patienten zwei Dinge gleichzeitig anzubieten. Erstens wurde ihm damit Gelegenheit gegeben, das traumatische Erlebnis zu schildern – eine Geschichte darüber zu konstruieren, die für ihn einen Sinn ergab. Fast unmittelbar nach Beginn des Experiments stellten die Forscher fest, dass viele Patienten noch nie jemandem anvertraut hatten, was ihnen widerfahren war.

Ebenso entscheidend war der zweite Punkt: Ihnen sollte deutlich gemacht werden, dass ihre traumatischen Erlebnisse nicht bewertet wurden. Im Gegenteil, sie sollten das Gefühl haben, dass ihnen eine Autoritätsperson, der sie vertrauten, Mitgefühl für das entgegenbrachte, was sie durchgemacht hatten.

Wie sich zeigte, war die überwiegende Mehrheit der Patienten bereit, darüber zu sprechen. Manche erzählten, sie seien vernachlässigt worden oder hätten sexuelle Übergriffe erlebt, manche waren von ihren Eltern geschlagen worden. Die meisten Patienten, die von solchen Dingen berichteten, hatten sich nie gefragt, ob diese Erfahrungen mit ihrem gegenwärtigen gesundheitlichen Zustand zusammenhängen könnten. Nun aber begannen sie, darüber nachzudenken.

Felitti interessierte jedoch vor allem, ob ihnen dies half. Oder schadete es ihnen, an alte Traumata zu rühren? Voller Spannung wartete er auf die Ergebnisse aus Zehntausenden solcher Sprechstunden.

Schließlich war es so weit. In den folgenden Monaten und Jahren zeigte sich bei denjenigen Patienten, deren Trauma eine Autoritätsperson mitfühlend anerkannt hatte, eine bedeutende Besserung – die Wahrscheinlichkeit, dass sie wegen irgendeiner Erkrankung erneut einen Arzt aufsuchten, sank bei ihnen um fünfunddreißig Prozent.[2]

Anfangs fürchteten die Ärzte, der Grund dafür sei, dass sie ihre Patienten verunsichert hätten und sie sich schämten. Aber niemand beklagte sich; und in weiteren Befragungen meinten viele Patienten, sie seien froh darüber gewesen, dass man sie nach dem Trauma gefragt hatte. So schrieb beispielsweise eine ältere Dame – die zum ersten Mal bekannt hatte, als Kind vergewaltigt worden zu sein – in einem Brief: »Danke, dass Sie mich gefragt haben. Ich dachte, zeit meines Lebens würde niemand erfahren, was passiert war.«[3]

Nachdem die Patienten diese Fragen beantwortet hatten, konnten sie in einer kleineren Pilotstudie entscheiden, ob sie in einer Sitzung mit einem Psychologen über das Geschehene sprechen wollten. Im folgenden Jahr war bei jenen, die diese Gelegenheit wahrgenommen hatten, die Wahrscheinlichkeit, wegen physischer Beschwerden erneut ihren Arzt aufzusuchen oder um die Verschreibung von Medikamenten zu bitten, um fünfzig Prozent gesunken.

Offenbar gingen sie weniger häufig zum Arzt, weil sie tatsächlich weniger unter Ängsten litten und sich nicht mehr so unwohl fühlten.[4] Das war ein verblüffendes Ergebnis. Wie kam es dazu? Die Antwort, vermutet Felitti, hat mit Scham zu tun. »Im Verlauf dieses kurzen Prozesses«, meinte er, »erzählt jemand – meist zum ersten Mal in seinem Leben – einem anderen, der ihm wichtig ist … etwas, für das er sich fürchterlich schämt. Und wenn ihm dann klar wird, dass er trotzdem noch von dieser Person akzeptiert wird, setzt das möglicherweise Veränderungen in Gang.«

Dies weist darauf hin, dass nicht nur das Kindheitstrauma an sich Probleme wie Depressionen und Ängste verursacht, sondern auch das Verbergen des Traumas. Dass man niemandem davon erzählt, weil man sich schämt. Doch wenn man es wegschließt, nagt es im Unterbewusstsein weiter, und die Scham nimmt zu. Auch als Arzt kann Felitti (leider) keine Zeitmaschinen erfinden, um in die Vergangenheit zurückzukehren und den Missbrauch zu verhindern. Aber er kann seinen Patienten helfen, ihn nicht mehr zu verbergen und sich nicht mehr zu schämen.

Wie ich bereits gezeigt habe, gibt es eine Vielzahl von Belegen dafür, dass das Gefühl der Demütigung eine große Rolle bei Depressionen spielt. Ich fragte mich, ob das auch hier relevant sei, und Felitti meinte dazu: »Ich denke, wir haben hier eine effiziente Behandlung gegen das Gefühl der Demütigung und das negative Selbstbild gefunden.« Er sah darin eine säkulare Version der Beichte in der katholischen Kirche. »Ich sage das nicht als religiöser Mensch – das bin ich nämlich nicht –, aber die Beichte gibt es seit achtzehnhundert Jahren. Nachdem sie sich so lange halten konnte, erfüllt sie vielleicht ein elementares menschliches Bedürfnis.« Der Betroffene muss jemandem erzählen, was ihm widerfahren ist, wobei man sich aber sicher sein muss, dass dieser andere nicht auf einen herabblickt. Wenn die Verbindung zum Kindheitstrauma wiederhergestellt wird und man dem Betroffenen zeigt, dass ein Außenstehender dies nicht für beschämend hält, dann hat man schon einen wichtigen Schritt hin zu seiner Befreiung von den negativen

Auswirkungen des Traumas bewältigt. »Bleibt die Frage, ob noch weitere Schritte folgen müssen. Und ich sage, ja, durchaus, aber es ist schon ein riesiger Schritt nach vorn.«

Kann das sein? Andere wissenschaftliche Studien zeigen, dass Scham tatsächlich krank macht. So starben beispielsweise während der Aids-Krise verkappte Homosexuelle im Durchschnitt zwei bis drei Jahre früher als diejenigen, die sich zu ihrer Homosexualität bekannten, obwohl beide Gruppen zum selben Zeitpunkt ihrer Erkrankung medizinische Hilfe erhielten.[5] Einen Teil des Selbst abzuschotten und es für anstößig zu halten vergiftet das Leben. Könnte hier dieselbe Dynamik wirksam sein?

Die an der Studie beteiligten Wissenschaftler betonen, dass noch weitere Untersuchungen nötig sind, um herauszufinden, wie man auf diesem ermutigenden ersten Schritt aufbauen kann. Ihre Arbeit betrachten sie lediglich als Anfang. »Gerade jetzt, denke ich, wären wissenschaftliche Studien erforderlich«, meinte Felittis Kollege Robert Anda. »Was Sie da angesprochen haben, erfordert ein völlig neues Denken und Studien über eine ganze Generation hinweg, um all das zusammenzuführen. Bis jetzt ist da noch nichts geschehen.«

***

Erst mit Mitte zwanzig, als ich einen hervorragenden Therapeuten gefunden hatte, sprach ich über die Gewalt und den Missbrauch, den ich als Kind erlebt hatte. Ich schilderte ihm meine Kindheit und erzählte ihm die Geschichte, die ich mir selbst mein Leben lang erzählt hatte: All das sei passiert, weil ich etwas falsch gemacht und es deshalb verdient hätte.

»Lassen Sie sich das einmal auf der Zunge zergehen«, erwiderte er. Anfangs wusste ich nicht, was er meinte. Aber dann erläuterte er es noch einmal. »Glauben Sie, dass ein Kind so behandelt werden sollte? Wie würden Sie reagieren, wenn Sie mitbekämen, wie ein Erwachsener das heute zu einem Zehnjährigen sagte?«

Da ich diese Erinnerungen weggeschlossen hatte, konnte ich das Narrativ, das ich damals entwickelt hatte, nie hinterfragen. Es schien mir ganz natürlich. Deshalb fand ich seine Frage irritierend.

Anfangs verteidigte ich die Erwachsenen, die sich so verhalten hatten. Und ich kämpfte gegen die Erinnerung meines Kindheits-Selbst. Erst allmählich, im Lauf der Zeit, wurde mir klar, was er meinte.

Und ich fühlte mich wirklich von der Scham befreit.

Kapitel 22

Ausweg sieben: Wiederherstellung der Zukunft

Noch ein Hindernis stand diesen Bemühungen, Depressionen und Ängste zu überwinden, im Wege – und es schien größer als alle anderen, mit denen ich mich bisher beschäftigt hatte. Wenn Sie versuchen, Auswege zu finden, wie ich sie beschrieben habe – wenn Sie zum Beispiel eine Gemeinschaft aufbauen, Ihren Arbeitsplatz demokratisieren oder Gruppen bilden, um Ihre intrinsischen Werte zu erforschen –, dann benötigen Sie Zeit und Selbstbewusstsein.

Aber beides wird uns beharrlich entzogen. Die meisten Menschen arbeiten unentwegt und sehen doch einer ungewissen Zukunft entgegen. Sie sind erschöpft und haben den Eindruck, dass der Druck von Jahr zu Jahr wächst. Es ist schwer, sich einem großen Kampf anzuschließen, wenn es schon enorme Anstrengung kostet, den Alltag zu bewältigen. Menschen aufzufordern, sie sollten sich noch mehr aufbürden, obwohl sie bereits überlastet sind, wirkt fast wie Hohn und Spott.

Aber bei meinen Recherchen für dieses Buch bin ich auf ein Experiment gestoßen, mit dem erforscht wurde, wie man den Menschen Zeit und Zuversicht zurückgeben kann.

***

Mitte der Siebzigerjahre wählten einige kanadische Regierungsbeamte – offenbar nach dem Zufallsprinzip – die Kleinstadt Dauphin im ländlichen Manitoba aus.[1] Dass der Ort nicht sonderlich attraktiv aussah, war ihnen klar. Nach

Winnipeg, der nächsten größeren Stadt, brauchte man mit dem Auto vier Stunden. Der Ort lag mitten in der Prärie, die meisten Bewohner waren Farmer, die hauptsächlich Raps anbauten. Die siebzehntausend Menschen in der Region arbeiteten hart, dennoch hatten sie zu kämpfen. Wenn die Farmer eine ordentliche Rapsernte einfuhren, ging es allen gut – die Autohändler vor Ort verkauften Autos, und die Kneipen verkauften Schnaps. Wenn die Ernte aber schlecht ausfiel, hatten alle zu leiden.

Und dann erfuhren die Bewohner von Dauphin eines Tages, sie seien aufgrund einer mutigen Entscheidung der kanadischen Regierung für ein Experiment ausgewählt worden. Schon seit Langem überlegten die Kanadier, ob der Wohlfahrtsstaat, den sie in den vergangenen Jahren aufgebaut hatten, nicht in vielen Fällen zu schwerfällig und ineffizient war und nicht genügend Menschen Hilfe bot. Der Wohlfahrtsstaat soll ein Sicherheitsnetz bieten, aus dem niemand herausfallen kann: eine Basisabsicherung, die Armut verhindert und den Menschen die Angst nimmt. Aber es stellte sich heraus, dass in Kanada immer noch viel Armut und große Unsicherheit herrschten. Irgendetwas stimmte also nicht.

Und da kam jemand auf eine verblüffend einfache Idee. Bisher hatte der Wohlfahrtsstaat versucht, Löcher zu stopfen, das heißt Leute aufzufangen, die unter ein bestimmtes soziales Niveau gesunken waren, und ihnen wieder auf die Beine zu helfen. Wenn aber Unsicherheit auf der Angst beruht, nicht genug Geld zum Leben zu haben, so die Überlegung, was würde passieren, wenn wir allen genug geben, ohne Bedingungen daran zu knüpfen? Was wäre, wenn wir einfach jedem kanadischen Bürger – ob jung oder alt – jedes Jahr einen Scheck schickten, der die Lebenshaltungskosten abdeckt? Der Betrag müsste sorgfältig austariert werden. Jeder sollte genug zum Leben erhalten, während Luxusgüter nicht vorgesehen waren. Man nannte es das bedingungslose Grundeinkommen. Statt Menschen mit einem Netz aufzufangen, wenn sie fallen, sollte der Boden angehoben werden, auf dem alle stehen.

Diese Idee war sogar von rechtsgerichteten Politikern wie Richard Nixon erwogen worden, aber erprobt hatte sie noch niemand. Also beschlossen die Kanadier, an einem Ort den Versuch zu wagen. Und so kam es, dass die Bewohner von Dauphin die Zusage erhielten: Jeder bekommt eine Summe von etwa neunzehntausend US-Dollar (nach heutiger Kaufkraft) im Jahr von der Regierung. Bedingungen sind nicht daran geknüpft. Nichts, was ihr tut, kann dieses Grundeinkommen gefährden. Es gehört euch von Rechts wegen.

Und dann hieß es: abwarten und sehen, was passiert.

***

Um diese Zeit studierte Evelyn Forget Wirtschaftswissenschaften in Toronto, und eines Tages berichtete ein Professor seinen Studenten von diesem Experiment. Die junge Frau war fasziniert. Aber nachdem der Versuch fünf Jahre lang gelaufen war, kam eine konservative Regierung an die Macht, und das Programm wurde abrupt beendet. Das bedingungslose Grundeinkommen wurde gestrichen. Außer bei denen, die die Schecks erhalten hatten – und noch einer weiteren Person –, geriet es rasch in Vergessenheit.

Dreißig Jahre später war Evelyn Forget Professorin für Wirtschaftswissenschaften an der University of Manitoba geworden, und sie stieß bei ihrer Arbeit immer wieder auf verstörende Hinweise. Es war zweifelsfrei erwiesen, dass mit zunehmender Armut auch das Risiko von Depressionen und Ängsten – sowie allen möglichen anderen Erkrankungen – steigt. In den Vereinigten Staaten erkranken Menschen mit einem Einkommen unter zwanzigtausend Dollar doppelt so häufig an Depressionen wie Personen mit einem Einkommen über siebzigtausend Dollar.[2] Und wenn man regelmäßig Geld aus Immobilienbesitz bezieht, dann ist die Wahrscheinlichkeit, eine Angststörung zu entwickeln, zehnmal geringer als bei Menschen, die ohne solche Einkommensquellen auskommen müssen. »Was ich einfach erstaunlich finde«, erklärte mir Forget, »ist der direkte Zusammenhang zwischen Armut und der Menge stimmungsverändernder Medikamente, die die Menschen einnehmen – der Antidepressiva, die sie schlucken, nur um durch den Tag zu kommen.« Wenn man diese Probleme wirklich lösen will, so meinte sie, muss man sich mit diesen Zusammenhängen beschäftigen.

Und so fiel Forget das alte Experiment ein, das Jahrzehnte zuvor stattgefunden hatte. Was war dabei herausgekommen? Waren die Menschen, die das Grundeinkommen erhielten, gesünder geworden? Was hatte sich in ihrem Leben sonst noch verändert? Sie machte sich auf die Suche nach wissenschaftlichen Arbeiten aus der damaligen Zeit – vergeblich. Also schrieb sie Briefe und telefonierte. Sie wusste, dass das Experiment zu der Zeit sorgfältig wissenschaftlich begleitet wurde und bergeweise Daten erhoben worden waren. Es war also eine regelrechte Studie gewesen. Was war daraus geworden?

Nach gründlicher Detektivarbeit, die sich über fünf Jahre hinzog, fand Forget schließlich die Antwort: Die bei dem Experiment gesammelten Daten lagen in den National Archives begraben und drohten, im Müll zu landen. »Ich bin hingefahren – und habe den Großteil auf Papier vorgefunden. Es lag alles in Kartons«, erzählte sie mir. »Es waren fünfzig Kubikmeter … gefüllt mit Papier.« Niemand hatte sich je die Mühe gemacht, die Daten auszuwerten. Als die Konservativen an die Macht kamen, wollten sie nicht, dass sich jemand damit beschäftigte – sie glaubten, das Experiment sei Zeitverschwendung. Außerdem stand es im Widerspruch zu ihren Moralvorstellungen.

Also widmete sich Forget gemeinsam mit einem Forscherteam der zeitraubenden Aufgabe herauszufinden, was mit der

Auszahlung des bedingungslosen Grundeinkommens vor all den Jahren erreicht worden war. Gleichzeitig machten sie sich, um die langfristigen Auswirkungen zu untersuchen, auf die Suche nach Personen, die an dem Experiment teilgenommen hatten.

***

Das Erste, was Forget im Gespräch mit den Teilnehmern des Programms auffiel, war, wie lebhaft sie sich an diese Zeit erinnerten. Jeder hatte etwas darüber zu erzählen, wie das Grundeinkommen ihr Leben beeinflusst hatte. Vor allem, dass das Geld »wie eine Versicherungspolice wirkte. Irgendwie war der Stress weg, die Sorge, ob man es sich leisten kann, die Kinder noch ein Jahr in die Schule zu schicken, ob man all die Rechnungen bezahlen kann.«

In dieser konservativen landwirtschaftlichen Gemeinde veränderte sich vor allem die Selbstwahrnehmung der Frauen. Forget lernte eine Frau kennen, die mithilfe ihres Schecks als erste Frau in ihrer Familie ein Hochschulstudium absolviert hatte. Sie war Bibliothekarin geworden und gehörte zu den angesehensten Bürgern des Städtchens. Während sie Forget Fotos ihrer beiden Töchter zeigte, die ebenfalls ein Studium abgeschlossen hatten, erzählte sie, wie stolz sie auf ihre Rolle als Vorbild sei.

Andere berichteten, sie hätten nach einem Leben in ständiger Unsicherheit zum ersten Mal aufatmen können. Eine Frau mit einem behinderten Mann und sechs Kindern verdiente ihr Geld, indem sie den Leuten in ihrem Wohnzimmer die Haare schnitt. Sie erklärte, das Grundeinkommen hätte zum ersten Mal für »ein Sahnehäubchen auf dem Kaffee« gesorgt – kleine Dinge, die das Leben ein wenig verschönern.

Es waren bewegende Geschichten – aber die entscheidenden Fakten wurden erst aus dem umfangreichen Datenmaterial ersichtlich. Aus den über Jahre gesammelten Daten konnte Forget Folgendes ablesen: Die Kinder besuchten länger die Schule, und ihre Leistungen wurden besser. Die Zahl der Neugeborenen mit niedrigem Geburtsgewicht ging zurück, denn die Frauen ließen sich mit dem Kinderkriegen Zeit, bis die Umstände es zuließen. Eltern blieben länger bei ihren Babys zu Hause, ehe sie an den Arbeitsplatz zurückkehrten. Insgesamt ging die Zahl der Arbeitsstunden leicht zurück, weil die Menschen mehr Zeit mit ihren Kindern verbrachten oder sich weiterbildeten.[3]

Aber ein Ergebnis erschien mir besonders wichtig:

***

Forget durchforstete die Krankenakten der Empfänger des Grundeinkommens – und sie fand heraus, dass »weniger Menschen wegen affektiver Störungen ihren Arzt aufsuchten«. Depressionen und Ängste gingen in der Gemeinde deutlich zurück. Die Zahl der Fälle, die wegen schwerer Depressionen oder anderer psychischer Probleme ins Krankenhaus eingewiesen werden mussten, sank innerhalb von nur drei Jahren um neun Prozent.

Wie kam das? »Es sorgte einfach dafür, dass der Stress wegfiel – oder geringer wurde –, mit dem Menschen im Alltag zu tun hatten«, stellte Forget fest. Man wusste, auch im kommenden Monat und im kommenden Jahr hat man ein sicheres Einkommen, also konnte man sich ein Bild der eigenen Zukunft machen, das tragfähig war.

***

Und es stellte sich noch ein weiterer unvorhergesehener Effekt ein, wie mir Forget berichtete. Wenn man weiß, dass man, ganz gleich was passiert, genügend Geld zum Leben hat, kann man einen Arbeitsplatz ablehnen, an dem man schlecht behandelt oder gedemütigt wird. Man ist nicht mehr auf Gedeih und Verderb auf die Arbeit angewiesen, die man hat, und es gibt wirklich schreckliche, demütigende Jobs, die Menschen annehmen, nur um zu überleben. Das Grundeinkommen gab einem »das kleine bisschen Macht zu sagen, ich muss hier nicht bleiben«. Das hieß, die Arbeitgeber mussten die Arbeit attraktiver gestalten. Und im Lauf der Zeit wäre es darauf hinausgelaufen, die Ungleichheit in der Stadt zu reduzieren – und damit auch die Depressionen, die durch extreme Statusunterschiede ausgelöst werden.

Für Forget sagt all das etwas Grundsätzliches über die Natur von Depressionen aus. »Wenn es nur eine Störung im Gehirn wäre«, sagte sie, »wenn es nur ein physisches Leiden wäre, dann wäre nicht eine so starke Korrelation mit Armut zu erwarten«, und man würde keinen signifikanten Rückgang durch die Auszahlung eines bedingungslosen Grundeinkommens beobachten. »Zweifellos«, sagte sie, »macht es das Leben der Empfänger angenehmer – und das wirkt wie ein Antidepressivum.«

Wenn Forget die Welt von heute betrachtet und wie sich das Städtchen Dauphin seit Mitte der Siebzigerjahre verändert hat, glaubt sie, dass ein solches Programm – in allen Gesellschaften – heute dringender benötigt wird denn je. Damals »rechneten die Leute noch damit, dass sie nach ihrem Highschool-Abschluss Arbeit finden und bis zum Alter von fünfundsechzig in derselben Firma [oder] wenigstens in derselben Branche arbeiten würden, um sich dann mit einer hübschen goldenen Uhr und einer guten Rente zur Ruhe setzen zu können.« Aber »es ist schwer, in der Arbeitswelt von heute derart stabile Verhältnisse zu finden … Ich glaube nicht, dass solche Zeiten jemals wiederkehren. Wir leben in einer globalisierten Welt. Die Welt hat sich grundlegend verändert.« Rückwärtsgewandt werden wir die Sicherheit nicht wiederfinden, zumal Roboter und

Technologie immer mehr Arbeitsplätze vernichten – aber wir können nach vorn blicken und ein bedingungsloses Grundeinkommen für alle einführen. Wie Barack Obama in einem Interview gegen Ende seiner Regierungszeit vorschlug, könnte ein bedingungsloses Grundeinkommen das beste verfügbare Werkzeug sein, um wieder für Sicherheit zu sorgen, nicht mithilfe des falschen Versprechens, eine verlorene Welt wiederaufzubauen, sondern durch etwas unverkennbar Neues.

Begraben in den verstaubten Kartons der kanadischen National Archives, hatte Forget womöglich eines der wichtigsten Antidepressiva für das 21. Jahrhundert entdeckt.

***

Um noch mehr über die Auswirkungen eines Grundeinkommens zu erfahren und meine Fragen und Bedenken zu klären, suchte ich den hervorragenden niederländischen Wirtschaftshistoriker Rutger Bregman auf. Er ist der führende Verfechter eines bedingungslosen Grundeinkommens in Europa.[4] Wir aßen Burger, gönnten uns koffeinhaltige Getränke und redeten bis spät in die Nacht. »Immer wieder«, sagte er, »lasten wir ein kollektives Problem dem Einzelnen an. So, du bist also depressiv? Dann schluck eine Pille. Du bist arbeitslos? Geh zu einer Schulung – da lernst du, Bewerbungen zu schreiben oder dich bei LinkedIn [anzumelden]. Aber offensichtlich führt all das nicht an die Wurzel des Problems … Nur wenige machen sich Gedanken darüber, was eigentlich mit unserem Arbeitsmarkt und unserer Gesellschaft passiert ist, dass diese [Formen der Verzweiflung] überall auftauchen.«

Sogar die Mittelschicht lebt mit einem chronischen »Mangel an Sicherheit«; die Leute wüssten nicht einmal, wie ihr Leben in ein paar Monaten aussehe. Ziel des bedingungslosen Grundeinkommens ist unter anderem auch, diese Demütigung zu beseitigen und sie durch Sicherheit zu ersetzen. Das wurde inzwischen vielerorts im kleinen Maßstab ausprobiert, wie Bregman in seinem Buch *Utopien für Realisten* zeigt. Es läuft stets nach demselben Muster ab. Meist reagieren die Leute auf den Vorschlag, indem sie sagen: Was, einfach so Geld verteilen? Das wird die Arbeitsmoral zerstören. Die Leute werden das Geld für Alkohol und Drogen ausgeben und sich vor den Fernseher setzen. Bis dann die Ergebnisse vorliegen.

Zum Beispiel gibt es in den Great Smoky Mountains einen Stamm amerikanischer Ureinwohner mit achttausend Angehörigen, der beschloss, ein Spielcasino zu eröffnen. Aber sie machten es ein bisschen anders als üblich. Sie beschlossen, die Gewinne gleichmäßig an alle Stammesmitglieder zu verteilen: Jeder erhielt (wie sich herausstellte) einen Scheck von sechstausend Dollar im Jahr, später stieg der Betrag auf neuntausend Dollar – praktisch also ein bedingungsloses Grundeinkommen für alle. Außenstehende erklärten sie für verrückt. Aber das Programm wurde von Sozialwissenschaftlern gründlich studiert, und es zeigte sich, dass dieses Grundeinkommen vieles veränderte. Eltern entschieden sich, mehr Zeit mit ihren Kindern zu verbringen, und weil sie weniger gestresst waren, konnten sie unbeschwerter mit ihren Kindern zusammen sein. Das Ergebnis? Verhaltensprobleme wie ADHS und Depressionen im Kindesalter gingen um vierzig Prozent zurück.[5] Mir ist kein Fall bekannt, wo sich in einem vergleichbaren Zeitraum psychische Erkrankungen bei Kindern in diesem Maße vermindert hätten. Einfach, weil Eltern mehr Freiraum für ihr Familienleben erhielten.

In der ganzen Welt – von Brasilien bis Indien – führen solche Experimente zu denselben Ergebnissen. Bregman berichtete: »Wenn ich die Menschen frage: ›Was würden Sie [persönlich] mit einem Grundeinkommen machen?‹, antworten neunundneunzig Prozent: ›Ich habe Träume, ich habe Ambitionen, ich werde etwas Anspruchsvolles, etwas Nützliches machen.‹« Wenn er aber wissen will, was ihrer Meinung nach *andere*

Leute mit dem Grundeinkommen tun würden, dann heißt es: Ach, die werden zu leblosen Zombies und schauen den ganzen Tag Netflix.

Dieses Programm »verändert wirklich vieles«, sagt Bregman, aber nicht so, wie sich das die meisten vorstellen. Die größte Veränderung, meint Bregman, »betrifft die Einstellung der Menschen zur Arbeit«.[6] Wenn Bregman Leute fragt, was sie beruflich machen und ob sie es für sinnvoll halten, staunt er, wie viele Menschen bereitwillig zugeben, die Arbeit, der sie nachgehen, sei sinnlos und würde die Welt nicht bereichern. Der Schlüssel zu einem bedingungslosen Grundeinkommen, so Bregman, ist, dass es den Menschen die Macht gibt, Nein zu sagen. Zum ersten Mal sind sie in der Lage, einen Arbeitsplatz aufzugeben, der entwürdigend, demütigend oder sonst unerträglich ist. Offensichtlich müssen dennoch einige langweilige Aufgaben erledigt werden. Das heißt, die Arbeitgeber müssen bessere Löhne oder bessere Arbeitsbedingungen anbieten. Mit einem Schlag wird man die schlimmsten Arbeitsplätze, die am häufigsten zu Depressionen und Ängsten führen, radikal verbessern müssen, um Arbeitnehmer dafür zu gewinnen.[7]

Den Menschen wird es freistehen, sich mit Ideen, an die sie glauben, selbstständig zu machen, Gemeinschaftsprojekte wie am Kotti auf die Beine zu stellen, sich um ihre Kinder oder ältere Angehörige zu kümmern. All das ist echte Arbeit, die aber meist vom Markt nicht belohnt wird. Wenn Menschen Nein sagen können, sagt Bregman, »dann würde die Definition von Arbeit lauten, dass man etwas Wertvolles schafft – dass man die Welt ein bisschen interessanter oder ein bisschen schöner macht«.

Wir müssen offen gestehen, das ist eine teure Idee – ein echtes bedingungsloses Grundeinkommen würde einen großen Teil des Volksvermögens eines jeden Industrielands beanspruchen. Im Augenblick liegt dieses Ziel noch in der Ferne. Aber jede zivilisatorische Idee hat als utopischer Traum angefangen:

vom Wohlfahrtsstaat über Frauenrechte bis zur Gleichstellung für Schwule. Präsident Obama war der Ansicht, es könne innerhalb der nächsten zwanzig Jahre Wirklichkeit werden.[8] Wenn wir jetzt anfangen, uns dafür einzusetzen und dafür zu kämpfen – als Antidepressivum, als Möglichkeit, mit dem Dauerstress umzugehen, der so viele von uns herunterzieht –, wird es uns im Lauf der Zeit auch helfen, einen der Faktoren zu erkennen, der diese Verzweiflung überhaupt erst ausgelöst hat. Es ist eine Möglichkeit, erklärte mir Bregman, wieder eine sichere Zukunft für die Menschen zu schaffen, die für sich keine Zukunft mehr sehen, eine Möglichkeit, die uns allen eine Atempause gibt, um unser Leben und unsere Kultur zu überdenken.

***

Diese sieben provisorischen Hinweise auf Lösungswege erfordern natürlich gewaltige Veränderungen – in uns und in unserer Gesellschaft. Jedes Mal, wenn ich darüber nachdachte, meldete sich eine nörgelnde innere Stimme zu Wort. Sie sagte: Es wird sich nie etwas ändern. Die Formen des sozialen Wandels, für die du eintrittst, sind reine Fantasie. Wir stecken in der Sackgasse. Hast du kürzlich mal Nachrichten gesehen? Du glaubst, positive Veränderungen sind im Anmarsch?

Wenn mich solche Gedanken quälten, dachte ich immer an einen guten Freund.

1993 erhielt der Journalist Andrew Sullivan die Diagnose HIV-positiv. Das war auf dem Höhepunkt der Aids-Krise. Überall auf der Welt starben schwule Männer. Es war keine Behandlung in Sicht. Andrews erster Gedanke war: Ich habe das verdient. Das habe ich mir eingebrockt. Er war in einer katholischen Familie in einer homophoben Kultur aufgewachsen, und als Kind hatte er geglaubt, er sei der einzige Homosexuelle auf der Welt, weil ihm im Fernsehen, auf der Straße oder in Büchern nie jemand seinesgleichen begegnete.[9] Er lebte in einer Welt, wo Schwule bestenfalls verspottet und schlimmstenfalls verprügelt wurden.

Also dachte er jetzt: *Ich hab's drauf angelegt. Diese tödliche Krankheit ist die Strafe, die ich verdient habe.*

Als Andrew erfuhr, dass er an Aids sterben würde, fiel ihm ein Bild ein. Es war bei einem Kinobesuch, da ging etwas mit dem Projektor schief; man konnte dem Film nicht folgen, weil er völlig verzerrt ablief. Das ging ein paar Minuten so. Von nun an, das war ihm klar, würde sein Leben so sein wie in diesem Kinosaal, nur dass niemand den Projektor richten konnte.

Es dauerte nicht lange, da gab er seine Stelle als Redakteur bei *The New Republic* auf, einem angesehenen US-amerikanischen Politmagazin. Patrick, sein bester Freund, war an Aids erkrankt und lag im Sterben – Andrew war sicher, dass ihn dasselbe Schicksal erwartete.

Also fuhr Andrew nach Provincetown, einer Schwulenenklave an der Spitze von Cape Cod in Massachusetts, um dort zu sterben. In jenem Sommer begann er in einem kleinen Haus am Strand, ein Buch zu schreiben. Er wusste, es würde das Letzte sein, was er in seinem Leben tat, also beschloss er, für eine verrückte, völlig absurde Idee einzutreten – etwas so Absonderliches, dass noch nie jemand ein Buch darüber geschrieben hatte. Er würde vorschlagen, man sollte Schwulen und Lesben ermöglichen, ebenso zu heiraten, wie Heterosexuelle es tun. Er meinte, das sei der einzige Weg, um Schwule und Lesben von der Scham und dem Selbsthass zu befreien, von dem Andrew nicht loskam. Für mich ist es zu spät, dachte er, aber vielleicht hilft es den Generationen, die nach mir kommen.

Als sein Buch *Völlig normal: Ein Diskurs über Homosexualität* ein Jahr später herauskam und erst seit wenigen Tagen in den Buchhandlungen auslag, starb sein Freund Patrick, und Andrew wurde mit Hohn und Spott überzogen, weil er etwas so Lächerliches wie die Schwulenehe vorgeschlagen hatte. Andrew wurde nicht nur von der Rechten angegriffen, sondern auch von den eigenen, linksorientierten Leuten, die ihn als Verräter, Möchtegernhomosexuellen oder Sonderling bezeichneten, weil er an die Ehe glaube. Eine Gruppe, die Lesbian Avengers, protestierte bei seinen Lesungen, indem sie sein Foto im Fadenkreuz eines Gewehrs zeigten. Beim Anblick der Protestierenden packte Andrew die Verzweiflung. Diese verrückte Idee – seine letzte Geste vor seinem Tod – war offensichtlich zum Scheitern verurteilt.

Wenn ich Leute sagen höre, die Veränderungen, die wir brauchen, um mit Depressionen und Ängsten fertigzuwerden, seien nicht umsetzbar, dann male ich mir aus, dass ich eine Zeitreise zurück in den Sommer 1993 mache, Andrew in jenem Strandhaus in Provincetown besuche und ihm etwas erzähle.

Na schön, Andrew, du wirst mir nicht glauben, aber Folgendes wird passieren: In fünfundzwanzig Jahren wirst du noch leben. Das ist schon erstaunlich genug, aber wart ab, das ist noch nicht alles. Dieses Buch, das du schreibst … es wird eine Bewegung in Gang setzen. Und der Oberste Gerichtshof der Vereinigten Staaten wird es in einem Grundsatzurteil zur Gleichstellung von Schwulen und Lesben zitieren. Und ich werde an dem Tag bei dir sein, an dem du einen Brief vom amerikanischen Präsidenten bekommst, in dem steht, dass dieser Kampf für die Schwulenehe, den du angefangen hast, auch deinetwegen ein Erfolg war. Er wird an diesem Tag das Weiße Haus in den Farben der Regenbogenflagge anstrahlen lassen. Er wird dich zu einem Festessen einladen, um dir für das, was du getan hast, zu danken. Ach, und übrigens, dieser Präsident: Er wird ein Schwarzer sein.

Damals hätte sich das angehört wie Science-Fiction. Aber genau so ist es gekommen. Es ist keine Kleinigkeit, mit einer zweitausendjährigen Geschichte abzuschließen, in der Schwule verachtet und inhaftiert, zusammengeschlagen und verbrannt wurden. Dieser Schlussstrich konnte nur gezogen werden, weil sich genügend mutige Menschen zusammengetan und es gefordert haben. Jeder und jede, die dies liest, ist Nutznießer großer positiver sozialer Veränderungen, die undenkbar schienen, als sie ursprünglich vorgeschlagen wurden. Sind Sie eine Frau? Meine Großmutter durfte vor ihrem vierzigsten Geburtstag nicht einmal ein eigenes Bankkonto eröffnen – es war gesetzlich verboten. Sind Sie Arbeiter? Das freie Wochenende wurde als utopische Idee verspottet, als die Gewerkschaften anfingen, dafür zu kämpfen. Sind Sie schwarz oder asiatischer Abstammung oder leben mit einer Behinderung? Sie wissen, wovon ich spreche.[10]

Also habe ich mir gesagt: Wenn eine innere Stimme dir sagt, wir können die sozialen Ursachen von Depressionen und Ängsten nicht beseitigen, dann pass auf – das ist an sich schon ein Symptom für Depressionen und Ängste.

Ja, wir brauchen gewaltige Veränderungen. Geradezu revolutionäre Veränderungen, so wie sie im Umgang mit Schwulen und Lesben stattgefunden haben. Aber diese Revolution hat es gegeben.

Wenn wir diese Probleme lösen wollen, steht uns ein gigantischer Kampf bevor. Aber das liegt daran, dass auch die Krise gigantisch ist. Wir können das leugnen – aber dann bleiben wir in dem Problem gefangen. Andrew hat mich eines gelehrt: Die Reaktion auf eine gigantische Krise besteht nicht darin, zu Hause zu sitzen und zu weinen. Dafür steht zu viel auf dem Spiel. Es geht darum, etwas zu fordern, was unmöglich scheint – und nicht zu ruhen, bis wir es erreicht haben.

***

Hin und wieder liest Bregman – der Anführer der europäischen Kampagne für ein bedingungsloses Grundeinkommen – in der Presse Geschichten über Menschen, die radikale Entscheidungen treffen. Ein fünfzigjähriger Manager erkennt, dass sein Beruf ihm keine Erfüllung schenkt, und wird Opernsänger. Eine fünfundvierzigjährige Mitarbeiterin von Goldman Sachs kündigt, um für einen Wohlfahrtsverband zu arbeiten. »Das wird immer als heroische Tat dargestellt«, erklärte mir Bregman, als wir unsere zehnte Cola light tranken. Die Leute fragen dann ehrfürchtig: »Willst du das wirklich machen, was du da vorhast? Willst du wirklich dein Leben ändern, um etwas zu tun, was du erfüllend findest?«

Das sei ein Zeichen dafür, so Bregman, wie sehr wir auf dem Holzweg sind, dass es als sonderbare Ausnahme gilt, eine erfüllende Arbeit zu haben, so als hätte man in der Lotterie gewonnen, und nicht als Lebensweise, die wir alle wählen sollten. Wenn jeder ein bedingungsloses Grundeinkommen erhält, sagte Bregman, dann geht es eigentlich darum, gerade dafür die Voraussetzungen zu schaffen. »Selbstverständlich tust du, was du tun willst. Du bist ein Mensch. Du lebst nur einmal. Was willst du denn [sonst] machen – etwas tun, was du nicht tun willst?«

Fazit

Heimkommen

Nachdem meine Recherchen abgeschlossen waren und ich den Großteil dieses Buches geschrieben hatte, wanderte ich eines Nachmittags ziellos durch die Straßen von London. Irgendwann merkte ich, dass ich es nicht weit zu dem Einkaufszentrum hatte, in dem ich als Teenager vor fast zwanzig Jahren meine ersten Antidepressiva aus der Apotheke geholt hatte. Ich ging hin, stand im Eingang und dachte an die Geschichte, an die ich an jenem Tag und noch lange Zeit danach geglaubt hatte. Mein Arzt hatte sie mir erzählt, und die Pharmariesen und Bestseller von damals beteuerten: Das Problem ist in deinem Kopf. Dort herrscht ein chemisches Ungleichgewicht. Deine kaputte Maschinerie muss repariert werden, das ist die Lösung.

Menschen gingen an mir vorbei, betraten das Einkaufszentrum oder kamen wieder heraus, und wenn man bedenkt, wie verbreitet Antidepressiva sind, schien es nur wahrscheinlich, dass einige von ihnen hier ihre Pillen abholten. Vielleicht war einer darunter, der heute zum ersten Mal eine Pille schlucken würde, und das ganze Drama würde von vorn beginnen.

Ich überlegte, was ich – nach allem, was ich inzwischen wusste – zu dem Teenager sagen würde, der ich damals war, wenn ich eine Zeitreise antreten und mit ihm sprechen könnte, bevor er an Ort und Stelle die erste Pille einnimmt.

Ich würde mir Mühe geben, diesem Teenager eine Geschichte über seine Verzweiflung zu erzählen, die ehrlicher wäre. Was sie dir bisher gesagt haben, ist falsch, würde ich ihm erklären. Das heißt nicht, dass alle Antidepressiva schlecht sind: Einige glaubwürdige Wissenschaftler haben festgestellt, dass sie einer kleineren Zahl von Patienten vorübergehend Linderung verschaffen, und das sollte man nicht leugnen. Falsch an der Geschichte ist aber die Behauptung, Depressionen würden durch ein chemisches Ungleichgewicht im Gehirn verursacht und die vorrangige Lösung für die meisten Betroffenen sei ein chemisches Antidepressivum. Diese Geschichte hat den Pharmariesen dreistellige Milliardenbeträge eingebracht,[1] und das ist ein maßgeblicher Grund dafür, warum sie sich so hartnäckig hält.

Die wahre Geschichte, würde ich erklären, ist den Wissenschaftlern seit Jahrzehnten bekannt. Depressionen und Ängste haben dreierlei Ursachen: biologische, psychische und soziale. Sie alle sind real, und keine dieser drei Ursachen kann mit einer so primitiven Vorstellung wie der des chemischen Ungleichgewichts erfasst werden. Die sozialen und psychischen Ursachen wurden lange Zeit außer Acht gelassen, obwohl die biologischen Ursachen ohne sie offenbar gar nicht in Erscheinung treten.

Dabei handelt es sich keineswegs um eine verschrobene Außenseitertheorie, würde ich dem jungen Menschen erklären. Sie wird auch von den führenden medizinischen Institutionen vertreten. Die Weltgesundheitsorganisation WHO – die international maßgebliche Behörde für das Gesundheitswesen – brachte ihre Erkenntnisse im Jahr 2011 folgendermaßen auf den Punkt: »Psychische Gesundheit ist ein Produkt der Gesellschaft: Die Existenz beziehungsweise Abwesenheit von psychischer Gesundheit ist vor allem anderen ein sozialer Indikator und erfordert deshalb sowohl soziale als auch individuelle Lösungen.«[2]

Die Vereinten Nationen stellten – in ihrer offiziellen Erklärung zum Weltgesundheitstag 2017 – fest: »Das herrschende biomedizinische Narrativ der Depression« basiere auf »einem einseitigen und selektiven Gebrauch von Forschungsergebnissen«, der »mehr Schaden als Nutzen anrichtet, das Recht auf Gesundheit unterminiert und beendet werden muss«. Wie es weiter heißt, existieren »zunehmende Beweise« dafür, dass es tiefere Ursachen für Depressionen gibt, und auch wenn Medikamente eine gewisse Rolle spielen, müssen wir aufhören, sie einzusetzen, »um Fragen zu beantworten, die in engem Zusammenhang mit sozialen Problemen stehen«. Wir müssen uns von der »Fokussierung« auf ein »chemisches Ungleichgewicht« lösen, um uns auf »ein Machtungleichgewicht« zu konzentrieren.[3]

Ich würde also dem jungen Mann gern erklären, dass diese Erkenntnisse ganz erhebliche Folgerungen für sein Leiden haben.

Du bist keine Maschine mit kaputten Komponenten. Du bist ein Tier, dessen Bedürfnisse nicht erfüllt werden. Du brauchst eine Gemeinschaft. Du brauchst sinnvolle Werte, nicht die Schrottwerte, mit denen du dein Leben lang vollgestopft wurdest und die dir versichert haben, Glück entstehe durch Geld und den Kauf von Sachen. Du brauchst sinnvolle Arbeit. Du brauchst die Natur. Du brauchst das Gefühl, dass du in der Welt respektiert wirst. Du brauchst eine sichere Zukunft. Du brauchst Bezug zu all diesen Dingen. Du musst die Schamgefühle loslassen, die entstehen können, wenn man missbraucht worden ist.

Jeder Mensch hat diese Bedürfnisse, und in unserer Kultur haben wir es geschafft, physische Bedürfnisse recht gut zu erfüllen – zum Beispiel muss fast niemand verhungern, was eine außerordentliche Errungenschaft ist. Aber es gelingt uns nur ganz schlecht, den psychischen Bedürfnissen gerecht zu werden. Das ist ein wesentlicher Grund, warum du – und so viele andere, die du kennst – unter Depressionen und Ängsten leiden.

Du leidest nicht an einem chemischen Ungleichgewicht in deinem Gehirn. Du leidest an der sozialen und spirituellen Unausgewogenheit unserer Lebensweise. Anders als man dir bisher versichert hat, liegt es nicht am Serotonin, es liegt an der Gesellschaft. Es stimmt schon, deine Biologie kann deine Verzweiflung verschlimmern. Aber sie ist nicht die Ursache. Sie ist nicht der Motor. In ihr findest du weder die zentrale Erklärung noch die maßgebliche Lösung.

Man hat dir die falsche Erklärung dafür geliefert, warum deine Depressionen und Ängste entstehen, deshalb suchst du nach der falschen Lösung. Man hat dir gesagt, Depressionen und Ängste seien Fehlzündungen im Gehirn, also hörst du auf, nach Antworten in deinem Leben und deiner Psyche und deiner Umwelt zu suchen und zu überlegen, wie du etwas ändern kannst. Du lebst abgeschottet in deiner Serotoninlegende.[4] Du versuchst, die depressiven Gefühle in deinem Kopf loszuwerden. Aber das funktioniert nicht, solange du die Ursachen der depressiven Gefühle in deinem Leben nicht beseitigst.

Nein, würde ich zu meinem jüngeren Selbst sagen, deine Verzweiflung ist keine Fehlfunktion. Sie ist ein Signal – ein notwendiges Signal.

Ich weiß, das klingt hart, würde ich ihm sagen, weil mir klar ist, wie tief deine Wunden sind. Aber dieser Schmerz ist nicht dein Feind, so weh es auch tut (mein Gott, ich weiß, wie weh es tut). Er ist dein Verbündeter – er führt dich weg von einem vertanen Leben und weist dir den Weg zu einem erfüllteren Dasein.

Dann würde ich ihm sagen: Du stehst jetzt an einem Scheideweg. Du kannst versuchen, das Signal zu dämpfen. Dann kommen viele vertane Jahre auf dich zu, in denen der Schmerz bleibt. Oder du kannst auf das Signal hören und dich von ihm leiten lassen – weg von den Dingen, die dir wehtun und dich kaputt machen, hin zu den Dingen, die deine wahren Bedürfnisse befriedigen.

***

Warum hat mir das damals niemand gesagt? Ein Umsatz von vielen, vielen Milliarden Dollar ist schon einmal eine gute erste

Erklärung. Aber das allein reicht nicht; wir können den Pharmariesen nicht die alleinige Schuld geben. Sie hatten nur deshalb Erfolg, weil sie, wie mir inzwischen klar geworden ist, einen tiefer gehenden Trend in unserer Kultur aufgegriffen haben.

Schon Jahrzehnte bevor diese neuen Antidepressiva entwickelt wurden, sind unsere Verbindungen gekappt worden – zueinander, zu allem, worauf es ankommt. Wir haben den Glauben daran verloren, dass es etwas Größeres und Bedeutungsvolleres gibt als das Individuum und die Ansammlung von immer mehr Dingen. Als ich ein Kind war, sagte Margaret Thatcher: »So etwas wie Gesellschaft gibt es nicht, nur Einzelne und ihre Familien.« Und in der ganzen Welt hat sich ihre Ansicht durchgesetzt. Wir haben es geglaubt – sogar diejenigen unter uns, die diese Haltung von sich gewiesen zu haben glaubten. Das weiß ich heute, weil ich sehe, dass ich, seit meine Depressionen anfingen, dreizehn Jahre lang nicht einmal auf die Idee kam, über einen Zusammenhang zwischen meiner Verzweiflung und meiner Umwelt nachzudenken. Ich meinte, es sei nur meine Sache, eine Sache in meinem Kopf. Ich hatte meinen Schmerz vollkommen privatisiert – ebenso wie alle anderen, die ich kannte.

In einer Welt, in der alle glauben, so etwas wie eine Gesellschaft gebe es nicht, erscheint die Vorstellung, dass unsere Depressionen und Ängste soziale Ursachen haben, unfassbar. Das ist, als würde man mit einem Kind des 21. Jahrhunderts Altaramäisch sprechen. Die Pharmariesen boten eine Lösung an, die unsere isolierende, materialistische Kultur zu brauchen glaubte – eine Lösung, die man kaufen kann. Wir hatten die Fähigkeit eingebüßt, zu erkennen, dass es Probleme gibt, die durch Kaufen nicht zu beheben sind.

Aber es stellt sich heraus, dass wir nach wie vor in einer Gesellschaft leben. Die Sehnsucht nach Gemeinschaft hält sich hartnäckig.

Statt deine Depressionen und Ängste als Form von Verrücktheit zu betrachten – würde ich meinem jüngeren Selbst sagen –, solltest du das Gesunde an dieser Traurigkeit sehen. Du solltest begreifen, dass sie sinnvoll ist. Natürlich quält sie dich. Ich werde immer fürchten, dass dieser Schmerz wiederkehrt, jeden Tag meines Lebens. Aber das heißt nicht, dass der Schmerz verrückt oder irrational wäre. Wenn du auf eine heiße Herdplatte fasst, löst das auch einen heftigen Schmerz aus, und du ziehst die Hand schnellstens zurück. Das ist eine gesunde Reaktion. Wenn du die Hand auf der Herdplatte lässt, dann wird sie nach und nach verschmoren.[5]

Depressionen und Ängste könnten gewissermaßen die gesündeste Reaktion sein, die du hast.[6] Sie sind ein Signal, das sagt: Du solltest so nicht leben müssen, und wenn dir niemand hilft, einen besseren Weg einzuschlagen, dann versäumst du mit das Beste, was das menschliche Dasein zu bieten hat.

***

In mancher Hinsicht sollten gerade die Deutschen mehr als alle anderen Gruppen weltweit zu diesen Einsichten gelangen können. In der bisher umfangreichsten Erhebung zum Thema Depressionen, die das Bundesgesundheitsministerium durchgeführt hat, stellte sich heraus, dass die befragten Deutschen ein intuitives Gespür für die Entdeckungen haben, die ich auf meiner langen Reise gemacht habe. Bei einer repräsentativen Umfrage wurde achttausend Teilnehmern die Frage gestellt, welche Faktoren Depressionen auslösen. Am häufigsten genannt wurden Schicksalsschläge (95 Prozent), Belastungen am Arbeitsplatz (93,9 Prozent) und Probleme mit Mitmenschen (82,1 Prozent). Das kommt recht nah heran an die wissenschaftlichen Ergebnisse der besten Experten auf diesem Gebiet, auf die ich gestoßen bin.

Trotz dieser Einsichten bietet man den Deutschen in den allermeisten Fällen nur Medikamente an sowie – nach einer durchschnittlichen Wartezeit von mehr als sechs Monaten – ein wenig Psychotherapie. Beide Optionen haben einen gewissen Wert. Aber sie beschäftigen sich nicht mit den zugrunde liegenden Ursachen, warum in Deutschland die zweitgrößte Depressionskrise innerhalb der OECD-Staaten ausgebrochen ist.

Tom Bschor erklärte mir: »Ich würde sagen, dass in der Alltagspraxis etwas schiefläuft. Es gibt viel zu viele Patienten, die nicht viel mehr bekommen als Antidepressiva. Sie gehen zum Arzt, sprechen fünf Minuten mit ihm, und dann heißt es: ›Hier haben Sie ein Rezept, bitte kommen Sie in ein, zwei Monaten wieder.‹ Das ist die Realität für viele Patienten, und das ist grundverkehrt. Es fehlt ein echtes Verständnis für den Menschen. Es fehlt eine echte Diagnose. Ist das wirklich eine Depression, oder ist das Angst oder einfach Trauer, oder ist es etwas anderes? Und alles, was man neben der Verabreichung von Antidepressiva tun müsste, wird vernachlässigt. Also, das sehe ich bei vielen unserer Patienten, die ins Krankenhaus kommen. Wir sprechen mit ihnen [und fragen], was ist bisher passiert, und dann sagen sie: ›Ja, mein Arzt hat mir fünf verschiedene Antidepressiva gegeben, und keines hat geholfen, aber er hat mir keine anderen Vorschläge gemacht.‹«

Wie Tom Bschor sagte, wird in Deutschland »keine große Debatte über die sozialen Gründe für Depression geführt«. Ich fragte ihn, warum. »Gute Frage«, antwortete er. »Vielleicht haben die Leute das Gefühl, die Antwort oder die Konsequenz könnte sein, dass wir unsere Gesellschaft oder unsere Arbeitswelt ändern müssen. Das würde zu einer Riesendebatte führen.«

Stattdessen gibt es also nur Pillen und Schweigen. Wenn wir aber in zunehmende Einsamkeit abrutschen und uns mit einer Gesellschaft abfinden, in der wir lernen, im Leben gehe es darum, Schrott zu kaufen und einander über einen Bildschirm anzuschreien, dann wird sich die deutsche Depressionskrise verschärfen. Wenn wir nicht über die tieferen Ursachen sprechen, werden wir diese Krise nicht einmal ansatzweise bewältigen.

***

An jenem Nachmittag in London kamen mir viele Menschen in den Sinn, denen ich auf dieser Reise begegnet war – ganz besonders dachte ich aber an Joanne Cacciatore, die ihre neugeborene Tochter verloren hatte und von einer tiefen Trauer überwältigt wurde, einer Trauer, die ganz natürlich und richtig ist, wenn einem jemand genommen wird, den man unendlich liebt. Aber sie musste mit ansehen, wie Trauernden – ganz offiziell durch den Psychiater – mitgeteilt wurde, wenn ihre tiefe Verzweiflung nach einem kurzen Zeitfenster noch anhalte, dann seien sie geisteskrank und müssten Medikamente einnehmen.

Joanne erklärte mir, dass Trauer notwendig ist. Wir trauern, weil wir lieben. Wir trauern, weil uns der Mensch, den wir verloren haben, etwas bedeutet hat. Die Aussage, diese Trauer sollte nach einem akkuraten Zeitplan aufhören, ist eine Beleidigung für die Liebe, die wir empfinden.

Tiefe Trauer und Depression, erklärte sie mir, haben identische Symptome, und zwar aus gutem Grund. Depression ist an sich eine Form der Trauer – Trauer um das Gefühl des Verbundenseins, das wir brauchen, aber nicht haben.

So wie es eine Beleidigung für Joanne war, als man ihre anhaltende Trauer um ihre Tochter als psychische Funktionsstörung bezeichnete, so war es für den Teenager, der ich war, eine Beleidigung zu behaupten, sein Schmerz sei nur das Ergebnis einer gestörten Hirnchemie. Es war eine Beleidigung angesichts dessen, was er durchgemacht hatte und was er brauchte.

Auf der ganzen Welt wird heute der Schmerz der Menschen beleidigt. Wir sollten damit anfangen, diese Beleidigung von uns zu weisen – und zu fordern, dass man sich mit den echten Problemen befasst, die gelöst werden müssen.

***

In den vergangenen Jahren habe ich mich nicht nur mit all diesen Erkenntnissen beschäftigt, sondern auch versucht, sie in meinem Leben umzusetzen. Einige der psychologischen Werkzeuge, die ich in diesem Buch bespreche, wende ich nun in der Praxis an: Ich verschwende weniger Zeit damit, mein Ego aufzublähen, hinter materiellen Dingen herzujagen, einen höheren Status zu erreichen – das alles waren, wie ich jetzt sehe, Drogen, die dafür gesorgt haben, dass es mir am Ende schlechter ging. Hingegen wende ich weit mehr Zeit für Vorhaben auf, die meine intrinsischen Werte wieder hervorholen. Ich nutze Techniken wie Meditation, um ruhiger zu werden. Ich habe mein Trauma losgelassen.

Außerdem greife ich inzwischen auf einige der erwähnten Techniken zurück, die meine Umwelt betreffen. Ich versuche, eine stärkere Bindung an Kollektive aufzubauen – mit Freunden, mit meiner Familie, mit Anliegen, die wichtiger sind als ich. Ich habe meine Umwelt so verändert, dass ich nicht mehr mit Triggern umgeben bin, die deprimierende Gedanken auslösen – meine Nutzung der sozialen Medien habe ich radikal zurückgeschraubt und TV-Sendungen mit Werbung sehe ich mir gar nicht mehr an. Stattdessen verbringe ich mehr Zeit mit Menschen, die ich mag, und unterstütze Projekte, die wichtig sind. Ich fühle mich sowohl anderen Menschen als auch sinnvollen Werten tiefer verbunden als je zuvor.

Mit diesen Veränderungen in meinem Leben sind meine Depressionen und Ängste massiv zurückgegangen. Die Entwicklung verläuft nicht geradlinig. Schlechte Tage habe ich immer noch – wegen persönlicher Probleme und weil ich immer noch in einer Kultur lebe, in der all die Kräfte, über die wir gesprochen haben, blindwütig um sich greifen. Aber ich habe nicht mehr das Gefühl, dass mich der Schmerz unkontrolliert überschwemmt.

Aber ich hüte mich davor, ans Ende dieses Buches den allzu schlichten Aufruf zu setzen: »Ich habe es geschafft, Sie können es auch.« Denn das wäre nicht ehrlich. Ich konnte mein Leben ändern, weil ich Glück hatte. Mein Beruf lässt es zu, dass ich heute anders lebe; ich hatte eine Menge Zeit; mit dem Geld, das mein vorheriges Buch eingebracht hatte, konnte ich mir einen Freiraum schaffen; ich habe keine Kinder oder Angehörige, die auf mich angewiesen sind. Für viele Menschen mit Depressionen und Ängsten, die dies lesen, ist der Rahmen – wegen der Kultur, in der wir leben – sehr viel enger gesteckt als bei mir.

Deshalb bin ich überzeugt, dass wir nicht behaupten dürfen, Depressionen und Ängste könnten allein durch individuelle Schritte geheilt werden. Würde man den Menschen erklären, die Lösung liege allein oder primär darin, am eigenen Leben herumzuschrauben, würde man vieles verleugnen, was ich auf dieser Reise erfahren habe. Sobald man begriffen hat, dass Depressionen zu einem erheblichen Anteil ein kollektives Problem darstellen, etwas, das in unserer Kultur schiefläuft, liegt es auf der Hand, dass auch die Lösungen – zu einem erheblichen Anteil – kollektiv sein müssen. Wir müssen die Kultur verändern, damit mehr Menschen die Freiheit erhalten, ihr Leben zu ändern.

Bisher haben wir es allein den Betroffenen aufgebürdet, einen Ausweg aus ihren Depressionen und Ängsten zu finden. Wir belehren oder bedrängen sie, erklären ihnen, sie müssten sich mehr anstrengen (oder die Pillen schlucken). Wenn aber das Problem nicht bei ihnen allein liegt, kann es auch nicht von ihnen allein gelöst werden. Als Gruppe müssen wir gemeinsam unsere Kultur ändern – um die Ursachen von Depressionen und Ängsten zu beseitigen, die so viel Unglück bringen.

Das ist der Hauptpunkt, den ich meinem jüngeren Ich erklären möchte. Du wirst dieses Problem nicht allein lösen können. Es ist kein Defekt in dir. Um dich herum herrscht überall ein Hunger nach Veränderung, er lauert direkt unter der Oberfläche. Schau dir die Leute an, die dir in der U-Bahn gegenübersitzen, während du das hier liest. Viele von ihnen leiden an Depressionen und Ängsten. Noch viele weitere sind ohne Not unglücklich und fühlen sich in der Welt, die wir geschaffen haben, verloren. Wenn du am Boden bist und in der Isolation verharrst, wirst du wahrscheinlich depressiv und ängstlich bleiben. Wenn du dich aber mit anderen zusammentust, dann kannst du deine Umwelt verändern.

Am Kotti, dem Wohnprojekt in Berlin, wo ich so viel Zeit verbracht habe, begann die Veränderung mit der nüchternen Forderung, die Mieten einzufrieren, aber in diesem Kampf erkannten die Menschen, welche Formen der Verbundenheit ihnen so lange gefehlt hatten. Ich dachte viel über das nach, was mir eine der Frauen am Kotti gesagt hatte. Sie war in einem Dorf in der Türkei aufgewachsen und hatte das ganze Dorf als ihr Zuhause angesehen. Als sie aber nach Europa kam, merkte sie, dass man hier nur die eigene Wohnung als Zuhause ansieht, und da fühlte sie sich allein. Als aber der Protest begann, fing sie an, die ganze Siedlung und deren Bewohner als ihr Zuhause zu betrachten. Ihr wurde klar, dass sie sich über dreißig Jahre lang heimatlos gefühlt hatte, und jetzt hatte sie wieder ein Zuhause.

Viele von uns in der westlichen Welt sind heimatlos. Es brauchte nur einen kleinen Anstoß – einen Moment des Verbundenseins –, der die Leute am Kotti begreifen und einen Ausweg finden ließ. Aber es brauchte jemanden, der den ersten Schritt tat.

Das möchte ich dem Teenager sagen, der ich einmal war. Du musst dich jetzt all den anderen verletzten Menschen in deiner Umgebung zuwenden, einen Weg suchen, mit ihnen Kontakt aufzunehmen und gemeinsam mit ihnen ein Zuhause zu schaffen – einen Ort, wo wir gegenseitiges Verbundensein aufbauen und gemeinsam Sinn in unserem Leben finden.[7] Wir sind schon viel zu lange ohne Sippe und abgeschnitten.

Es ist Zeit, dass wir alle heimkommen.

***

In diesem Augenblick begriff ich zum ersten Mal, warum ich – während dieser ganzen Reise – immer wieder an jenen Tag in Vietnam denken musste, an dem mir so grauenhaft übel war. Als ich nach Medikamenten schrie, die meine schlimmsten Symptome unterdrücken würden – den extremen Schwindel, verbunden mit Übelkeit –, und mein Begleiter mir den Rat des Arztes übersetzte: »Du brauchst deine Übelkeit. Sie ist eine Botschaft, und wir müssen auf die Botschaft hören. Sie wird uns sagen, was dir fehlt.« Wenn ich dieses Symptom ignoriert oder zum Schweigen gebracht hätte, dann hätten meine Nieren versagt und ich wäre gestorben.

Du brauchst deine Übelkeit. Du brauchst deinen Schmerz. Das ist eine Botschaft, und wir müssen auf diese Botschaft hören. All die depressiven und ängstlichen Menschen auf der ganzen Welt – sie senden uns eine Botschaft. Sie sagen uns, dass etwas schiefläuft mit unserer Lebensweise. Wir müssen aufhören, diesen Schmerz zu dämpfen, zu unterdrücken oder zu pathologisieren. Stattdessen müssen wir ihm lauschen und ihn würdigen. Erst wenn wir uns unserem Schmerz stellen, können wir ihn zu seinem Ursprung zurückverfolgen – und nur dort, an dem Ort, wo seine wahren Ursachen zu finden sind, können wir beginnen, ihn zu überwinden.

Anmerkungen

Englischsprachige Audioaufnahmen der Interviews in diesem Buch hören Sie unter www.thelostconnections.com

Endnoten

Vorwort und Einführung

1 Die Dialoge in diesem Vorwort sind aus dem Gedächtnis zitiert und wurden kurze Zeit nach den hier geschilderten Vorfällen festgehalten. Dang Hoang Linh, mein Übersetzer und Mittelsmann, war die ganze Zeit mit dabei, und er hat schriftlich bestätigt, dass der Wortlaut auch seinen Erinnerungen entspricht. Weil er sich damals nicht ständig übergeben hat, ist sein Erinnerungsvermögen wahrscheinlich besser als meines!

2 Diese Formulierung kam durch Peter D. Kramer, *Listening to Prozac* (New York: Penguin, 1997) [dt. *Glück auf Rezept*, München: Kösel, 1995], in Umlauf.

3 Mark Rapley, Joanna Moncrieff und Jacqui Dillon (Hg.), *De-Medicalizing Misery: Psychiatry, Psychology and the Human Condition* (London: Palgrave Macmillan, 2011), S. 7.

4 Das ist viele Jahre später aus dem Gedächtnis zitiert; ich habe den Text meinem Therapeuten vorgelegt, und er hat dem Verlag gegenüber bestätigt, dass auch er seine Aussage so in Erinnerung hat.

5 Allen Frances, *Saving Normal: An Insider's Revolt against Out-of-Control Psychiatric Diagnosis, DSM-5, Big Pharma, and the Medicalization of Ordinary Life* (New York: William Morrow, 2014), S. xiv.

6 http://www.health.harvard.edu/blog/astounding-increasein-antidepressant-use-by-americans-201110203624 (aufgerufen am 3.7.2018); Edward Shorter, *How Everyone Became Depressed: The Rise and Fall of the Nervous Breakdown* (New York: Oxford University Press, 2013), S. 2, S. 172.

7 Carl Cohen und Sami Timimi (Hg.), *Liberatory Psychiatry: Philosophy, Politics and Mental Health* (Cambridge: Cambridge University Press, 2008); Alan Schwarz und Sarah Cohen, »A.D.H.D. Seen in 11% of U.S. Children as Diagnoses«, *New York Times*, 31. März 2013, http://www.nytimes.com/2013/04/01/health/more-diagnoses-of-hyperactivity-causing-concern.html (aufgerufen am 3.8.2018); Ryan D'Agostino, »The Drugging of the American Boy«, *Esquire*, 27. März 2014, http://www.esquire.com/news-politics/a32858/drugging-of-the-american-boy-0414/ (aufgerufen am 3.8.2018); Marilyn Wedge, Ph.D., »Why French Kids Don't Have ADHD«, *Psychology Today*, 8. März 2012, https://www.psychologytoday.com/us/blog/suffer-the-children/201203/why-french-kids-dont-have-adhd (aufgerufen am 3.8.2018); Jenifer Goodwin, »Number of U.S. Kids on ADHD Meds Keeps Rising«, USNews.com, 28. Sep. 2011, http://health.usnews.com/health-news/family-health/brain-and-behavior/articles/2011/09/28/number-of-us-kids-on-adhd-meds-keeps-rising (aufgerufen am 3.8.2018).

8 »France's drug addiction: 1 in 3 on psychotropic medication«, France24, 20. Mai 2014, http://www.france24.com/en/20140520-france-drug-addiction-1-3-psychotropic-medication (aufgerufen am 3.8.2018).

9 Dan Lewer u.a., »Antidepressant use in 27 European countries: associations with sociodemographic, cultural and economic factors«, *British Journal of Psychiatry* 207, Nr. 3 (Juli 2015), S. 221–226, doi: 10.1192/bjp.bp.114.156786 (aufgerufen am 3.8.2018).

10 Matt Harvey, »Your tap water is probably laced with antidepressants«, *Salon*, 14. März 2013, https://www.salon.com/2013/03/14/your_tap_water_is_probably_laced_with_anti_depressants_partner/ (aufgerufen am 3.8.2018); »Prozac ›found in drinking water‹«, BBC News, 8. August 2004, http://news.bbc.co.uk/1/hi/health/3545684.stm (aufgerufen am 3.8.2018).

11 Wie die meisten Menschen, die lange Zeit Antidepressiva nehmen, hatte ich schon zuvor Pausen von mehreren Monaten eingelegt und darüber auch verschiedentlich geschrieben; aber damals setzte ich sie endgültig ab.

12 Über einen Zeitraum von zehn Jahren schrieb ich Zeitungsartikel darüber, vor allem für den *Independent* und den *Evening Standard.* Zu einigen Aspekten dieser Fragen unternahm ich – wie ich in dieser Einführung darlege – erste Recherchen für dieses Buch, ich änderte meine Meinung ein wenig – und schreckte dann zurück, weil ich es zu beunruhigend fand, diese Fragen überdenken zu müssen. In diesem Buch schildere ich nicht jeden kleinen Schritt in meiner Meinungsbildung. Gelegentlich sah ich Bruchstücke der Einsichten aufscheinen, die ich in diesem Buch entwickle, aber das währte nie lange, und es verhinderte nicht, dass sich mein Glaube an die Theorie des chemischen Ungleichgewichts wieder durchsetzte und die anderen komplexeren Gedanken, die ich manchmal hatte, in den Hintergrund drängte.
Als ich mit der Arbeit an diesem Buch begann, hatte ich jedoch eine feste Überzeugung zur Theorie des chemischen Ungleichgewichts gefasst: Ich glaubte zu Beginn des Zeitraums, in dem ich Antidepressiva nahm, daran, die meiste Zeit, während ich sie schluckte, und am Ende der letzten Phase, in der ich sie nahm. Dieses Buch ist ein Versuch, diese verschiedenen Einsichten zu durchdenken.

13 https://www.nimh.nih.gov/about/directors/thomas-insel/blog/2013/transforming-diagnosis.shtml (aufgerufen am 2.7.2018).

14 Als Hintergrundlektüre empfehle ich Shorter, *How Everyone Became Depressed.* Von dem hier Gesagten möchte ich Phobien ausnehmen, die durch traumatische Erfahrungen ausgelöst wurden – etwa weil man einen Flugzeugabsturz überlebt hat und danach Angst vorm Fliegen entwickelt. Sie werden ebenfalls als »Angststörungen« klassifiziert, aber sie sind nicht Thema dieses Buches. Mit ihnen beschäftigt sich ein anderer Wissenschaftszweig, und sie haben weitestgehend andere Ursachen als Depressionen oder das, was die meisten Menschen als Generalisierte Angststörung betrachten.

15 In diesem Buch greife ich auf zweierlei Erfahrungen zurück, die ich im Lauf der Jahre gesammelt habe. Erstens auf meine gründliche Ausbildung in Sozialwissenschaften, die ich an der Cambridge University

erhalten habe. Anders als in den Naturwissenschaften, wo man im Reagenzglas oder Teilchenbeschleuniger Versuche durchführt, wird in den Sozialwissenschaften die wissenschaftliche Methode auf das Alltagsleben angewandt, das Sie und ich jeden Tag führen – auf das Sozialleben. Hier wird wissenschaftlich untersucht, wie Menschen leben. Sie umfassen Fachgebiete von der Psychologie über die Soziologie bis zur Ethnologie. Diese Ausbildung hat mich, wie ich hoffe, befähigt, die Belege zu prüfen, in die ich mich vertiefen musste, und festzustellen, ob sie belastbar sind. Zweitens auf das Geschichtenerzählen. Ich arbeite seit fünfzehn Jahren als Journalist, und ich habe gelernt, dass wir alle Informationen weit besser aufnehmen, wenn sie über die Geschichte eines anderen Menschen vermittelt werden. Deshalb werde ich die wissenschaftlichen Erkenntnisse für Sie in meine und in die Geschichte einiger erstaunlicher Menschen verpacken, die ich kennengelernt habe. Aber eine einzelne Geschichte beweist nicht viel. Auch mehrere Anekdoten sind noch kein wissenschaftlicher Beleg. Deshalb habe ich hier nur die Lebensgeschichten festgehalten, die wissenschaftliche Erkenntnisse illustrieren oder uns zu Einsichten führen. Die Wissenschaft steht an erster Stelle.
Wenn ich in diesem Buch eine Geschichte erzähle, die über den Stand der Wissenschaft hinausgeht oder ein Thema berührt, über das Wissenschaftler grundsätzlich uneins sind, werde ich Sie vorwarnen.

Kapitel 1: Der Zauberstab

1 John Haygarth, *Of the Imagination as a Cause And as a Cure of Disorders of the Body, Exemplified by Fictitious Tractors and Epidemical Convulsions* (London: R. Crutwell 1800); Stewart Justman, »Imagination's Trickery: The Discovery of the Placebo Effect«, *The Journal of the Historical Society* 10, Nr. 1 (März 2010), S. 57–73, doi: 10.1111/j.1540-5923.2009.00292.x, (aufgerufen am 1. Januar 2016); Joel Falack und Julia M. Wright (Hg.), *A Handbook of Romanticism Studies* (Chichester, West Sussex, UK; Malden, MA: Wiley 2012), S. 31 f.; Heather R. Beatty, *Nervous Disease in Late Eighteenth-Century Britain: The Reality of a Fashionable Disorder* (London; Vermont: Pickering and Chatto 2011).

2 Irving Kirsch, *The Emperor's New Drugs: Exploding the Antidepressant Myth* (London: Bodley Head 2009), S. 1.

3 Dylan Evans, *Placebo: The Belief Effect* (New York: Harper-Collins 2003), S. 35.

4 Ebd., S. 1f.; Ben Goldacre, *Bad Science: Quacks, Hacks, and Big Pharma Flacks* (London: Harper 2009) [dt. *Die Wissenschaftslüge: Wie uns Pseudo-Wissenschaftler das Leben schwer machen*, Frankfurt am Main: S. Fischer, 2010], S. 64.

5 Kirsch, *Emperor's New Drugs,* S. 7.

6 Ebd., S. 9ff. Dazu und für das nächste Kapitel habe ich (neben vielen weiteren Studien) auch herangezogen: Irving Kirsch und Guy Sapirstein, »Listening to Prozac but Hearing Placebo: A Meta-Analysis of Anti-

depressant Medication«, *Prevention & Treatment* 1, Nr. 2 (Juni 1998); Kirsch, »Anti-depressants and the Placebo Effect«, *Zeitschrift für Psychologie* 222, Nr. 3 (2014), S. 128–134, doi: 10.1027/2151-2604/a000176; Kirsch, »Challenging Received Wisdom: Antidepressants and the Placebo Effect«, *MJM* 11, Nr. 2 (2008), S. 219–222, PMCID: PMC2582668; Kirsch u.a., »Initial Severity and Antidepressant Benefits: A Meta-Analysis of Data Submitted to the Food and Drug Administration«, http://dx.doi.org/10.1371/journal.pmed.0050045; Kirsch u.a., »The emperor's new drugs: An analysis of antidepressant medication data submitted to the U.S. Food and Drug Administration«, *Prevention & Treatment* 5, Nr. 1 (Juli 2002), http://dx.doi.org/10.1037/1522-3736.5.1.523a; Kirsch (Hg.), »Efficacy of antidepressants in adults«, *BMJ* (2005), S. 331, doi: https://doi.org/10.1136/bmj.331.7509.155; Kirsch (Hg.), *How Expectancies Shape Experience*, Washington, DC: American Psychological Association 1999, xiv, S. 431, http://dx.doi.org/10.1037/10332-000; Kirsch u.a., »Antidepressants and placebos: Secrets, revelations, and unanswered questions«, *Prevention & Treatment* 5, Nr. 1 (Juli 2002), No Pagination Specified Article 33, http://dx.doi.org/10.1037/1522-3736.5.1.533r; Irving Kirsch und Steven Jay Lynn, »Automaticity in clinical psychology«, *American Psychologist* 54, Nr. 7 (Juli 1999), S. 504–515, http://dx.doi.org/10.1037/0003-066X.54.7.504; Arif Khan u.a., »A Systematic Review of Comparative Efficacy of Treatments and Controls for Depression«, http://dx.doi.org/10.1371/journal.pone.0041778; Kirsch, »Yes, there *is* a placebo effect, but is there a powerful antidepressant drug effect?«, *Prevention & Treatment* 5, Nr. 1 (Juli 2002), ohne Seitenangabe, Article 22, http://dx.doi.org/10.1037/1522-3736.5.1.522i; Ben Whalley u.a., »Consistency of the placebo effect«, *Journal of Psychosomatic Research* 64, Nr. 5 (Mai 2008), S. 537–541; Kirsch u. a., »National Depressive and Manic-Depressive Association Consensus Statement on the Use of Placebo in Clinical Trials of Mood Disorders«, *Arch Gen Psychiatry* 59, Nr. 3 (2002), S. 262–270, doi:10.1001/archpsyc.59.3.262; Kirsch, »St John's wort, conventional medication, and placebo: an egregious double standard«, *Complementary Therapies in Medicine* 11, Nr. 3 (Sep. 2003), S. 193ff.; Kirsch, »Antidepressants Versus Placebos: Meaningful Advantages Are Lacking«, *Psychiatric Times*, 1. September 2001, S. 6, Academic OneFile; Kirsch, »Reducing noise and hearing placebo more clearly«, *Prevention & Treatment* 1, Nr. 2 (Juni 1998), keine Seitenangabe, Article 7r, http://dx.doi.org/10.1037/1522-3736.1.1.17r ; Kirsch u.a., »Calculations are correct: reconsidering Fountoulakis & Möller's re-analysis of the Kirsch data«, *International Journal of Neuropsychopharmacology* 15, Nr. 8 (August 2012), S. 1193–1198, doi: https://doi.org/10.1017/S1461145711001878; Erik Turner u.a., »Selective Publication of Antidepressant Trials and Its Influence on Apparent Efficacy,« *New England Journal of Medicine* 358 (2008), S. 252–260, doi: 10.1056/NEJMsa065779.

7 Kirsch, *Emperor's New Drugs*, S. 25. Mein Freund Dr. Ben Goldacre hat zur Frage der Publikationsverzerrung herausragende Arbeit geleistet. Hintergrundinformationen finden Sie unter: http://www.badscience.net/category/publication-bias/ (aufgerufen am 21.6.2018).

8 Kirsch, *Emperor's New Drugs*, S. 26f.

9 Ebd., S. 41.

10 Ebd., S. 38.

11 Ebd., S. 40; http://web.law.columbia.edu/sites/default/files/microsites/career-services/Driven%20to%20Settle.pdf; http://www.independent.co.uk/news/business/news/drug-firm-settles-seroxat-research-claim-557943.html; http://news.bbc.co.uk/1/hi/business/3631448.stm; http://www.pharmatimes.com/news/gsk_to_pay_$14m_to_settle_paxil_fraud_claims_995307; http://www.nbcnews.com/id/5120989/ns/business-us_business/t/spitzer-sues-glaxosmithkline-over-paxil/; http://study329.org/; http://science.sciencemag.org/content/304/5677/1576.full?sid =86b4a57d-2323-41a5-ae9e-e6cbf406b142; http://www.nature.com/nature/journal/v429/n6992/full/429589a.html (alle aufgerufen am 23.6.2018); Wayne Kondro und Barb Sibbald, »Drug company experts advised staff to withhold data about SSRI use in children«, *Canadian Medical Association Journal* 170, Nr. 5 (März 2004), S. 783.

12 Andrea Cipriani u.a., »Comparative efficacy and tolerability of antidepressants for major depressive disorder in children and adolescents: a network meta-analysis«, *The Lancet* 338, Nr. 10047 (Aug. 2016), S. 881–890, doi: http://dx.doi.org/10.1016/S0140-6736(16)30385-3, (aufgerufen am 23.6.2018).

13 Zum Verständnis der Umstände, unter denen das passieren konnte, empfehle ich drei hervorragende Bücher: Ben Goldacre, *Bad Pharma: How Drug Companies Mislead Doctors and Harm Patients* (London: Fourth Estate 2012) [dt. *Die Pharma-Lüge: Wie Arzneimittelkonzerne* Ärzte *irreführen und Patienten schädigen*, Köln: Kiepenheuer & Witsch, 2013]; Marcia Angell, *The Truth About Drug Companies: How They Deceive Us and What We Can Do About It* (New York: Random House 2004); Harriet A. Washington, *Deadly Monopolies: the Shocking Corporate Takeover of Life Itself* (New York: Anchor 2013).

Kapitel 2: Das Ungleichgewicht

1 David Healy, *Let Them Eat Prozac* (New York, London: New York University Press 2004), S. 263.

2 John Read und Pete Sanders, *A Straight Taking Introduction to The Causes of Mental Health Problems* (Ross-on-Wye, Hertfordshire, UK: PCCS Books 2011), S. 43–45.

3 Katherine Sharpe, *Coming of Age on Zoloft: How Anti-depressants Cheered Us Up, Let Us Down, and Changed Who We Are* (New York: Harper 2012), S. 31; Artikel ohne Überschrift, *Popular Science*, November 1958, 149–152. Siehe auch: https://deepblue.lib.umich.edu/bitstream/

handle/2027.42/83270/LDH%20science%20gender.pdf?sequence=1 (aufgerufen am 20. September 2016); »TB Milestone«, *Life*, 3. März 1952, S. 20f.; Scott Stossell, *My Age of Anxiety* (London: William Heinemann 2014), S. 171.

4 Kirsch, *Emperor's New Drugs*, S. 83ff.

5 Gary Greenberg, *Manufacturing Depression: The Secret History of a Modern Disease* (London: Bloomsbury 2010), S.167f. Siehe auch Gary Greenberg, *The Noble Lie: When Scientists Give the Right Answers for the Wrong Reasons*, (Hoboken, NJ: Wiley 2008). Außerdem führte ich mit Dr. Greenberg ein persönliches Gespräch.

6 James Davies, *Cracked: Why Psychiatry Is Doing More Harm Than Good* (London: Icon Books 2013), S. 29.

7 Kirsch, *Emperor's New Drugs*, S. 91f.

8 Shorter: *How Everyone Became Depressed*, S. 4f.; Davies, *Cracked*, S. 125; Gary Greenberg, *The Book of Woe: The DSM and the Unmasking of Psychiatry* (Victoria, Australien: Scribe 2013), S. 62–64; Greenberg, *Manufacturing Depression*, S. 160–168, S. 274–276.

9 H. G. Ruhé u.a., »Mood is indirectly related to serotonin, norepinephrine, and dopamine levels in humans: a meta-analysis of monoamine depletion studies«, *Mol Psychiatry* 8, Nr. 12 (April 2007), S. 951–973.

10 Davies, *Cracked*, S. 128; John Read und Pete Sanders, *A Straight Talking Introduction to the Causes of Mental Health Problems*, S. 45.

11 Shorter, *How Everyone Became Depressed*, S. 156-159.

12 Lawrence H. Diller: *Running on Ritalin: A Physician Reflects on Children, Society, and Performance in a Pill* (New York: Bantam Books, 1999), S. 128.

13 Ich empfehle ihre ausgezeichneten Bücher, z.B. Joanna Moncrieff, *The Myth of the Chemical Cure: A Critique of Psychiatric Treatment* (London: Palgrave Macmillan 2009) und Rapley, Moncrieff und Dillon (Hg.), *De-Medicalizing Misery*, die mir alle entscheidende Anregungen gegeben haben.

14 Ich empfehle ihre herausragenden Bücher, z.B. Lucy Johnstone, *A Straight Talking Guide to Psychiatric Diagnosis* (London: PCCS 2014); *Formulation In Psychology and Psychotherapy* (London: Routledge 2006) und *Users and Abusers of Psychiatry* (London: Routledge 1989).

15 Diese Metapher habe ich von dem großartigen kalifornischen Journalisten Robert Scheer übernommen. Er beschrieb damit den Abbau der Bankenregulierung, der letztlich die US-Hypothekenkrise auslöste.

16 David H. Freedman, »Lies, Damned Lies, and Medical Science«, *The Atlantic*, November 2010 http://www.theatlantic.com/magazine/archive/2010/11/lies-damned-lies-and-medical-science/308269/ (aufgerufen am 20. März 2016).

17 Professor Ioannidis bat mich um kleinere Änderungen an seinen Kommentaren, nachdem ich sie ihm geschickt hatte, weshalb es kleine Abweichungen zwischen der Audiodatei auf der Website und dem Text hier gibt.

18 H. Edmund Pigott u.a., »Efficacy and Effectiveness of Antidepressants: Current Status of Research«, *Psychotherapy and Psychosomatics* 79 (2010), S. 267–279, doi: 10.1159/000318293; Yasmina Molero u.a., »Selective Serotonin Reuptake Inhibitors and Violent Crime: A Cohort Study«, PLOS Medicine 12 Nr. 9 (September 2015), doi:10.1371/journal.pmed.1001875; Paul W. Andrews, »Primum non nocere: an evolutionary analysis of whether antidepressants do more harm than good«, *Frontiers in Psychology* 3, Nr. 177 (April 2012), ttps://doi.org/10.3389/fpsyg.2012.00117; A. D. Domar, »The risks of selective serotonin reuptake inhibitor use in infertile women: a review of the impact on fertility, pregnancy, neonatal health and beyond«, *Human Reproduction* 28, Nr. 1 (2013), S. 160–171; Dheeraj Rai, »Parental depression, maternal antidepressant use during pregnancy, and risk of autism spectrum disorders: population based case-control study«, *BMJ* 346 (April 2013); doi: https://doi.org/10.1136/bmj.f2059; André F. Carvalho u.a., »The Safety, Tolerability and Risks Associated with the Use of Newer Generation Antidepressant Drugs: A Critical Review of the Literature«, *Psychotherapy and Psychosomatics* 85 (2016), S. 270–288, https://doi.org/10.1159/000447034.

19 Kirsch, *Emperor's New Drugs*, S. 153.

20 John Haygarth, *Of the Imagination as a Cause And as a Cure of Disorders of the Body*, S. 25.

21 Peter D. Kramer, *Listening To Prozac* [dt. *Glück auf Rezept*, München: Kösel, 1995], S. vi–vii.

22 Diese Zusammenfassung von Kramers Arbeit entstand nach bestem Wissen. Bei Durchsicht seiner Schriften stellte ich fest, dass er jeden, der seine Erkenntnisse in anderen als lobenden Worten kommentiert, aggressiv attackiert. Ich kann hier nur wiedergeben, was ich für seine Kernaussage halte – womöglich sieht er das anders. Um seine Theorie aus erster Hand zu studieren, empfehle ich sein Buch: Peter D. Kramer, *Ordinarily Well: The Case for Anti-Depressants*, New York: Farrar, Straus and Giroux 2016).

23 Kirsch, *Emperor's New Drugs*, S. 63–67; Davies, *Cracked*, S. 143.

24 Kramer, *Ordinarily Well*, S. 127.

25 Moncrieff, *The Myth of the Chemical Cure*, S. 143.

26 Kramer, *Ordinarily Well*, S. 132f., S. 138–146.

27 Ich habe sie mit einigen Unterbrechungen dreizehn Jahre lang eingenommen. Im Gespräch habe ich es mit vierzehn Jahren falsch angegeben, worauf er in seinem Beispiel gleich diese Zahl benutzte.

28 Kirsch, *Emperor's New Drugs*, S. 58–62, S. 73, S. 94; Healy, *Let Them Eat Prozac*, S. 29.

29 Diane Warden u.a., »The STAR*D Project Results: A Comprehensive Review of Findings«, *Current Psychiatry Reports* 9, Nr. 6 (2007), S. 449–459; A. John Rush u.a., »Acute and Longer-Term Outcomes in Depressed Outpatients Requiring One or Several Treatment Steps: A STAR*D Report«, *American Journal of Psychiatry* 163 (2006), S. 1905–

1917; Bradley Gaynes u.a., »What Did STAR*D Teach Us? Results from a Large-Scale, Practical, Clinical Trial for Patients With Depression«, *Psychiatric Services* 60, Nr. 11 (November 2009), http://dx.doi.org/10.1176/ps.2009.60.11.1439; Mark Sinyor u.a., »The Sequenced Treatment Alternatives to Relieve Depression (STAR*D) Trial: A Review«, *Canadian Journal of Psychiatry* 55, Nr. 3 (März 2010), S. 126–135, doi: 10.1177/070674371005500303; Thomas Insel u.a., »The STAR*D Trial: Revealing the Need for Better Treatments«, *Psychiatric Services* 60 (2009), S. 1466–1467. Warden u.a., »The STAR*D project results: A comprehensive review of findings«, *Current Psychiatry Reports* 9, Nr. 6 (Dez. 2007), S. 449–459. Peter Kramers Kritik an den Ergebnissen der STAR*D-Studie fand ich nicht überzeugend. Um sich ein eigenes Urteil zu bilden, siehe: Kramer, *Ordinarily Well*, S. 192f. Siehe außerdem Robert Whitaker, »Mad in America: History, Science, and the Treatment of Psychiatric Disorders«, *Psychology Today*, https://www.psychologytoday.com/blog/mad-in-america/201008/the-stard-scandal-new-paper-sums-it-all; https://www.nimh.nih.gov/funding/clinical-research/practical/stard/allmedicationlevels.shtml, (aufgerufen am 1. November 2016).

30 Corey-Lisle, P. K. u.a., »Response, Partial Response, and Nonresponse in Primary Care Treatment of Depression«, *Archives of Internal Medicine* 164 (2004), S. 1197–1204; Trivedi u.a., »Medication Augmentation after the Failure of SSRIs for Depression«, *New England Journal of Medicine* 354 (2006), S. 1243–1252; Stephen S. Ilardi, *The Depression Cure: The Six-Step Programme to Beat Depression Without Drugs*, London: Ebury Publishing 2010), S. 44f. Sie verweisen darauf, dass man weiterhin an Depression leiden kann, auch wenn die Medikamente einen gewissen Nutzen haben, indem man sich beispielsweise auf der Hamilton-Skala einige Punkte bewegt. Nach wie vor an Depression zu leiden heißt nicht, dass es überhaupt keine Wirkung gab; sie war nur nicht stark genug und kann deshalb nicht als definitive Lösung des Problems angesehen werden.

Kapitel 3: Der Trauer-Ausschluss

1 Es handelt sich um die wunderbare klinische Psychologin Lucy Johnstone. Allerdings zitiere ich sie hier nur sinngemäß, denn leider habe ich keine Quelle in der Literatur gefunden. Aber vielleicht meldet sich ein Leser bei mir, der sie mir nennen kann.

2 In diesem Kapitel greife ich weitgehend auf Joannes Veröffentlichungen zurück. Siehe Joanne Cacciatore und Kara Thieleman, »When a Child Dies: A Critical Analysis of Grief-Related Controversies in DSM-5«, *Research on Social Work Practice* 24, Nr. 1 (Jan. 2014), S. 114–122; Cacciatore und Thieleman, »The DSM-5 and the Bereavement Exclusion: A Call for Critical Evaluation«, *Social Work* (2013), doi: 10.1093/sw/swt021 (aufgerufen am 2.9.2018); Jeffrey R. Lacasse und Joanne Cacciatore, »Prescribing of Psychiatric Medication to Bereaved Parents

Following Perinatal/Neonatal Death: An Observational Study«, *Death Studies* 38, Nr. 9 (2014); Cacciatore, »A Parent's Tears: Primary Results from the Traumatic Experiences and Resiliency Study«, *Omega: Journal of Death and Dying* 68, Nr. 3 (Okt. 2013–2014), S. 183–205; Cacciatore und Thieleman, »Pharmacological Treatment Following Traumatic Bereavement: A Case Series«, *Journal of Loss and Trauma* 17, Nr. 6 (Juli 2012), S. 557–579.

3 Zum ersten Mal erfuhr ich vom Trauer-Ausschluss durch das brillante Werk von Gary Greenberg, das ich wärmstens empfehle. Siehe *The Book of Woe* (New York: Penguin, 2013) S. 6, 158–160; *Manufacturing Depression*, S. 246ff. John Read und Pete Sanders, *A Straight Talking Introduction to the Causes of Mental Health Problems* (Herefordshire, UK: PCCS Books, 2013), S. 60, 88–91.

4 Einer der führenden Autoren der vierten Ausgabe des *DSM*, Robert Spitzer, stimmte dem stillschweigend zu. Siehe die Dokumentation *The Trap* meines Freundes Adam Curtis für die BBC.

5 Auch führende Autoren des *DSM* räumten dies ein; siehe William Davies, *The Happiness Industry: How the Government and Big Business Sold Us Well-Being* (New York: Verso, 2016), S. 174.

6 Siehe American Psychiatric Association, *Diagnostic and Statistical Manual of Mental Disorders*, 5. Auflage (Washington, DC: American Psychiatric Publishing, 2013), S. 155–189. Die vage Fußnote befindet sich auf S. 126.

Kapitel 4: Die erste Fahne auf dem Mond

1 Auf Wunsch von George Brown, von dem ich über sie erfuhr, habe ich bei der Beschreibung dieser Frau einige kleinere Einzelheiten verändert, um ihre Anonymität zu wahren.

2 Für dieses Kapitel habe ich auf zahlreiche wissenschaftliche Abhandlungen von George Brown und Tirril Harris zurückgegriffen, darunter: George W. Brown u.a., »Social Class and Psychiatric Disturbance Among Women in An Urban Population«, *Sociology* 9, Nr. 2 (Mai 1975), S. 225–254; Brown, Harris u.a., »Social support, self-esteem and depression«, *Psychological Medicine* 16, Nr. 4 (Nov. 1986), S. 813–831; George W. Brown u.a., »Life events, vulnerability and onset of depression: some refinements«, *The British Journal of Psychiatry* 150, Nr. 1 (Jan. 1987), S. 30–42; George W. Brown u.a., »Loss, humiliation and entrapment among women developing depression: a patient and non-patient comparison«, *Psychological Medicine* 25, Nr. 1 (Jan. 1995), S. 7–21; George W. Brown u.a., »Depression and loss«, *British Journal of Psychiatry* 130, Nr. 1 (Jan. 1977), S. 1–18; George W. Brown u.a., »Life events and psychiatric disorders 1 Part 2: nature of causal link«, *Psychological Medicine* 3, Nr. 2 (Mai 1973), S. 159–176; George W. Brown u.a., »Life Events and Endogenous Depression: A Puzzle Reexamined«, *Arch Gen Psychiatry* 51, Nr. 7 (1994), S. 525–534; Brown und Harris, »Aetiology of anxiety

and depressive disorders in an inner-city population. 1. Early adversity«, *Psychological Medicine* 23, Nr. 1 (Feb. 1993), S. 143–154; Brown u.a., »Life stress, chronic subclinical symptoms and vulnerability to clinical depression«, *Journal of Affective Disorders* 11, Nr. 1 (Juli–Aug. 1986), S. 1–19; Harris u.a., »Befriending as an intervention for chronic depression among women in an inner city. 1: Randomised controlled trial«, *British Journal of Psychiatry* 174, Nr. 3 (March 1999), S. 219–224; Brown u.a., »Depression: distress or disease? Some epidemiological considerations«, *British Journal of Psychiatry* 147, Nr. 6 (Dez. 1985), S. 612–622; Brown u.a., »Depression and anxiety in the community: replicating the diagnosis of a case«, *Psychological Medicine* 10, Nr. 3 (Aug. 1980), S. 4445–4454; Brown u.a., »Aetiology of anxiety and depressive disorders in an inner-city population. 2. Comorbidity and adversity«, *Psychological Medicine* 23, Nr. 1 (Feb. 1993), S. 155–165; Brown und Harris, »Stressor, vulnerability and depression: a question of replication«, *Psychological Medicine* 16, Nr. 4 (Nov. 1986), S. 739–774; Harris u.a., »Mourning or early inadequate care? Reexamining the relationship of maternal loss in childhood with adult depression and anxiety«, *Development and Psychopathology* 4, Nr. 3 (July 1992), S. 433–449; Brown u.a., »Psychotic and neurotic depression Part 3. Aetiological and background factors'«, *Journal of Affective Disorders* 1, Nr. 3 (Sep. 1979), S. 195–211; Brown u.a., »Psychiatric disorder in a rural and an urban population: 2. Sensitivity to loss«, *Psychological Medicine* 11, Nr. 3 (Aug. 1981), S. 601–616; »Psychiatric disorder in a rural and an urban population: 3. Social integration and the morphology of affective disorder«, *Psychological Medicine* 14, Nr. 2 (Mai 1984), S. 327–345; Brown und Harris, »Disease, Distress and Depression«, *Journal of Affective Disorders* 4, Nr. 1 (März 1982), S. 1–8. Außerdem habe ich mich auf folgende Bücher gestützt: George Brown und Tirril Harris, *Life Events and Illness* (Sydney, Australia: Unwin Hyman, 1989) und die hervorragende Festschrift für George Brown, hg. v. Tirril Harris, *Where Inner and Outer Worlds Meet: Psychosocial Research in the Tradition of George Brown* (London: Routledge, 2000).

3 George Brown und Tirril Harris, *Social Origins of Depression: A Study of Psychiatric Disorder in Women* (London: Tavistock Publications, 1978), S. 19; Shorter: *How Everyone Became Depressed*, S. 152–155.

4 John Read und Pete Sanders, *A Straight Talking Introduction to the Causes of Mental Health Problems*, S. 32–41.

5 Shorter, *How Everyone Became Depressed*, S. 80, 89, 112, 122, 135–9, 171.

6 Harris, *Where Inner and Outer Worlds Meet*, S. 7–10.

7 Brown und Harris, *Social Origins of Depression*, 49.

8 Ebd., S. 162.

9 Mrs. Trent ist ein Pseudonym, das man der Frau gab, um ihr Recht auf vertrauliche Handhabung ihrer medizinischen Daten zu wahren.

10 Harris, *Where Inner and Outer Worlds Meet*, S. 14–16; Brown und Harris, *Social Origins of Depression*, S. 174 f.

11 Brown und Harris, *Social Origins of Depression*, S. 63, 136.

12 Ebd., S. 180.

13 Harris, *Where Inner and Outer Worlds Meet*, S. 123.

14 Brown und Harris, *Social Origins of Depression*, S. 46.

15 Ebd., S. 83.

16 Ebd., S. 82, 234.

17 I. Gaminde u.a., »Depression in three populations in the Basque Country – A comparison with Britain«, *Social Psychiatry and Psychiatric Epidemology* 28 (1993), S. 243–251; J. Broadhead u.a., »Life events and difficulties and the onset of depression amongst women in an urban setting in Zimbabwe«, *Psychological Medicine* 28 (1998), S. 29 f. Siehe auch Harris, *Where Inner and Outer Worlds Meet*, S. 22–25.

18 Brown und Harris, *Social Origins of Depression*, S. 217f.

19 R. Finlay-Jones und G. W. Brown, »Types of stressful life event and the onset of anxiety and depressive disorders«, *Psychological Medicine* 11, Nr. 4 (1981), S. 803–815; R. Prudo u.a., »Psychiatric disorder in a rural and an urban population: 3. Social integration and the morphology of affective disorder«, *Psychological Medicine* 14 (Mai 1984), S. 327–345; G. W. Brown u.a., »Aetiology of anxiety and depressive disorders in an inner-city population. 1. Early adversity«, *Psychological Medicine*, 23 (1993), S. 143–154. Brown u.a., »Aetiology of anxiety and depressive disorders in an inner-city population. 2. Comorbidity and adversity«, *Psychological Medicine* 23 (1993), S. 155–165.

20 Brown und Harris, *Social Origins of Depression*, S. 235. Siehe dazu auch Harris, *Where Inner and Outer Worlds Meet*, S. 25 ff.

21 Die Geschichte dieses Begriffs wird dargestellt in Nassir Ghaemi, *The Rise and Fall of the Biopsychcosocial Model: Reconciling Art and Science in Psychiatry* (Baltimore: Johns Hopkins University Press, 2010) – allerdings teile ich nicht alle seine Schlussfolgerungen. Siehe auch: Nassir Ghaemi, *On Depression: Drugs, Diagnosis and Despair in the Modern World* (Baltimore: Johns Hopkins University Press, 2013); John Read und Pete Sanders, *A Straight Talking Introduction to the Causes of Mental Health Problems*, S. 36 f., 53 ff.

22 Brown und Harris, *Social Origins of Depression*, S. 266.

23 George betonte mir gegenüber, dass er keine direkte Verbindung zwischen diesem Suizid und der Forschungsarbeit zur Depression sieht, die er später geleistet hat – er begann erst Jahre später, wieder darüber nachzudenken.

Kapitel 5: Übernahme auf dem Mond

1 Harris, *Where Inner and Outer Worlds Meet*, S. 8.

Kapitel 6: Ursache eins

1 Joe ist nicht sein richtiger Name; er bat mich, ein Pseudonym zu benutzen. Andere Details wurden nicht verändert. Dokumente zu seiner Identität und Mitschnitte unseres Gesprächs lagen dem Verlag Bloomsbury vor.

2 William Davies, *The Happiness Industry*, S. 106.

3 Peter Fleming, *The Mythology of Work* (London: Pluto Press 2015), S. 41 ff. Daniel Pink, *Drive: The Surprising Truth About What Motivates Us* (London: Canongate, 2011) [dt. *Drive: Was Sie wirklich motiviert*, Elsbethen/Österreich: Ecowin, 2011]. Eine ausgezeichnete Debatte zu diesem Thema findet sich in dem zu Unrecht vergessenen Buch von Joel Spring, *A Primer On Libertarian Education* (Toronto: Black Rose Books 1999).

4 Fleming, *Mythology of Work*, S. 35. Weitere schockierende Zahlen finden sich in Rutger Bregman, *Utopia: For Realists* (London: Bloomsbury, 2017 [dt. *Utopia für Realisten*, Reinbek: Rowohlt, 2017]).

5 Matt Haig, *Reasons to Stay Alive* (London: Canongate 2016 [dt. *Ziemlich gute Gründe, um am Leben zu bleiben*, München: dtv Verlagsgesellschaft, 2016]).

6 Michael Marmot, *The Health Gap: The Challenge of an Unequal World* (London: Bloomsbury, 2015), S. 2.

7 Ebd., S. 3. In diesem Kapitel stütze ich mich weitgehend auf die Studien von Michael und seinen Kollegen: Michael Marmot u.a., »Health inequalities among British civil servants: the Whitehall II study«, *The Lancet* 337, Nr. 8745 (Juni 1991), S. 1387–1393; Marmot u.a., »Low job control and risk of coronary heart disease in Whitehall II (prospective cohort) study«, *BMJ* 314 (1997), S. 558, doi: http://dx.doi.org/10.1136/bmj.314.7080.558; Marmot u.a., »Work characteristics predict psychiatric disorder: prospective results from the Whitehall II Study«, *Occupational and Environmental Medicine* 56 (1999), S. 302–307, doi:10.1136/oem.56.5.302; Marmot u.a., »Subjective social status: its determinants and its association with measures of ill-health in the Whitehall II study«, *Social Science & Medicine* 56, Nr. 6 (März 2003), S. 1321–1333; Marmot u.a., »Psychosocial work environment and sickness absence among British civil servants: the Whitehall II study«, *American Journal of Public Health* 86, Nr. 3 (März 1996), S. 332–340, doi:10.2105/AJPH.86.3.332; Marmot u.a., »Explaining socioeconomic differences in sickness absence: the Whitehall II Study«, BMJ 306, Nr. 6874 (Feb. 1993), S. 361–366, doi: http://dx.doi.org/10.1136/bmj.306.6874.361; Marmot u.a., »When reciprocity fails: effort–reward imbalance in relation to coronary heart disease and health functioning within the Whitehall II study«, *Occupational and Environmental Medicine* 59 (2002), S. 777–784, doi:10.1136/oem.59.11.777; Marmot u.a., »Effects of income and wealth on GHQ depression and poor self rated health in white collar women and men in the Whitehall II study«, *Journal of Epidemiol Community Health* 57

(2003), S. 718–723, doi:10.1136/jech.57.9.718; M. Virtanen u.a., »Long working hours and symptoms of anxiety and depression: a 5-year follow-up of the Whitehall II study«, *Psychological Medicine* 41, Nr. 12 (Dez. 2011), S. 2485–2494.

8 Michael Marmot, *Status Syndrome: How Your Place on the Social Gradient Affects Your Health* (London: Bloomsbury, 2004), S. 1.

9 Ebd., S. 130f., S. 157.

10 Ebd., S. 126.

11 Ebd.

12 Michael Marmot verweist auf die Arbeiten anderer Sozialwissenschaftler, die für ihn die Grundlage bildeten. Auf R. A. Karasek und T. Theorell gründet sich seine These, dass Stress aus dem Ungleichgewicht zwischen Anforderung und Entscheidungsfreiheit entsteht. Von J. Siegrist stammen die Erkenntnisse zum Verhältnis zwischen Bemühen und Belohnung. Siehe insbesondere »Adverse health effects of high-effort/low-reward conditions«, *Journal of Occupational Health Psychology* 1, Nr. 1 (Jan. 1996), S. 27–41.

13 Dies erklärt auch, weshalb sich Arbeitslose noch schlechter fühlen als Menschen mit einer Beschäftigung, in der sie keinen Sinn sehen. Sinnlose Arbeit führt vor allem deshalb zu Depressionen, weil es den Betroffenen an Entscheidungsmöglichkeiten fehlt – und dieses Defizit an Entscheidungsmöglichkeiten erstreckt sich bei Arbeitslosen auf das gesamte Leben. Ihnen mangelt es an finanziellen Ressourcen, an gesellschaftlichem Ansehen und generell an Wahlfreiheit.

14 Marmot, *The Health Gap*, S. 180.

15 Marmot, *Status Syndrome*, S. 125.

Kapitel 7: Ursache zwei

1 Für dieses Kapitel habe ich zahlreiche veröffentlichte Studien von John und seinen Kollegen herangezogen, diese sind u. a. Y. Luo u. a., »Loneliness, health, and mortality in old age: A national longitudinal study«, *Social Science & Medicine* 74, Nr. 6 (März 2012), S. 907–914; Cacioppo u.a., »Loneliness as a specific risk factor for depressive symptoms: Cross-sectional and longitudinal analyses«, *Psychology and Aging* 21, Nr. 1 (März 2006), S. 140–151; L.C. Hawkley und J. T. Cacioppo, »Loneliness Matters: A Theoretical and Empirical Review of Consequences and Mechanisms«, *Annals of Behavioral Medicine* 40, Nr. 2 (2010, S.: 218; Cacioppo u.a., »Loneliness and Health: Potential Mechanisms«, *Psychosomatic Medicine* 64, Nr. 3 (Mai/Juni 2002), S. 407–417; J. T. Cacioppo u.a., »Lonely traits and concomitant physiological processes: the MacArthur social neuroscience studies«, *International Journal of Psychophysiology* 35, Nr. 2–3 (März 2000), S. 143–154; Cacioppo u. a.: »Alone in the crowd: The structure and spread of loneliness in a large social network«, *Journal of Personality and Social Psychology* 97, Nr. 6 (Dez. 2009), S. 977–991; Cacioppo u.a., »Loneliness within a nomological net: An

evolutionary perspective«, *Journal of Research in Personality* 40, Nr. 6 (Dez. 2006), S. 1054–1085; Cacioppo u.a., »Loneliness in everyday life: Cardiovascular activity, psychosocial context, and health behaviors«, *Journal of Personality and Social Psychology* 85, Nr. 1 (Juli 2003), S. 105–120; Cacioppo und Ernst, »Lonely hearts: Psychological perspectives on loneliness«, *Applied and Preventive Psychology* 8, Nr. 1 (1999), S. 1–22; Cacioppo u. a., »Loneliness is a unique predictor of age-related differences in systolic blood pressure«, *Psychology and Aging* 21, Nr. 1 (März 2006), S. 152–164; Cacioppo u.a., »A Meta-Analysis of Interventions to Reduce Loneliness«, *Personality and Social Psychology Review* 15, Nr. 3 (2011); Hawkley and Cacioppo, »Loneliness and pathways to disease«, *Brain, Behavior, and Immunity* 17, Nr. 1 (Feb. 2003), S. 98–105; Cacioppo u. a., »Do Lonely Days Invade the Nights? Potential Social Modulation of Sleep Efficiency«, *Psychological Science* 13, Nr. 4 (2002); Hawkley u. a., »From Social Structural Factors to Perceptions of Relationship Quality and Loneliness: The Chicago Health, Aging, and Social Relations Study«, *Journals of Gerontology Series B Psychological Science and Social Science* 63, Nr. 6 (2008), S. 375–384; Cacioppo u.a., »Loneliness. Clinical Import and Interventions Perspectives on Psychological Science«, 10, Nr. 2 (2015); Cacioppo u.a., »Social Isolation«, *Annals of the New York Academy of Sciences* 1231 (Juni 2011), S. 17–22; Cacioppo u. a., »Evolutionary mechanisms for loneliness«, *Cognition and Emotion* 28, Nr. 1 (2014); Cacioppo u.a., »Toward a neurology of loneliness«, *Psychological Bulletin* 140, Nr. 6 (Nov. 2014), S. 1464–1504; Cacioppo u.a., »In the Eye of the Beholder: Individual Differences in Perceived Social Isolation Predict Regional Brain Activation to Social Stimuli«, *Journal of Cognitive Neuroscience* 21, Nr. 1 (Jan. 2009), S. 83–92; Cacioppo u. a., »Objective and perceived neighborhood environment, individual SES and psychosocial factors, and self-rated health: An analysis of older adults in Cook County, Illinois«, *Social Science & Medicine* 63, Nr. 10 (Nov. 2006), S. 2575–2590; Jarameka u.a., »Loneliness predicts pain, depression, and fatigue: Understanding the role of immune dysregulation«, *Psychoneuroendocrinology* 38, Nr. 8 (Aug. 2013), S. 1310–1317; Cacioppo u. a., »On the Reciprocal Association Between Loneliness and Subjective Well-being«, *American journal of epidemiology* 176, (2012), S. 777–784; Mellor u.a., »Need for belonging, relationship satisfaction, loneliness, and life satisfaction«, *Personality and Individual Differences* 45, Nr. 3 (Aug. 2008), S. 213–218; Doane und Adam, »Loneliness and cortisol: Momentary, day-to-day, and trait associations«, *Psychoneuroendocrinology* 35, Nr. 3 (April 2010), S. 430–441; Cacioppo u.a., »Social neuroscience and its potential contribution to psychiatry«, *World Psychitary* 13, Nr. 2 (Juni 2014), S. 131–139; Shanakar u.a., »Loneliness, social isolation, and behavioral and biological health indicators in older adults«, *Health Psychology* 30, Nr. 4 (Juli 2011), S. 377–385; Cacioppo u. a., »Day-to-day dynamics of experience-cortisol associations in a population-based sample«, *PNAS* 103, Nr. 45 (Okt. 2006), S. 17058–17063; Cacioppo u.a., »Loneliness and Health: Potential Mechanisms«, *Psychosomatic Medicine* 64 (2002), S. 407–417.

2 John T. Cacioppo und William Patrick, *Loneliness: Human Nature and the Need for Social Connection* (New York: W.W. Norton, 2008), S. 94f.

3 Marmot, *Status Syndrome*, S. 164f.

4 Susan Pinker, *The Village Effect: Why Face-to-Face Contact Matters* (London: Atlantic Books, 2015), S. 67f.

5 Cacioppo und Patrick, *Loneliness*, S. 5, 94; George Monbiot, »The age of loneliness is killing us«, *The Guardian*, 14. Oktober 2014.

6 Cacioppo u.a., »Loneliness within a nomological net: An evolutionary perspective«, *Journal of Research in Personality* 40 (2006), S. 1054–1085.

7 Cacioppo und Patrick, *Loneliness*, S. 88.

8 Cacioppo u.a., »Perceived Social Isolation Makes Me Sad: 5-Year Cross-Lagged Analyses of Loneliness and Depressive Symptomatology in the Chicago Health, Aging, and Social Relations Study«, *Psychology and Aging* 25, Nr. 2 (2010), S. 453–463.

9 Cacioppo und Patrick, *Loneliness*, S. 61.

10 Bill McKibben, *Deep Economy: The Wealth of Communities and the Durable Future* (New York: Henry Holt, 2007), S. 109, 125.

11 Cacioppo und Patrick, *Loneliness*, S. 7.

12 Eine hervorragende Darstellung dieses Themas findet sich in Sebastian Junger, *Tribe: One Homecoming and Belonging* (New York: Twelve, 2016) [dt. *Tribe: Das verlorene Wissen um Gemeinschaft und Menschlichkeit*, München: Karl Blessing Verlag, 2018], vor allem S. 1–34. Siehe auch Hugh MacKay, *The Art of Belonging: It's Not Where You Live, It's How You Live* (Sydney: Pan Macmillan, 2016), insbesondere S. 27f.

13 Cacioppo und Patrick, *Loneliness*, S. 15.

14 Die Hutterer sind natürlich keine Nomaden und leben daher nicht so wie die meisten Frühmenschen. Aber sie sind dieser Lebensweise näher als wir.

15 Cacioppo u.a., »Loneliness Is Associated with Sleep Fragmentation in a Communal Society,« *Sleep* 34, Nr. 11 (Nov. 2011), S. 1519–1526; siehe auch Junger, *Tribe*, S. 19.

16 Robert Putnam, *Bowling Alone: The Collapse and Revival of American Community* (New York: Simon and Schuster: 2001), S. 111f.

17 Ebd., S. 60.

18 Cacioppo und Patrick, *Loneliness*, S. 247; M. McPherson u.a., »Social isolation in America: Changes in core discussion networks over two decades«, *American Sociological Review* 71 (2006), S. 353–375.

19 Putnam, *Bowling Alone*, S. 101.

20 http://www.npr.org/sections/health-shots/2015/10/22/450830121/sarah-silverman-opens-up-about-depressioncomedy-and-troublemaking (aufgerufen am 2.9.2018).

21 Pinker, *The Village Effect*, S. 26; McClintock u.a., »Social isolation dysregulates endocrine and behavioral stress while increasing malignant

burden of spontaneous mammary tumors«, *Proceedings of the National Academy of Sciences of the United States of America* 106, Nr. 52 (Dez. 2009), S. 22393–22398.

22 McKibben, *Deep Economy*, S. 96–104.

23 Eine ausgezeichnete Darstellung findet sich in Pinker, *The Village Effect*, S. 4–18. Siehe auch William Davies, *The Happiness Industry*, S. 212–214.

24 James ist nicht sein wirklicher Name: Hilarie Cash bat mich, ein Pseudonym zu verwenden, um seine Identität zu schützen.

25 Siehe Hilarie Cash, *Video Games and Your Kids: How Parents Stay in Control* (New York: Issues Press, 2008).

26 Ich habe nur die Vornamen der beiden jungen Männer verändert, andere Charakteristika hingegen nicht.

27 Siehe Sherry Turkle, *Reclaiming Conversation: The Power of Talk in a Digital Age* (New York: Penguin, 2015), S. 42.

28 Marc Maron, *Attempting Normal* (New York: Spiegel and Grau, 2014), S. 161.

Kapitel 8: Ursache drei

1 Tim Kasser beschreibt seine Beziehung zu Lennons Musik in seinem Buch *Lucy in the Mind of Lennon* (New York: OUP, 2013).

2 R. W. Belk, »Worldly possessions: Issues and criticisms«, *Advances in Consumer Research* 10 (1983), S. 514–519; Tim Kasser und Allen Kanner (Hg.), *Psychology and Consumer Culture: The Struggle for a Good Life in a Materialistic World* (Washington, DC: American Psychological Association, 2003), S. 3–6.

3 Tim Kasser, *The High Price of Materialism* (Cambridge: MIT Press, 2003), S. 6–8; Kasser und Ryan, »A dark side of the American dream: Correlates of financial success as a central life aspiration,« *Journal of Personality and Social Psychology* 65, Nr. 2 (1993), S. 410–422.

4 Kasser, »A dark side …«, S. 410–422; Kasser, *The High Price of Materialism*, S. 6–8.

5 Kasser und Ryan, »Further examining the American dream: Differential correlates of intrinsic and extrinsic goals«, *Personality and Social Psychology Bulletin*, S. 31, 907–914.

6 Kasser, *The High Price of Materialism*, S. 11f., 14.

7 Pink, *Drive*, S. 1–11, 37–46; Junger, *Tribe*, S. 21ff.

8 Von dieser Unterscheidung erfuhr ich erstmals durch einen brillanten Artikel von George Monbiot: siehe http://www.monbiot.com/2010/10/11/the-values-of-everything/ (aufgerufen am 19.8.2018). Wie intrinsische und extrinsische Motivationen entdeckt wurden, schildert Pink, *Drive*, S. 1–11.

9 Kasser und Sheldon, »Coherence and Congruence: Two Aspects of Personality Integration«, *Journal of Personality and Social Psychology* 68, Nr. 3 (1995), S. 531–543.

10 Helga Dittmar u.a., »The Relationship Between Materialism and Personal Well-Being: A Meta-Analysis«, *Journal of Personality and Social Psychology* 107, Nr. 5 (Nov. 2014), S. 879–924; Kasser, *The High Price of Materialism*, S. 21.

11 Kasser und Ryan, »Be careful what you wish for: Optimal functioning and the relative attainment of intrinsic and extrinsic goals«, in P. Schmuck und K. Sheldon (Hg.), *Life Goals and Well-Being: Towards a Positive Psychology of Human Striving*, (New York: Hogrefe & Huber Publishers, 2001), S. 116–131. Siehe auch Kasser, *The High Price of Materialism*, S. 62.

12 Sherry Turkle, *Reclaiming Conversation*, S. 83. Siehe auch Robert Frank, *Luxury Fever: Weighing the Cost of Excess* (Princeton: Princeton University Press, 2010); William Davies, *The Happiness Industry*, S. 143.

13 Mihály Csíkszentmihályi, *Creativity: the Power of Discovery and Invention* (London: Harper, 2013 [dt. *Kreativität: Wie Sie das Unmögliche schaffen und Ihre Grenzen überwinden*, Stuttgart: Klett-Cotta, 1997]).

14 Tim Kasser, »Materialistic Values and Goals«, *Annual Review of Psychology* 67 (2016), S. 489–514, doi:10.1146/annurev-psych-122414-033344.

15 Tim Kasser, »The ›what‹ and ›why‹ of goal pursuits«, *Psychological Inquiry* 11, Nr. 4 (2000), S. 227–268; Ryan und Deci, »On happiness and human potential«, *Annual Review of Psychology* 52 (2001), S. 141–166.

16 Kasser, *Materialistic Values*; S. H. Schwartz, »Universals in the structure and content of values: theory and empirical tests in 20 countries«, *Advances in Experimental Social Psychology* 25 (Dez. 1992), S. 1–65.

17 Ebenso wie Tim Kasser im Zuge seiner Forschungsarbeit klar wurde, war mir bewusst, dass Korrelationen noch nichts über das Verhältnis von Ursache und Wirkung aussagen. Die Tatsache, dass es einen Zusammenhang zwischen zwei Dingen gibt, ist noch kein Beweis, dass eines das andere verursacht. Der Hahn kräht, und die Sonne geht auf – aber das ist kein Beweis dafür, dass der krähende Hahn die Sonne aufgehen lässt.
Also sprach ich mit Kasser (und mit den anderen Sozialwissenschaftlern, die ich interviewte) darüber, ob es sich einfach um eine Korrelation handeln könnte und wir zu viele Mutmaßungen daran knüpfen. Kasser sagte dazu: »Erst einmal würde ich sagen, es ist sehr schwer zu beweisen, weil wir eine Kausalität nur beweisen könnten, wenn wir Menschen nach dem Zufallsprinzip in Gruppen aufteilen. Das würde bedeuten, ich müsste Personen nach dem Zufallsprinzip auswählen, die dann materialistischer oder weniger materialistisch werden sollen, und anschließend prüfen, ob sie depressiver geworden sind oder nicht. Das ist erstens unmöglich und zweitens wahrscheinlich unethisch.«
Allerdings, so führte er aus, gibt es verschiedene Techniken, die darauf hinweisen, dass es sich nicht nur um Koinzidenz, sondern um eine tiefer liegende Beziehung handelt. Er erklärte mir – so wie er in seinen Forschungsarbeiten ausführt – erstens, dass man Menschen für den Augenblick materialistischer machen kann. Das bezeichnet man als »Priming«

(oder Bahnung) – man veranlasst Menschen, über Geld nachzudenken, und beobachtet dann, ob sich ihre Stimmung anschließend ändert. Zweitens kann man in Langzeitstudien die Veränderungen in der materialistischen Haltung der Teilnehmer feststellen und sie dann zur Depression in Beziehung setzen. Drittens kann man sehen, was geschieht, wenn Menschen materialistischer werden – es zeigt, dass eine Lebensweise entsteht, »die relativ schlecht geeignet ist, ihre psychologischen Bedürfnisse zu befriedigen. Die Forschung offenbart das ziemlich deutlich. Sie fühlen sich also am Ende weniger frei, sie fühlen sich weniger kompetent, und sie haben dürftigere zwischenmenschliche Beziehungen, was wiederum mit geringerem Wohlbefinden verbunden ist.« Man bezeichnet das als »Pfadmodell oder Strukturgleichungsmodell«, und es »führt von extrinsisch materialistischen Werten zu geringer Bedürfnisbefriedigung zu geringem Wohlbefinden«. Wenn wir all diese Nachweise zusammen betrachten, können wir, wie ich meine, einige durchaus belastbare Schlussfolgerungen ziehen – aber es ist wichtig festzuhalten, dass man nicht einfach eine randomisierte kontrollierte Studie durchführen kann, um die höchsten Anforderungen zu erfüllen. Kasser hat mich auch auf Untersuchungen hingewiesen, die zeigen, dass die Kausalität auch andersherum verlaufen kann – Depression und Unsicherheit lösen offenbar (vor allem in der Kindheit) verstärkten Materialismus aus. Der Kausalzusammenhang ist also nicht einseitig: Er besteht in beiden Richtungen.

18 Marvin E. Goldberg und Gerald J. Gorn, »Some Unintended Consequences of TV Advertising to Children«, *Journal of Consumer Research* 5, Nr. 1 (Juni 1978), S. 22–29; Kasser, *The High Price of Materialism*, S. 66; Kasser, *Materialistic Values*, S. 499; S.E.G. Lea u.a., *The Individual in the Economy: A Textbook of Economic Psychology* (New York: Cambridge University Press, 1987), S. 397; Kasser und Kanner, *Psychology and Consumer Culture*, S. 16 ff.

19 Neal Lawson, *All Consuming: How Shopping Got Us into This Mess and How We Can Find Our Way Out* (London: Penguin, 2009), S. 143.

20 Martin Lindstrom, *Brandwashed: Tricks Companies Use to Manipulate Our Minds and Persuade Us to Buy* (New York: Kogan Page, 2012), S. 10.

21 Jean M. Twenge und Tim Kasser, »Generational changes in materialism«, *Personality and Social Psychology Bulletin* 39 (2013), S. 883–897. Mit Jean Twenge habe ich ebenfalls ein Gespräch geführt.

22 Kasser, *The High Price of Materialism*, S. 91.

23 Gary Greenberg, *Manufacturing Depression*, S. 283.

24 Kasser, *Materialistic Values*, S. 499, gibt einen guten Überblick über die entsprechenden wissenschaftlichen Erkenntnisse.

25 In der Audioaufzeichnung spricht Kasser von zwei Stoppschildern, er teilte mir aber später bei meinem Faktencheck mit, er habe sich versprochen.

Kapitel 9: Ursache vier

1 Zum ersten Mal erfuhr ich von Dr. Vincent Felittis Arbeit durch Dr. Gabor Maté, als ich ihn in Vancouver interviewte, sowie durch seine Schriften, vor allem durch sein wunderbares Buch *In The Realm of Hungry Ghosts* (Toronto: Random House Canada, 2013). Felittis Arbeit habe ich bereits in *Chasing the Scream* sowie in Artikeln, die daraus hervorgingen, kurz geschildert.

2 Siehe http://www.bbc.co.uk/history/events/republican_hunger_strikes_maze (aufgerufen am 1.9.2018).

3 Vincent Felitti u.a., »Obesity: Problem, Solution, or Both?«, *Permanente Journal* 14, Nr. 1 (2010), S. 24; Vincent Felitti u.a., »The relationship of adult health status to childhood abuse and household dysfunction«, *American Journal of Preventive Medicine* 14 (1998), S. 245–258.

4 Vincent Felitti, »Ursprünge des Suchtverhaltens – Evidenzen aus einer Studie zu belastenden Kindheitserfahrungen«, *Praxis der Kinderpsychologie und Kinderpsychiatrie* 52 (2003), S. 547–559.

5 Vincent Felitti u.a., *Chadwick's Child Maltreatment: Sexual Abuse and Psychological Maltreatment*, Bd. 2 von 3, 4. Auflage (2014), S. 203; Vincent Felitti u.a., »The relationship of adult health status to childhood abuse and household dysfunction«, *American Journal of Preventive Medicine* 14 (1998), S. 245–258.

6 Felitti u.a., *Chadwick's Child Maltreatment*, S. 203.

7 Felitti, *Obesity: Problem, Solution, or Both?*, S. 24.

8 *Chadwick's Child Maltreatment*, S. 204.

9 Vincent Felitti, »Adverse childhood experiences and the risk of depressive disorders in childhood«, *Journal of Affective Disorders* 82 (Nov. 2004), S. 217–225.

10 Felitti, *Chadwick's Child Maltreatment*, S. 209.

11 Ebd., S. 206; Vincent Felitti, »Ursprünge des Suchtverhaltens«, S. 547–559. Vincent Felitti, »Childhood Sexual Abuse, Depression, and Family Dysfunction in Adult Obese Patients«, *Southern Medical Journal* 86 (1993), S. 732–736.

12 Felitti, *Adverse childhood experiences*, S. 223. Eine gute Darstellung des Verhältnisses zwischen der Verschreibung von Antidepressiva und den Ergebnissen der ACE-Studien findet sich auch in Felitti, *Chadwick's Child Maltreatment*, S. 208.

13 Meta-Analysen finden sich u.a. in A. Danese und M. Tan, »Childhood maltreatment and obesity: systematic review and meta-analysis«, *Molecular Psychiatry* 19 (Mai 2014), S. 544–554; Nanni u.a., »Childhood Maltreatment Predicts Unfavorable Course of Illness and Treatment Outcome in Depression: A Meta-Analysis«, *American Journal of Psychiatry* 169, Nr. 2 (Feb. 2012), S. 141–151.

14 George Brown und Tirril Harris führten einige interessante Studien mit ähnlichen, allerdings nicht identischen Ergebnissen durch. Einen Überblick gibt Harris, *Where Inner and Outer Worlds Meet*, S. 16–20, 227–240.

15 Felitti, *Chadwick's Child Maltreatment*, S. 209.

16 Felitti, *Obesity: Problem, Solution, or Both?*, S. 24.

17 Ich kannte die ACE-Studien bereits seit einiger Zeit und glaubte, die Erkenntnisse, insbesondere was Sucht betraf, verinnerlicht zu haben. Erst in San Diego wurde mir klar, dass ich den Kern noch nicht verdaut hatte – jedenfalls nicht, was mich selbst betraf –, und das war, glaube ich, der Grund dafür, dass ich mit so heftigen Emotionen reagierte.

Kapitel 10: Ursache fünf

1 Ohne die Anregungen von Kate Pickett und Richard Wilkinson hätte ich dieses Kapitel nicht schreiben können. Ich kenne Kate seit vielen Jahren, seit wir beide auf einem Parteikonvent der »Green Party« einen Vortrag hielten. Kate und Richard sind die beiden Sozialwissenschaftler, die ich am meisten bewundere. Aus ihren Artikeln erfuhr ich von Robert Sapolskys Arbeit, und später diskutierten wir ausführlich über die in diesem Kapitel behandelten Punkte. In einem neuen Buch, das sie geschrieben haben, behandeln sie ähnliche Themen – weil es noch auf seine Veröffentlichung wartet, steht sein Titel noch nicht fest. Aber ich lege meinen Lesern alle ihre Schriften ans Herz.

2 Robert Sapolsky, *Primate's Memoir*, London, Vintage 2002, [dt. *Mein Leben als Pavian: Erinnerungen eines Primaten*, Düsseldorf: Claassen 2001], S. 13 f. Richard Wilkinson und Kate Pickett hatten mich angeregt, mir die Arbeiten von Robert Sapolsky anzusehen, und mir erklärt, inwieweit sie mit Depressionen und Ängsten in Verbindung stehen. Dafür bin ich ihnen zutiefst dankbar. Wichtigste Grundlage dieses Kapitels ist *Mein Leben als Pavian*. In der Einleitung schreibt Sapolsky, um der besseren Klarheit willen habe er einige unwichtigere Charaktere zu einem zusammengezogen. In meinem Text behandele ich keinen der unwichtigeren Charaktere, deshalb ist es hier nicht von Bedeutung, sollte aber trotzdem gesagt werden. Sapolsky ist der einzige in diesem Buch zitierte Sozialwissenschaftler, mit dem ich nicht persönlich gesprochen habe, sondern den ich nur kurz durch E-Mails interviewen konnte.

3 Sapolsky, *Mein Leben als Pavian*, S. 96; Robert Sapolsky, *Why Zebras Don't Get Ulcers* (New York: Henry Holt 2004) [dt. *Warum Zebras keine Migräne kriegen*, München: Piper 1996, S. 233].

4 Sapolsky, *Mein Leben als Pavian*, S. 360f.

5 Ebd., S. 452.

6 Ebd., S. 16.

7 Ebd., S. 14–19.

8 Ebd., S. 27–29.

9 Ebd., S. 52; Sapolsky, *Warum Zebras keine Migräne kriegen*, S. 325.

10 Robert Sapolsky, »Cortisol concentrations and the social significance of rank instability among wild baboons«, *Psychoneuroendochrinology* 17, Nr. 6 (November 1992), S. 701–709; Robert Sapolsky, »The endocrine stress-response and social status in the wild baboon«, *Hormones and*

Behavior 16, Nr. 3 (September 1982), S. 279–292. Robert Sapolsky, »Adrenocortical function, social rank, and personality among wild baboons«, *Biological Psychiatry* 28, Nr. 10 (November 1990), S. 862–878.

11 Sapolsky, *Mein Leben als Pavian*, S. 143; Sapolsky, *Warum Zebras keine Migräne kriegen*, S. 325–329.

12 Sapolsky, *Mein Leben als Pavian*, S. 30f.

13 Ebd., S. 140.

14 Ebd., S. 267.

15 Z.B. Carol Shivley u.a., »Behavior and physiology of social stress and depression in female cynomolgus monkeys«, *Biological Psychiatry* 41, Nr. 8 (April 1997), S. 871–882.

16 Ein gewisser Grad an kultureller Evolution ist auch bei Pavianen möglich. Eine faszinierende Geschichte hierzu schildert Natalie Angier in »No Time for Bullies: Baboons Retool Their Culture«, *New York Times*, 13. April 2004, http://www.nytimes.com/2004/04/13/science/no-time-for-bullies-baboons-retool-their-culture.html (aufgerufen am 14.9.2018).

17 Erick Messias u.a., »Economic grand rounds: Income inequality and depression across the United States: an ecological study«, *Psychiatric Services* 62, Nr. 7 (2011), S. 710–712. Siehe auch http://csi.nuff.ox.ac.uk/?p=642 (aufgerufen am 14.9.2018).

18 Richard Wilkinson und Kate Pickett, *The Spirit Level: Why Equality Is Better for Everyone* (London: Penguin 2009) [dt. *Gleichheit ist Glück: Warum gerechte Gesellschaften für alle besser sind*, Berlin: Haffmanns & Tolkemitt, 2012].

19 Paul Moloney, *The Therapy Industry: The Irresistible Rise of the Talking Cure, and Why It Doesn't Work* (London: Pluto Press, 2013), S. 109.

20 http://www.hrreview.co.uk/hr-news/ftse-100-bosses-earn-average-5-5m-year-report-says/100790 (aufgerufen am 14.9.2018); Junger, *Tribe*, S. 54.

21 http://www.vanityfair.com/news/2012/05/joseph-stiglitz-the-price-on-inequality (aufgerufen am 14.9.2018).

22 https://www.bbc.co.uk/news/business-38613488 (aufgerufen am 14.9.2018).

23 Ich gehe nicht davon aus, dass Robert Sapolsky allen in diesem Kapitel (und auch im gesamten Buch) dargelegten Schlussfolgerungen zustimmen wird. Diese Sichtweise auf Depressionen und Ängste gründet sich auf seine frühen Forschungen mit Pavianen und wurde später von Sozialwissenschaftlern in einer Richtung weiterentwickelt, der er vielleicht nicht uneingeschränkt folgen kann. Für ihn haben Depressionen eindeutig multikausale Ursachen. Einen leichten Einstieg in seine umfassenden Theorien bietet sein ausgezeichneter Vortrag: https://www.youtube.com/watch?v=NOAgplgTxfc (aufgerufen am 14.9.2018). Will man tiefer in die Materie eindringen, empfiehlt sich sein exzellentes Buch *Warum Zebras keine Migräne kriegen*.

24 Sapolsky, *Mein Leben als Pavian*, S. 191.

25 Dies ist meine Deutung des Traums; Robert Sapolsky ist vielleicht anderer Meinung.

Kapitel 11: Ursache sechs

1 Isabel Behncke verwendete diesen Ausdruck in einem Vortrag beim *FutureFest* in London, das ich im September 2016 besuchte.

2 Siehe John Sutherland, *Jumbo: The Unauthorized Biography of a Victorian Sensation* (London: Aurum Press, 2014), S. 9f., 26f., 46, 58ff., 127.

3 Ebd., S. 62.

4 Edmund Ramsden und Duncan Wilson, »The nature of suicide: science and the self-destructive animal«, *Endeavour* 34, Nr. 1 (März 2010), S. 21–24.

5 Ian Gold und Joel Gold, *Suspicious Minds: How Culture Shapes Madness* (New York: Free Press, 2015). Außerdem habe ich mit beiden Autoren Gespräche geführt. Eine gute kurze Zusammenfassung findet sich auch in T.M. Luhrmann, »Is the World More Depressed?«, *New York Times*, 24. März 2014, https://www.nytimes.com/2014/03/25/opinion/a-great-depression.html (aufgerufen am 9.9.2018).

6 Ian Alcock u.a., »Longitudinal Effects on Mental Health of Moving to Greener and Less Green Urban Areas«, *Environmental Science and Technology* 48, Nr. 2 (2014), S. 1247–1255. Siehe auch William Davies, *The Happiness Industry*, S. 245ff.

7 Siehe z.B. auch David G. Pearson und Tony Craig: »The great outdoors? Exploring the mental health benefits of natural environments«, *Frontiers in Psychology* 5 (2014), S. 1178; Kirsten Beyer u.a., »Exposure to Neighborhood Green Space and Mental Health: Evidence from the Survey of the Health of Wisconsin«, *International Journal* of *Environmental Research and Public Health* 11, Nr. 3 (März 2014), S. 3452–3472. Siehe auch Richard Louv, *The Nature Principle* (New York: Algonquin Books, 2013), S. 29, 33f.; Richard Louv, *Last Child in The Woods* (New York: Atlantic Books, 2010), S. 50 [dt. *Das letzte Kind im Wald: Geben wir unseren Kindern die Natur zurück*, Freiburg, Br./Basel/Wien: Herder, 2013].

8 Siehe Catherine Ward Thompson u.a., »More green space is linked to less stress in deprived communities«, *Landscape and Urban Planning* 105, Nr. 3 (April 2012), S. 221–229.

9 Siehe Marc Berman u.a., »Interacting with Nature Improves Cognition and Affect for Individuals with Depression«, *Journal of Affective Disorders* 140, Nr. 3 (Nov. 2012), S. 300–305.

10 Siehe Richard Louv, *Last Child*, S. 32.

11 Siehe Andreas Ströhle, »Physical activity, exercise, depression and anxiety disorders«, *Journal of Neural Transmission* 116 (Juni 2009), S. 777.

12 Siehe Natasha Gilbert, »Green Space: A Natural High«, *Nature* 531 (März 2016), S. 56f.

13 E. O. Wilson, *Biophilia* (Cambridge: Harvard University Press, 1984).

14 Siehe Richard Louv, *The Nature Principle*, S. 54.

15 Eine gute Zusammenfassung findet man unter https://www.psychologytoday.com/us/articles/201603/its-not-all-about-you (aufgerufen am 13.9.2018).

16 Siehe Howard Frumkins hervorragenden Überblicksartikel (dessen vollständige Lektüre ich nur empfehlen kann) »Beyond Toxicity: Human Health and the Natural Environment«, *American Journal of Preventive Medicine* 20, Nr. 3 (2001), S. 237. Siehe auch David Kidner, »Depression and the Natural World«, *International Journal of Critical Psychology* 19 (2007).

Kapitel 12: Ursache sieben

1 Jonathan Lear, *Radical Hope: Ethics in the Face of Cultural Devastation* (New York: Harvard University Press, 2006), S. 1–4. All diese Informationen habe ich Lears großartigem Buch entnommen – ich kann es wirklich empfehlen.

2 Ebd., S. 10.

3 Ebd., S. 13f.

4 Ebd., S. 2.

5 Ebd., S. 40f.

6 Michael J. Chandler und Christopher Lalonde, »Cultural continuity as a hedge against suicide in Canada's First Nations«, *Transcultural Psychiatry* 35, Nr. 2 (1998), S. 191–219; Marc Lewis, *The Biology of Desire: Why Addiction Is Not a Disease* (Victoria, Australia: Scribe, 2015), S. 203f.

7 Neben den Interviews mit Michael Chandler und der Lektüre seiner wissenschaftlichen Arbeiten floss in diesen Abschnitt auch mein Gespräch mit Laurence Kirmayer ein, der Michael Chandlers erste Studie für die hervorragende Wissenschaftszeitschrift *Journal of Transcultural Psychiatry* herausgab. Er half mir auch, die Ergebnisse in einen umfassenderen Kontext zu setzen.

8 Lorraine Ball und Michael Chandler, »Identity formation in suicidal and nonsuicidal youth: The role of self-continuity«, *Development and Psychopathology* 1, Nr. 3 (1989), S. 257–275; Michael C. Boyes und Michael Chandler, »Cognitive development, epistemic doubt, and identity formation in adolescence«, *Journal of Youth and Adolescence* 21, Nr. 3 (1992), S. 277–304; Michael Chandler u.a., »Assessment and training of role-taking and referential communication skills in institutionalized emotionally disturbed children«, *Developmental Psychology* 10, Nr. 4 (Juli 1974), S. 546; Michael Chandler, »The Othello Effect«, *Human Development* 30, Nr. 3 (Jan. 1970), S. 137–159; Chandler u.a., »Aboriginal language knowledge and youth suicide«, *Cognitive Development* 22, Nr. 3 (2007), S. 392–399; Michael Chandler, »Surviving time: The persistence of identity in this culture and that«, *Culture & Psychology* 6, Nr. 2 (Juni 2000), S. 209–231.

9 Speziell die Beobachtung, dass Depression mit Verzweiflung angesichts der Zukunft einhergeht, wurde schon vor dieser Studie gemacht. So erwähnte sie der Psychologe Aaron Beck in den Sechzigerjahren als Teil der »depressiven Triade« – die drei kognitiven Charakteristika aller depressiven Menschen. Eine gute Darstellung dazu liefert Harris, *Where Inner and Outer Worlds Meet*, S. 10f.

10 Die Tonbandaufnahme des Gesprächs und die Identität meiner Gesprächspartnerin sind dem Verlag bekannt.

11 Ivor Southwood, *Non-Stop Inertia* (Arlesford, Hants: Zero Books, 2011), S. 15–16 (übrigens ein großartiges Buch); Nick Srnicek und Alex Williams, *Inventing the Future: Postcapitalism and a World Without Work* (London: Verso, 2015), S. 93; Mark Fisher, *Capitalist Realism: Is There No Alternative?* (Winchester, UK: O Books, 2009), S. 32–37.

Kapitel 13: Ursachen acht und neun

1 Marc Lewis, *Memoirs of an Addicted Brain: A Neuroscientist Examines His Former Life on Drugs* (Toronto: Doubleday Canada, 2011), S. 139–142. Über die geschilderten Ereignisse habe ich zudem eingehend mit Marc persönlich gesprochen.

2 Marc Lewis, *The Biology of Desire*, S. xv.

3 Lektüreempfehlungen: Norman Doidge, *The Brain That Changes Itself* (London: Penguin, 2008) [dt. *Neustart im Kopf*, Frankfurt am Main, New York: Campus, 2017]; Moheb Costandi, *Neuroplasticity* (Cambridge: MIT Press, 2016); Lewis, *Memoirs of an Addicted Brain*, S. 154ff.; Lewis, *Biology of Desire*, S. 32f., 163ff., 194–197.

4 Eleanor A. Maguire u.a., »London taxi drivers and bus drivers: A structural MRI and neuropsychological analysis«, *Hippocampus* 16, Nr. 12 (2006), S. 1091–1101.

5 Gabor Mate, *In the Realm of Hungry Ghosts* (Toronto: Random House Canada, 2013), S. 183

6 Die Audioaufnahme des Zitats in diesem Absatz, die Sie auf der Website hören können, weicht leicht ab, weil Lewis mich gebeten hat, den Text ein wenig abzuändern, um ihn sachlich zutreffender zu formulieren.

7 Diese Analogie habe ich erstmals von der brillanten klinischen Psychologin Lucy Johnstone und dem wunderbaren Kinderpsychiater Sami Tamimi gehört; sie wussten nicht, von wem sie ursprünglich stammt, und ich konnte den Urheber nicht aufspüren. Wenn ihn jemand kennt, bitte schreiben Sie mir eine E-Mail und ich werde die Information in künftige Auflagen dieses Buchs aufnehmen.

8 John Read und Pete Sanders, *A Straight Talking Introduction to the Causes of Mental Health Problems*, S. 34.

9 http://cspeech.ucd.ie/Fred/docs/Anthropomorphism.pdf; http://www.trincoll.edu/~wmace/publications/Ask_inside.pdf, (beide aufgerufen am 7.8.2018).

10 Inwieweit diese Technik legitim ist, steht zur Debatte. Es würde zu weit führen, dies hier zu erörtern; eine skeptische Sicht der Dinge bietet Sami Timimi, *Rethinking ADHD: From Brain to Culture* (London: Plagrave Macmillan, 2009), S. 63.

11 Den besten Überblick bietet Falk W. Lohoff, »Overview of the Genetics of Major Depressive Disorder«, *Curr Psychiatry Rep* 12, Nr. 6 (Dez. 2010), S. 539–546, https://www.ncbi.nlm.nih.gov/pmc/articles/PMC3077049/ (aufgerufen am 7.8.2018).

12 http://coping.us/images/Hettema_et_al_2001_OCD_Meta_analysis.pdf (aufgerufen am 7.8.2018).

13 Michael Marmot, *Status Syndrome: How Your Place on the Social Gradient Directly Affects Your Health* (London: Bloomsbury, 2004), S. 50.

14 Robert Sapolsky, *Monkeyluv: And Other Lessons on Our Lives as Animals* (New York: Vintage, 2006), S. 55 f.; Avshalom Caspi u.a., »Influence of Life Stress on Depression: moderation by a polmorphism in the 5-HTT gene«, *Science* 301 (2003), S. 386; Harris, *Where Inner and Outer Worlds Meet*, S. 131–136.

15 Wissenschaftler verwendeten teilweise unterschiedliche Bezeichnungen, und die Definitionen variierten ein wenig, aber im Kern war man sich einig, es gebe eine angeborene biologische Form der Depression, die von einem Leiden zu unterscheiden sei, dessen Ursachen im sozialen oder psychischen Leben der Person liegen. Die jeweiligen Definitionen waren jedoch nicht identisch.

16 Nach seiner Forschungsarbeit in den Siebzigerjahren kam George Brown zunächst zu dem Schluss, eine endogene Depression existiere nicht. Als ich aber über dreißig Jahre danach mit ihm sprach, erklärte er, er sei nun anderer Meinung – er habe zwar zu dieser Frage nicht weiter geforscht, er glaube aber inzwischen, ein kleiner Bruchteil der Depressionserkrankungen müsse endogen sein.

17 Siehe zum Beispiel Harris, *Where Inner and Outer Worlds Meet*, S. 263–272; Susan Malkoff-Schwartz u.a., »Stressful Life events and social rhythm disruption in the onset of manic and depressive bipolar episodes: a preliminary investigation«, *Archives of General Psychiatry* 55, Nr. 8 (Aug. 1998), S. 702–709.

18 Besonders hilfreich war hier Betty Friedan, *The Feminine Mystique* (London: Penguin, 2010) [dt. *Der Weiblichkeitswahn oder die Selbstbefreiung der Frau*, Reinbek: Rowohlt, 1971].

19 Ich hoffe, aus dem Kontext geht hervor, dass es sich um ein hypothetisches Gespräch handelt, wie es sich damals wohl zugetragen hat, und nicht um ein wörtliches Zitat.

20 Es könnte merkwürdig erscheinen, dass Menschen sich schwertun, ihre eigenen Bedürfnisse und Wünsche zu erkennen, und dass wir falsch darüber informiert sind, was wir wirklich empfinden und warum. Tatsächlich beschäftigt sich eine umfangreiche wissenschaftliche Literatur mit der Frage, wie schwierig es ist, die eigenen Gefühle zu verstehen und zu

erkennen, warum sie entstehen. Zur einführenden Lektüre empfehle ich ganz besonders Tim Wilson, *Strangers to Ourselves* (Cambridge: Harvard University Press, 2002) [dt. *Gestatten, mein Name ist Ich*, München, Zürich: Pendo, 2007].

21 Zoe Shenton, »Katie Hopkins comes under fire for ridiculing depression in series of tweets«, *Mirror*, 30. März 2015, https://www.mirror.co.uk/3am/celebrity-news/katie-hopkins-comes-under-fire-5427934 (aufgerufen am 12.8.2018).

22 Sheila Mehta und Amerigo Farina, »Is Being ›Sick‹ Really Better? Effect of the Disease View of Mental Disorder on Stigma«, *Journal of Social and Clinical Psychology* 16, Nr. 4 (1997), S. 405–419. Zum ersten Mal erfuhr ich von diesem Experiment durch James Davies, *Cracked*, S. 222. Siehe auch Ethan Watters, »The Americanization of Mental Illness«, *New York Times Magazine*, 8. Januar 2010, http://www.nytimes.com/2010/01/10/magazine/10psyche-t.html, (aufgerufen am 13.8.2018).

23 Die Geschichte dieses Konzepts ist dargestellt in Nassir Ghaemi, *The Rise and Fall of the Biopsychosocial Model*. Siehe auch John Read und Pete Sanders, *A Straight Talking Introduction to the Causes of Mental Health Problems*, S. 36ff., 53f.

24 Ein weiterer wichtiger Grund, der mich zu diesen umfassenderen Einsichten führte, waren meine Recherchen zu den sozialen Ursachen der Sucht für mein Buch *Chasing the Scream* [dt. *Drogen*]. Ich will die Ergebnisse hier nicht wiederholen, aber wenn Sie sich dafür interessieren, wie ich zu diesen Einsichten gelangt bin, lesen Sie dort bitte die Kapitel 12 und 13 sowie die Werke meines Helden Bruce Alexander, insbesondere *The Globalization of Addiction: A Study in Poverty of the Spirit* (New York: Oxford University Press, 2008).

25 Hintergrundinformationen zu diesen Fragen finden Sie bei Roberto Lewis-Fernandez, »Rethinking funding priorities in mental health research«, *British Journal of Psychiatry* 208 (2016), S. 507ff.

26 Diese These wird ausführlicher und brillant erörtert in Rapley, Moncrieff und Dillon (Hg.), *De-Medicalizing Misery*.

27 Merrill Singer und Hans A. Baer, *Introducing Medical Anthropology: A Discipline in Action* (Lanham, MD: AltaMira Press 2007), S. 181. Der Wissenschaftler David Mechanic sieht George Brown's Arbeit als eine neue Sichtweise auf die soziopsychiatrische Forschung – siehe auch *Where Inner and Outer Worlds Meet*, S. 61–77.

Kapitel 14: Die Kuh

1 Weitere Informationen zu den Blindgängern finden sich in Michaela Haas, »The Killing Fields of Today: Landmine Problem Rages On«, *Huffington Post*, 2. Juni 2013, http://www.huffingtonpost.com/michaela-haas/the-killing-fields-of-tod_b_2981990.html (aufgerufen am 13.9.2018).

2 Siehe hierzu auch Derek Summerfield, »Global Mental Health Is an Oxymoron and Medical Imperialism«, *British Medical Journal* 346 (Mai 2013), S. 3509f.

3 Lucy stellte mir diese Frage per E-Mail. Daher existiert auf der Website keine Aufnahme davon.

4 Ein guter Artikel über sie ist dieser: Sara Wilde, »Life inside the bunkers«, *Exberliner*, 17. September 2013, http://www.exberliner.com/features/people/inside-we-felt-safe/ (aufgerufen am 13.9.2018).

Kapitel 15: Wir haben diese Stadt erbaut

1 Hier einige der Quellen, die ich für dieses Kapitel verwendet habe: https://kottiundco.net/; https://www.flickr.com/photos/79930329@N08/; https://www.neues-deutschland.de/artikel/228214.mieter-protestieren-gegen-verdraengung.html; http://www.tagesspiegel.de/berlin/kreuzberg-protest-aus-der-huette/6686496.html; http://www.taz.de/Protestcamp-am-Kotti/!5092817/; http://needleberlin.com/2010/10/31/when-youre-from-kotti/; http://jungle-world.com/artikel/2012/24/45631.html; http://www.tagesspiegel.de/berlin/mietenprotest-am-kotti-opposition-will mietobergrenze-fuer-soziale-wohnungen/6772428.html (alle aufgerufen am 16.9.2018);
(Ich danke meinem Vater Eduard Hari, der mir half, die deutschen Quellen zu verstehen.) Im Verlauf mehrerer Jahre habe ich Dutzende Bewohner des Kiezes am Kotti interviewt. Wie oft bei komplexen Vorgängen wichen auch bei meinen Gesprächspartnern die Erinnerungen an bestimmte Ereignisse hier und da voneinander ab. Ich habe mich jeweils für die Version entschieden, die von den meisten gestützt wurde oder bei den einzelnen Personen besonders stark im Gedächtnis verankert zu sein schien. Zur Beschreibung der allgemeinen Situation auf dem Berliner Wohnungsmarkt siehe auch Peter Schneider, *Berlin Now: The Rise of the City and the Fall of the Wall* (London: Penguin, 2014).

2 Zur Komplexität der Verträge siehe Micha Ulsen und Susanne Claassen, *Das Abschreibungs-Dschungelbuch* (Berlin: LitPol, 1982).

Kapitel 16: Ausweg eins

1 https://eerlab.berkeley.edu/pdf/papers/Ford_etal_inpress_JEPG.pdf, (aufgerufen am 29.8.2018); B. Q. Ford u.a., »Culture Shapes Whether the Pursuit of Happiness Predicts Higher or Lower Well-Being«, *Journal of Experimental Psychology: General. Advance* online publication 144, Nr. 6 (2015), http://dx.doi.org/10.1037/xge0000108.

2 Richard Nisbett, *The Geography of Thought: How Asians and Westerners Think Differently … and Why* (New York: Nicholas Brealey Publishing, 2005), liefert eine wirklich interessante Darstellung dieses Forschungsgebiets. Siehe auch Moloney, *The Therapy Industry*, S. 118.

3 John Gray, *The Silence of Animals: On Progress and Other Modern Myths* (London: Penguin, 2014), S. 108–112.

4 Ich möchte betonen, dass ich hier wiedergebe, was ich als Teenager von ultraorthodoxen Juden und anderen augenscheinlich extremen religiösen Gruppen hielt. Säkulare oder gemäßigte Juden schätzte ich ganz anders

ein. Ich bin in einem Viertel aufgewachsen, in dem sehr viele säkulare Juden lebten, meine Familie ist mit einer hier ansässigen jüdischen Familie verschwägert, und ich fühle mich dieser Kultur sehr verbunden.

5 http://www.npr.org/templates/story/story.php?storyId=5455572 (aufgerufen am 27.8.2018).

6 J. A. Egeland u.a., »Amish Study: I. Affective disorders among the Amish, 1976–1980«, *American Journal of Psychiatry* 140 (1983), S. 56–61, https://www.ncbi.nlm.nih.gov/pubmed/6847986; E. Diener u.a., »Beyond money: Toward an economy of well-being«, *Psychological Science in the Public Interest* 5, Nr. 1 (Juli 2004), S. 1–31; Tim Kasser, »Can Thrift Bring Well-being? A Review of the Research and a Tentative Theory«, *Social and Personality Psychology Compass* 5, Nr. 11 (2011), S. 865–877, 10.1111/j.1751-9004.2011.00396.x. Siehe auch Brandon H. Hidaka, »Depression as a disease of modernity: explanations for increasing prevalence«, *Journal of Affective Disorders* 140, Nr. 3 (Nov. 2013), S. 205–214, https://www.ncbi.nlm.nih.gov/pmc/articles/PMC3330161/; und Kathleen Blanchard, »Depression symptoms may come from modern living«, Emaxhealth.com, 13. Aug. 2009, http://www.emaxhealth.com/1020/25/32851/depression-symptoms-may-come-modern-living.html (alle aufgerufen am 29.8.2018). Siehe auch Junger, *Tribe*, S. 22.

Kapitel 17: Ausweg zwei

1 Zu den Hauptbeteiligten gehörten außerdem Lord Andrew Mawson, Rob Trimble, Karen McGee, Sheenagh McKinlay und Dr. Julia Davis.

2 Phil und Mr. Singh sind Pseudonyme, die ich verwende, um die Identität der beschriebenen Personen zu schützen.

3 Eine gute Zusammenfassung der Debatte bieten Janet Brandling und William House, »Social prescribing in general practice: adding meaning to medicine«, *British Journal of General Practice* 59, Nr. 563 (Juni 2009), S. 454 ff., doi:10.3399/bjgp09X421085. Siehe auch Peter Cawston, »Social prescribing in very deprived areas«, *British Journal of General Practice* 61, Nr. 586 (Mai 2011), S. 350, doi:10.3399/bjgp11X572517 (beide aufgerufen am 17.9.2018).

4 Siehe Marianne Thorsen Gonzalez u.a., »Therapeutic horticulture in clinical depression: a prospective study of active components«, *Journal of Advanced Nursing* 66, Nr. 9 (Sept. 2010), S. 2002–2013, doi:10.1111/j.1365-2648.2010.05383.x (aufgerufen am 17.9.2018); Y. H. Lee u.a., »Effects of Horticultural Activities on Anxiety Reduction on Female High School Students«, *Acta Hortriculturae* 639 (2004), S. 249 ff., doi:10.17660/ActaHortic.2004.639.32 (aufgerufen am 17.9.2018); P. Stepney u.a., »Mental health, social inclusion and the green agenda: An evaluation of a land based rehabilitation project designed to promote occupational access and inclusion of service users in North Somerset, UK«, *Social Work Health Care* 39, Nr. 3–4 (2004), S. 375–397; M. T. Gonzalez, »Therapeutic Horticulture in Clinical Depression: A Prospective

Study«, *Research and Theory for Nursing Practice* 23, Nr. 4 (2009), S. 312–328; Joe Sempik und Jo Aldridge, »Health, well-being and social inclusion: therapeutic horticulture in the UK«, https://dspace.lboro.ac.uk/2134/2922 (aufgerufen am 17.9.2018); V. Reynolds, »Well-being Comes Naturally: an Evaluation of the BTCV Green Gym at Portslade, East Sussex«, Report Nr. 17, Oxford: Oxford Brookes University; Caroline Brown and Marcus Grant, Biodiversity and Human Health: What Role for Nature in Healthy Urban Planning?«, *Built Environment (1978-)* 31, Nr. 4, Planning Healthy Towns and Cities (2005), S. 326–338. Eine wahre Fundgrube interessanter Studien dazu ist das *Journal of Therapeutic Horticulture*, zu finden unter http://ahta.org/ahta-journal-therapeutichorticulture (aufgerufen am 17.9.2018). Siehe auch William Davies, *The Happiness Industry*, S. 246.

5 Moloney, *The Therapy Industry*, S.61.

6 http://www.bbc.co.uk/history/historic_figures/bazalgette_joseph.shtml (aufgerufen am 21.9.2018).

Kapitel 18: Ausweg drei

1 Ich glaube, diese Metapher zum ersten Mal aus dem Mund des britischen Schriftstellers Dennis Potter in einem Interview gehört zu haben, als er über seine TV-Serie *Lipstick on Your Collar* [dt. *Lippenstift am Kragen*] sprach.

2 Wie verbreitet diese Reaktion auf unsere Arbeitsbedingungen ist, zeigt Paul Verhaeghe, *What About Me? The Struggle for Identity in a Market-Based Society* (Victoria, Australia: Scribe, 2014) [dt. *Und ich? Identität in einer durchökonomisierten Gesellschaft*, München: Kunstmann, 2013], S. 199.

3 Ich schulde Noam Chomsky, der Josh und Meredith inspirierte, meinen Dank dafür, dass er mich auf diese Geschichte aufmerksam gemacht hat. In seinem Werk hat er immer wieder darüber geschrieben.

4 Ich hatte hier nicht den Raum, um darzulegen, dass auch Betriebe, in denen die Mitarbeiter den eigenen intrinsischen Motiven folgen können, erfolgreicher sind. Um mehr darüber zu erfahren, empfehle ich Daniel Pink, *Drive*, S. 28–31, 51, sowie die hervorragende Darstellung demokratisch geführter Unternehmen in Deutschland von Thomas Geoghegan, *Were You Born on the Wrong Continent? How the European Model Can Help You Get a Life* (New York: The New Press, 2011). Siehe auch Paul Rogat Loeb, *The Soul of a Citizen: Living with Conviction in Challenging Times* (New York: St. Martin's Press, 2010), S. 100–104.

5 Pink, *Drive*, S. 76.

6 Ebd., S. 91. Paul Baard u.a., »Intrinsic Need Satisfaction: A Motivational Basis of Performance and Well-Being in Two Work Settings«, *Journal of Applied Social* Psychology 34 (2004).

7 Z. B. Kate Pickett und Richard Wilkinson.

8 William Davies, *The Happiness Industry*, S. 108, 132f. Siehe auch Robert Karasek und Tores Theorell, *Healthy Work: Stress, Productivity and the Reconstruction of Working Life* (New York: Basic Books, 1992).

Kapitel 19: Ausweg vier

1 Von der hervorragenden Doku *This Space Available* habe ich ursprünglich auf dem New Yorker Documentary Film Festival erfahren. Siehe auch Justin Thomas, »Remove billboards for the sake of our mental health«, *The National*, 25. Januar 2015, https://www.thenational.ae/opinion/remove-billboards-for-the-sake-of-our-mental-health-1.112238 (aufgerufen am 5.9.2018); Amy Curtis, »Five Years After Banning Outdoor Ads, Brazil's Largest City Is More Vibrant Than Ever«, NewDream.org, https://www.newdream.org/resources/sao-paolo-ad-ban; (aufgerufen am 5.9.2018); Arwa Mahdawi, »Can cities kick ads? Inside the global movement to ban urban billboards«, *The Guardian*, 12. August 2015, https://www.theguardian.com/cities/2015/aug/11/can-cities-kick-ads-ban-urban-billboards (aufgerufen am 5.9.2018).

2 Rose Hackman, »Are you beach body ready? Controversial weight loss ad sparks varied reactions«, *The Guardian*, 27. Juni 2015, https://www.theguardian.com/us-news/2015/jun/27/beach-body-ready-america-weight-loss-ad-instagram (aufgerufen am 5.9.2018).

3 Tim Kasser u.a., »Changes in materialism, changes in psychological well-being: Evidence from three longitudinal studies and an intervention experiment«, *Motivation and Emotion* 38 (2014), S. 1–22.

Kapitel 20: Ausweg fünf

1 Miguel Farias und Catherine Wikholm, *The Buddha Pill: Can Meditation Change You?* (New York: Watkins, 2015), S. 108f; T. Toneatta und L. Nguyen: »Does mindfulness meditation improve anxiety and mood symptoms? A review of the evidence«, *Canadian Journal of Psychiatry* 52, Nr. 4 (2007); S. 260–266; J. D. Teasdale u.a., »Prevention of relapse/recurrence in major depression by mindfulness-based cognitive therapy«, *Journal of Consulting and Clinical Psychology* 68, Nr. 4 (Aug. 2000), S. 615–623; J. D. Creswell u.a., »Brief mindfulness meditation training alters psychological and neuroendochrine responses to social evaluative stress«, *Psychoneuroendochrinology* 32, Nr. 10 (Juni 2014), S. 1104–1109.

2 Farias und Wikholm, *The Buddha Pill*, S. 74; C. Hutcherson und E. Seppala, »Loving-kindness meditation increases social connectedness«, *Emotion* 8, Nr. 5 (Okt. 2008), S. 720–724; J. Mascaro u.a., »Compassion meditation enhances empathic accuracy and related neural activity«, *Social Cognitive and Affective Neuroscience* 8, Nr. 1 (Jan. 2013), S. 48–55; Y. Kang u.a., »The non-discriminating heart: Lovingkindness meditation training decreases implicit intergroup bias«, *Journal of Experimental Psychology, General* 143, Nr. 3 (Juni 2014), S. 1306–1313; Y. Kang u.a., »Compassion training alters altruism and neural responses to suffering«,

Psychological Science 24, Nr. 7 (Juli 2013), S. 1171–1180; Eberth Sedlmeier u.a., »The psychological effects of meditation: A meta-analysis«, *Psychological Bulletin* 138, Nr. 6 (Nov. 2012), S. 1139–1171.

3 Farias und Wikholm, *Buddha Pill*, S. 112; Frank Bures, *The Geography of Madness: Penis Thieves, Voodoo Death and the Search for the Meaning of the World's Strangest Syndromes* (New York: Melville House, 2016), S. 123.

4 Farias und Wikholm, *Buddha Pill*, S. 128–131.

5 P. A. Boelens u.a., »A randomized trial of the effect of prayer on depression and anxiety«, *International Journal of Psychiatry Medicine* 39, Nr. 4 (2009), S. 377–392.

6 D. Lynch, »Cognitive behavioural therapy for major psychiatric disorder: does it really work? A meta-analytical review of well-controlled trials«, *Psychological Medicine* 40, Nr. 1 (Jan. 2010), S. 9–24, doi:https://doi.org/10.1017/S003329170900590X (aufgerufen am 29.9.2018).

7 Walter Pahnke und Bill Richards, »Implications of LSD and experimental mysticism«, *Journal of Religion and Health* 5, Nr. 3 (Juli 1966), S. 175–208; R. R. Griffith u.a., »Psilocybin can occasion mystical-type experiences having substantial and sustained personal meaning and spiritual signifcance«, *Psychopharmacology* 187, Nr. 3 (Aug. 2006), S. 268–283; Michael Lerner und Michael Lyvers, »Values and Beliefs of Psychedelic Drug Users: A Cross-Cultural Study«, *Journal of Psychoactive Drugs* 38, Nr. 2 (2006), S. 143–147; Stephen Trichter u.a., »Changes in Spirituality Among Ayahuasca Ceremony Novice Participants«, *Journal of Psychoactive Drugs* 41, Nr. 2 (2009), S. 121–134; Rick Doblin, »Pahnke's ›Good Friday experiment‹: A long-term follow-up and methodological critique«, *Journal of Transpersonal Psychology* 23, Nr. 1 (Jan. 1991), S. 1. Gutes Hintergrundmaterial für all dies findet sich in dem exzellenten Buch von William Richards, *Sacred Knowledge: Psychedelics and Religious Experiences* (New York: Columbia University Press, 2016).

8 Pahnke u.a., »LSD In The Treatment of Alcoholics«, *Pharmacopsychiatry* 4, Nr. 2 (1971), S. 83–94, doi:10.1055/s-0028-1094301 (aufgerufen am 29.9.2018).

9 L. Grinspoon und J. Bakalar, »The psychedelic drug therapies«, *Current Psychiatric Therapies* 20 (1981), S. 275–283.

10 Bill Richards nennt die Gründe in *Sacred Knowledge*.

11 Die beste Widerlegung dieser Mythen anhand von Belegen findet sich in dem herausragenden Werk von Jacob Sullum, *Saying Yes* (New York: Jeremy Tarcher, 2004).

12 Es gab kein gesetzliches Verbot der Drogen, in der Praxis aber genehmigten die Behörden keine Experimente. Es handelte sich um ein faktisches Verbot, nicht um ein gesetzliches.

13 Mark ist der echte Name der beschriebenen Person, aber er bat mich, kleinere Einzelheiten, anhand derer man ihn identifizieren könnte, in diesem Bericht zu verändern. Die Aufnahmen und Details dieses Interviews wurden vom Originalverlag überprüft.

14 In Los Angeles habe ich Charles Grob und Alicia Danforth von der UCLA interviewt, in Baltimore Albert Garcia, Bill Richards, Fred Barrett, Roland Griffiths, Jim Fadiman und mehrere Teilnehmer der Versuche, die darum baten, nicht namentlich genannt zu werden. In London habe ich David Nutt, Jim Rucker und Robin Carhart-Harris von der UCL interviewt, in San Francisco Richard Vaughan, in Dänemark David Eritzoe, in New York Elias Dakwar, Andrew Tatarsky und Katherine Maclean, in Norwegen Teri Krebbs und Pal Johansen, in Brasilien Diartiu Silviera. Darüber hinaus habe ich auch wichtige Geldgeber dieser Studie befragt: Rick Doblin, den Leiter von MAPS in Boston, Brad Burge von MAPS in Kalifornien und Amanda Fielding, Vorsitzende der Beckley Foundation in London. Ein Leitfaden, der mir half, herauszufinden, mit wem ich sprechen sollte, ist der ausgezeichnete Artikel von Michael Pollan, »The Trip Treatment«, *New Yorker*, 9. Februar 2015, http://www.newyorker.com/magazine/2015/02/09/trip-treatment (aufgerufen 29.9.2018).

15 Matthew W. Johnson u.a., »Pilot study of the 5-HT2AR agonist psilocybin in the treatment of tobacco addiction«, *Journal of Psychopharmacology* 28, Nr. 11 (Sept. 2014), S. 983–992.

16 Robin Carhart-Harris u.a., »Psilocybin with psychological support for treatment-resistant depression: an open-label feasibility study«, *Lancet Psychiatry* 3, Nr. 7 (Juli 2016), S. 619–627.

17 Matthew W. Johnson u.a., »Pilot study of the 5-HT2AR agonist psilocybin in the treatment of tobacco addiction«, *Journal of Psychopharmacology* 28, Nr. 11 (Sept. 2014), S. 983–992.

18 Diese Studie ist noch nicht veröffentlicht, aber hier kann man verfolgen, wie Fred Barrett darüber spricht: https://vimeo.com/148364545 (aufgerufen am 29.9.2018).

Kapitel 21: Ausweg sechs

1 Vincent Felitti u.a., *Chadwick's Child Maltreatment*, S. 211; Vincent Felitti u.a., »The relationship of adult health status to childhood abuse and household dysfunction«, S. 245–258.

2 Vincent Felitti u.a., *Chadwick's Child Maltreatment*, S. 212; Vincent Felitti, »Long Term Medical Consequences of Incest, Rape, and Molestation«, *Southern Medical Journal* 84 (1991), S. 328–331.

3 Vincent Felitti u.a., *Chadwick's Child Maltreatment*, S. 205.

4 Vincent Felitti, »Ursprünge des Suchtverhaltens«, S. 547–559.

5 Judith Shulevitz, »The Lethality of Loneliness«, *New Republic*, 13. Mai 2013, https://newrepublic.com/article/113176/science-loneliness-how-isolationcan-kill-you (aufgerufen am 29.09.2018). Die wichtigste Studie über die positiven Effekte der Lösung mentaler Zwänge wurde von James Pennebaker an der University of Texas in Austin durchgeführt. Wenn Sie das Thema interessiert, empfehle ich die Lektüre dieses wichtigen Werkes.

Kapitel 22: Ausweg sieben

1 Diese Darstellung beruht auf Gesprächen mit Evelyn Forget und der Lektüre ihrer Publikationen, insbesondere »The Town with No Poverty: The Health Effects of a Canadian Guaranteed Annual Income Field Experiment«, *Canadian Public Policy* 37, Nr. 3 (2011), doi:10.3138/cpp.37.3.283. Ebenfalls hilfreich war Nick Srnicek und Alex Williams, *Inventing the Future*, sowie Rutger Bregman, *Utopia For Realists: The Case for a Universal Basic Income, Open Borders, and a 15-hour Workweek* (Netherlands: Correspondent Press, 2016) [dt. *Utopien für Realisten: Die Zeit ist reif für die 15-Stunden-Woche, offene Grenzen und das bedingungslose Grundeinkommen*, Bonn: Sonderausgabe für die Bundeszentrale für politische Bildung, 2018]. Weitere Quellen waren: Zi-Ann Lum, »A Canadian City Once Eliminated Poverty and Nearly Everyone Forgot About It«, *Huffington Post*, 3. Januar 2017, http://www.huffingtonpost.ca/2014/12/23/mincomein-dauphin-manitoba_n_6335682.html; Benjamin Shingler, »Money for nothing: Mincome experiment could pay dividends 40 years on«, *Aljazeera America*, 26. August 2014, http://america.aljazeera.com/articles/2014/8/26/dauphin-canada-cash.html; Stephen J. Dubner, »Is the World Ready for a Guaranteed Basic Income?«, *Freakonomics*, 13. April 2016, http://freakonomics.com/podcast/mincome/; Laura Anderson und Danielle Martin, »Let's get the basic income experiment right«, Thestar.com, 1. März 2016, https://www.thestar.com/opinion/commentary/2016/03/01/lets-get-the-basic-income-experiment-right.html; CBC News, »1970s Manitoba poverty experiment called a success«, CBC.ca, 25. März 2010, http://www.cbc.ca/news/canada/manitoba/1970s-manitoba-poverty-experiment-called-a-success-1.868562; (alle aufgerufen am 24.9.2018). Hilfreich waren auch Gespräche mit dem herausragenden deutschen Wirtschaftswissenschaftler und Denker Stefan Mekiffer in Berlin und mit dem amerikanischen Wirtschaftswissenschaftler Karl Widerquist in Montreal.

2 Carl I. Cohen und Sami Timimi (Hg.), *Liberatory Psychiatry*, S. 132 ff.; Blazer u. a., »The prevalence and distribution of major depression in a national community sample: the National Comorbidity Survey«, *American Journal of Psychiatry* 151, Nr. 7 (Juli 1994), S. 979–986.

3 Bregman, *Utopia For Realists*, S. 63 f. [dt. *Utopien für Realisten*, S. 41–45].

4 https://www.indybay.org/newsitems/2010/07/06/18652754.php (aufgerufen am 2.9.2018).

5 E. Jane Costello u. a., »Relationships Between Poverty and Psychopathology: A Natural Experiment«, *JAMA* 290, Nr. 15 (2003), S. 2023–2029. Siehe auch Moises Velasquez-Manoff, »What Happens When the Poor Receive a Stipend?«, *New York Times*, 18. Januar 2014, https://opinionator.blogs.nytimes.com/2014/01/18/what-happens-when-the-poor-receive-a-stipend/. Siehe auch Bregman, *Utopia for Realists*, S. 97 ff. [dt. *Utopien für Realisten*, S. 57–60]; sowie https://academicminute.org/2014/06/jane-costello-duke-university-sharing-the-wealth/, (alle auf-

gerufen am 24.9.2018).

6 http://edoc.vifapol.de/opus/volltexte/2014/5322/pdf/Papers_Basic_Income_Blaschke_2012pdf.pdf, (aufgerufen am 24.9.2018); Danny Dorling, *A Better Politics: How Government Can Make Us Happier* (London: London Publishing Partnership, 2016), S. 98 ff.

7 Dies wird auch überzeugend dargestellt in Nick Srnicek und Alex Williams, *Inventing the Future*, S. 120f.

8 https://www.wired.com/2016/10/president-obama-mit-joi-ito-interview/ (aufgerufen am 24.9.2018).

9 Andrew Sullivan beschreibt vieles davon in seinem wunderschönen Buch *Love Undetectable* (London: Vintage, 2014).

10 Eine umfassendere Darstellung, wie das funktioniert, finden Sie in zwei großartigen Büchern, die ich empfehlen möchte: Rebecca Solnit, *Hope in the Dark: Untold Histories, Wild Possibilities* (London: Canongate, 2016), und Paul Rogat Loeb, *The Soul of a Citizen*).

Fazit: Heimkommen

1 http://www.researchandmarkets.com/research/p35qmw/u_s.

2 Verhaeghe, *What About Me?* [dt. *Und ich?*], S. 191ff.

3 http://www.ohchr.org/EN/NewsEvents/Pages/DisplayNews.aspx?NewsID=21480&LangID=E, (aufgerufen am 18.9.2018). Hier heißt es, die Medikation sollte eine Option bleiben, aber »der Einsatz von Psychopharmaka als Primärtherapie für Depressionen und andere Leiden ist ganz einfach nicht durch empirische Beweise gestützt. Der exzessive Einsatz von Medikamenten und anderen biomedizinischen Interventionen, basierend auf einem reduktionistischen neurobiologischen Paradigma, richtet mehr Schaden als Nutzen an.«

4 Paul Moloney, *The Therapy Industry*, S. 70.

5 Dieses Bild stammt aus dem wunderbaren Buch von Stephen Grosz, *The Examined Life: How We Lose and Find Ourselves* (London: Vintage, 2015) [dt. *Die Frau, die nicht lieben wollte – Und andere wahre Geschichten über das Unbewusste*, Frankfurt am Main: S. Fischer, 2013].

6 Mark Fisher äußert sich dazu in höchst interessanter Weise in seinem herausragenden Buch *Capitalist Realism*, S. 18ff.

7 Die Idee, dass wir nach Hause kommen sollten, wurde angeregt durch Naomi Kleins Buch *This Changes Everything: Capitalism vs. the Climate* (London: Penguin, 2015) [dt. *Die Entscheidung: Kapitalismus vs. Klima*, Frankfurt am Main: S. Fischer, 2015], und Avi Lewis' gleichnamigen Film.

Literatur

Alexander, Bruce, *The Globalization of Addiction: A Study in Poverty of the Spirit* (New York: Oxford University Press, 2008)

American Psychiatric Association, *Diagnostic and Statistical Manual of Mental Disorders*, 5. Auflage (Washington, DC: American Psychiatric Publishing, 2013)

Angell, Marcia, *The Truth About Drug Companies: How They Deceive Us and What We Can Do About It* (New York: Random House 2004)

Beatty, Heather R., *Nervous Disease in Late Eighteenth-Century Britain: The Reality of a Fashionable Disorder* (London; Vermont: Pickering and Chatto 2011)

Bregman, Rutger, *Utopia For Realists: The Case for a Universal Basic Income, Open Borders, and a 15-hour Workweek* (Netherlands: Correspondent Press, 2016) [dt. *Utopien für Realisten: Die Zeit ist reif für die 15-Stunden-Woche, offene Grenzen und das bedingungslose Grundeinkommen*, Bonn: Sonderausgabe für die Bundeszentrale für politische Bildung, 2018]

Brown, George und Tirril Harris, *Life Events and Illness* (Sydney, Australia: Unwin Hyman, 1989)

Brown, George und Tirril Harris, *Social Origins of Depression: A Study of Psychiatric Disorder in Women* (London: Tavistock Publications, 1978)

Bures, Frank, *The Geography of Madness: Penis Thieves, Voodoo Death and the Search for the Meaning of the World's Strangest Syndromes* (New York: Melville House, 2016)

Cacioppo, John T. und William Patrick, *Loneliness: Human Nature and the Need for Social Connection* (New York: W.W. Norton, 2008)

Cash, Hilarie, *Video Games and Your Kids: How Parents Stay in Control* (New York: Issues Press, 2008)

Cohen, Carl I. und Sami Timimi (Hg.), *Liberatory Psychiatry: Philosophy, Politics and Mental Health* (Cambridge: Cambridge University Press, 2008)

Costandi, Moheb, *Neuroplasticity* (Cambridge: MIT Press, 2016)

Csíkszentmihályi, Mihály, *Creativity: the Power of Discovery and Invention* (London: Harper, 2013) [dt. *Kreativität: Wie Sie das Unmögliche schaffen und Ihre Grenzen überwinden*, Stuttgart: Klett-Cotta, 1997]

Davies, James, *Cracked: Why Psychiatry Is Doing More Harm Than Good* (London: Icon Books, 2013)

Davies, William, *The Happiness Industry: How the Government and Big Business Sold Us well-Being* (New York: Verso, 2016)

Diller, Lawrence H., *Running on Ritalin: A Physician Reflects on Children, Society, and Performance in a Pill* (New York: Bantam Books, 1999)

Doidge, Norman, *The Brain That Changes Itself* (London: Penguin, 2008) [dt. *Neustart im Kopf*, Frankfurt am Main, New York: Campus, 2017]

Dorling, Danny, *A Better Politics: How Government Can Make Us Happier* (London: London Publishing Partnership, 2016)

Falack, Joel und Julia M. Wright (Hg.), *A Handbook of Romanticism Studies* (Chichester, West Sussex, UK; Malden, MA: Wiley 2012)

Farias, Miguel und Catherine Wikholm, *The Buddha Pill: Can Meditation Change You?* (New York: Watkins, 2015)

Felitti, Vincent u.a., *Chadwick's Child Maltreatment: Sexual Abuse and Psychological Maltreatment*, Bd. 2 von 3, 4. Auflage (Saint Louis: STM Learning, Inc 2014)

Fisher, Mark, *Capitalist Realism: Is There No Alternative?* (Winchester, UK: O Books, 2009)

Fleming, Peter, *The Mythology of Work* (London: Pluto Press 2015)

Frances, Allen, *Saving Normal: An Insider's Revolt against Out-of-Control Psychiatric Diagnosis, DSM-5, Big Pharma, and the Medicalization of Ordinary Life* (New York: William Morrow, 2014)

Frank, Robert, *Luxury Fever: Weighing the Cost of Excess* (Princeton: Princeton University Press, 2010)

Friedan, Betty, *The Feminine Mystique* (London: Penguin, 2010) [dt. *Der Weiblichkeitswahn oder die Selbstbefreiung der Frau*, Reinbek: Rowohlt, 1971]

Geoghegan, Thomas, *Were You Born on the Wrong Continent? How the European Model Can Help You Get a Life* (New York: The New Press, 2011)

Ghaemi, Nassir, *On Depression: Drugs, Diagnosis and Despair in the Modern World* (Baltimore: Johns Hopkins University Press, 2013)

Ghaemi, Nassir, *The Rise and Fall of the Biopsychcosocial Model: Reconciling Art and Science in Psychiatry* (Baltimore: Johns Hopkins University Press, 2010)

Gold, Ian und Joel Gold, *Suspicious Minds: How Culture Shapes Madness* (New York: Free Press, 2015)

Goldacre, Ben, *Bad Pharma: How Drug Companies Mislead Doctors and Harm Patients* (London: Fourth Estate 2012) [dt. *Die Pharma-Lüge: Wie Arzneimittelkonzerne Ärzte irreführen und Patienten schädigen*, Köln: Kiepenheuer & Witsch, 2013]

Goldacre, Ben, *Bad Science: Quacks, Hacks, and Big Pharma Flacks* (London: Harper 2009) [dt. *Die Wissenschaftslüge: Wie uns Pseudo-Wissenschaftler das Leben schwer machen*, Frankfurt am Main: Fischer Taschenbuch, 2010]

Gray, John, *The Silence of Animals: On Progress and Other Modern Myths* (London: Penguin, 2014)

Greenberg, Gary, *Manufacturing Depression: The Secret History of a Modern Disease* (London: Bloomsbury 2010)

Greenberg, Gary, *The Book of Woe: The DSM and the Unmasking of Psychiatry* (Victoria, Australien: Scribe 2013)

Greenberg, Gary, *The Noble Lie: When Scientists Give the Right Answers for the Wrong Reasons*, (Hoboken, NJ: Wiley 2008)

Grosz, Stephen, *The Examined Life: How We Lose and Find Ourselves* (London: Vintage, 2015) [dt. *Die Frau, die nicht lieben wollte – Und andere wahre Geschichten über das Unbewusste*, Frankfurt am Main: S. Fischer, 2013]

Haig, Matt, *Reasons to Stay Alive* (London: Canongate 2016) [dt. *Ziemlich gute Gründe, um am Leben zu bleiben*, München: dtv Verlagsgesellschaft, 2016]

Hari, Johann, *Chasing the Scream: The First and Last Days of the War on Drugs* (New York: Bloomsbury, 2015) [dt. *Drogen: Die Geschichte eines langen Krieges*, Frankfurt am Main: S. Fischer, 2015]

Harris, Tirril (Hg.), *Where Inner and Outer Worlds Meet: Psychosocial Research in the Tradition of George Brown* (London: Routledge, 2000)

Haygarth, John, *Of the Imagination as a Cause And as a Cure of Disorders of the Body, Exemplified by Fictitious Tractors and Epidemical Convulsions* (London: R. Crutwell 1800)

Healy, David, *Let Them Eat Prozac* (New York, London: New York University Press 2004)

Ilardi, Stephen S., *The Depression Cure: The Six-Step Programme to Beat Depression Without Drugs* (London: Ebury Publishing 2010)

Johnstone, Lucy, *A Straight Talking Guide to Psychiatric Diagnosis* (London: PCCS 2014)

Johnstone, Lucy, *Formulation In Psychology and Psychotherapy* (London: Routledge 2006)

Johnstone, Lucy, *Users and Abusers of Psychiatry* (London: Routledge 1989)

Junger, Sebastian, *Tribe: On Homecoming and Belonging* (New York: Twelve, 2016) [dt. *Tribe: Das verlorene Wissen um Gemeinschaft und Menschlichkeit*, München: Karl Blessing Verlag, 2017]

Karasek, Robert und Tores Theorell, *Healthy Work: Stress, Productivity and the Reconstruction of Working Life* (New York: Basic Books, 1992)

Kasser, Tim und Allen Kanner (Hg.), *Psychology and Consumer Culture: The Struggle for a Good Life in a Materialistic World* (Washington, DC: American Psychological Association, 2003)

Kasser, Tim, *Lucy in the Mind of Lennon* (New York: OUP, 2013)

Kasser, Tim, *The High Price of Materialism* (MIT Press, 2003)

Kirsch, Irving, *The Emperor's New Drugs: Exploding the Antidepressant Myth* (London: Bodley Head 2009)

Klein, Naomi, *This Changes Everything: Capitalism vs. the Climate* (London: Penguin, 2015) [dt. *Die Entscheidung: Kapitalismus vs. Klima*, Frankfurt am Main: S. Fischer, 2015]

Kramer, Peter D., *Listening To Prozac: The Landmark Book About Antidepressants and the Remaking of the Self* (New York: Penguin 1993) [dt. *Glück auf Rezept*, München: Kösel, 1995]

Kramer, Peter D., *Ordinarily Well: The Case for Anti-Depressants* (New York: Farrar, Straus and Giroux 2016)

Lawson, Neal, *All Consuming: How Shopping Got Us into This Mess and How We Can Find Our Way Out* (London: Penguin, 2009)

Lea, S.E.G. u.a., *The Individual in the Economy: A Textbook of Economic Psychology* (New York: Cambridge University Press, 1987)

Lear, Jonathan, *Radical Hope: Ethics in the Face of Cultural Devastation* (New York: Harvard University Press, 2006)

Lewis, Marc, *Memoirs of an Addicted Brain: A Neuroscientist Examines His Former Life on Drugs* (Toronto: Doubleday Canada, 2011)

Lewis, Marc, *The Biology of Desire: Why Addiction Is Not a Disease* (Victoria, Australia: Scribe, 2015)

Lindstrom, Martin, *Brandwashed: Tricks Companies Use to Manipulate Our Minds and Persuade Us to Buy* (New York: Kogan Page, 2012)

Loeb, Paul Rogat, *The Soul of a Citizen. Living with Conviction in Challenging Times* (New York: St. Martin's Press, 2010)

Louv, Richard, *Last Child in The Woods* (New York: Atlantic Books, 2010), S. 50) [dt. *Das letzte Kind im Wald: Geben wir unseren Kindern die Natur zurück*, Freiburg, Br./Basel/Wien: Herder, 2013]

Louv, Richard, *The Nature Principle* (New York: Algonquin Books, 2013)

MacKay, Hugh, *The Art of Belonging: It's Not Where You Live, It's How You Live* (Sydney: Pan Macmillan, 2016)

Marmot, Michael, *Status Syndrome: How Your Place on the Social Gradient Affects Your Health* (London: Bloomsbury, 2004)

Marmot, Michael, *The Health Gap: The Challenge of an Unequal World* (London: Bloomsbury, 2015)

Maron, Marc, *Attempting Normal* (New York: Spiegel and Grau, 2014)

Maté, Gabor, *In The Realm of Hungry Ghosts* (Toronto: Random House Canada, 2013)

McKibben, Bill, *Deep Economy: The Wealth of Communities and the Durable Future* (New York: Henry Holt, 2007)

Moloney, Paul, *The Therapy Industry: The Irresistible Rise of the Talking Cure, and Why It Doesn't Work* (London: Pluto Press, 2013)

Moncrieff, Joanna, *The Myth of the Chemical Cure: A Critique of Psychiatric Treatment* (London: Palgrave Macmillan 2009)

Nisbett, Richard, *The Geography of Thought: How Asians and Westerners Think Differently … and Why* (New York: Nicholas Brealey Publishing, 2005)

Pink, Daniel, *Drive: The Surprising Truth About What Motivates Us* (London, Canongate, 2011 [dt. *Drive: Was Sie wirklich motiviert*, Elsbethen/ Österreich: Ecowin, 2011])

Pinker, Susan, *The Village Effect: Why Face-to-Face Contact Matters* (London: Atlantic Books, 2015)

Putnam, Robert, *Bowling Alone: The Collapse and Revival of American Community* (New York: Simon and Schuster: 2001)

Rapley, Mark, Joanna Moncrieff und Jacqui Dillon (Hg.), *De-Medicalizing Misery: Psychiatry, Psychology and the Human Condition* (London: Palgrave Macmillan, 2011)

Read, John und Pete Sanders, *A Straight Talking Introduction to the Causes of Mental Health Problems* (Ross-on-Wye, Hertfordshire, UK: PCCS Books, 2011)

Richards, William, *Sacred Knowledge: Psychedelics and Religious Experiences* (New York: Columbia University Press, 2016)

Sapolsky, Robert, *Monkeyluv: And Other Lessons on Our Lives as Animals* (New York: Vintage, 2006)

Sapolsky, Robert, *Primate's Memoir* (London: Vintage, 2002) [dt. *Mein Leben als Pavian: Erinnerungen eines Primaten*, Düsseldorf: Claassen 2001]

Sapolsky, Robert, *Why Zebras Don't Get Ulcers* (New York: Henry Holt 2004) [dt. *Warum Zebras keine Migräne kriegen*, München: Piper 1996]

Schmuck, P. und K. Sheldon (Hg.), *Life Goals and Well-Being: Towards a Positive Psychology of Human Striving*, (New York: Hogrefe & Huber Publishers, 2001)

Schneider, Peter, *Berlin Now: The Rise of the City and the Fall of the Wall* (London: Penguin, 2014)

Sharpe, Katherine, *Coming of Age on Zoloft: How Anti-depressants Cheered Us Up, Let Us Down, and Changed Who We Are* (New York: Harper 2012)

Shorter, Edward, *How Everyone Became Depressed: The Rise and Fall of the Nervous Breakdown* (New York: Oxford University Press, 2013)

Solnit, Rebecca, *Hope in the Dark: Untold Histories, Wild Possibilities* (London: Canongate, 2016)

Southwood, Ivor, *Non-Stop Inertia* (Arlesford, Hants: Zero Books, 2011)

Spring, Joel, *A Primer On Libertarian Education* (Toronto: Black Rose Books 1999)

Srnicek, Nick und Alex Williams, *Inventing the Future: Postcapitalism and a World Without Work* (London: Verso, 2015)

Sullivan, Andrew, *Love Undetectable* (London: Vintage, 2014)

Sullum, Jacob, *Saying Yes* (New York: Jeremy Tarcher, 2004)

Timimi, Sami, *Rethinking ADHD: From Brain to Culture* (London: Plagrave Macmillan, 2009)

Turkle, Sherry, *Reclaiming Conversation: The Power of Talk in a Digital Age* (New York: Penguin, 2015)

Ulsen, Micha und Susannne Claassen, *Das Abschreibungs-Dschungelbuch* (Berlin: LitPol, 1982)

Verhaeghe, Paul, *What About Me? The Struggle for Identity in a Market-Based Society* (Victoria, Australia: Scribe, 2014) [dt. *Und ich? Identität in einer durchökonomisierten Gesellschaft*, München: Kunstmann, 2013]

Washington, Harriet A., *Deadly Monopolies: the Shocking Corporate Takeover of Life Itself* (New York: Anchor 2013)

Wilkinson, Richard und Kate Pickett, *The Spirit Level: Why Equality Is Better for Everyone* (London: Penguin 2009) [dt. *Gleichheit ist Glück: Warum gerechte Gesellschaften für alle besser sind*, Berlin: Haffmanns & Tolkemitt, 2012]

Wilson, E.O., *Biophilia* (Cambridge: Harvard University Press, 1984)

Wilson, Tim, *Strangers to Ourselves: Discovering the Adaptive Unconscious* (Cambridge: Harvard University Press, 2002) [dt. *Gestatten, mein Name ist Ich: Das adaptive Unbewusste – eine psychologische Entdeckungsreise*, München, Zürich: Pendo, 2007]

Dank

Ohne die Hilfe einer großen Zahl von Menschen wäre dieses Buch nicht entstanden. An erster Stelle möchte ich Eve Ensler danken, mit der mich nicht nur eine außergewöhnliche Freundschaft verbindet, sondern auch die Begeisterung für hoffnungsträchtige Ideen; zudem ist sie eine Quelle der Inspiration, wenn es darum geht, eher mit Freude statt mit Wut gegen Ungerechtigkeit zu kämpfen. Dies gilt auch für meine Freundin Naomi Klein, in meinen Augen ein unvergleichliches Vorbild, wenn es darum geht, sich intensiv mit komplexen Fragen zu beschäftigen, ohne ihre Komplexität zu beschneiden oder preiszugeben.

Die Menschen, denen ich, was dieses Buch betrifft, das meiste verdanke, sind die Sozialwissenschaftler, auf deren Studien ich mich im Wesentlichen beziehe, die geduldig alle meine Fragen beantworteten und auch bei endlosem Nachhaken, ob ich wirklich verstanden hatte, was sie sagen wollten, gelassen blieben. Die Sozialwissenschaften gehören zu den unterschätzten Instrumenten für eine bessere Welt. Ebenso möchte ich den Professoren in Cambridge danken, denen ich meine Kenntnisse auf diesem Gebiet verdanke, insbesondere David Good, Patrick Baert und John Dunn.

Bei meiner Zusammenfassung der Arbeit eines Wissenschaftlers oder des Lebens einer Person habe ich allergrößten Wert auf Korrektheit gelegt. Ich möchte jedoch betonen, dass ich ihre Gedanken und Erkenntnisse aus meiner Sicht wiedergebe und sie selbst bestimmte Aspekte vielleicht anders beschreiben würden, mit anderen Worten, meine Darstellung sollte nicht eins zu eins als ihre Sicht verstanden werden. Deshalb empfehle ich, ihre Arbeiten, die in den Anmerkungen en détail aufgeführt werden, selbst zu lesen.

Dieses Buch hat seinen Ursprung in einem Gespräch mit meinem brillanten amerikanischen Agenten Richard Pine.

Ohne sein Drängen hätte ich es nicht geschrieben. Anton Mueller, mein Lektor bei Bloomsbury, hat entscheidend dazu beigetragen, aus meinem Manuskript ein gutes Buch zu machen. Auch danke ich meinem bewundernswerten britischen Literaturagenten Peter Robinson, meiner Filmagentin Roxana Ardle sowie Charles Yao, der meine Lesungen organisiert.

Meine Freunde nahmen es geduldig hin, dass ich endlos über mein Thema diskutierte, und ihre Fragen und Gedanken haben mich veranlasst, meine Herangehensweise zu überdenken. Vor allem danke ich Alex Higgins, Dorothy Byrne, Jake Hess, Decca Aitkenhead (für ihre wirklich brillanten Bearbeitungsvorschläge), Rachel Shubert, Rob Blackhurst, Ammie al-Whatey, Judy Counihan, Harry Woodlock, Josepha Jacobson, Matt Getz, Jay Luxembourg, Noam Chomsky, Chris Wilkinson, Harry Quilter-Pinner, Peter Marshall, Sarah Punshon, Dan Bye, Dot Punshon, Alex Ferreira, Andrew Sullivan, Imtiaz Shams, Anna Powell-Smith, Jemima Khan, Lucy Johnstone, Avi Lewis, Zeynep Gurtin, Jason Hickel, Stuart Rodger, Stanton Peele, Peter Marshall, Jacquie Grice, Patrick Strudwick, Ben Stewart, Jamie Byng, Crispin Somervile und Joss Garman.

Von Jugend an habe ich über viele Jahre immer wieder mit Emily De Peyer, Rosanne Levine, Mike Legg, John Williams, Alex Broadbent, Ben Cranfeld, David Pearson, Zoe Ross, Lawrence Morley, Laura Carey, Jeremy Morgale, Matt Rowland Hill und Eve Greenwood über Depressionen und Ängste gesprochen – und viel von ihnen gelernt.

Die Fragen und Überlegungen von Stephen Grosz haben meine Denkweise in Bezug auf mein Thema wohl am stärksten beeinflusst. Ich empfehle allen sein bemerkenswertes Buch *The Examined Life* (dt. *Die Frau, die nicht lieben wollte – Und andere wahre Geschichten über das Unbewusste*).

Das TED-Team lud mich zu einer Konferenz im kanadischen Banff ein, wo ich einige der Protagonisten in diesem Buch kennenlernte. Besonderen Dank schulde ich Bruno

Giussani und Helen Walters. Meine Freunde Martin Kirk und Alnoor Ladha von der Aktivistengruppe The Rules führten mich nach Montreal und ließen mich in der gesamten Zeit, in der ich dieses Buch geschrieben habe, an ihrem umfangreichen Wissen teilhaben. Um mehr über ihre herausragende Arbeit zu erfahren, empfehle ich ihre Website www.therules.org.

Die Leute am Kotti in Berlin, wo der Protest bis heute anhält, waren alle wunderbar. Mein besonderer Dank geht an Matthias Clausen für seine große Unterstützung.

Jim Cates schenkte mir viel Zeit und teilte sein Wissen mit mir, als er mich zu einer Amischen-Gemeinschaft in Indiana führte (und mir den weltweit größten Kanalisationsschacht zeigte). Kate McNaughton besorgte mir in Berlin eine Unterkunft und half mir, mich zurechtzufinden. Mit Stephen Fry konnte ich in Los Angeles über E. M. Forster sprechen, und er half mir, die Bedeutung des Verbundenseins zu erkennen. CarolLee Kidd transkribierte meine Interviews. Sollten Sie einmal einen exzellenten Transkriptions-Service benötigen, können Sie ihr unter der Adresse carollee@clktranscription.com eine E-Mail schicken. In Dänemark half mir Kim Norager bei der Organisation meiner Interviews. In Sydney kam ich beim Festival of Dangerous Ideas mit vielen Menschen ins Gespräch, und Emanuel Stamatakis klärte mich über wichtige Aspekte der Faktenüberprüfung und der wissenschaftlichen Genauigkeit auf. In Mexico City lernte ich durch Sofia Garcia und Tania Rojas eine erstaunliche Sicht auf mein Thema kennen. In Vancouver machte mich Gabor Maté nicht nur mit der Arbeit Vincent Felittis vertraut. In Toronto erhielt ich von Heather Mallick zahlreiche nützliche Hinweise. In Norwegen haben mich Sturla Haugsjerd und Oda Julie enorm unterstützt. In São Paulo zeigte mir Rebeca Lerer wichtige Zusammenhänge auf. Und in Vietnam bewahrte mich mein wunderbarer Mittelsmann Dang Hoang Linh vor dem sicheren Tod, wofür ich ihm ewig dankbar sein werde.

Der wunderbare Psychologe Bruce Alexander regte mich mit seinem »Rat Park«-Experiment, das ich in meinem Buch *Chasing The Scream* (dt. *Drogen*) geschildert habe, zu einer neuen, mein Leben verändernden Einstellung zur psychischen Gesundheit an. Jake und Joe Wilkinson verhalfen diesem Buch zu seiner jetzigen Gestalt und machten mir dabei viel Freude. Letzteres gilt auch für meine Eltern Violet McRae und Eduard Hari, meine Geschwister Elisa und Steven, meine Schwägerin Nicola, meine Neffen Josh, Aaron und Ben sowie meine Nichte Erin.

Wenn Sie die Meditation der mitfühlenden Freude von Rachel erlernen möchten, die sie auch mir beigebracht hat, können Sie sie persönlich in Illinois aufsuchen oder auf ihre Website gehen: rachelshubert.com; Rachel arbeitet auch in Gefängnissen und Kindergärten. Sollten Sie vorhaben, in den Vereinigten Staaten ein Fahrrad zu kaufen, bestellen Sie es bei Baltimore Bicycle Works und unterstützen Sie damit demokratische Arbeitsformen: baltimorebicycleworks.com.

Auch wenn sie leider keine Gelegenheit mehr haben, dies zu lesen, möchte ich drei von mir verehrte Schriftsteller erwähnen, die mich auf ihre jeweils eigene Weise dazu angeregt haben, über diese Frage nachzudenken: James Baldwin, E. M. Forster (den alle in der Frage des Verbundenseins missverstehen – fragen Sie mich ruhig irgendwann, inwiefern) und Andrea Dworkin. Eine Autorin, die dieses Buch in die Hand bekommen könnte, weil sie noch lebt – und die mich veranlasste, mehr in die Tiefe zu gehen —, ist Zadie Smith; für mich ist sie die große Dichterin, die alle Spielarten des Abgeschnittenseins unserer Zeit darstellt.

Und schließlich geht mein besonderer Dank an meine Freundin Lizzie Davidson, deren Talent, die persönlichen Kontaktdetails all derjenigen aufzuspüren, die ich befragen musste, buchstäblich ehrfurchtgebietend ist. Ihre technische Unterstützung und ihre Begabung bei der Jagd nach den Fakten, die mir Rätsel aufgaben, waren maßgeblich für dieses Buch und werden sie vermutlich in zehn Jahren an die Spitze der NSA hieven. (Liefere mich nicht in Guantánamo ein, Lizzie.)

Alle Fehler und Irrtümer in diesem Buch gehen auf meine eigene Kappe. Für mich ist es sehr wichtig, dass alle Fakten in diesem Buch stimmen. Sollten uns also bei unserem extensiven Überprüfungsprozess Fehler entgangen sein, schicken Sie mir bitte eine E-Mail an die Adresse chasingthescream@gmail.com, sodass wir sie für spätere Ausgaben korrigieren können. Auf der Website dieses Buchs finden Sie eine vollständige Liste der Fehler, auf die ich bereits aufmerksam gemacht wurde.